Geist, Gehirn, Gefühle

Kalyani Nagersheth

Geist, Gehirn, Gefühle

Wissenschaftliche Grundlagen der āyurvedischen Psychotherapie

Ein Handbuch

Draupadi Verlag

Kalyani Nagersheth:
Geist, Gehirn, Gefühle.
Wissenschaftliche Grundlagen
der ayurvedischen Psychotherapie.
Ein Handbuch

Heidelberg: Draupadi Verlag, 2021
ISBN 978-3-945191-68-2

Draupadi Verlag
Dossenheimer Landstraße 103
69121 Heidelberg

info@draupadi-verlag.de
www.draupadi-verlag.de

Illustratorin: Valeska Rosenberg
Gesamtgestaltung: Reinhard Sick

INHALTSVERZEICHNIS

VORWORT

*„Der Mensch soll wissen, dass seine Freuden
und Vergnügen, sein Lachen und sein Glück,
doch auch sein Kummer, Sorgen, Trauer und Schmerz
seinem Gehirn und nur seinem Gehirn entspringen,
weshalb ich behaupte, dass das Gehirn der Dolmetscher
des Bewusstseins ist."*

Hippokrates, 440 v. Chr.

Der Unentwegte

*Du kommst zum Doktor als ein Mann,
Der allerhand erzählen kann.
Du bist an Nerven recht zerrüttet:
Zweimal warst du im Krieg verschüttet.
Er hört kaum hin und sagt: „Jawohl –
Doch wie stehts mit dem Alkohol?"
Du schwörst: Kein Tröpfchen mehr seit Jahren
Doch Deine Ehe sei verfahren:
Drei Kinder krank, die Frau sehr bös-
Vielleicht macht dies dich sehr nervös?
„Hum", brummt der Doktor, „ich versteh –
Wie aber ists mit dem Kaffee?"
Seit Wochen, schwörst Du, keinen Schluck
Und wenn, dann höchstens Muckefuck.
„Ja", sagt der Doktor, „Immerhin –
Doch wie stehts mit dem Nikotin?"
Du schwörst – und flehst, dass er dir glaubt:
Nichtraucher seist du überhaupt.
„Dann!" sagt der Doktor, „ist kein Grund
Zur Krankheit – Mann, Sie sind gesund!"*

Eugen Roth

In der āyurvedischen Medizin gibt es den Begriff „Psychotherapie" nicht, da die Psyche und der Körper als eine Einheit betrachtet werden. Die Psyche muss nicht gesondert behandelt werden, sie ***kann*** gar nicht gesondert behandelt werden. Psyche und Körper haben im Āyurveda den gleichen Stellenwert. Über körperliche Behandlungen wird die Psyche beeinflusst (jeder hat hoffentlich schon die psychisch wohltuende Erfahrung einer āyurvedischen Massage erlebt), über psychische Behandlungen (z. B. Meditation) wird der Körper beeinflusst (kann z. B. ein Magengeschwür schneller abheilen).

Viele meiner Psychotherapie-Patienten berichten, dass sie in ihrer Kindheit gut versorgt wurden. Sie hatten ausreichend Kleidung, erhielten drei Mahlzeiten täglich und wurden in die Schule geschickt. Allerdings ist die emotionale Versorgung oft zu kurz gekommen. Die Eltern mussten entweder beide arbeiten und hatten keine Zeit oder aber sie waren nicht in der Lage, emotionale Fürsorge zu geben, da sie diese selbst nie erhalten hatten. Die Kriegsgeneration hat zum eigenen Schutz die Emotionen unterdrückt, so konnten die Nachkriegskinder dies nie erlernen. Früher war es auch nicht wirklich üblich, über Emotionen zu sprechen. So erscheint es geradezu als Luxusproblem, wenn finanziell gut gestellte, sozial integrierte und in der Arbeitswelt funktionierende Menschen sich psychotherapeutische Hilfe suchen. Aber das gesunde Ausleben der Emotionen ist in unserer heutigen Gesellschaft ein großes Problem. Entweder sie werden stark unterdrückt, oder sie kommen überschießend zum Vorschein und überwältigen den Betroffenen.

> ***Jeder bekommt seine Kindheit über den Kopf gestülpt wie einen Eimer. Später erst zeigt sich, was darin war. Aber ein ganzes Leben lang rinnt das an uns herunter, da mag einer die Kleider oder auch Kostüme wechseln wie er will.***
>
> Heimito von Doderer: „Ein Mord den jeder begeht", 1938

Gerade in diesem Bereich kann Āyurveda viel Erleichterung schaffen. Durch das Konzept der Doṣas wird jeder Mensch in seiner individuellen Ausprägung gesehen. Dazu gehören auch die individuellen Bedürfnisse und das Temperament, also der Charakter als Ganzes. Es gilt, diesen zu erkennen und sanft zu begleiten. Im Idealfall sollten das die Eltern vom Beginn des neuen Lebens an tun. Āyurvedisch soll der Mensch nicht „erzogen" werden, sondern in seinen Stärken unterstützt werden, so dass jeder in seinem individuellen Gleichgewicht (körperlich wie psychisch) bleibt. Wir müssen nicht alle einer „Norm" entsprechen, aber sollten gewisse soziale und moralische Regeln zumindest kennen. Diese Regeln werden im großen Zusammenhang mit der Natur gesehen. Nicht nur das Leben eines einzelnen Menschen, sondern das Zusammenspiel des gesamten Universums ist wichtig für die Gesunderhaltung oder auch Gesundung des Einzelnen und des großen Ganzen.

So spielt die indische Philosophie in der āyurvedischen Psychotherapie eine sehr große Rolle. Āyurveda vereint verschiedene Philosophie-Systeme in sich. Natürlich spielen auch religiöse Aspekte eine Rolle, wobei Āyurveda an keine spezielle Religion gebunden ist. Es werden diverse hinduistische Gottheiten erwähnt und der Aspekt der Wiedergeburt ist integriert. Es geht dabei aber immer wieder um das Entstehen und Vergehen, der Prozess des Entstehens ist umkehrbar und wieder umkehrbar.

Meiner Erfahrung nach lassen sich die āyurvedischen Prinzipien in alle Religionen integrieren. Auch in meiner Ausbildung zur tiefenpsychologischen Psychotherapeutin habe ich erfahren, dass die inhaltlichen Aussagen der westlichen Psychotherapie und des Āyurveda häufig übereinstimmen, sie haben lediglich andere Worte, andere Namen. Genau aus diesem Grund kann Āyurveda im Westen sehr hilfreich sein. Durch ein anderes Wort kann der Mensch aus seinen „Gedankenkreisen" herausgeholt werden. Ein anderer Aspekt, eine leicht veränderte Sichtweise, kann einen Ausweg aufzeigen. Wir müssen nicht unsere „westlichen" Werte völlig über den Haufen werfen, sondern sie lediglich einmal anders benennen. Dann kann man sich selbst in seiner Umgebung neu betrachten, eventuell etwas Abstand gewinnen und die Laufrichtung etwas korrigieren.

Besonders faszinierend empfinde ich den Vergleich der āyurvedischen Vorstellungen mit den modernen Neurowissenschaften. Hier gibt es erstaunlich viele Parallelen. So werden schon im „alten" Āyurveda erst kürzlich entdeckte Hirnstrukturen, Bahnen, Neurotransmitter und Hirnfunktionen usw. beschrieben. Man könnte sagen, dass die modernen Wissenschaften jetzt in der Lage sind, die philosophischen Überlegungen mit neuesten Techniken nachzuvollziehen.

Dieses Buch soll eine Anregung zum Nachdenken und zur Diskussion sein. Es ist niemals vollständig und ich verstehe mich als Suchende nach der Verbindung der westlichen und āyurvedischen Denkweise, Begrifflichkeit, Philosophie und Therapie. Daher bin ich für alle Kritik dankbar und suche den Dialog.

Zur besseren Lesbarkeit wurde hier das generische Maskulin gewählt. Natürlich sind immer beider Geschlechter gemeint.

Die Abkürzung CS steht für Caraka Saṃhitā, SS für Suśruta Saṃhitā und AH für Aṣṭāṅga Hṛdaya. Dies sind klassische āyurvedische Texte, eigentlich die Standardwerke für die āyurvedische Medizin. Zitate sind durch ***kursive Schreibweise*** kenntlich gemacht. Das Literaturverzeichnis ist im Anhang.

Empfehlungen zur besseren Lesbarkeit

Da ich viele Jahre zur āyurvedischen Psychotherapie und deren Übersetzbarkeit in die westliche neurowissenschaftliche Denkweise recherchiert habe, ist nun ein sehr komplexes Buch entstanden. Ich habe mich bemüht, die einzelnen Begriffe übersichtlich zu gestalten. Da aber alle Bereiche ineinander übergehen, ist es vermutlich sinnvoll immer mal wieder hin und her zu blättern. Daher empfehle ich, die Inhaltsangabe immer wieder im Blick zu haben.

Dieses Buch ist auch als Nachschlagewerk oder Handbuch gedacht und daher sind sehr viele Informationen komprimiert aufgeführt. Einige Themen sind dermaßen umfangreich, dass sie hier nur sehr kurz angerissen werden. Mir ist dabei immer der Zusammenhang zur āyurvedischen Medizin und der umsetzbaren Therapie wichtig. Zu den indischen Philosophiesystemen wurde z. B. nur ein knapper Überblick gegeben.

Auch Yoga und Meditation werden knapp abgehandelt und nur der Bezug zu den verschiedenen āyurvedischen Konstitutionen wird hergestellt. Zu beiden Themen gibt es schon sehr umfangreiche Literatur.

Da ich sowohl erfahrene Āyurveda-Therapeuten als auch interessierte Laien oder auch Psychologen oder Psychiater aus der westlichen Sichtweise kommend zufrieden stellen möchte, sind auch kurze Übersichten zu sehr gängigen āyurvedischen Themen (wie z. B. den Doṣas) gegeben. Hier habe ich den praktischen Bezug immer mit Blick auf die Therapie betont.

Im **ersten Teil** werden āyurvedische Begrifflichkeiten und die Denkweise erklärt und in Bezug zu den modernen Neurowissenschaften gesetzt.
Lesern mit āyurvedischen Vorkenntnissen sind sicher einige Begriffe bereits vertraut (z. B. die Doṣas). Dann kann dieses Kapitel natürlich übersprungen werden. Später (bei der Beschreibung der Therapien), wird aber hierauf immer wieder Bezug genommen.

Im **zweiten Teil** werden allgemeine āyurvedische Therapiemöglichkeiten für die Psyche vorgestellt, auf die im dritten Teil immer wieder verwiesen wird. Um die āyurvedische Therapie zu verstehen, müssen die im ersten Teil beschriebenen Begriffe bereits einigermaßen verstanden sein. Daher lohnt es eventuell, nochmals nachzuschlagen.

Der **dritte Teil** beschäftigt sich mit ausgewählten einzelnen Krankheitsbildern, die ich in der Praxis häufig sehe. Da die Bezeichnungen der Krankheitsbilder im Āyurveda immer in Sanskrit sind, versuche ich diese anhand der Symptome den westlichen zuzuordnen. Die westliche Therapie wird knapp erwähnt, die āyurvedische dafür etwas ausführlicher. Einige in den klassischen Texten erwähnte Krankheitsbilder (z. B. Epilepsie) habe ich ausgelassen, weil ich entweder keine Patientenerfahrung damit habe, oder eine āyurvedische Therapie nicht für ausreichend geeignet halte.

Āyurvedische und mediterrane Heilpflanzen sind über sämtliche Kapitel verteilt vorgestellt, immer passend zu den Strukturen oder Funktionen, auf die sie wirken.

Da es im Sanskrit, der alten indischen Hochsprache, mehr Buchstaben als in der lateinischen Schrift gibt, habe ich die gängige Umschrift gewählt, die hauptsächlich die Aussprache betrifft. Alle Vokale mit einem Balken darüber (ā, ū, ī) werden lang ausgesprochen. Da es sich bei e und o um Diphthonge (zusammengesetzte Laute) handelt, werden diese sowieso lang ausgesprochen. Immer, wenn ein Punkt unter einem Konsonanten steht (ṇ, ḍ usw.) wird die Zungenspitze zum Gaumen hingebogen. Ṣ und ś werden wie „sch“ ausgesprochen, ṛ wie „ri“ mit einem gerollten r. Beim ḥ wird meist die letzte Silbe wiederholt (z. B. śāntiḥ = „schaantihi“), manche sprechen das ḥ wie „ch“ in Dach. Ein einfaches „c“ gilt als weiches ch, wohingegen ein „ch“ ein kraftvoll gestoßenes ch-h ist. Ein Ypsilon wird als „j“, aber ein „j“ wird als „dsch“ gesprochen. Dies ist zum Lesen des Buchs nicht so wichtig, aber für das Rezitieren der Mantren ungemein. Außerdem haben die Vokabeln unterschiedliche Bedeutungen (z. B. bala = Kind, bāla = Kraft).

Natürlich müssen Sie sich nicht alle Sanskrit-Begriffe merken. Häufig sind sie nur der Vollständigkeit halber aufgeführt. Aber einige lassen sich nicht mit einem einfachen Wort ins Deutsche übersetzten (z. B. Vāta, Pitta, Kapha, Ātman, Mānasa). Diese werden erläutert, dann aber auch ohne Übersetzung in diesem Buch weiterverwendet. Im Anhang findet sich ein Glossar mit Übersetzungen der häufigsten Sanskrit-Begriffe in alphabetischer Reihenfolge.

Mir besonders wichtig erscheinende Aussagen und Fallbeispiele sind in Kästchen markiert.

Für den eiligen Leser

Āyurvedisch vorgebildeten Lesern möchte ich besonders das 6. Kapitel, **Mānasa – Geist** ans Herz legen. In sämtlichen Kapiteln habe ich immer wieder die Verbindung vom Āyurveda zu den modernen Neurowissenschaften geknüpft. Aber der Geist mit seinen Funktionen, Sinneswahrnehmungen und den Emotionen lässt sich besonders gut in die westliche Sprache transferieren und hat in der āyurvedischen Psychotherapie eine immense Bedeutung.
Im 11. Kapitel zu Trivarga (drei Lebensthemen) ist der Begriff **Dharma** der wichtigste, aber auch der schwierigste. Kurz gesagt, geht es um den Sinn des Lebens. Wenn man diesen auch nur knapp verpasst, ist eine psychische Störung vorprogrammiert.

Am Ende jedes Kapitels habe ich die **āyurvedischen Highlights** kurz zusammengefasst.

Dieses Buch kann nicht den Besuch bei einem Arzt oder Psychologen ersetzen. Auch von einer Selbstmedikation mit den erwähnten Pflanzen möchte ich abraten. Sie gelten in Deutschland zwar als Nahrungsergänzungsmittel, sollten aber besser wie Medikamente behandelt werden.

Viel Vergnügen und Inspiration beim Lesen,

Kalyani Nagersheth

I. TEIL

Einleitung zum āyurvedischen Grundverständnis

Doṣas

1. Kapitel: Indische Philosophiesysteme

2. Kapitel: Triguṇas – die psychische Konstitution

3. Kapitel: Entstehungsgeschichte Teil 2

4. Kapitel: Grundlagen des Lebens

5. Kapitel: Ātman – Seele

6. Kapitel: Mānasa – Geist

Einleitung zum āyurvedischen Grundverständnis

Übergeordnetes Ziel des Āyurveda ist es, die Gesundheit des Gesunden zu erhalten und die Krankheit des Kranken zu heilen. Dazu definiert sich die āyurvedische Wissenschaft selbst wie folgt:

> ***Gutes und schlechtes Leben, glückliches und unglückliches Leben, das was dem Leben (oder anderen Lebewesen) zu- bzw. abträglich ist; das Maß des Lebens und seiner Komponenten, und das Leben selbst – wo all dies erklärt wird, das nennt man Āyurveda.***
>
> CS, Sū. I.41

Dieser Leitspruch stammt aus der Caraka Saṃhitā, dem wichtigsten klassischen Text zur āyurvedischen Medizin, der ca. 100 Jahre vor unserer Zeitrechnung niedergeschrieben wurde. Allein aus diesem Satz ist ersichtlich, dass die āyurvedische Medizin sich mit allen Aspekten des Lebens beschäftigt und dass „Glück" ein wichtiger Faktor des Lebens ist.

Im Āyurveda lassen sich Körper und Psyche nicht trennen, sie sind direkt miteinander verbunden und beeinflussen sich gegenseitig ständig. So werden sie gemeinsam krank, aber unterstützen sich auch in ihrer Heilung. Daher werden psychische Erkrankungen überwiegend über den Körper therapiert (manuelle Therapie, Pañcakarma-Reinigungskuren). Dies senkt auch in der heutigen Zeit die Hemmschwelle, da das immer noch negative Stigma der Psychotherapie wegfällt.

> ***Psyche (Geist), Selbst (Seele) und Körper; diese drei sind ein Dreistock. Auf dieser Verbindung beruht die Welt. Alles hat darin seine Basis. Das ist der Mensch.***
>
> CS, Sū. 1.1.46

Ein Dreistock (ein dreibeiniger Hocker) benötigt alle drei Beine, um zu stehen. Fällt eines weg, fällt er um. Alle drei Beine sind gleich wichtig und müssen gleich stabil sein. Die gesamte Welt, eigentlich das gesamte Universum, beruhen auf dem Geist, der Seele und dem Körper. (Die Begriffe werden später genauer geklärt) Der Mensch ist ein kleines Abbild des Universums. Alles, was der Gesundheit des Menschen dient, dient auch der Gesundheit des Universums und umgekehrt. Āyurveda möchte nicht nur den einzelnen Menschen in allen seinen Aspekten gesund erhalten, sondern auch die ihn umgebende Welt. Ist die Umgebung krank, wird auch der Mensch krank – körperlich und psychisch.

Die drei Beine des Hockers haben etwas unterschiedliche Eigenschaften, benötigen sich aber gegenseitig für eine einwandfreie Funktion. Die Seele wird als bewusst und inaktiv angesehen; der Geist gilt als aktiv, jedoch ohne Bewusstsein; der physische Körper wird als unbewusst und inaktiv betrachtet.

Die Seele benötigt den Geist, um aktiv zu werden. Der Körper alleine kann gar nichts. Seele und Geist sind immer untrennbar miteinander verbunden. Sie benötigen wiederum den Körper, um sich zu manifestieren, um grobstofflich wahrnehmbar zu werden.

Daher ist für das Verständnis der „āyurvedischen Psychotherapie“ das Wissen um die āyurvedische Anatomie und Physiologie eine Grundvoraussetzung. Dieses unterscheidet sich inhaltlich eigentlich nicht von der allopathischen Anatomie und Physiologie – es geht ja immer um den Menschen. Aber Āyurveda orientiert sich mehr an den wahrnehmbaren Erscheinungen und der Möglichkeit, diese zu beeinflussen (zu therapieren). Der Mensch (Mikrokosmos) ist ein Abbild der Umgebung (Makrokosmos) und fügt sich somit ein. Der Mensch wird nicht als einzigartig oder wichtig, sondern als Teil der Natur gesehen, der in dieser Natur agiert, von der Natur gebildet und mit ihr im ständigen Austausch steht.

> ***„Körper und Geist sind die Bereiche der Krankheiten, aber auch der Freuden. Die ausgewogene Lebensführung (Sama Yoga) ist die Ursache der Freuden.“***
>
> CS, Su. 1.1.55

Nur der Körper und der Geist (die Psyche) können krank werden. Die Seele bleibt immer gesund, sie ist unveränderlich.

Āyurveda übersetzt heißt das Wissen oder die Wissenschaft vom Leben. In Indien wird ein 5 ½-jähriges Studium vorausgesetzt, um sich Āyurveda-Arzt nennen zu dürfen. In Deutschland ist es leider kein geschützter Begriff und eher im „Wellness-Bereich“ bekannt.

Die wichtigste āyurvedische Behandlungsgrundlage besteht in der Betrachtung des Individuums und des Menschen als Ganzes. So werden nicht Krankheiten behandelt, sondern der Mensch in seiner momentanen Situation und momentanen Umgebung.
Um dies besser zu verstehen, sollte der Begriff der „Doṣas“ geklärt werden.

Doṣas

Die Doṣas sind die Verbindungen einzelner Elemente. Aus den Doṣas setzt sich sämtliche Materie zusammen. Sie sind jedoch nicht nur grobstofflich, sondern auch feinstofflich als Energieprinzipien zu verstehen. Die Doṣas stellen die Verbindung von Materie zu Energie dar. Doṣas sind funktionelle Prinzipien, die in der Lage sind, bestimmte Eigenschaften (Guṇas) und Funktionen (Karmas) im Körper hervorzurufen. Diese Eigenschaften und Funktionen werden von den Doṣas erzeugt, verstärken durch ihr Vorhandensein aber auch die entsprechenden Doṣas.

Es gibt drei Doṣas (Vāta, Pitta, Kapha). Jeder Mensch enthält immer alle drei Doṣas, aber in einem individuellen Verhältnis. Dies entspricht dann der Grundkonstitution (Prakṛti), dem gesunden Zustand dieses Menschen. So kann z. B. eine gesunde Konstitution aus 50% Vāta, 25% Pitta und 25% Kapha bestehen, dieser Mensch hat dann eine Vāta-Konstitution.

Doṣa bedeutet im Wortsinn „krankmachender Faktor“, oder „Fehler, der verderben kann“. Wenn ein Doṣa aus dem Gleichgewicht gerät, entsteht Krankheit. Entsprechend der eigenen Grundkonstitution (dem individuellen Doṣa-Gleichgewicht) hat jeder Mensch mehr oder weniger von einem bestimmten Doṣa (krankmachenden Faktor) in sich, neigt also zu bestimmten Erkrankungen. So neigt z. B. ein Mensch mit Vāta-Konstitution zu Vāta-Störungen. Solange das individuelle Gleichgewicht der Doṣas erhalten bleibt, ist dieser Mensch gesund. Zeigen die Doṣas eine beginnende Fehlfunktion, entsteht Vikṛti (Störung der Konstitution, Krankheit).

Die Bezeichnung des Doṣa-Typs (Vāta, Pitta oder Kapha) beinhaltet also gleichzeitig die Aussage, zu welchen Erkrankungen dieser Mensch tendiert. Der Doṣa-Typ bezeichnet die Materie (Elemente), aus denen der Mensch sich zusammensetzt, aber auch die Energie, Charaktereigenschaften, Begabungen, Schwächen.

Die Doṣas finden sich im ganzen Körper, sind aber an einigen Stellen dominant. Diese werden grob unterteilt den verschiedenen Abschnitten des Verdauungskanals zugeordnet: Vāta sitzt im unteren Drittel, Pitta im mittleren, Kapha im oberen Drittel des Verdauungskanals.

Alle Doṣas setzen sich aus jeweils zwei Elementen und sieben Eigenschaften zusammen. Sie enthalten diese Elemente und Eigenschaften, rufen sie aber auch im Körper und der Psyche hervor. So wie in jedem Menschen die Doṣas vorhanden sind, so sind sie auch in der Umgebung vorhanden, z. B. der Nahrung, der Umwelt, dem Wetter, den Aktivitäten. Daher wird der (Gesundheits-)Zustand jedes Menschen stark durch seine Nahrung, Umwelt, Wetter, Aktivitäten beeinflusst.

Die Doṣas sollten wertfrei betrachtet werden, es ist also nicht ein Doṣa besser (gesünder) als ein anderes. Die individuelle Konstitution ist für diesen Menschen die optimale Verteilung der Doṣas. Manchmal erfordert es etwas Zeit, dies zu akzeptieren, zu verinnerlichen und damit umzugehen, dann kann es allerdings das Leben stark vereinfachen.

Schauen wir uns die Doṣas im Einzelnen an:

Vāta

setzt sich aus Äther oder Raum (Ākāśa) und Luft (Vāyu) zusammen. Wenn man sich Äther und Luft vorstellt, denkt man an Wind. Wind steht für die Bewegung im Raum, das kinetische Prinzip.

Funktionen von Vāta sind hauptsächlich Bewegungen und Veränderungen. Hinter jeder Veränderung steckt Vāta. Somit auch hinter jeder Krankheit, da dies immer eine Veränderung vom gesunden zum kranken Zustand bedeutet.
Weiterhin sorgt Vāta für die Atmung. Atmung ist die Bewegung von Luft. Damit ist Vāta für die normale Atmung zuständig, aber auch für Atemerkrankungen (z. B. Asthma, aber auch Verschlucken von Luft). Über die Atmung lässt sich Vāta sehr gut regulieren, z. B. in den Prāṇāyāma Atemübungen aus dem Yoga. Aber auch im Deutschen gibt es den Spruch, „bei Stress einmal tief durchatmen“. Vāta lässt sich nicht nur durch die Atmung regulieren, sondern zeigt sich auch durch die Atmung. So stockt uns z. B. bei Angst der Atem, oder bei Aufregung geht der Atem schneller.
Vāta setzt alle Aktivitäten in Gang, ob dies nur gedanklich oder auch aktiv, körperlich ist. Vāta ist die auslösende Idee vor jeder Aktivität.
Da Vāta für alle Bewegungen sorgt, ist Vāta auch für die Ausscheidung zuständig, für

Urin, Stuhl, aber auch bei der Entbindung für den normalen Geburtsvorgang. Auch die Entwicklung des Embryos während der Schwangerschaft ist abhängig von Vāta. Ist Vāta gestört, kann es zu Fehlbildungen oder auch einer Frühgeburt kommen.
Die Sinneswahrnehmungen werden ebenso von Vāta gesteuert. Alle Aufnahmen in den Körper, ob das nun Nahrung oder Sinneseindrücke sind, laufen durch Vāta.

Wenn Vāta im normalen Zustand ist, zeigt es sich in Form von Enthusiasmus, Einatmung, Ausatmung, Bewegung, normalen Stoffwechselprozesse der Gewebe und richtiger Ausscheidung.

Eigenschaften von Vāta: trocken, leicht, kalt, beweglich (instabil), klar, rau, subtil (ohne Form, feinstofflich).
An den Eigenschaften kann das Vorhandensein von Vāta erkannt werden. Es sollte unterschieden werden, ob diese Eigenschaften immer vorhanden sind (dann sind sie Teil der gesunden Grundkonstitution), oder ob sie neu aufgetreten sind und der Mensch darunter leidet (dann sind sie Teil einer Vāta-Krankheit).

Trocken (Rūkṣa)
Es findet sich z. B. trockene Haut. Dies ist besonders bei Ölmassagen auffällig. Die Haut saugt das Öl geradezu auf, es wird viel Öl für die Massage benötigt. Die Haut ist auch noch nach der Einölung trocken.
Die Lippen und die Zunge sind trocken oder auch rissig. Dennoch verspürt der Mensch keinen Durst.
Eine Person mit einer Vāta Konstitution hat einen trockenen Darm. Dies führt zu Verstopfung aufgrund von Trockenheit oder zu einem Hasenköttel (trockenem) Stuhlgang.
Es kann eine trockene Stimme mit Räusperneigung vorliegen. Der Mensch neigt zu Heiserkeit und hat eine leise Stimme mit Anstrengung beim Sprechen.
Aber die Eigenschaften zeigen sich nicht nur körperlich, sondern auch im Charakter, z. B. in Form eines trockenen Humors.
Die Gelenke sind trocken, knacksen und reiben. Die Gelenksschmiere ist ausgetrocknet.
Die Nägel sind trocken und brüchig.

Leicht (Laghu)
Eine Vāta-Konstitution hat häufig leichte Muskeln und Knochen, ist somit ein Leichtgewicht mit leichtem Knochenbau. Ein Vāta-Mensch nimmt bei Stress eher ab und hat mit Untergewicht zu kämpfen.
Diese Menschen neigen zu einem leichten Schlaf, d. h. sie hören jedes vorbeifahrende Auto oder den heimkommenden Nachbarn. Der Schlaf ist unruhig und oberflächlich mit vielen Träumen.
Auch nehmen sie Dinge (z. B. Termine) gerne leicht, sind also manchmal unzuverlässig, aber im Positiven sehr flexibel.

Kalt (Śīta)
Vāta-Menschen neigen zu kalten Händen und Füßen. Dies merkt man schon beim Händeschütteln mit einer kalten, trockenen Hand. Ursache ist häufig eine schlechte Durchblutung.
Vāta friert leicht und trägt auch im Sommer einen warmen Pullover.

Sie haben kalte Muskeln, zeichnen sich daher durch eine gewisse körperliche Steifheit aus. Sie bewegen sich zwar gerne, haben aber keine weichen, fließenden Bewegungen, sondern eher abgehackte, zackige Bewegungen. Man findet sie häufiger beim Techno als beim Bauchtanz.

Rau (Khara)

Wenn Vāta vorherrscht, findet sich eine raue Haut. Streicht man mit einem Wattebausch über die Haut, bleibt dieser hängen. Auch die Nägel sind rau, brüchig und rillig. Die Haare sind rau und spröde. Die Zähne sind rau und unregelmäßig. Diese Menschen haben raue Gelenke, welche knacksen und zur Arthrosebildung neigen. Außerdem haben sie eine raue, heisere Stimme.

Es kann auch ein rauer, ruppiger Umgangston herrschen.

Subtil (Sūkşma)

Subtile Ängste und Sorgen zeichnen Vāta-Persönlichkeiten aus. Diese Ängste sind weder richtig fassbar, noch rational begründbar. Vāta führt zu Sorgen, wird aber auch durch Sorgen verstärkt.

Vāta-Typen haben feine Körper und sind sehr sensibel gegenüber feinstofflichen, energetischen Schwingungen. Sie können Handys oder Mikrowellen-Essen nicht gut vertragen. Wetterumschwünge machen ihnen zu schaffen, aber auch atmosphärische Schwankungen im zwischenmenschlichen Bereich.

Manchmal haben sie Vorahnungen, welche sich später bewahrheiten.

Beweglich (Cala, Dāruṇa)

Vāta ist in alle Richtungen beweglich. Vāta macht vieles gleichzeitig, ist ruhelos, fängt vieles an, bringt wenig zu Ende, ist immer in Bewegung. Stillsitzen fällt schwer. Dadurch kann auch gerne Chaos ausbrechen. Vāta sprudelt über vor Ideen, an der Umsetzung hapert es manchmal.

Vāta-Menschen haben ruhelose Augen, teils aus Unsicherheit, teils weil sie alles gleichzeitig sehen möchten. Sie träumen viel und phantasievoll. Manchmal reden sie im Schlaf oder schlafwandeln gar.

Vāta-Typen reisen gerne, aber nicht an einen Ort, sondern eher eine Rundreise. Sie ziehen auch häufig um. Die Wechselhaftigkeit ist das oberste Prinzip Vātas. Regelmäßigkeit läuft der Persönlichkeit zuwider. Dadurch werden auch die Mahlzeiten häufig sehr unregelmäßig eingenommen, das Essen wird vergessen, dann kommen Heißhungerattacken. Folglich ist auch der Stuhlgang sehr unregelmäßig und kann zwischen Durchfall und Verstopfung schwanken.

Auch das Mundwerk ist ständig in Bewegung, Vāta-Menschen reden ohne Unterlass und schweifen gerne vom Thema ab. Sie sprechen sehr schnell und verhaspeln sich dabei oft. Es können auch Sprechstörungen wie z. B. Stottern auftreten.

Klar (Vişāda)

Vāta hat einen klaren Geist, versteht Zusammenhänge sofort und vergisst die Inhalte sofort, behält damit den klaren Geist. Dies führt häufig zu einer Leere und Einsamkeit. Die Vāta-Person hat meist ein sehr gutes Kurzzeitgedächtnis, dafür aber ein schwächeres Langzeitgedächtnis.

Vāta als Prakṛti (im individuellen Gleichgewicht) bildet Kreativität, Flexibilität, Neugier und Offenheit für Veränderung.
Vāta in seinem normalen Zustand erhält alle Funktionen und unterstützt alle Organe des Körpers. Vāta ist notwendig für die Kontinuität des Lebens.

Vāta als Vikṛti (im Übermaß, als Störung) führt zu Ängsten, Sorgen, Nervosität und Einsamkeit. Typische Vāta-Erkrankungen sind Unruhe, Erschöpfung, Verstopfung, Erkrankungen des Bewegungsapparates (Arthrose, Osteoporose), Erkrankungen des Nervensystems und der Psyche, Schlafstörungen, Asthma.

Vāta wird erhöht durch regelmäßige Einnahme von Substanzen mit identischen Eigenschaften und durch das Ausüben von Aktivitäten, welche identische Wirkungen haben.

Vāta wird verringert durch Faktoren, welche zu Öligkeit, Schwere, Hitze, Glätte, Weichheit, Schleimigkeit und Kompaktheit führen.

> ***In einen so gearteten Körper kann Vāta nicht einziehen und wird dadurch besänftigt.*** CC, SS, XII, 7

In der Lebensführung sollte auf Ruhe, Stabilität und Regelmäßigkeit geachtet werden. Im Yoga ist besonders Prāṇāyāma (Atemübungen) empfehlenswert. Bei Vāta-Störungen sollten weniger Sinneseindrücke erfolgen und keine Reizüberflutung stattfinden.
Den Eigenschaften kann man entgegenwirken, indem die entgegengesetzten Eigenschaften verstärkt werden: feucht, schwer, warm, stabil (regelmäßig), weich, grobstofflich, ölig. Dies sollte in der Ernährung und Lebensführung beachtet werden. Die Geschmacksrichtungen süß, sauer und salzig sollten von Vāta bevorzugt werden.

Der Hauptsitz von Vāta ist im Dickdarm, also sind Darmeinläufe die effektivste Therapie. Die Vāta-reduzierenden Eigenschaften (warm, feucht, ölig) werden direkt an den Sitz von Vāta gebracht und können so Vāta im ganzen Körper reduzieren.
In der manuellen Therapie sind Ölmassagen, Dampfbäder und Stirngüsse besonders Vāta reduzierend.

Pitta

besteht zu ca. 70% aus Feuer und zu ca. 30% aus Wasser. Das Feuerelement beinhaltet das thermische Prinzip und sorgt für Transformation, Umwandlung, Verarbeitung von Nahrung und Sinneseindrücken.

Funktionen von Pitta sind die Verdauung und der Stoffwechsel. Nicht nur Nahrung, sondern auch Sinneseindrücke müssen verdaut werden.
Das Feuer-Element bringt Licht und Licht wird für das Sehvermögen benötigt. Pitta sorgt also für eine normale Funktion der Augen.
Feuer erzeugt auch Wärme und Energie, hält die Körpertemperatur aufrecht und sorgt für eine gute Durchblutung und damit gute Hautfärbung.
Auf der psychischen Ebene herrschen Tapferkeit, Ärger und Zorn vor.
Die Funktionen Hunger und Durst (auch Wissensdurst) werden von Pitta gesteuert.

Die Wirkungen von Pitta in normalem Zustand sind gute Sehkraft, gute Verdauung, normale Temperatur, normaler Hunger, Durst, weicher Körper, Glanz, Glück und Intelligenz. CC, SS, XVIII, 50

Eigenschaften von Pitta: heiß, scharf, durchdringend, flüssig, sauer, leicht ölig, fließend.

Heiß (Uṣṇa)
Die heiße Eigenschaft sorgt für ein gutes Verdauungsfeuer, welches sich in einem guten Appetit zeigt. Ein Pitta-Mensch hat viel Hunger und wird unleidlich, wenn er keine Nahrung bekommt. Wenn sie fasten, brennt das Verdauungsfeuer weiter und verbrennt dann den Magen, so entsteht ein Magengeschwür.
Es besteht eine hohe Körpertemperatur, bzw. eine Neigung zum Fieber, Entzündungen oder „brennenden Empfindungen" (Sodbrennen, brennendes Gefühl auf der Zunge oder in den Füßen).
Durch die Hitze werden die Haare grau, die Augen und Haut rot. Das innere Feuer sorgt für eine Photophobie (Lichtempfindlichkeit), aber auch einen Glanz, ein inneres Leuchten.
Auch im Temperament zeigt sich viel Hitze, die Menschen sind hitzig.

Scharf (Tīkṣṇa)
Tīkṣṇa ist „messerscharf", d. h. bei Pitta finden sich messerscharfe Kanten, z. B. an den Zähnen und der Nase. Auch der Verstand ist messerscharf schneidend, es sind meist sehr analytisch denkende, kritische Menschen, die sich nur durch Fakten oder Statistiken überzeugen lassen.
Die Sinnesaufnahmen werden bewertet und einer Einteilung zugeführt (diskriminiert). Z. B. wird ein Stuhl über die Augen als Gegenstand wahrgenommen und gleichzeitig erkannt, dass man (bequem oder nicht) darauf sitzen kann.

Leicht ölig (Ishat Snigdha)
Pitta ist weder ganz trocken, noch sehr ölig, sondern leicht ölig. Dies zeigt sich auf der Haut, den Haaren und im Stuhl. Die Eigenschaft „leicht ölig" wird auch der Galle als Organ zugeordnet.

Flüssig (Drava)
Die flüssige Eigenschaft ist durch das Wasser-Element bedingt. Eine Pitta-Konstitution neigt zu flüssigem oder zumindest weichem Stuhlgang, häufig auch mehrmals täglich. Da sie viel Durst haben, wird auch viel Urin gebildet. Meist werden diese Menschen auch nachts wach, weil sie etwas trinken möchten (sie haben bereits eine Flasche Wasser am Bett stehen) und müssen auch nachts auf Toilette.

Die heiße und die flüssige Eigenschaft gemeinsam verursachen eine große Schweißproduktion.

Fließend (Sara)
Fließend ist die Beweglichkeit entsprechend der Erdanziehungskraft. Das heißt, die Bewegung ist zielgerichtet. Pitta-Typen sind meist sehr sportlich und bewegen sich gerne und viel, dabei aber immer zielgerichtet und ehrgeizig. Sport wird als Wettbewerb verstanden.

Auch der Lebenslauf ist zielgerichtet, die Ausbildungen bauen aufeinander auf und dienen der Karriere.

Durchdringend (Kaṭu)
Kaṭu kann auch als „chilischarf" verstanden werden. Die durchdringende Stimme hat eine gewisse Schärfe. Der Charakter kann explosiv wie Chili sein, ein Mensch mit viel Pitta ist leicht reizbar. Auch der Blick kann sehr durchdringend sein und erlaubt keine Widerworte.

Sauer (Amla)
Ein Pitta Mensch neigt zu Sodbrennen, saurem Magen oder saurem Geschmack im Mund, wird aber auch leicht sauer.

Pitta im gesunden Zustand (Prakṛti) sorgt für Wissen, Verstehen, Verständnis, analytisches Denken, Realismus. Meist haben Pitta-Konstitutionen einen athletischen Körperbau.

Pitta im Übermaß, im krankhaften Zustand (Vikṛti) lässt den Menschen urteilen, Kritik üben, sorgt für Wut, Hass, Neid und Perfektionismus bis hin zur Zwanghaftigkeit. Typische körperliche Pitta-Erkrankungen sind Gelbsucht, Fieber, Magengeschwür, Entzündungen, Hitzewallungen, Durchfall-Erkrankungen, Hauterkrankungen, Bluterkrankungen (auch blutende Erkrankungen).

Pitta wird reduziert durch das Verstärken der entgegengesetzten Eigenschaften: kühl, mild, weich, etwas trocken, leicht ölig. Die Nahrung darf kühl sein oder kühlende Substanzen enthalten (z. B. ein heißer Pfefferminztee, wird zwar heiß getrunken, wirkt aber kühlend). Auch Rohkost ist erlaubt. Süße, bittere und zusammenziehende Nahrungsmittel sollten bevorzugt werden; Scharfe, saure und salzige sollten vermieden werden.
In der Lebensführung ist Sport sehr wichtig, allerdings sollte er ohne Ehrgeiz betrieben werden. Emotionen sollten nicht unterdrückt, aber kontrolliert werden. Der Mensch soll die Emotionen beherrschen und nicht von ihnen beherrscht werden. Besonders Wut und Aggression sollten rechtzeitig wahrgenommen und in einem gesunden Maße ausgelebt werden. Der Wissensdurst sollte befriedigt werden.

Der Hauptsitz von Pitta ist im Dünndarm, daher ist das therapeutische Abführen die wichtigste Therapie.
Die manuellen Therapien müssen etwas kräftiger sein, eventuell dynamischer mit mehr Druck durchgeführt. Besonders empfehlenswert sind Kräutermassagen, Fußmassagen mit Ghee (geklärter Butter) und spezielle Augenbehandlungen, da die Augen bei Pitta anfällig sind.

Kapha

setzt sich aus den Elementen Erde und Wasser zusammen. Diese haben die meiste Masse und Materie. Der Kapha-Mensch hat Erdverbundenheit und Stabilität. Wenn Wasser und Erde vermischt werden entsteht Lehm, dies sorgt für Verbindung, Zusammenhalt, Festigkeit. Um zwei Materialien miteinander zu verbinden, wird Wasser benötigt. Kapha steht für Kohäsion, Lubrikation und das Hydroprinzip.

Funktionen von Kapha sind nähren und aufbauen, dies fördert das Wachstum des Körpers. Kapha ist das anabole Prinzip, sämtliche Gewebe werden in guter Qualität immer wieder nachgebildet. Der Mensch ist kräftig und potent, er hat viel Kraft und Abwehrkraft. Eine wichtige Funktion ist der Schutz. Organe werden von Kapha eingehüllt (in einen „Fettmantel“) und dadurch mechanisch geschützt.
Auf der psychischen Ebene sorgt Kapha für Toleranz und Zufriedenheit. Kapha verleiht körperliche und psychische Stabilität und Ausgeglichenheit.

Eigenschaften von Kapha: schwer, feucht, kalt, stabil, ölig, süß, weich.

Schwer (Guru)
Kapha hat einen schweren Knochenbau, schwere Muskeln, ist ein Schwergewicht. Menschen mit viel Kapha haben immer die Tendenz, an Gewicht zuzunehmen, sie sammeln Masse an.
Die Verdauung und der Stoffwechsel sind etwas schwerfällig oder auch träge. D. h. es kann völlig normal sein, nur jeden zweiten oder dritten Tag Stuhlgang zu haben. Alle Bewegungsvorgänge verlaufen langsamer.
Auch auf der psychischen Ebene macht sich die schwere Eigenschaft bemerkbar: ein Kapha-Mensch nimmt Dinge schwer, kann zur Melancholie neigen, macht Probleme mit sich selbst aus, reagiert langsam und überlegt, kann aber dabei auch nachtragend sein. Veränderungen und Umstellungen von gewohnten Abläufen fallen schwer und erfordern viel Zeit. Wenn die Möglichkeit besteht, werden nicht fünf Sachen gleichzeitig gemacht, sondern ordentlich hintereinander.

Stabil (Sthira)
Kapha ist stabil und lässt sich nicht leicht aus der Ruhe bringen. Um die Stabilität zu wahren, verlaufen Bewegungen langsam und kontinuierlich. Auch die Verdauung ist stabil, zwar träge (selten), aber stabil (regelmäßig). Die Lebensführung ist stabil, es finden wenig Umzüge, Berufswechsel oder Partnerwechsel statt. Kapha ist regelmäßig, ordentlich, zuverlässig.
Der Schlaf ist lang, tief und gerne auch tagsüber.
Die Gesundheit ist stabil, Kapha-Personen werden selten krank. Wenn sie krank werden, kommt die Krankheit langsam, bleibt lange, geht langsam.

Kalt (Śīta)
Die kalte Eigenschaft von Kapha ist im Gegensatz zu Vāta mit Feuchtigkeit kombiniert, daher hat Kapha feucht-kalte Hände oder auch eine kaltschweißige Haut. Das Verdauungsfeuer ist kalt, das heißt Kapha-Menschen haben wenig Hunger. Allerdings sind sie Genießer und essen gerne, auch ohne Hunger. Kombiniert mit der stabilen Eigenschaft, führt dies zu sehr regelmäßiger Nahrungsaufnahme.

Ölig (Snigdha)
Kapha hat ölige Haut. Die Haare sind ölig und müssen täglich gewaschen werden. Die Gelenke sind ölig, eine Arthrose entsteht nur aufgrund des Gewichts, nicht wegen trockener Gelenke.
Die Stimme ist gut geölt, voll und tief.

Schleimig (Picchila)
Der Begriff „schleimig" ist im Deutschen negativ belegt. Im āyurvedischen Sinne stellt er eine Schutzfunktion dar, z. B. eine schützende Schleimschicht. Natürlich treten in Kombination mit der kalten Eigenschaft auch verschleimende Erkrankungen auf, wie Erkältungen oder Nasennebenhöhlenentzündungen.

Weich (mṛdu)
Die Eigenschaft weich bezieht sich stark auf den Charakter. Kapha-Menschen sind weich, voller Liebe und Hingabe. Sie benötigen Harmonie und schaffen sie auch. Sie sind gute Streitschlichter und Vermittler, können sich selbst bis zum Verbiegen anpassen und schlucken ihren Ärger eher runter. In Kombination mit der stabilen Eigenschaft sind sie stabil in Freundschaften, aber auch stabil in Feindschaften. Es braucht lange, sich einen Kapha-Menschen zum Feind zu machen, dann ist es aber auf ewig.
Die Bewegung ist weich, die Haut ist weich, die Konturen sind weich.

Süß (Madhura)
„Süß" steht im Āyurveda für nährend und aufbauend. Das anabole Prinzip.

Kapha Prakṛti, der gesunde Zustand symbolisiert Liebe, Hingabe, Vergebung, Harmonie, Geborgenheit.

> ***Wirkungen von Kapha im normalen Zustand sind Öligkeit, Kohäsion, Beständigkeit, Schwere, Potenz, Kraft, Nachsicht, Geduld, keine Gier.***
>
> CS, SS, XVIII, 51

Kapha Vikṛti, ein Zuviel an Kapha führt zu Anhaftung, Gier, Besitzsucht, Monotonie, Übergewicht, verschleimenden Erkrankungen. Typische Erkrankungen von Kapha sind Adipositas (Übergewicht), Nasennebenhöhlenentzündungen, Verstopfung, Antriebslosigkeit bis hin zur Depression.

Kapha wird reduziert durch Leichtigkeit und Aktivität sowie reduzierende, reinigende Maßnahmen.

Den Kapha-Eigenschaften kann man entgegenwirken durch Verstärkung des Folgenden: leicht, trocken, warm, flexibel, kein Öl, hart. Die Nahrung sollte also leicht verdaulich und warm sein, wenig Milch oder Milchprodukte und wenig Fett enthalten. Bevorzugte Geschmacksrichtungen sind scharf, bitter und zusammenziehend.

Der Hauptsitz ist im oberen Drittel des Verdauungstrakts, also ist das therapeutische Erbrechen die wirksamste Therapie. Es werden rasch zwei Liter warme Milch getrunken und mithilfe eines Brechmittels das Erbrechen ausgelöst. Dadurch wird Kapha aus dem Körper ausgeleitet (bitte nur im Rahmen einer Pañcakarma-Reinigungskur mit ärztlicher Betreuung!).

Die manuelle Therapie sollte anregend und kräftig sein, dabei aber wenig oder kein Öl enthalten. Da bieten sich die trockene Seidenhandschuh- und die Kräutermassage an. Zur Reinigung der Nasennebenhöhlen wird ein scharfes Öl in die Nasenlöcher instilliert, dadurch wird der Schleim verflüssigt und kann ausgespuckt werden.

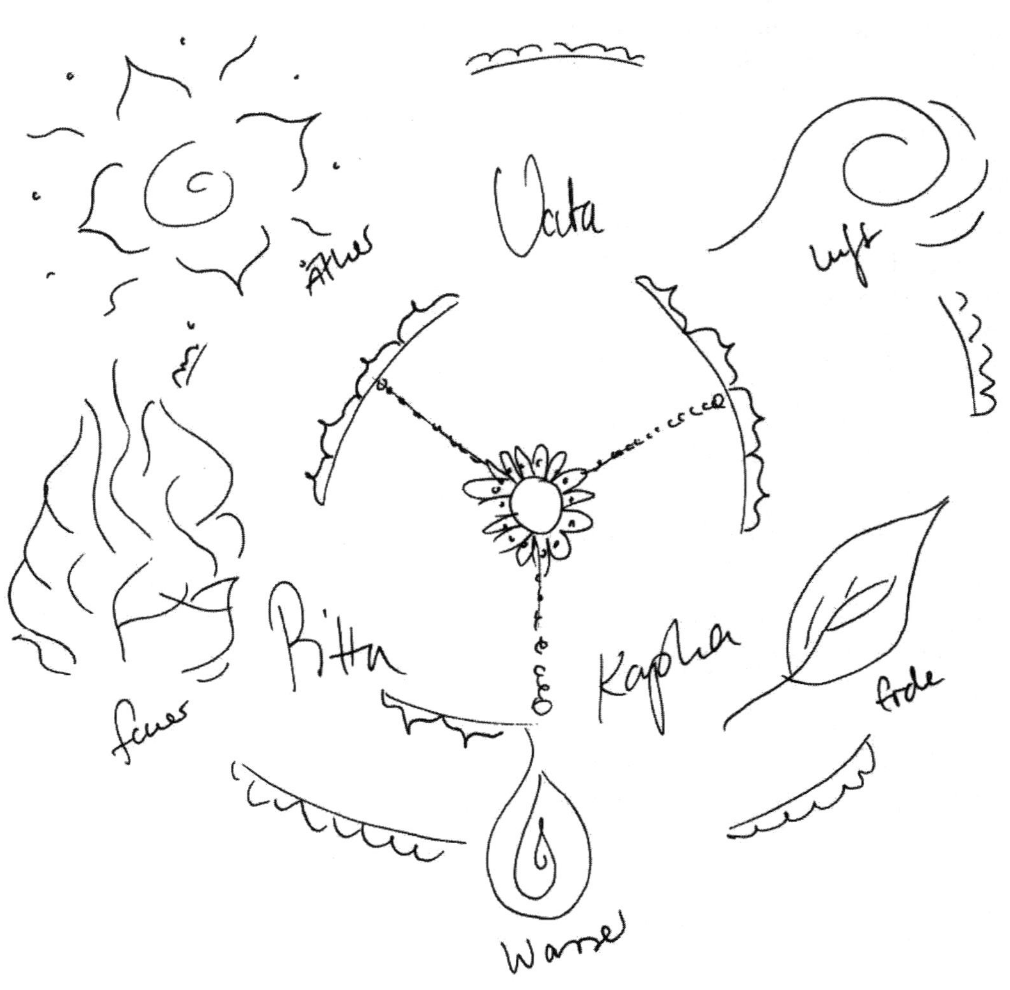

Die drei Doṣas: Vāta, Pitta, Kapha

1. Kapitel

Indische Philosophiesysteme

Sāṃkhya

- Puruṣa (Urseele), Prakṛti (Urnatur)
- Entstehungsgeschichte Teil 1, Epigenetik
- Die vier Erkenntnisquellen

Yoga Philosophie

Vaiśeṣika Philosophie

Nyaya Philosophie

Vedānta Philosophie

Mīmāṃsā Philosophie

Buddhismus

Die āyurvedischen Highlights

Die östliche Denkweise unterscheidet sich deutlich von der westlichen. Um sich in das āyurvedische Konzept einzufinden, sind die indischen Philosophiesysteme hilfreich, aus denen sich die Veden und letztendlich auch Āyurveda entwickelt haben.

Hier kann nur eine kurze Übersicht gegeben werden. Im Anhang finden sich ausführliche Literaturangaben zum tieferen Verständnis. In diesem Buch werden die Einflüsse der verschiedenen indischen Philosophiesysteme auf die āyurvedische Medizin im Folgenden gezeigt werden.

Es gibt sechs klassische indische Philosophiesysteme, auch Shaddarshana genannt.
Shad = sechs, Darshana= "Sichtweise", Weltanschauung

1. Pūrva Mīmāṃsā
2. Vaiśeşika
3. Nyāya
4. Sāṃkhya (auch Sankhya)
5. Yoga
6. Uttara Mīmāṃsā = Vedanta

Im āyurvedischen Zusammenhang sind Sāṃkhya und Vedanta hervorzuheben. Sie haben sich gegenseitig und damit auch die āyurvedische Denkweise beeinflusst.

Sāṃkhya Philosophie

Der Sanskrit-Begriff "Sāṃkhya" bedeutet wörtlich "Zahl", "Aufzählung" oder "das, was etwas in allen Einzelheiten beschreibt", und bezieht sich auf die im Sāṃkhya postulierten wirklichkeitsbestimmenden Elemente, die dort einer umfassenden Analyse unterzogen werden. Allein das Wissen um diese Elemente soll bereits zur Befreiung aus dem Kreislauf der Wiedergeburten führen.

Kapila gilt als der Begründer des Systems. Als Kernzeit des Sāṃkhya ist die klassische Epoche anzusehen (um 400 v. Chr. bis um 700). Im Zentrum der Philosophie des Sāṃkhya steht die Darstellung der "25 Wirklichkeiten" (Tattvas) und die damit verbundene Lehre von Evolution und Involution (siehe „Entstehung der Materie“). Dieser Part der Sāṃkhya Philosophie wurde vom Āyurveda übernommen und erklärt die Entstehung der grobstofflichen Materie und des Lebens.

Das Sāṃkhya vertritt im Rahmen seiner Metaphysik grundsätzlich einen Dualismus. Das Weltgeschehen wird auf zwei fundamentale Prinzipien zurückgeführt:

1. passiven, bewussten Geist **(Puruṣa)**, männlich und
2. aktive, unbewusste "Urmaterie" oder "Natur" **(Prakṛti)**, weiblich.

Puruṣa

Pur: Stadt; Puruṣ: Bewusstsein, welches in der Stadt lebt (alle Menschen).
Puruṣa ist das männliche Prinzip im Gegensatz zu Prakṛti, dem weiblichen Prinzip. Puruṣa ist der Beobachter. Puruṣa ist das göttliche Prinzip, die eine Urseele, die in jedem Lebewesen vorhanden ist und uns alle miteinander verbindet, aus dem alles Leben entsteht. Es gibt nur eine Seele, aus der alle einzelnen Seelen bestehen. Diese eine Seele ist Puruṣa. Puruṣa war am Anfang, aus Puruṣa ist Alles entstanden.

Zitate aus den Upaniṣaden (Philosophische Texte):

Puruṣa ist das All, ist Werk, Kasteiung, das Brahman jenseits des Todes.

> ***Im Himmel wohnt der gestaltlose Geist (Puruṣa), der alles Äußere und Innere enthält, der ungeborene; hauchlos, mānaslos (geistlos), rein, höher als das Höchste, unwandelbar. Aus ihm werden Hauch, Mānasa (Geist) und alle Sinne geboren, Luftraum, Wind, Licht, Wasser und Erde, die Trägerin aller Dinge. Agni (Feuer) ist sein Haupt, Sonne und Mond seine Augen, die Weltgegenden seine Ohren, seine Stimme der offenbarte Veda, der Wind sein Hauch, das All sein Herz, die Erde seine Füße; er ist die allen Wesen innewohnende Seele.***
>
> Mundaka-Upaniṣad

Puruṣa ist die große (göttliche) Urseele, aus der sich Alles entwickelt, auch die einzelnen individuellen Seelen (Ātman) jedes einzelnen Menschen. Da jede einzelne Seele aus dem Puruṣa stammt, gibt es eigentlich keine Individualität. Alle einzelnen Seelen sind Teil eines großen Ganzen (dem Puruṣa). So wie der Strom aus der Leitung jede einzelne Glühbirne zum Leuchten bringt, so erweckt Puruṣa jede einzelne Seele (Ātman). Und doch fließt durch Alle der gleiche Strom (Puruṣa). Die einzelnen Seelen unterscheiden sich lediglich durch ihre Bindung an einen individuellen Geist (Mānasa). Mit dem Tod und dem Ausbruch aus den Wiedergeburten gehen alle Seelen wieder in die Urseele (Puruṣa) ein.

Prakṛti

Prakrti: Pra=bevor; krti: Kreation. „Die erste geformte Natur", „die originale Form der Lebewesen".
Prakṛti ist das weibliche Prinzip, die Natur, aus der etwas Grobstoffliches geboren werden kann. Leben kann nur aus der Verbindung von Puruṣa und Prakṛti entstehen. Prakṛti kann zu Materie werden, Puruṣa nicht. Prakṛti ist unbewusst, aber aktiv.

Entstehungsgeschichte

Der Urmaterie Prakṛti werden im Sāṃkhya drei Eigenschaften/Naturqualitäten (Mahāguṇas) zugeordnet: Sāttva (Klarheit, Reinheit), Tāmas (Trägheit, Inaktivität) und Rājas (Aktivität). Sie liegen jeweils in gleicher Menge vor (jeweils 1/3) und heben sich dadurch in ihren Qualitäten auf.

Solange diese drei Guṇas im Gleichgewicht (im gleichen Verhältnis) vorliegen, sind sie unmanifest (Avyakta). Prakṛti wird in diesem Stadium als "Mūlaprakriti" (Wurzel der Urmaterie) bezeichnet, da in ihr die gesamte Welt verborgen liegt, wie ein Baum im Samenkorn. Aufgrund der bloßen Nähe der Prakṛti zu einem Puruṣa wird diese Balance jedoch gestört, und es kommt zu einem universellen Entfaltungsprozess, in dem die latente Schöpfungskraft der Prakṛti die gesamten Phänomene der Welt hervorbringt.

Hier kommt nun der individuelle Geist mit ins Spiel. Dieser verbindet sich mit Ātman (der individuellen Seele), daraus entsteht Jīvātman, oder auch Mahat (kosmische Weisheit). Der individuelle Geist sorgt für eine Abtrennung der individuellen Seele (Ātman) von Puruṣa. Der individuelle Geist (Mānasa) und die individuelle Selle (Ātman) kommen quasi von außen, aus einem früheren Leben. Sie wandern gemeinsam als Jīvātman von einem Körper zum nächsten.

> ***Würde das Selbst (Ātma) von Mutter oder Vater auf das Kind übergehen, so könnte das auf zweierlei Weise geschehen: Das Selbst ginge entweder gänzlich oder nur zum Teil über.***
> ***Ginge es ganz über, müsste die Mutter oder der Vater sterben. Eine teilweise Übertragung des Selbst aber ist unmöglich, weil dieses feinstoffliche Element unteilbar ist.***
> ***Der Verstand und der Geist sind wie auch das Selbst (Ātma) unteilbar, so dass auch sie nicht von den Eltern auf das Kind übergehen können.***
>
> CS, Su. 11, 9-11

Beginnen die guṇas aus dem Gleichgewicht zu geraten, beginnt der Kosmos sich zu manifestieren.

Ātma ist zwar immer noch Teil der universellen Seele, aber durch die Verbindung mit dem individuellen Geist nicht mehr nur reine Seele. Dadurch geraten die Mahāguṇas aus dem Gleichgewicht, es entsteht Aktivität. Diese Aktivität führt zu **Ahaṃkāra** – Identität, Ich-Bewusstsein. Ahaṃkāra gibt den noch nicht manifesten Zellen Identität. Ahaṃkāra ist die wichtigste Grundlage der biologischen Funktion. Es ist der Ich-Former. Nur dadurch kann Kommunikation entstehen, auch zwischen den einzelnen Zellen. So können sie zusammenarbeiten und sind sich ihrer Funktion bewusst. Schon bevor die Materie manifest ist, wird durch Ahaṃkāra festgelegt, in welche Richtung sie sich entwickeln wird. So weiß eine Zelle z. B. schon bevor sie ausgereift ist, dass sie zu einer Leberzelle wird und nicht zu einer Lungenzelle. Dies ist ihr Ahaṃkāra.

Westlicher Vergleich

Epigenetik bezeichnet die Veränderung der Genaktivität durch biochemische Prozesse: Moleküle docken an bestimmte Stellen der DNA an und können dort das Ablesen der Gene begünstigen oder unmöglich machen. Epigenetische Prozesse sind für die Ausdifferenzierung verantwortlich, wenn beispielsweise in Nervengewebe, Haut oder Leber trotz gleichen Erbguts unterschiedliche Zellen entstehen. Sie können aber auch dazu führen, dass Umwelteinflüsse länger andauernde oder sogar vererbbare Folgen haben – mit Auswirkungen auch bei der Entstehung psychischer Erkrankungen.

So ist die Epigenetik mit ahaṃkāra zu vergleichen. Beide bestimmen, welche Ausprägung kodiert, bzw. welcher Code abgelesen wird. In beiden Fällen ist die eigentliche Zelle noch nicht vorhanden. Ahaṃkāra ist noch feinstofflicher. Bei der Epigenetik liegen die Gene bereits vor, sind nur noch nicht „freigeschaltet“.

In diesem Stadium ist das Objekt noch nicht grobstofflich vorhanden, hat aber schon ein Ich-Bewusstsein (Ahaṃkāra) und existiert so aus sich selbst heraus. Es ist somit als Anlage vorhanden, vergleichbar mit einer homöopathischen Dosis einer Substanz, welche so stark verdünnt ist, dass sie durch moderne Untersuchungsmethoden nicht mehr nachweisbar, aber dennoch (zumindest als feinstoffliche Information) vorhanden ist. Verdichten sich nun die Tanmatras (nimmt die Konzentration der verdünnten Substanz zu), werden sie immer grobstofflicher.
Ist Ahaṃkāra gestört, kann Krebs entstehen. Bereits auf dieser feinstofflichen Ebene liegt die Veranlagung für Krankheiten vor. Die natürlichen Selbstheilungskräfte des Körpers können die entstehenden kranken Zellen immer wieder bekämpfen. Aber Ahaṃkāra prägt auch die Psyche. Auch hier können gesunde und störende Faktoren ausgeprägt werden. Auf der psychischen Ebene bleibt Ahaṃkāra ein Leben lang beeinflussbar. Es wäre vergleichbar mit der „Identitätsfindung“. In diesem Bereich kommen die später ausgeführten āyurvedischen Techniken zur Gesunderhaltung der Psyche zum Tragen. Gestärkt wird Ahaṃkāra durch Liebe zu sich selbst, auch schon im ausgereiften Stadium.

Nach der Sāṃkhya Philosophie entstehen weiter die 5 motorischen Fähigkeiten (Karmendriya: Ergreifen, Ausscheidung, Fortbewegung, Fortpflanzung, Kommunikation), die 5 sensorischen Fähigkeiten (Jñanendriya: Riechen, Schmecken, Sehen, Fühlen, Hören) und die 5 Sinnesqualitäten/Tanmatras (Geruch = Gandha, Geschmack = Rasa, Form = Rūpa, Berührung = Sparśa, Klang = Śabda) woraus sich letztendlich die 5 Elemente (Erde = Pṛthvī, Wasser = Jala/Ap, Feuer = Agni/Tejas, Luft = Vāyu, Äther = Ākāśa) entwickeln. Dieser Vorgang wird später noch genauer aus āyurvedischen Aspekten erläutert. Dies entspricht auch der āyurvedischen Schöpfungslehre. Erst auf dieser letzten Ebene (den fünf Elementen) liegt tatsächlich grobstoffliche Materie vor.

Dieser gesamte Weg der Entstehung (Schöpfung) ist auch umkehrbar, von den Elementen bis Puruṣa und Prakṛti.
Die Erlösung, bzw. die Umkehrung erlangt man durch die Erkenntnis, dass unsere Essenz nicht unsere materielle Natur (Prakṛti), sondern unsere aus reinem Bewusstsein bestehende Seele (Puruṣa) ist. Da nur der Körper (die fünf grobstofflichen Elemente) und der individuelle Geist (Mānasa) krank werden können, also Leid erfahren können, ist das Ziel im Sāṃkhya immer die Umkehrung dieser Entwicklung und die Rückkehr zum reinen Puruṣa. Im Āyurveda reicht schon die Gesunderhaltung von Körper und Geist.

Insgesamt sind dies, zusammen mit Puruṣa, die "25 Tattvas" aus der Sāṃkhya-Philosophie (Aufzählung).
1: Ātman; 2: Avyakta; 3: Māhat; 4: Ahaṃkāra; 5: Guṇas; 6-15: Indriyas; 16-20: Tanmatras; 21-25: Mahābhūtas (fünf Elemente)

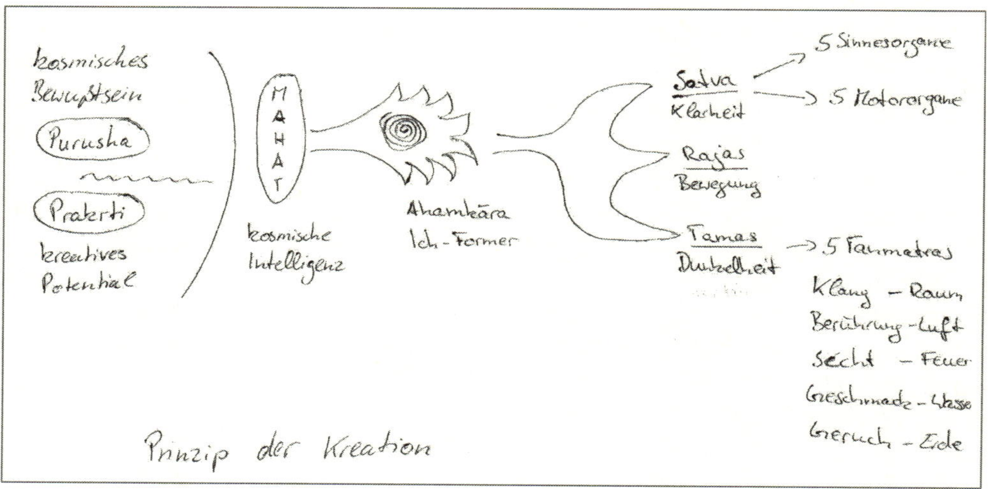

Tanmatras:

> ***„Der Mensch ergreift mit einem Sinn das jeweils zu diesem gehörige Objekt (Svam Svam Artham). Da ist eine Verbindung (zwischen beiden) aufgrund der Tatsache, dass beide einen gemeinsamen Ursprung haben (Tulya-Yonitvad). Nicht kann durch den einen (Sinn) ein anderes (Objekt) wahrgenommen werden, das ist eine Tatsache.“***
>
> SuS 3.1.15

Vgl. Caraka 1.8.14: „Svabhavad Vibhutvat“

Diese Manifestation (Vyakta) vollzieht sich ohne aktive Einwirkung des Puruṣa, der in seinem Wesen stets unbeteiligter Beobachter ist. Er löst inaktiv, durch seine bloße Gegenwart, die Evolution aus.

Das Entstehen ist lediglich die Wiederkehr der ewig gleichen Substanz, die ständig neu modifiziert und transformiert wird (Pariṇāma).

Entstehung des Lebens aus Körper, Geist und Seele

ātma
seele

avyakta
unmanifeste Urnatur

⇓ verdichtet sich zu

mahat / buddhi
kosmische Intelligenz

⇓ verdichtet sich zu

ahamkāra
Ich-Bewusstsein
zerstört das Gleichgewicht der trigunas

Sāttva

Tamas

Rājas

mānasa
individueller Geist
mit den indriyas
(5 Sinnes-Funktionen,
5 motorische-Funktionen)

5 tanmatras
feinstoffliche Wahrnehmungen

⇓

5 Elemente

āyuḥ – Leben

Die vier Erkenntnisquellen

Im Sāṃkhya werden drei Erkenntnismittel (Pramānas) als gültig anerkannt, die im Āyurveda ähnlich definiert werden:

- Wahrnehmung (Pratyakṣa),
- Schlussfolgerung (Anumāna), und
- die Überlieferung durch einen Meister oder heilige Schriften (Apta Vakya).

Im Ayurveda wird das „verständige Urteil", also die Interpretation hinzugefügt.

[Die vier Erkenntnisquellen – Pramāṇa]

Alles fällt in der Tat unter eine der beiden Kategorien – wahr oder unwahr. Dies kann auf viererlei Weise erkannt werden:

- ***durch zuverlässige Unterweisung (Āptopadeśa)***
- ***durch sinnliche Wahrnehmung (Pratyakṣa)***
- ***durch Schlussfolgerung (Anumāna)***
- ***durch verständiges Urteil (Yukti)***

[Zuverlässige Unterweisung – Āptopadeśa]

Als zuverlässig (Āpta) gelten diejenigen, die dank Askese und Studium frei von Leidenschaft (Rājas) und Verblendung (Tāmas) sind, deren Wissen rein ist und stets alle drei Zeitebenen umspannt.
Sie sind die Verlässlichen, die Gelehrten, die Weisen, deren Worte unbezweifelbar sind und die die Wahrheit sprechen. Denn warum sollte jemand, der Leidenschaft und Unwissenheit überwunden hat, lügen.

[Sinnliche Wahrnehmung – Pratyakṣa]

Als sinnliche Wahrnehmung wird die bestimmte und unmittelbare Erkenntnis bezeichnet, die durch die Verbindung von Ātman (dem Selbst), den Sinnen und dem Geist mit den Sinnesobjekten bewirkt wird.

[Schlussfolgerung – Anumāna]

Aus vorheriger sinnlicher Wahrnehmung kann man in dreierlei Weise auf die drei Zeitebenen bezogen schlussfolgern. Auf ein nicht sichtbares Feuer kann man vom Anblick des Rauchs schließen, auf gehabten Geschlechtsverkehr, wenn sich eine Schwangerschaft zeigt.
Auf diese Weise schließt der Kluge aus Gegenwärtigem auf Vergangenes und aus dem Samen auf künftige Früchte, weil er beobachtet hat, dass aus Samen Früchte hervorgehen.

[Verständiges Urteil – Yukti]

Aus der Verbindung von Wasser, der gepflügten Erde und des Samens zur entsprechenden Jahreszeit entsteht die Feldfrucht, aus der Verbindung der sechs Elemente (fünf Urelemente und Ātma) entsteht die Leibesfrucht.
Dadurch, dass jemand die Feuerspindel auf dem Reibholz quirlt, entsteht Feuer. Durch das richtige Zusammenwirken geeigneter Grundpfeiler der Behandlung (Arzt, Patient, Pfleger, Medizin) wird die Krankheit geheilt.
Yukti ist das verstandesmäßige Begreifen des Zusammenwirkens mehrerer Faktoren als die Ursache für die Entstehung von etwas, wenn dieser Kausalzusammenhang für alle drei Zeitebenen Gültigkeit hat. Dieses Verständnis hilft in der Verwirklichung der drei Aspekte des Lebens (Tugendhaftigkeit, Wohlstand, Sinnesfreuden).

CS, Su. 11, 17ff

Im Āyurveda ist das „verständige Urteil“ sehr bedeutend, um eine passende Therapie einzuleiten. Dieser Aspekt kann in der Sāṃkhya Philosophie vernachlässigt werden. Ein großes Thema sind falsche Verknüpfungen, bzw. eigene Interpretationen der Symptome. So werden vom Patienten Ursachen für die psychischen Symptome gesucht und häufig im körperlichen „gefunden“ (Allergien, Amalgam, Hormone). Diese Interpretation des Patienten sollte in der Therapie berücksichtigt werden, sonst wird die Therapie nicht zu Erfolg führen. Aber mithilfe vom Āyurveda können die Denkstrukturen verändert werden und somit kann ein anderer Lösungsansatz angeboten werden. Der Arzt sollte unbedingt die vier Erkenntnismittel beherrschen und selbst zu einem „verständigen Urteil“ finden, aber dabei den Patienten in seiner eigenen Wahrnehmung ernst nehmen.

Yoga Philosophieschule

Yoga = Verbindung, Einung, Joch
Yuj = vereinen

Yoga fußt auf dem Theoriegebäude des Sāṃkhya, stellt jedoch die spirituelle Praxis (Anschirrung, Anjochen) ins Zentrum. Dabei findet besonders der achtfaltige Pfad Beachtung:

- ethisches Verhalten (Yama: Gewaltlosigkeit, Wahrhaftigkeit, Nicht-Stehlen, Brahmacārya, Nicht-Anhäufung materieller Güter)
- spirituelle Regeln (Niyama: Reinheit, Zufriedenheit, Entsagung, Studium, Gottergebenheit)
- Körperhaltungen (Āsana)
- Atemregulation (Prāṇāyāma)
- Sinnenkontrolle (Pratyāhāra)
- Konzentration (Dhāraṇa)
- Meditation (Dhyāna)
- Versenkung (Samādhi)

Das Ziel ist der Erlösungszustand, wenn die Geistesbewegungen zur Ruhe gebracht sind.

Sehr vereinfacht gesagt, hat Yoga das Ziel der Erleuchtung, das Durchbrechen des Kreislaufs der Wiedergeburten und den Eingang in das Göttliche (Puruṣa). Im Gegensatz dazu hat Āyurveda das Ziel der körperlichen und geistigen Gesundheit, die Erleuchtung ist quasi zweitrangig. Āyurveda bedient sich einiger Methoden aus der Yoga-Philosophie, aus dem achtfaltigen Pfad, ist aber nicht mit Yoga gleichzusetzen.
Erst durch westliche Touristen, die das forderten, wurde Yoga ein Bestandteil der Pañcakarma – Reinigungskuren in Indien und damit später auch im Westen. Die Systeme lassen sich gut kombinieren, haben aber z. B. in der Ernährung auch fast konträre Ansichten.

In der Caraka Saṃhitā (dem klassischen āyurvedischen Text) wird auch Yoga erwähnt:

> ***Was ist Yoga?***
>
> ***Glück und Elend werden durch den Kontakt der Seele, der Sinnesorgane, des Geistes und der Sinnesobjekte empfunden. Diese beiden Arten von Empfindungen verschwinden, wenn der Geist konzentriert und in der Seele enthalten ist und die übernatürlichen Kräfte in Geist und Körper erreicht werden. Dieser Zustand wird von den Weisen, die in dieser Wissenschaft gut bewandert sind, als Yoga bezeichnet.***
>
> ***Acht übernatürliche Kräfte des Yogis:***
>
> ***1) Das Eintreten in den Körper eines anderen,***
> ***2) Gedanken lesen,***
> ***3) Dinge nach Belieben tun,***
> ***4) Übernatürliches Sehen,***

5) Übernatürliches Gehör,
6) Außergewöhnliches Gedächtnis,
7) Ungewöhnliche Brillanz,
8) Unsichtbarkeit, wenn dies gewünscht wird.

Dies sind die acht übernatürlichen Kräfte, die von denjenigen erreicht werden, die Yoga praktizieren. All dies wird durch die Reinheit des Geistes (frei von Rājas und Tāmas) erreicht.

CS, Śā. 1.138ff

Yoga wird im Āyurveda also überwiegend für die Psychohygiene eingesetzt. Die körperlichen Übungen sind lediglich Mittel zum Zweck. Zu Yoga gibt es mittlerweile sehr viele auch neurowissenschaftliche Untersuchungen. Ulrich Ott, Psychologe am Bender Institute of Neuroimaging der Justus-Liebig-Universität in Gießen, hat sich intensiv mit der Wirkung von Yoga auf das Gehirn beschäftigt:

Egal ob traditionelles Hatha, Vinyasa mit Techno-Beats oder schwitzendes Bikram – sie alle verändern unser Gehirn. Denn die verschiedenen Körperstellungen, Atemübungen und Meditationen werden normalerweise über längere Zeiträume wiederholt praktiziert.« Und auf mehrfaches Üben reagiere unser Denkorgan generell mit funktionellen und strukturellen Anpassungen. Das heißt, die Hirnregionen, die benutzt werden, differenzieren sich aus, und die synaptischen Verbindungen werden stärker. Es ist vergleichbar mit einem Muskel, der durch regelmäßiges Training an Kraft gewinnt. Beim Yoga gehe es nicht um Leistung, sondern um die Entwicklung von Bewusstheit für den eigenen Körper, die Emotionen und den Geist. Die Stellungen entfalten ihre volle Wirkung dadurch, dass sie mit bewusstem Atmen und voller Aufmerksamkeit ausgeführt werden.

Wie Yoga das Gehirn verändert,
von Stella Marie Hombach. Spektrum Gesundheit, 02.21

Man könnte auch sagen, Āyurveda schafft die Grundlage für Yoga und Yoga schafft die Grundlage für die Meditation.

Vaiśeṣika Philosophieschule

Vaiśeṣika = Unterscheidung

Vaiśeṣika umfasst eine Naturphilosophie und beschäftigt sich mit naturwissenschaftlichen Problemen bis hin zur Atomtheorie.

> ***„Wenn man etwas teilt, so geht diese Zerlegung bis zum Atom. Und zwar spricht man vom Atom (Paramanu, d. h. äußerst klein), weil die Reihenfolge von immer Kleinerem bei der Teilung hier ein Ende hat, da es nichts Kleineres mehr gibt. Wenn wir einen Erdklumpen in seine Teile zerlegen, so wird das Folgende immer kleiner.“***

Vaiśeṣika versucht Unterschiede (Viśeṣa) zu ergründen zwischen allem, was uns in der Innen- und Außenwelt entgegentritt und begründet eine realistische Universaltheorie. Sie beinhaltet die Lehre von den Kategorien (Padārtha): die generellsten Klassen alles Seienden, Wißbaren und Nennbaren. Es werden kategorisierende Listen erstellt, die in die āyurvedische Lehre Eingang gefunden haben, z. B. die sechs Arten des Geschmacks (Rasa). Allen diesen Kategorien sind drei Merkmale gemeinsam, das Vorhandensein (Astitvam), die Erkennbarkeit (Jñeyatvam) und die Benennbarkeit (Abhidheyatvam).

Im Āyurveda finden sich die Vaiśeṣika Ansätze besonders im Bereich der Pharmakologie und den fünf Elementen. So finden wir die Einteilung der Substanzen (Dravya) zu ihren Qualitäten (Guṇa) und Tätigkeit (Karma), Gemeinsamkeit (Samānya), Besonderheit (Viśeṣa), Inhärenz (Samāvāya) und Nichtsein (Abhāva). Wobei im Vaiśeṣika Pflanzen nicht zu Lebewesen zählen.

Es gibt laut Vaiśeṣika neun Substanzen:

1) Erde
2) Wasser
3) Feuer
4) Luft
5) Äther
6) Raum (Diśas, singulär)
7) Zeit (Kāla, singulär)
8) Seelen (eine allwissende/Puruṣa und viele individuelle/Ātman)
9) Mānasa, die Vielheit der Denkorgane, mit Seelen verbunden

Der anfang- und endlose Weltenprozeß ist das gesetzmäßige Zusammenspiel dieser Substanzen.

Vaiśeṣika vertritt die Theorie der „Seelenwanderung“, nach dem Tod tritt die Seele in einen neuen Körper ein.

Die Eigenschaft (Guṇa) ist untrennbar in der Substanz verwurzelt, zwar ohne eigene Wirkungskraft, aber dennoch die indirekte Ursache für die Wirkung. Dies wird im Āyurveda in die Lehre der Substanzen (Dravyaguṇa, Pharmakologie) übernommen. Alle Elemente haben bestimmte, ihnen eigene Eigenschaften (z. B. leicht, schwer usw.), aber auch Tanmatras (Eigenschaften, welche über die Sinne wahrnehmbar sind, z. B. die Hörbarkeit).

Die Aktivität (karma) ist die Ursache von Verbindung und Trennung. Sie ist untrennbar in der Substanz verwurzelt, quasi vorbestimmt. Die „Durchführung dessen, was es zu tun gilt" ist von nichts anderem abhängig.

Ein Grundgesetz der Vaiśeṣika-Philosophie ist, dass Ähnlichkeit (Sāmānya) Verbindung und Wachstum erzeugt.

Im Vergleich, eine āyurvedische Textstelle:

> ***Die Weisen erkannten kraft ihrer Sehergaben die Prinzipien von Gleichheit und Verschiedenheit (Sāmānya und Viśeṣa), der Eigenschaften (Guṇa), der Materie (Dravya), dem Wirken (Karma) und der Verbundenheit (Samavāya).***
>
> CS Su. 1, 28

Nyāya Philosophiesystem

Das Nyāya Philosophiesystem beschäftigt sich mit Logik, Erkenntnistheorie und der Disputationskunst. Die Texte stammen ca. aus dem 2. Jh. vor unserer Zeitrechnung.

Die klassischen āyurvedischen Texte sind in Disputationsform geschrieben (Fragen, Antworten, Diskussion). Die Schlussfolgerungen, anumāna, folgen der Logik und Erkenntnistheorie („wo Rauch ist, dort ist Feuer").

Instrumente von Logik aus der Nyāya-Philosophie, die auch im Āyurveda Anwendung finden:

- **Direkte Wahrnehmung (Pratyakṣa):**

  Viele Symptome oder Eigenschaften können direkt wahrgenommen werden. Die Nyāya-Philosophie stellt aber die Hypothese auf, dass die klinische Untersuchung alleine nicht befriedigend für medizinische Belange ist.

- **Schlussfolgerung (Anumāna):**

  Pulsdiagnose, Abhören, Abtasten etc. zusammen mit anderen diagnostischen Mitteln, wie Anamnese oder Symptomen, zeigen ein genaueres Bild als die direkte Wahrnehmung. Die direkte Wahrnehmung wird durch Hilfsmittel erweitert, welche über Schlussfolgerungen die diagnostischen Möglichkeiten erweitern.

- **Vergleich (Upamāna):**

  z. B. ein Tumor fühlt sich hart wie ein Stein an, der Puls hüpft wie ein Frosch – auch hieraus lassen sich Schlussfolgerungen ziehen (dies wird nicht von allen Autoren erwähnt). Tatsächlich finden wir in den klassischen āyurvedischen Texten immer wieder Vergleiche mit Pflanzen oder Tieren. Gerade bei der Beschreibung von Hautkrankheiten, verbildlichen solche Vergleiche die Hauterscheinungen deutlicher. Das ist auch aus dem Deutschen bekannt (z. B. Pfirsichhaut, Orangenhaut).

- **Direkte verbale Mitteilung (Śabda):**

  in der Anamnese teilt der Patient seine Beschwerden sprachlich mit.

- **Fachwissen (Āptopadeśa),** das in drei Gruppen unterteilt wird:

  1) Medizinische Texte, Lehrmeinungen, Hypothesen
  2) Medizinische Autoritäten
  3) Kenntnis über die Krankheit, die vom Patienten oder ihm wohlgesonnenen Personen stammt (= Anamnese)

Die Kombination sämtlicher obiger Faktoren (Yukti): Dieser Punkt ist ein kreatives Anhängsel der Āyurveda-Autoren und existiert in der klassischen Nyāya-Philosophie nicht.

Im Āyurveda finden wir die Nyāya-Philosophie auch in Form der **Trividha Parīkṣā,** dreifachen Untersuchung.

Ein Beispiel zur Diskussionskunst in der Caraka Saṃhitā (klassisches āyurvedisches Lehrbuch):

[Zusammenkunft der Weisen bei Ātreya]

Einst waren die großen Weisen, seiner Tugenden gewahr, um den ehrwürdigen Punarvasu versammelt, und es entspann sich ein Diskurs darüber, wie der Mensch, der ja eine Einheit aus Ātma (Selbst), Sinnen, Körper und Geist ist, entsteht und woher seine Krankheiten kommen.

[Frage des Vāmaka nach dem Ursprung des Menschen und seiner Krankheiten]

Vāmaka, der König von Kāśi und ein Gelehrter der Heilkunde, wandte sich voll Hochachtung an die versammelten Weisen und warf folgende Frage auf: „Haben die Krankheiten des Menschen denselben Ursprung wie der Mensch selbst oder nicht?" Darauf sprach Punarvasu an die Weisen gewandt: „Ihr, die ihr all eure Zweifel dank eurer Gelehrtheit und Weisheit überwunden habt, seid nun imstande, den Zweifel des Königs von Kāśi aufzulösen."

[Meinung des Pārīkṣi: Ātma ist der Ursprung]

Pārīkṣi, der Sohn des Mudgala, sprach nach einiger Überlegung: „Ātma, das Selbst, ist der Ursprung des Menschen und auch der Krankheiten. Denn Ātma ist, was beides erschafft. Es ist Ātma, das die Handlungen (Karma) veranlasst und macht, dass wir deren Früchte zu schmecken bekommen. Ātma gibt das Bewusstsein (Cetana), ohne dass wir weder Freude noch Leid empfinden könnten."

[Śaraloma: Sāttva, Rājas und Tāmas]

Śaraloma sprach darauf: „Nein, Ātma (das Selbst) würde gewiss niemals von sich aus Leid bringende Krankheiten erschaffen, wo es doch eine Abneigung gegen das Leiden hat. Der Geist, auch als Sāttva bezeichnet, wenn er von Rājas (Prinzip der Leidenschaft) und Tāmas (Prinzip der Trägheit und Verblendung) umhüllt ist, ist der wirkliche Ursprung des Körpers und die Ursache für seine Krankheiten."

[Vāryovida: Rasa bzw. Wasser]

Darauf erwiderte jedoch Vāryovida: „Nein, auch das stimmt nicht. Der Geist allein kann keine Ursache sein, weil weder eine körperliche Krankheit noch der Geist selbst ohne den Körper existieren kann. Alle Lebewesen und auch die verschiedenen Krankheiten entstehen aus Nährflüssigkeit (Rasa). Das Urelement Wasser (Āp) ist die Grundlage aller Flüssigkeiten und die Ursache für ihre Existenz."

[Hiraṇyākṣa: sechs Dhātus – Ātma und die fünf Urelemente]

Dem widersprach aber Hiraṇyākṣa: „Nein, das stimmt nicht, denn Ātma entsteht nicht aus Nährflüssigkeit und auch nicht der über den Sinnen stehende Geist (Manas). Zudem gibt es Krankheiten, die durch Klang usw. verursacht werden. Der Mensch und die Krankheiten werden durch sechs Elemente (Dhātus) erschaffen. Die Sāṃkhya-Gelehrten haben verkündet, dass der Mensch durch das Zusammenspiel von sechs Elementen entsteht (Ātma und die fünf Urelemente Äther, Luft, Feuer, Wasser und Erde).“

[Kauśika: Mutter und Vater]

Auf diese Rede des Hiraṇyākṣa sprach Kauśika: „Wie kann ein Mensch ohne Mutter und Vater allein aus den sechs Elementen entstehen? Ein Mensch wird von Menschen gezeugt, ein Rind von Rindern, ein Pferd von Pferden. Bekanntlich entstehen auch Krankheiten wie krankhaft veränderter Urin und andere durch Vererbung.“

[Bhadrakāpya: Karma]

Darauf erwiderte Bhadrakāpya: „Dem ist nicht so, sonst würden blinde Eltern immer nur blinde Nachkommen erzeugen. Auch erklärt diese Sichtweise nicht, woher denn Mutter und Vater selbst kommen. Das Karma (Wirkung früheren Handelns) bringt die Geschöpfe hervor, das Karma gebiert auch die Krankheiten. Ohne Karma gäbe es weder Lebewesen und den Kreislauf der Wiedergeburten noch die den Menschen plagenden Krankheiten.“

[Bharadvāja: Natur]

Dem hielt Bharadvāja entgegen: „Das stimmt nicht, denn vor einer Handlung muss ein Handelnder da sein. Auch ist nicht ersichtlich, welche Art Menschen dann die Früchte der ungetanen Handlungen (Akṛta Karma) sein sollten. Die Natur der Dinge (Svabhāva) allein ist der Urgrund des Seins und der menschlichen Krankheiten, so wie es die den fünf Urelementen innewohnende Natur ist, die das Erdelement (Pṛthvī) rau macht, das Wasser (Ap) flüssig, das Luftelement (Vāyu) unstet und das Feuerelement (Tejas) heiß.“

[Kāṅkāyana: Prajāpati, der alles erschaffende Sohn des Brahma]

Kāṅkāyana widersprach: „Wenn dem so wäre, dann bedürfte es keiner Initiierung von Handlungen durch den Menschen und das Eintreten oder Nicht-Eintreten ihrer Wirkungen wäre allein dem Lauf der Natur überlassen. Es ist Prajāpati, der mit endloser Schöpferkraft versehene Sohn des Brahma, der alles Belebte und Unbelebte sowie Freud und Leid erschafft.“

[Bhikṣu Ātreya: Zeit]

Darauf entgegnete Bhikṣu Ātreya: „Das kann nicht sein, weil Prajāpati, der den Menschen stets Wohlgesinnte, seinen Geschöpfen kein Leid zufügen würde wie irgendein schlechter Mensch. Es ist Kāla, die Zeit, die den Menschen hervorbringt und auch seine Krankheiten. Alles in der Welt ist der Zeit unterworfen, Zeit ist die Ursache für alles und jedes.“

[Schlusswort des Punarvasu Ātreya]

An die so diskutierenden Weisen gewandt, sprach Punarvasu Ātreya: „Ihr solltet nicht auf diese Art streiten. Denn es ist schwer, die Wahrheit zu finden, wenn man parteiisch ist. Der Abtausch von Meinungen und Gegenmeinungen, als wären es endgültige Wahrheiten, führt zu nichts. Man dreht sich im Kreis, als ob man auf dem Mahlstein einer Ölmühle säße. Also lasst die Wortgefechte und richtet eure Gedanken auf die All-Seele, die höchste Wahrheit. Wirkliche Erkenntnis findet nur dann statt, wenn wir die Verblendung durch Teilaspekte der Wahrheit fallen lassen. Dieselben Komponenten, die im Fall ihres zuträglichen Zusammenspiels für die Entstehung des Menschen ursächlich sind, bringen im Fall ihres ungünstigen Zusammenwirkens die verschiedenartigen Krankheiten hervor.“

CS, Sū. 25, 499 ff

Vedānta Philosophiesystem

Vedānta = Ende/Vollendung des Veda = Upaniṣaden

Das Vedānta Philosophiesystem vereint verschiedene Lehren und diverse Quellen: u. a. Upaniṣaden, Bhagavadgīta, Śaṅkara (ca. 788 – 820 n. Chr.), Ramanuja (1017 – 1137 n. Chr.), Chaitanya (1486 – 1533 n. Chr.)

Die Allseele (Brahman) ist mit der Einzelseele (Ātman) identisch. Die Wandelwelt der Erscheinungen ist bloße Illusion (Māyā), die wir aufgrund von Nichtwissen (Avidyā) nicht durchschauen, sondern uns an sie binden und dadurch Leid erfahren. Die Erkenntnis dieser Illusion und dass unsere wahre Identität in der Einheit mit der Weltseele in all ihren Vereinzelungen besteht, führt zur Erlösung (Mokṣa). Nur Zugehörige der Brahmanen-Kaste können die Erlösung erreichen.

> ***Brahman ist Speise. Denn aus Speise entstehen diese Wesen, durch Speise leben sie nach ihrer Geburt. In Speise gehen sie nach ihrem Abscheiden ein.***
>
> ***Brahman ist Hauch. Denn aus Hauch entstehen die Wesen, durch Hauch leben sie nach ihrer Geburt. In Hauch gehen sie nach ihrem Abscheiden ein.***
>
> ***Brahman ist Mānasa. Denn aus Mānasa entstehen diese Wesen, durch Mānasa leben sie nach ihrer Geburt. In Mānasa gehen sie nach ihrem Abscheiden ein.***
>
> ***Brahman ist Erkenntnis. Denn aus Erkenntnis entstehen diese Wesen, durch Erkenntnis leben sie nach ihrer Geburt. In Erkenntnis gehen sie nach ihrem Abscheiden ein.***
>
> ***Brahman ist Wonne. Denn aus Wonne entstehen diese Wesen, durch Wonne leben sie nach ihrer Geburt. In Wonne gehen sie nach ihrem Abscheiden ein.***
> ***Bhriguvalli-Upaniṣad***

Mīmāṃsā Philosophiesystem

Ritualphilosophie, die versucht entsprechend der Veden Regeln für religiöse Pflichten, aber auch Handlungen allgemein aus den Veden zu entwickeln. Das Mīmāṃsā Philosophiesystem wurde ca. im 2. Jh. nach unserer Zeitrechnung aufgestellt. Diese Regeln werden von den Hindus auch heute noch im Alltag beachtet. Diese Klärung wurde notwendig, weil der Buddhismus immer stärker wurde und die hinduistischen Rituale veränderte, somit eine Rückbesinnung auf die Veden gestärkt werden musste.

Buddhismus

Der Buddhismus geht auf die Lehre von Siddhārta Gautama (genannt der Buddha/der Erwachte) zurück, der im 4. oder 5. Jh. v. Chr. gelebt haben soll.
Es handelt sich um eine eher praktische Erlösungslehre, die die Existenz von ewigen Prinzipien (Gott, Seele) verneint (Nāstika). Ewig ist lediglich das Gesetz (Dharma, Dhamma) von Ursache und Wirkung der Taten (Karma), das in kreislaufartigem Wandel das Entstehen und Vergehen der weltlichen Erscheinungen in eine verknüpfte Abfolge bringt. Die Buddhistische Definition von Dharma entspricht nicht der āyurvedischen!
Der weltliche Wandel gilt schlussendlich als leidvoll (Duḥka). Doch kann dieses Leid beendet werden, denn die Ursachen sind bekannt: Begehren (Lobha, Kāma), Ablehnung (Krodha, Dveṣa) und Unwissenheit (Moha, Avidyā) und können durch die Praktizierung des Achtfältigen Pfaden (Mārga) überwunden werden:

- **Wissen (Prajňnā)**
- rechte Erkenntnis
- rechte Gesinnung

- **Sittlichkeit (Śīla)**
- rechte Rede
- rechte Tat
- rechter Lebenserwerb

- **Vertiefung (Samādhi)**
- rechte Anstrengung
- rechte Achtsamkeit
- rechte Sammlung

Die āyurvedischen Highlights

Im Kapitel der indischen Philosophie Systeme ist besonders die Entstehungsgeschichte aus der Sicht der Sāṃkhya Philosophie hervorzuheben. Dort wird die Entstehung der Materie und damit des Lebens beschrieben. Die Begriffe Ātman (Seele), Ahaṃkāra (Identität, Ich-Bewusstsein), Mahāguṇas (Sāttva, Rājas, Tāmas), Mānasa (Geist) und Indriyas (Sinnesfunktionen) werden im Nachfolgenden tiefergehend erklärt. Aber auch Puruṣa (die Allseele) wird uns wieder begegnen.

Eine wichtige Erkenntnis sollte sein, dass Yoga nicht die identischen philosophischen Grundlagen hat wie Āyurveda und auch nicht die gleichen Ziele. Vereinfacht gesagt erstrebt Yoga die Erleuchtung. Āyurveda kümmert sich um die Gesunderhaltung von Körper und Geist. Die Erleuchtung kann ein netter Nebeneffekt sein, ist aber nicht vorrangig. Die āyurvedische Gesunderhaltung bereitet den Weg für Yoga.

2. Kapitel

Triguṇas – die psychische Konstitution

Sāttva

Rājas
Rājas reduzierende Pflanzen:
- *Śatāvarī (Asparagus racemosus)*
- *Brāhmī (Bacopa monniera)*
- *Jaṭāmāṃsī (Nardostachus jatamamsi)*
- *Süßholz (Glycyrrhiza glabra)*

Tāmas
Tāmas reduzierende Pflanze:
- *Aśvagandhā (Withania somnifera)*

Sāttva, Rājas, Tāmas im Zusammenspiel
Fragebogen
Unterarten

Neurosen
Depressiv
Narzisstisch
Emotional instabil (Borderline-Störung)
Histrionisch/hysterisch
Zwanghaft (anankastisch), sadistisch
Ängstlich vermeidend – selbstunsicher
Abhängig (dependent), pseudounabhängig
Paranoid

Tabelle Vergleich

Die āyurvedischen Highlights

Sāttva, Rājas, Tāmas: Triguṇas – die psychische Konstitution

Die Urnatur (Prakṛti) besteht nach der āyurvedischen Lehre aus den drei Naturqualitäten (Mahāguṇas): Sāttva (Klarheit, Reinheit), Tāmas (Trägheit, Inaktivität) und Rājas (Aktivität). Sie machen die geistigen Qualitäten aus.

Im Wesentlichen handelt es sich bei den Triguṇas (= Mahāguṇas) um ein philosophisches Konzept aus dem Sāṃkhya-System (s. o.). Als Substanz sind sie eins, im Ausdruck jedoch drei. Sie stehen in Abhängigkeit zueinander und unterstützen sich gegenseitig durch ihre unterschiedlichen Qualitäten auf harmonische Weise.

Grundsätzlich sind alle drei Mahāguṇas in jedem Menschen enthalten, wenn vielleicht auch nur als Samen. Sie können genährt und weiter ausgeprägt werden. Sāttva und Tāmas können nicht ohne Rājas aktiv werden. Sie benötigen sich also gegenseitig. Der Mensch ist nur lebensfähig, wenn alle drei Mahāguṇas vorhanden sind. Solange sie im Gleichgewicht (ausgeglichen) sind, heben sie sich quasi auf. Erst wenn sich die einzelnen Qualitäten ausprägen, lassen sich die Unterschiede zwischen Sāttva, Rājas und Tāmas definieren. Diese prägen die individuellen Charaktere der verschiedenen Menschen.

Die Mānasa Prakṛti oder geistige Natur eines Menschen wird durch die Vorherrschaft eines der Triguṇas charakterisiert. Sie kontrollieren alles, was auf der mentalen Ebene geschieht. Das in einem Menschen vorherrschende Temperament ist der Indikator desjenigen Guṇas, aus dem er sich selbst gestaltet hat.

Im Gegensatz zur körperlichen Konstitution ist die psychische zwar angeboren, aber veränderlich. Die körperliche Konstitution bleibt immer gleich.
Durch unser Verhalten haben wir Einfluss auf das Vorherrschen eines der drei Mahāguṇas. Die Triguṇas sind vergleichbar mit den körperlichen Doṣas (Vāta, Pitta, Kapha). Sie bestimmen die psychische Konstitution und sorgen für die Ausprägung bestimmter, individueller Charaktereigenschaften. Genau wie die Doṣas auf körperlicher Ebene, werden sie durch Gegebenheiten (innerlich und äußerlich), die unsere psychische Verfassung beeinflussen, verändert. Jedoch können die Mahāguṇas nicht direkt bestimmten Doṣas zugeordnet werden, es gibt lediglich Überschneidungen.

In der Literatur wird Sāttva immer positiv dargestellt, Rājas und Tāmas hingegen sehr negativ. So drastisch sehe ich persönlich die Wertung nicht. Um die Erleuchtung zu erlangen, müssen alle drei Mahāguṇas überwunden werden – auch Sāttva! Im Yoga wird besonders die Sāttva-Stärkung betont. Āyurvedisch gesehen führt eine rein sāttvische Lebensführung zu einer deutlichen Vāta-Störung. Im Zustand der Erleuchtung gibt es kein Leiden mehr. So würde eine Vāta-Störung nicht als Störung empfunden. Solange aber noch Sāttva vorhanden ist, besteht noch keine Erleuchtung und eine Störung wird als störend empfunden.
Āyurvedisch geht es ganz klar um die Gesunderhaltung von Körper und Geist – und nicht um die Erleuchtung. Daher werden alle drei Mahāguṇas benötigt. Durch das Verhalten, die Einstellung und die Lebensführung hat jeder Einfluss, in welchem Maß welcher der drei Mahāguṇas sich charakterlich zeigt.

In der Praxis wird Tāmas mit Rājas und Sāttva behandelt und Rājas mit Sāttva.

Sāttva

Sāttva ist das Prinzip von Reinheit im Geist. Eine direkte Übersetzung wäre der Weg der Ausgeglichenheit und der Essenz.
Ausgeprägtes Sāttva führt zu Entwicklung von wahrer Freude, nicht nur kurzer freudiger Momente.

> **Vorherrschende Eigenschaften von Sāttva:**
>
> gütig, freigiebig, vergebend, wahrhaftig, religiös (den Naturgesetzen folgend), intelligent, liebevoll, unbefleckt, kreativ, bescheiden, respektvoll ihren Lehrern gegenüber, ehrlich, selbst-kontrolliert, angstlos, tapfer, gleichmütig, keine Anhaftung.

Sāttva stellt das der Wahrheit, dem Wissen und der Brillanz zugeordnete Prinzip dar, unbehindert und lichtvoll. Seine Anwesenheit im Geist bietet Tugenden wie moralische Exzellenz, Mitgefühl, Wahrheit, Freundlichkeit, Geduld, Toleranz, Zufriedenheit, Wissen, gutes Gedächtnis, Intelligenz, Klarheit, Tugend, Stabilität, Harmonie, Hingabe, gutes Benehmen.

Menschen mit viel Sāttva werden nicht leicht verärgert oder wütend. Obwohl sie geistig hart arbeiten, ermüden sie nicht schnell. Sie haben eine stabile Wahrnehmung der äußeren Gegebenheiten.

> **Sanskrit Begriffe im Zusammenhang mit Sāttva:**
>
> - **Daya:** Hingabe, die Fähigkeit, Mitleid zu haben (sollte aber auch Grenzen setzen können). Ein Mensch, dem dies fehlt, wird z. B. Tiere quälen.
> - **Satya:** wahrheitsliebend.
> - **Titiksha:** Wunsch, das Konzept von dharma zu verstehen und zu leben. Religiöser Glaube.
> - **Grantha:** spirituelles Wissen.
> - **Dhṛtti:** Gelassenheit. Aushalten können.
> - **Nishkambhavana:** der Weg ist das Ziel. Keine Anhaftung an das Ziel haben.

Im Vergleich zum Freud'schen Strukturmodell der Psyche passt Sāttva am ehesten zum Über-Ich. Bei Freud geht es dabei um moralische Instanzen. Ein Mensch mit viel Sāttva hat diese Normen und Werte komplett verinnerlicht und lebt sie.

„Das Über-Ich ist für uns die Vertretung aller moralischen Beschränkungen, der Anwalt des Strebens nach Vervollkommnung, kurz das, was uns von dem sogenannt Höheren im Menschenleben psychologisch greifbar geworden ist."

Sigmund Freud: Neue Folge der Vorlesungen.

Grundsätzlich ist es sinnvoll, Sāttva zu verstärken, da Sāttva auch āyurvedisch rein positiv belegt ist. Da Sāttva, Rājas und Tāmas immer im Verhältnis bleiben, wird durch eine Sāttva-Stärkung immer Rājas und Tāmas reduziert.

Alle drei Mahāguṇas werden durch Lebensmittel beeinflusst. Eine vereinfachte Zuordnung wäre, dass alles unterirdisch Wachsende (Wurzeln etc.) Tāmas verstärkt; der mittlere Teil der Pflanzen (Stängel, aber auch Rinde etc.) Rājas und alles Luftige, dem Himmel Zustrebende (z. B. Blüten, Früchte) Sāttva vermehrt.

Sāttva stärkende Lebensmittel:

Kardamom, Safran, Honig, Ghee, Nüsse, Reis, reife Früchte, frische und natürliche Nahrung. Weizen, Gerste, Rosinen, Munghbohnen, Zucker, Kuhmilch, Butter, Granatäpfel, Steinsalz, Fruchtsäfte, Salate. Ölige, feuchte, süße, leichte Qualitäten. Frisch zubereitet, pflanzen-basiert, weich, wohl geformt, schmackhaft, saftig.

Sāttva reduzierende Lebensmittel:
Koffein, Alkohol, nicht-vegetarische Kost, verarbeitete Nahrung.

Wenn die Wolke mit sāttvischer Nahrung den Körper flutet, dann schwillt der Fluss der Langlebigkeit und geistigen Ausgeglichenheit täglich weiter an.

Der Versuch einer etwas genaueren Unterteilung der sāttvischen Nahrungsmittel:
Früchte: Datteln, Rosinen, Granatapfel, Trauben, Feigen. Reife, frische und saftige Früchte.
Gemüse: Blattgemüse, Flaschenkürbis, Gurke, Zucchini, Süßkartoffel
Getreide: Gerste, Weizen, Reis
Hülsenfrüchte: Mungh-Bohnen, rote Linsen
Nüsse, Fette: Mandeln, Walnüsse, Ghee, Butter, Sesamöl
Gewürze: Safran, Kardamom, Ajwain, Rosmarin, Bockshornkleesamen, Ingwer

Auch die Farben lassen sich Sāttva, Rājas und Tāmas zuordnen. Man kann sie in Form von Kleidern am Körper tragen, aber auch die Wohnung entsprechend streichen und sie anschauen. In beiden Fällen beeinflussen die Farben die psychische Verfassung und den Charakter.
Typisch sāttvische Farben sind Weiß und Gold. Es sollten natürliche Farben sein, eher Pastell-Töne, harmonisch, mild und hell. Insbesondere die Farben des Regenbogens gelten als sāttvisch.

Gerade für Sāttva ist die Lebensführung sehr wichtig. Sie sollte moderat, ohne Extreme mit regelmäßigen Routinen sein. Stress sollte vermieden werden. Dies kann über spirituelle Praktiken wie Yoga, Prāṇāyāma (Atemübungen), Chanten (Tönen von Mantren), Meditation und Satsang (gemeinsames Singen religiöser Lieder) erreicht werden.
Konflikte, Streit, Aggressionen, Feindschaft und andere negative Emotionen sollten vermieden werden.

Emotionen sollen nicht unterdrückt, aber kontrolliert werden. Als kontrollierbare Bedürfnisse (Dharniya Vegas) gelten Kāma (Lust), Krodha (Wut), Lobha (Gier), Moha (Ignoranz) und Irshya (Hass). Dies ist eine lebenslängliche Übung und gehört zur sāttvischen Lebensführung dazu. Optimismus und eine positive Einstellung dem Leben und allen Lebewesen gegenüber gelten als förderungswürdig.

> ***„Die von Sāttva bestimmten Menschen haben als Eigenschaften: Wohlwollen, eine Neigung zu Großzügigkeit, Geduld, Wahrhaftigkeit, Rechtschaffenheit, Gewissheit in Bezug auf die Realität des Geistigen, Erkenntnis, Unterscheidungskraft, Einsicht, Erinnerungsvermögen, Entschlossenheit und Freiheit von Anhaftung."***
>
> SS 3.1.18

Die Sāttva-Eigenschaften bewahren uns vor geistigen Krankheiten. Rājas und Tāmas bilden die Voraussetzung zu geistigen Krankheiten. Zur Behandlung von Tāmas oder Rājas muss Sāttva gestärkt werden.

Sāttva gilt als veränderbar. Es gibt prinzipiell drei Arten:

- **Konstitutionell** (angeboren, gute Veranlagung, in dieses Leben mitgebracht)
- **Angeeignet** (erlernt von den Eltern oder einem spirituellen Meister/Guru)
- **Temporär** (ein kurzzeitiges Glücksgefühl, welches nicht als grundlegende geistige Eigenschaft gilt)

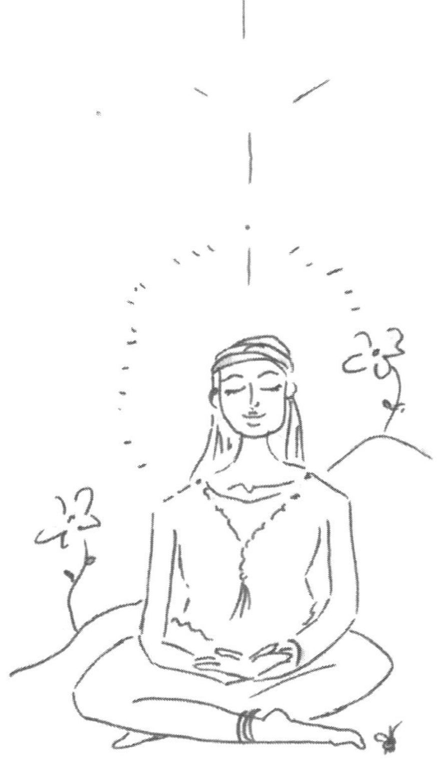

Rājas

Rājas ist das Prinzip der Energie und führt zu Schmerz und Leid (Leidenschaft). Ein Mensch mit viel Rājas ist durch Anhaftung an seine Handlungen gebunden, er zum Handeln gezwungen.
Rājas ruft Eigenschaften hervor, die zum Unglücklichsein führen. Es produziert emotionale Hochs und Tiefs, wie Anziehung und Abneigung, Ängste und Wünsche sowie Liebe und Hass. Rājas ist der Verknüpfungspunkt zwischen Sāttva und Tāmas.

Eigenschaften von Rājas:

Ziellosigkeit, Ungeduld, Stolz, Unwahrheit-sprechend, Brutalität, Heuchelei, Respekt fordernd, starke Begierden, Ärger, Zorn, Leidenschaft, Gier, Eifersucht, Neid, Aktivität, Aggression, Wille, Ego, Macht, Prestige, Stimulation, Unruhe, Ehrgeiz, Eitelkeit, Perfektionismus, Konkurrenzdenken.

Menschen mit viel Rājas wollen andere kontrollieren und Karriere machen. Sie arbeiten hart, sind dabei aber planlos. Sie haben Angst zu versagen, sind stressanfällig und verlieren schnell ihre geistige Energie. So lange es ihrem eigenen Interesse dient, sind sie liebevoll und geduldig. Sie sind nur zu denen freundlich, die ihnen von Nutzen sind. Ihre Aktivitäten sind selbst-zentriert. Sie haben wenig Ausdauer, aber starke Begierden. Sie haben rein egoistische Ziele und sind sehr stark von dem Außen abhängig, weniger von dem eigenen Inneren.

Sanskrit Begriffe im Zusammenhang mit Rājas:

- **Athidukha:** exzessiv Schwierigkeiten-habend
- **Ahaṃkāra:** Egoismus, Stolz, Ich-Bewusstsein

CS 4.38; SS 4.87-92

Im Vergleich zum Freud'schen Strukturmodell der Psyche passt Rājas am ehesten zum „Ich", Ego. „Ich" steht hierbei für das Realitätsprinzip, das Selbstbewusstsein und vermittelt zwischen dem Über-Ich (der Moral) und dem Es (den Trieben). „Ich" bin anders als andere. Dies entspricht dem Begriff Ahaṃkāra.

„Die Auffassung bedarf kaum einer Rechtfertigung, dass das Ich jener Teil des Es ist, der durch die Nähe und den Einfluss der Außenwelt modifiziert wurde, zur Reizaufnahme und zum Reizschutz eingerichtet, vergleichbar der Rindenschicht, mit der sich ein Klümpchen lebender Substanz umgibt."

Sigmund Freud: Neue Folge der Vorlesungen

Lebensmittel, die Rājas fördern: scharfe und heiß Nahrungsmittel, fast alle starken Gewürze, hochprozentiger Alkohol wie z. B. Whiskey oder Schnaps, Kaffee, anregende, saure, bittere und raue Nahrungsmittel.

Dazu gehören rote oder grüne Chilis, Gebratenes, Frittiertes, Gebackenes, (künstliche) Süßigkeiten, Sprudelwasser, fast food, raffinierter Zucker, künstlicher Geschmack oder Farbe.

Rājas verstärkende Farben sind Rot, Orange, Gelb, Violett. Sie wirken stimulierend, irritierend, laut, stechend, grell. Besonders künstliche Neon-Farben oder metallische Farben erhöhen Rājas. Wenn diese Farben auch noch ständig aufblinken (an und aus gehen, wie z. B. Leuchtreklame), wirken sie extrem. Kontraste wie schwarz-weiß-kariert, aber auch Komplementär-Farben irritieren Rājas.

> ***„Die von Rājas bestimmten (Menschen haben) aber eine Menge an Kummer, einen unsteten Charakter, Unentschlossenheit, Ichbezogenheit, Unaufrichtigkeit, Mitleidslosigkeit, Heuchelei, Hochmut, Erregbarkeit, Verlangen und Zorn.“***
>
> SuS 3.1.18

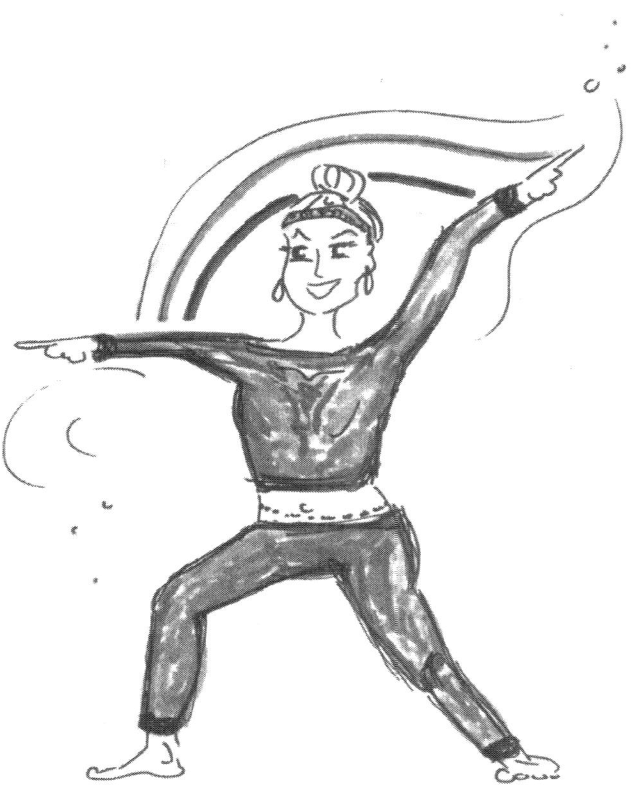

Da Rājas eher reduziert werden sollte, um Krankheiten zu vermeiden, gibt es āyurvedisch spezifische Pflanzen für diesen Zweck. Sie müssen Rājas entgegengesetzte Eigenschaften aufweisen und damit bitter, süß, kühlend und beruhigend wirken. Dazu gehören z. B. Śatāvarī, Brāhmī, Jaṭāmāṃsī, Süßholz, die im Folgenden näher beschrieben werden.

Rājas reduzierende Pflanzen:

Śatāvarī (Asparagus racemosus), indischer Spargelwurzel, wilder Spargel

Der Sanskrit Name ist Śatāvarī. Die direkte Übersetzung wäre die, die hundert Wurzeln hat. Eine gängige Übersetzung ist aber auch die, die hundert Männer hat, weil Śatāvarī Frauen so attraktiv macht. Diese Pflanze gilt als ***das*** Rasāyana (Verjüngungsmittel) für Frauen. Insbesondere das Brustwachstum wird angeregt. Damit wächst aber auch Alles, was in der Brust ist, gut- oder bösartige Tumore. Das begründet somit schon die wichtigste **Kontraindikation:** Śatāvarī darf nie bei Tumoren der Brust gegeben werden!

Es handelt sich um einen dornigen Busch mit kleinen weißen Blüten von September bis November und roten Früchten von Oktober bis Dezember. In Deutschland werden die Triebe als Gemüse gegessen. Im Āyurveda werden die (hundert) Wurzeln eingesetzt.

Die süße und kühlende Wirkung der Spargelwurzeln erklären den Rājas-ausgleichenden Effekt. Auch auf der körperlichen Ebene wird Śatāvarī bei Überhitzung (Entzündungen) eingesetzt, besonders Magenentzündungen oder Sodbrennen. Die Haupteinsatzgebiete liegen in der Frauenheilkunde, um die Schwangerschaft herum (unerfüllter Kinderwunsch, Verhindern einer Fehlgeburt, Milchbildung) und in den Wechseljahren (Hitzewallungen, Gereiztheit).

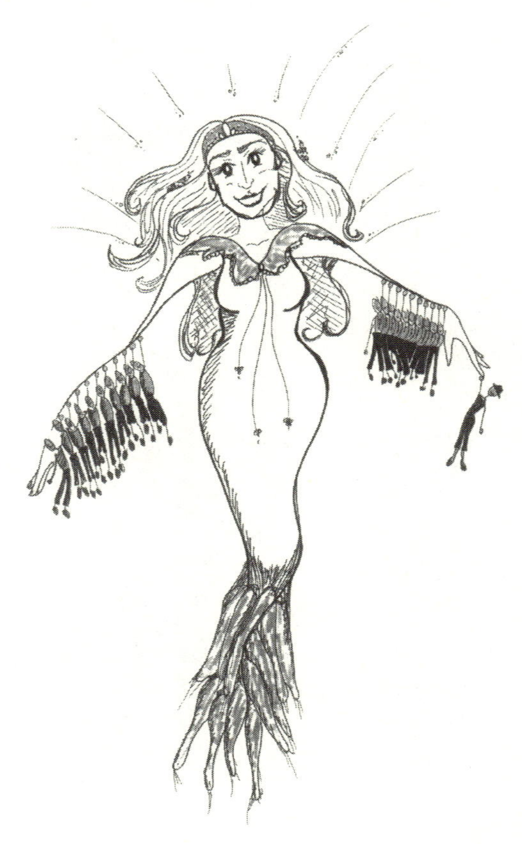

Ein einfaches Rezept:

Śatāvarī rasāyaṇa

Zutaten:
4 Teile Śatāvarī, 1 Teil Ghee,
2 Teile Zucker, 1/3 Teil Kardamom,
1 Prise Safran.

Ghee erhitzen, restliche Zutaten hinzufügen, rühren, bis es leicht bräunlich (karamellisiert) ist.

Dies darf als eine Art Konfekt bei überschießendem Rājas oder auch Pitta-Erkrankungen teelöffelweise geschleckt werden (maximal 3 Teelöffel täglich).

Echtes Brāhmī, Bacopa (Herpestis monnieri), Nabelkraut

Brāhmī gilt als die am stärksten sāttvische Pflanze. Brāhmī ist die personifizierte Energie des Gottes Brahmā (des Weltschöpfers). Verwendet wird die ganze Pflanze entweder als Tee, in Pulverform oder auch als Tabletten. Für die psychische Wirkung wird eine Zubereitung mit Ghee (geklärter Butter) über die Nase gegeben.

So gelangt es schneller zum Gehirn. Brāhmī gilt als Medhya Rasāyana (Verjüngungsmittel für das Hirn, hirntonisch). Nach āyurvedischen Kriterien wirkt es stärkend auf Buddhi und Smṛti (s. u., Gedächtniskraft). Es heißt auch, dass die Blätter wie ein Gehirn aussehen. Somit ist Brāhmī auch Sarasvatī (Göttin der Weisheit) zugeordnet und bringt die Wahrheit. Damit gleicht es nicht nur Rājas, sondern auch Tāmas aus.

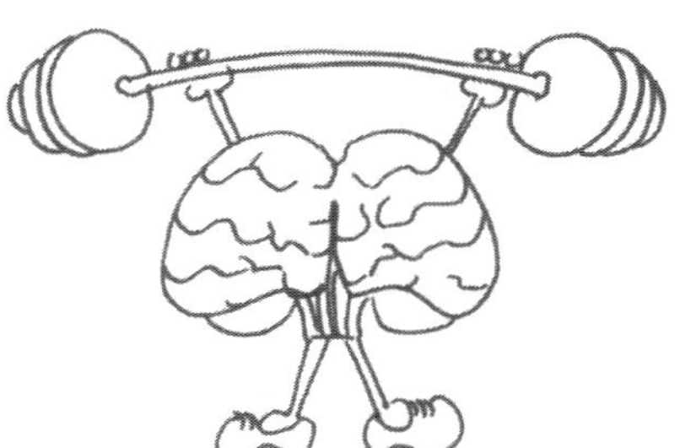

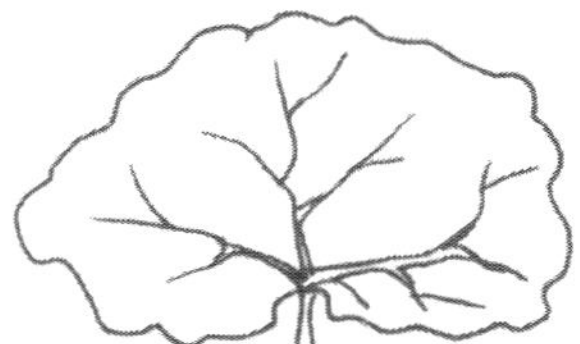

Brāhmī kann bei allen psychischen und neurologischen Erkrankungen zum Ausgleichen und Stärken eingesetzt werden. Da eigentlich alle Erkrankungen āyurvedisch als psychosomatisch angesehen werden, ist Brāhmī nie verkehrt. Es wird auch gerne Kindern gegeben.

Natürlich gibt es dazu auch viele Studien: Brāhmī steigert die Leistung des Gehirns und hat einen positiven Einfluss auf das Denk- und Lernvermögen, es beeinflusst die kognitiven Funktionen des Gehirns (Nootropikum). Kongkeaw C et al. Metaanalysis of randomized controlled trials on cognitive effects Bacopa monniera extract. J Ethnopharmacol 2014; 151: 528-535

Es heißt, dass Bacopa den Serotoninpegel anhebt, was für einige der angstlösenden Effekte verantwortlich sein könnte. Brāhmī verstärkt die hypnotische und angstlösende Wirkung der Barbiturate; es verlängert erhöhte Spiegel der zerebralen Glutaminsäure und bewirkt eine vorübergehende Erhöhung des GABA-Spiegels.

Es gibt eine Studie zur Wirkung bei hyperkinetischen und Aufmerksamkeitsdefizitstörungen. Demnach sorgt es für eine Verringerung der Unruhe und eine Verbesserung der Selbstkontrolle. Kean JD et al. A systematic review of the Ayurvedic medicinal herb Bacopa monniera in child and adolescent populations. Complement Ther Med 2016; 29: 56-62

Jaṭāmāṃsī,
(Nardostachus jatamamsi), Narde

Die Übersetzung von Jaṭa ist „dread locks". Māṁsī ist die Schwester der Mutter, also die Tante. Narde heißt demnach die „Tante mit dread locks". Dieser interessante Name bezieht sich auf das Aussehen der Wurzel, die medizinisch eingesetzt wird. Die Narde sieht unserem Baldrian ähnlich (ist auch mit ihm verwandt) und hat ähnliche Wirkungen. Da sie mittlerweile vom Aussterben bedroht ist, sollten wir, wenn möglich, immer lieber den Baldrian als Ersatz nehmen.

Āyurvedisch wird gesagt, dass Jaṭāmāṃsī die bösen Geister vertreibt und nicht erhaltene Liebe entfaltet. Auch die Narde gilt als Medhya Rasāyana (Verjüngungsmittel für den Geist), einerseits zum Bewusstsein holend, andererseits beruhigen. Nardeöl kann sehr gut gegen Schlafenstörungen verwendet werden. Meist reicht ein Tropfen auf dem Kissen. In höheren Dosen kann Jaṭāmāṃsī nierenschädigend (bei Vorbelastung) wirken. In großer Menge genossen erzeugt es Erbrechen, Magenkrämpfe und wirkt abführend.

Jaṭāmāṃsī wirkt direkt auf Majjā Dhātu (s. u., Nervengewebe) und die Māno-Vaha-Srotas (s. u., „Geist-führenden Kanäle).

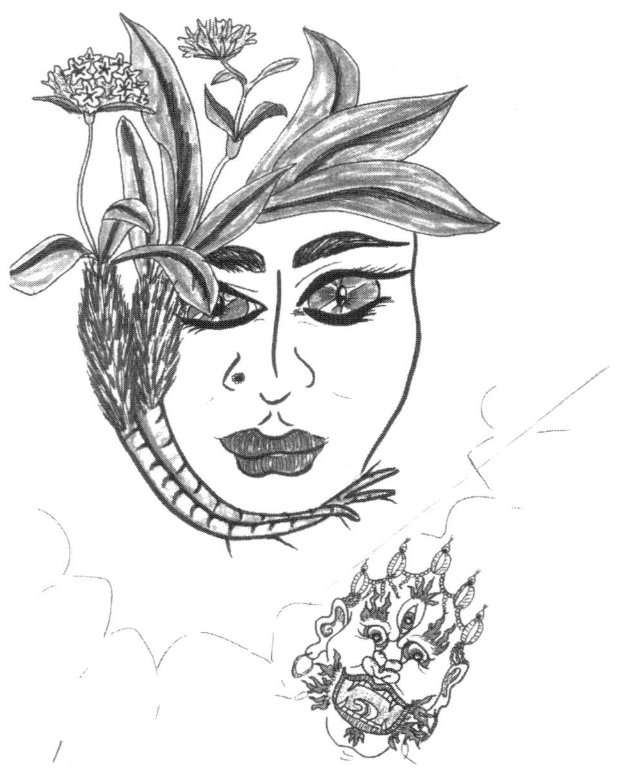

Süßholz, (Glycyrrhiza glabra)

Der Sanskrit Name ist Yaṣṭhīmadhu. Yaṣṭhī ist der Stock, madhu der Honig, also Honigstock.

Süßholz ist ein kleiner Busch, der bis zu 2 m hoch wird. Verwendet werden die holzigen Wurzeln. Sie sind sehr faserig und gelblich und in der Apotheke in kleine Stückchen geschnitten erhältlich. Aus dem eingedickten Süßholzsaft wird Lakritze hergestellt, wobei in den typischen Lakritzwaren meist nur ein geringer Teil (5-50%) Süßholzextrakt enthalten ist. Mehl Zucker, Stärkesirup und Gelatine machen einen großen Teil aus. In der Kombination mit Ammoniumchlorid und Anisöl wird Süßholzwurzelextrakt zu Salmiakpastillen verarbeitet.

Glycyrrhizin hat nahezu die 50-fache Süßkraft von Rohrzucker. 24-Hydroxyglycyrrhizin hat die fast 100-fache Süßkraft. Durch den süßen Geschmack und die kühlende thermische Potenz erklärt sich die Rājas-ausgleichende Wirkung.

Süßholz hat sehr viele positive Wirkungen, z. B. ist es gut für Rachen und Stimme, hat eine entzündungshemmende und eine indirekte Corticoidwirkung. Die Cholinesteraseaktivität im Gehirn wird reduziert, dadurch wirkt Süßholz nerven- und hirntonisch. Es wirkt wunderbar gegen Magengeschwüre und Sodbrennen. Süßholz kann in hoher Dosis Brechreiz auslösen, allerdings in niedriger Dosis Übelkeit und Erbrechen entgegenwirken.

Leider hat Süßholz in hoher Dosierung über einen längeren Zeitraum eingenommen deutliche Nebenwirkungen, die unbedingt beachtet werden müssen. Durch Natrium- und Wasserretention können Ödeme (Wasseransammlungen) auftreten.

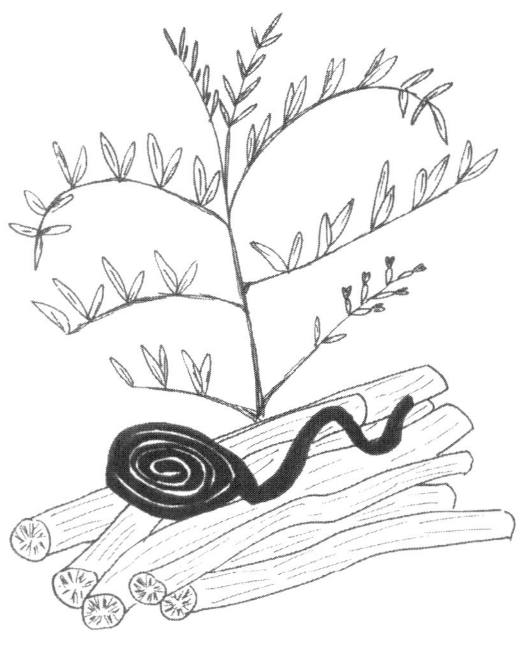

Bei längerer Anwendung oder höherer Dosierung (über 100 mg Glycerin Säure pro Tag) kann die Ausscheidung von Corticosteroiden verzögert werden, dies führt zu einem sogenannten Pseudoaldosteronismus. Folgen können ein Kaliumverlust und ein Bluthochdruck sein. Daher ist hoher Blutdruck die wichtigste Kontraindikation.

Schon die alten Ägypter
verwendeten Süßholz und
auch Napoleon kaute es
gegen sein Magengeschwür.

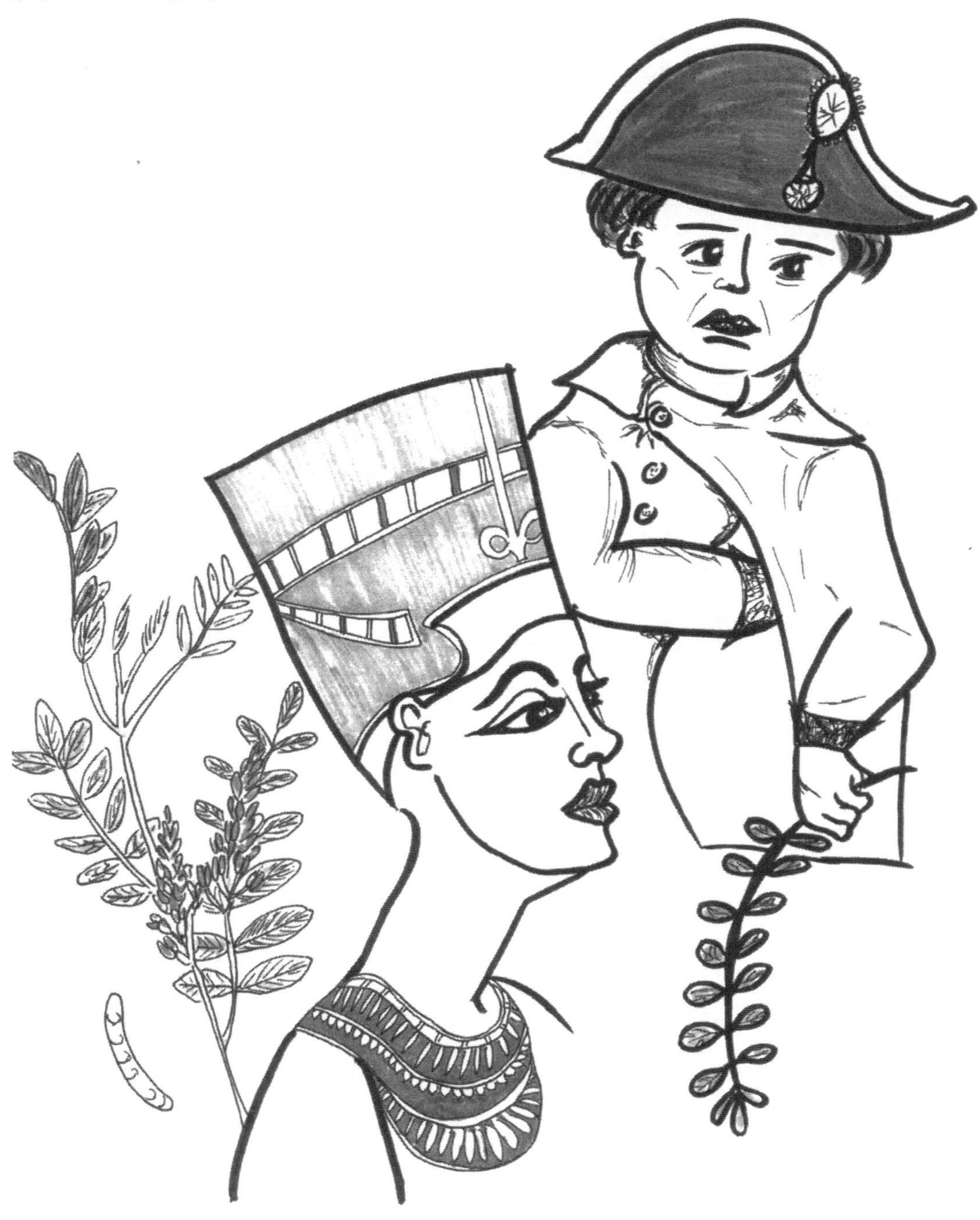

Tāmas

Tāmas ist das Prinzip von Materie und führt zu Verfall und Tod. Tāmas gilt als Trägheit geboren aus Unwissenheit und Täuschung. Es verschleiert die Unterscheidungsfähigkeit des Menschen.

Eigenschaften von Tāmas:

besorgt, unreligiös, exzessives Schlafen (auch tagsüber), Trägheit, Dunkelheit, Dumpfheit, Faulheit, Lethargie, primitiv, Schwere, Unfähigkeit wahrzunehmen, Ignoranz, Angst, depressiv, müde schon nach geringer geistiger Arbeit.

Menschen mit viel Tāmas lieben Arbeit mit wenig Verantwortung. Sie lieben es, zu essen und zu trinken. Sie sind gierig, besitzsüchtig, anhaftend, leicht zu irritieren und andere Menschen sind ihnen egal. Tāmas wird in der Literatur ausschließlich negativ dargestellt.

Sanskrit Begriffe im Zusammenhang mit Tāmas:

- Mudhata: keine Intelligenz oder Denkaktivität.
- Agnanitam: Ignoranz.

CS 4.3; SS 4.93-96

Tāmas verhält sich gegensätzlich zu Rājas, denn es erzeugt einen Mangel an mentaler Aktivität. Es bewölkt das reine Bewusstsein des Geistes. Von Natur aus ist es primitiv. Damit entspricht es dem Freud´schen Prinzip des „Es".

„Es ist der dunkle, unzugängliche Teil unserer Persönlichkeit; das wenige, was wir von ihm wissen, haben wir durch das Studium der Traumarbeit und der neurotischen Symptombildung erfahren und das meiste davon hat negativen Charakter, lässt sich nur als Gegensatz zum Ich beschreiben."

Sigmund Freud: Neue Folge der Vorlesungen

Lebensmittel, die Tāmas vermehren:

Dosen, haltbar gemachte Nahrung, gentechnisch veränderte Lebensmittel, Verdorbenes, Fleisch, Fisch, Vergorenes, Käse, Bier, dumpf machende Drogen (z. B. Haschisch), Pilze, Knoblauch, altes, schwer verdauliches Essen, von gestern, übelriechend, abgestanden, tiefgefroren, fermentiert.

Farben, die Tāmas fördern sind eher schwer, dunkel und schmutzig, wie z. B. Schwarz, Braun, Grau.

Tāmas sollte unbedingt reduziert werden. Dafür werden bestimmte Pflanzen empfohlen (z. B. Aśvagandhā, Jaṭāmāṃsī), aber auch abgekochtes Wasser mit Senfsamen oder einfach scharfe Gewürze.

> ***„Die von Tāmas bestimmten Menschen zeigen: Depressivität, Unglaube, nicht rechtschaffener Charakter, Unterdrückung der Unterscheidungskraft, Unwissenheit, Einsichtslosigkeit, Lethargie, Schläfrigkeit."***
>
> SS 3.1.18

> ***„Aufgrund des Fehlgehens der Erkenntnisakte nämlich pflegt ein solcher Mensch Kontakt zu den nicht wohltuenden Sinnesobjekten, die den fünf Objektbereichen (Sinnen) angehören; er unterdrückt die natürlichen Impulse des Körpers und unternimmt unbesonnene Handlungen."***
>
> CS 1.28.39

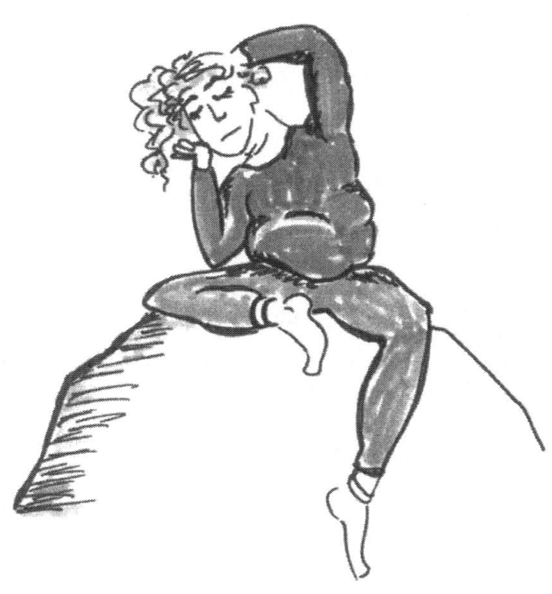

Tāmas reduzierende Pflanze:

Withania somnifera (L.) Dunal, Winterkirsche, Judenkirsche

Der Sanskrit Name ist Aśvagandhā („die nach Pferd riecht“)

Aśvagandhā ist die wertvollste „Anti-Stress“-Pflanze, die Āyurveda zu bieten hat. Sie wirkt Vāta und Kapha reduzierend und ausgleichend auf Körper und Psyche. Aśvagandhā bringt in die innere Mitte, in die Gelassenheit. Durch ihre erwärmende thermische Potenz ist sie eher für Tāmas als für Rājas geeignet, obwohl sie auch schlaffördernd wirkt. Aber Withania somnifera ist nicht wie ein klassisches Schlafmittel, sondern wirkt eher auf den Schlaf-Wach-Rhythmus ein und verbessert die Schlafqualität. Sie gilt als Medhya Rasāyana (Verjüngungsmittel für den Geist), nerventonisch (Nadibalya), hirntonisch, antihypnotisch und soll die Serotonin-Ausschüttung erhöhen. Es gibt Studien, dass sie Fatigue-Symptome verringert und refraktäre Depression aufgrund von Stress bei Tieren reduziert. Aśvagandhā soll GABA-mimetische Effekte besitzen und die Formation von Dendriten fördern. Auch die Datenlage zur Antitumorwirkung ist sehr gut.
Verwendet wird die Wurzel.

Erzählung zur Judenkirsche:

Vor langen Zeiten lebte ein Jude, der alt geworden war und am Ende seines Lebens einsam und verlassen sterben musste. Traumhaft dämmernd im Bett in seiner kahlen Stube, nahm er noch einmal alle Wege seines Erdenwandels wahr, wie in einem Vorerlebnis jener Rückschau, die nun bald anheben würde. In den flutenden Bildern suchte er nach solchen, die seiner Seele Wärme geben konnten. Hatte er nichts erlebt, das Bestand hatte im Angesicht des Todes? Wo waren die Menschen, die mit ihm gelebt hatten und ihm einstmals nahestanden? Hatte Liebe sie ihm auf ewig verbunden - hier und im Jenseits? – Alles verblasste und schwand. Nichts erschien bedeutungsvoll genug, um festgehalten zu werden von der Seele, die das Richtschwert des Todes fühlte über allem, was ihr begegnet war.
Nach qualvoll durchlebten oder rasch wieder abgetanen Bildern, nahten sich zwei, die das Seelenauge des Sterbenden innig berührten.
Ein kleines Mädchen besuchte ihn, als er krank war. Eifrig schwenkte es einen roten Lampion, dessen Kerzenlicht gegen die Papierwände flackerte. Es sang, wie die Kinder auf der Straße es tun: Laterne, Laterne, Sonne, Mond und Sterne... und schenkte ihm, den Kranken, den Lampion. – Du sollst immer Licht haben! sagte es.

Das zweite Bild handelte auch von dem Mädchen. Es brachte ihm einen Teller Kirschen und sagte: Nun freue dich!
Damals hatte der Jude gelächelt über die kindlichen Worte. Jetzt erschienen sie ihm, emporgehoben in die Sphäre des Engels, unendlich gnadenvoll, und in seinem Schauen verwoben sich die Bilder ineinander. In dem sich lösenden Bewusstsein des Sterbenden versprach der Lampion: Du sollst immer Licht

haben! und umhüllte die Kirschen: Nun freue dich! – Dann überschritt er die Schwelle. Im Garten des Juden fand sich nach seinem Tode ein Strauch, der seltsame Früchte trug: rote, wie aufgeblasene Kelche, ähnlich schwankenden Lampions, die eine Kirsche fest umschlossen. Judenkirsche nannte man den Strauch.

Aus: Kora Gädke-Timm, Pflanzenlegenden und –erzählungen.

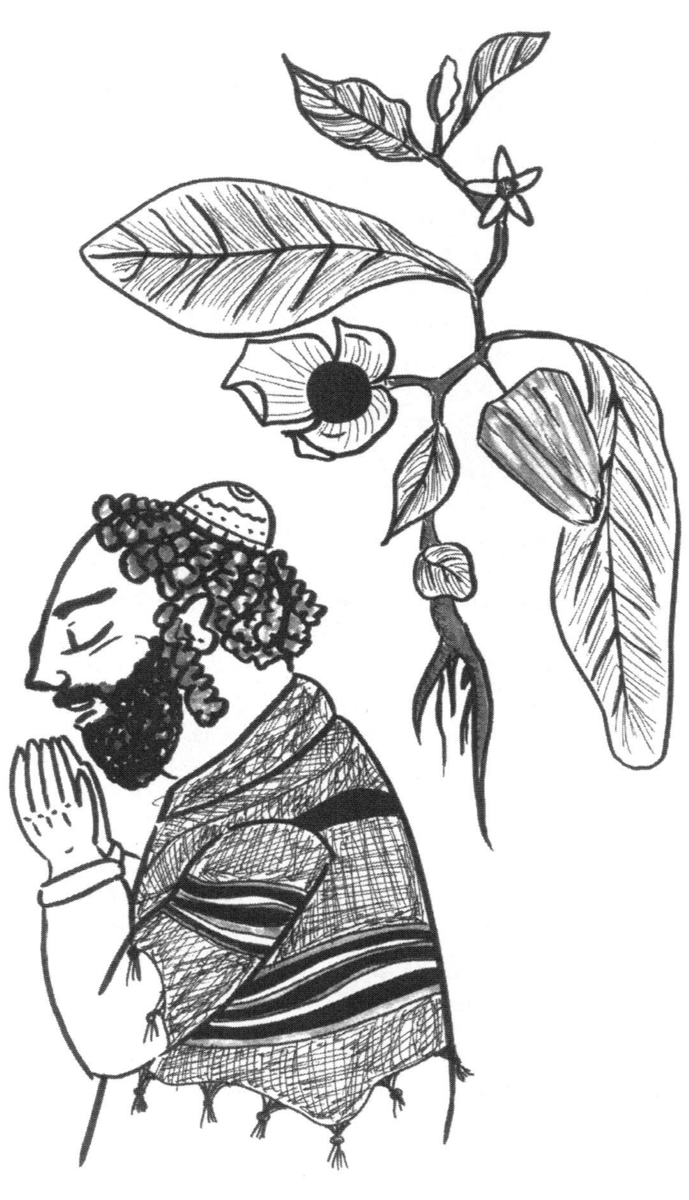

Sāttva, Rājas, Tāmas im Zusammenspiel

> ***„Der von Sāttva bestimmte erträgt alles; denn er stützt sein Selbst durch sich selbst; der von Rājas bestimmte wird durch andere gestützt; nichts ertragen kann der von Tāmas bestimmte Mensch.“***
>
> SS 1.35.38

Rājas regt Aktivität, Denken und Motivation an. Es kann jedoch zu übermäßigem Denken, Reizbarkeit und Aggression führen

Tāmas hilft beim Rückzug aus der Aktivität sowie bei Ruhe und Schlaf, was für die Erholung wichtig ist. Es kann jedoch zu Lethargie, Prokrastination, Motivationsverlust und Depression führen.

Sāttva Guṇa zentriert den Geist, führt zu Harmonie mit sich selbst und hält Rajas und Tamas in akzeptablen Grenzen.

Die Sāttva Eigenschaften bewahren uns vor geistigen Krankheiten. Rājas und Tāmas bilden die Voraussetzung für geistige Krankheiten und werden daher auch als die mentalen Doṣas (Fehler, Verderber) bezeichnet. Durch Yoga, Meditation und die richtige Analyse von Dharma (Pflichten), Artha (Verdienst), Kāma (Begierde), kann Sāttva gestärkt werden. In die heutige Sprache übersetzt hieße dies: Zeitmanagement, Achtsamkeit, maßvolles (bewusstes) Handeln, Ordnungstherapie, Besinnung auf eigene Werte.
Der Geist kann nur über den Körper aktiv werden, daher kann auch andersherum über Nahrung und körperliche Aktivität der Geist beeinflusst werden. Bei psychischen Störungen sollte immer auf körperlicher und geistiger Ebene behandelt werden. Es sollte prinzipiell immer Sāttva gestärkt werden.
Alle geistigen Störungen gehen über Vāta und Tāmas, weil Vāta (von den Doṣas am wenigsten Materie) dem Geist und Tāmas (von den Mahāguṇas am meisten Materie) dem Körper am nächsten steht.

> ***Das geistige Vermögen besteht aus drei Arten - Sāttvika, Rājasa und Tāmasa. Der Sāttvika-Typ ist frei von Mängeln, da er mit Glück verheißenden Eigenschaften ausgestattet ist. Der Rājas-Typ ist fehlerhaft, da er zornige Gesinnung fördert. Der Tāmasa-Typ ist in ähnlicher Weise fehlerhaft, weil er an Unwissenheit leidet.***
> ***Jeder der drei Typen des geistigen Vermögens ist in der Tat von zahlloser Vielfalt durch Permutation und Kombination der verschiedenen Faktoren, die sich auf den Körper, die Art und die gegenseitigen Wechselwirkungen beziehen. Manchmal folgt sogar der Körper dem Geist und umgekehrt.***
>
> CS, Śā. 4, 36

Die Doṣas (krankmachende Faktoren des Körpers) können nicht in den direkten Bezug zu den Mahāguṇas gesetzt werden. Das gleiche gilt für die Elemente. Daher ist die folgende Gegenüberstellung lediglich der Versuch einer Annäherung.

Bezug der Elemente zu den Mahāguṇas

Äther – Sāttva
Luft – Sāttva und Rājas
Feuer – Sāttva und Rājas
Wasser – Sāttva und Tāmas
Erde – Tāmas

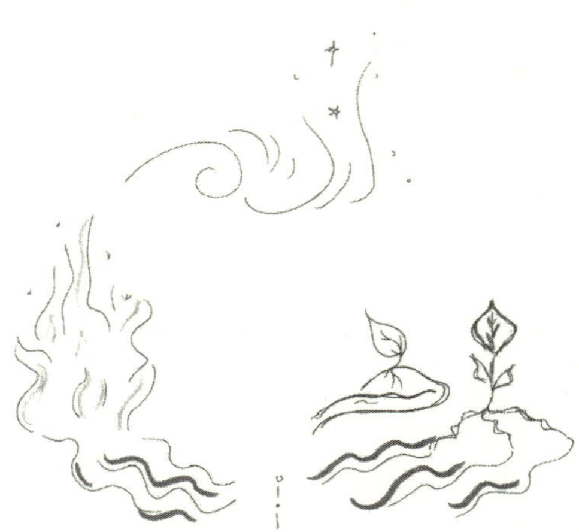

Bezug der Doṣas zu den Mahāguṇas

Vāta: Rājas, etwas Sāttva
Pitta: Sāttva, gleichviel Rājas und Tāmas
Kapha: Tāmas, etwas Sāttva

Sāttva ist der Beobachter, Rājas ist das Beobachten (die Bewegung), Tāmas ist das beobachtete Objekt.

Um den ewigen Kreislauf der Wiedergeburten zu durchbrechen, müssen Körper und Geist abgelegt werden. Der Körper verfällt am Ende jeden Lebens. Geist und Seele bleiben immer vereint und manifestieren sich in einem neuen Körper. Die Seele ist das Göttliche in uns und gleichzusetzen mit Puruṣa oder Paramātma. Sie ist unvergänglich und unveränderlich. Der Geist ist zuständig für die Aktivität, das Denken, die Wünsche und Begierden. Er setzt sich aus den drei Mahāguṇas zusammen. In der Bhagavadgīta („Gesang des Erleuchteten", heiliger Text im Hinduismus, ein Kapitel aus dem Götterepos Mahābhārata) steht geschrieben, dass selbst wenn Rājas und Tāmas überwunden sind und nur noch Sāttva vorherrscht, Paramātma immer noch nicht erkannt werden kann. Also muss auch Sāttva überwunden (zerstört) werden, um die Erleuchtung zu erlangen.

Gott Kṛṣṇa sagt: Sāttva, Rājas und Tāmas, die drei Guṇas, sind die Grundkräfte der Natur. Sie binden den unzerstörbaren Geist fest an den Körper.
Sāttva, das makellos, leuchtend und leidlos ist, bindet durch das Hängen an Freude sowie das Hängen an Erkenntnis.
Rājas ist seinem Wesen nach Leidenschaftlichkeit und erzeugt Durst und Verhaftung. Es bindet den Geist durch das Hängen am Handeln.
Tāmas, das Produkt der Unwissenheit, verblendet den Geist und bindet ihn durch Nachlässigkeit, Trägheit und Schlaf.
Je nachdem, welcher der drei Guṇas dominiert, dementsprechend zeigen sich die jeweiligen Eigenschaften im Menschen: Wenn Sāttva überwiegt, scheint durch alle Tore des Körpers das Licht der Erkenntnis; wenn Rājas überwiegt, entsteht Gier, Aktivität, Unruhe, Verlangen; Tāmas bewirkt Dunkelheit, Untätigkeit, Nachlässigkeit und Verblendung.
Wenn ein sāttvischer Mensch den Tod findet, gelangt er zu den makellosen Welten der Erkenner des Höchsten. Stirbt er im Rājas, wird er unter den Handlungsverhafteten wiedergeboren, und der im Tāmas Gestorbene geht in den Schoß von Verblendeten ein.

Gutes Handeln bringt sāttvische und reine Frucht,
die Frucht des Rājas hingegen ist Leid,
und Tāmas hat Unwissenheit zur Frucht.
Sāttva fördert die Entwicklung zum Höheren,
Rājas hält den Menschen auf seiner Stufe,
und Tāmas lässt ihn in niedere Welten absinken.

Wenn ein Erleuchteter sieht, dass nur die Guṇas im Bereich der Manifestation herrschen, und erkennt, was über den Guṇas steht, geht er in mein Sein ein. Er, der über die drei körpererzeugenden Guṇas hinausgelangt ist, wird von Geburt, Tod, Alter und Leid befreit und erlangt das Unsterbliche.

Bhagavadgīta, 14. Kapitel

Dies ist eine klare Aussage: um die Erleuchtung zu erlangen (in das Göttliche einzugehen), müssen alle drei Mahāguṇas überwunden werden. Es reicht nicht, nur Sāttva zu fördern. Auch Sāttva steht der Erleuchtung im Weg. Im Āyurveda ist jedoch nicht die Erleuchtung, sondern die geistige (und körperliche) Gesundheit das Ziel. Daher wird die Ausgeglichenheit mit etwas Sāttva-Dominanz angestrebt.

Fragebogen

Dieser (sicher völlig unvollständige) Fragebogen dient der Selbstüberprüfung. Machen Sie in jeder Zeile in dem zutreffenden Feld ein Kreuz und zählen Sie am Ende die Kreuze von Sāttva/Rājas/Tāmas zusammen. Seien Sie beim Ausfüllen ehrlich! Sie können sich dann entscheiden, etwas in Ihrem Leben zu verändern und zur Kontrolle nach einigen Monaten den Fragebogen erneut ausfüllen. So können Sie feststellen, ob die Veränderungen sich ausgewirkt haben.

	Sāttva	**Rājas**	**Tāmas**
Geistige Klarheit	stark, leicht Klarheit zu erlangen	mittel	schwach
Geistiger Frieden	gut	mittel	selten
Zufriedenheit	normalerweise zufrieden	manchmal zufrieden	nie zufrieden
Benehmen	ausgeglichen	aggressiv	destruktiv
Konzentration	gut	wechselnd	schwach, gleichgültig
Gedächtnis	gut	wechselnd	schwach
Willenskraft	gut	wechselnd	schwach
Disziplin	stark	moderat	schwach
Emotionen	Liebe, Hingabe, ehrlich	Aggression, Wett-streit, ablehnend	depressiv, unterdrückt
Sinneswahr-nehmungen	klar, ruhig, rein	bewertend	unterbrochen, unruhig
Sinneskontrolle	gut	mäßig	schwach
Gesichtsausdruck	friedlich, glücklich, zufrieden	gemischt, agitiert	dumpf, düster
Augen	zufrieden, klar	unruhig, aktiv	düster, dumpf
Sprache	klar, weich, fried-voll, ruhig, gelassen	schnell, unruhig, unklar, angeregt	monoton, langsam, dumpf
Ernährung	vegetarisch, liebt alle 6 Geschmacks-richtungen, 1-2 Mahlzeiten pro Tag	ab und zu Fleisch, liebt heißes und scharfes Essen, 2-3 Mahlzeiten pro Tag	viel Fleisch, liebt extrem süßes und schweres Essen, 4-5 Mahlzeiten pro Tag
Appetit	regelmäßig	moderat	exzessiv
Verdauung	gut	wechselhaft	langsam
Ausscheidung	regelmäßig	unregelmäßig	schleppend

	Sāttva	Rājas	Tāmas
Abhängigkeiten (Drogen)	keine	sozial, ab und zu	häufig
Schlaf	leicht, kurz, befriedigend	unterbrochen, gestört, ungenügend, unbefriedigend	schwer, tief, exzessiv
Schlafbedürfnis	wenig	mäßig	hoch
Zustand nach dem Aufwachen	glücklich, frisch	verstört, besorgt	träge, deprimiert
Aktivität	bewegliches Bewusstsein	hyperaktiv	schwerfällig
Körperliche Aktivität	Yoga, Laufen, Schwimmen, mit Bewusstsein	Aggressiv, Gewichtheben, hyperaktiv	keine, langsam, träge, Gewohnheiten
Spirituelle Praxis	regelmäßig	unregelmäßig	nie
Spirituelle Kraft	für Menschlichkeit	selbstsüchtig	zerstörerisch
Hingabe	total	teilweise	nie
Wissen	gut	wechselnd	schwach
Vergeben	leicht	schwierig	schlecht, Groll hegend
Sauberkeit	gut	mittel	schwach
Sexuelle Aktivität	selten, spirituelle Basis	wechselnd, zur Freude	exzessiv, mit Lust
Libido	niedrig	moderat	hoch
Spenden	anonym	bei Gelegenheit, mit Name (Anhaftung)	selten, nur mit Gewinn
Liebe	universell, ohne Erwartung	selbstsüchtig, mit Erwartung	zwanghaft, Mangel an Liebe
Anhaftung	selten, kurz	mittel häufig, ansammelnd	häufig, langanhaltend, gierig
Wünsche	wenige	einige	viele
Stolz	mäßig	etwas Ego	eitel
Angst	selten, kurz	mittel häufig	häufig, langanhaltend
Wut	selten, kurz	mittel häufig	häufig, langanhaltend
Gier, Begierde	selten, kurz	mittel häufig	häufig, langanhaltend

	Sāttva	**Rājas**	**Tāmas**
Verwirrung	selten, kurz	mittel häufig	häufig, langanhaltend
Hass	selten, kurz	mittel häufig	häufig, langanhaltend
Trauer	selten, kurz	mittel häufig	häufig, langanhaltend
Depression	selten, kurz	mittel häufig	häufig, langanhaltend
Wahrnehmung	klar	agitiert	fehlerhaft
Arbeit	selbstlos	für persönliche Ziele	faul
Gewaltanwendung	nie	manchmal	oft
Wahrhaftigkeit	immer	meistens	selten
Rechtschaffenheit	immer	meistens	selten
Gelassenheit	meistens	zum Teil	selten
Kreativität	hoch	mäßig	wenig
Spirituelles Studium	täglich	manchmal	nie
Mantren, Gebete	täglich	manchmal	nie
Meditation	täglich	manchmal	nie

Hinweise zu einzelnen Kategorien:

Geistige Klarheit: In Gesprächen mit anderen Menschen gibt es selten Missverständnisse

Geistiger Frieden: in sich Ruhen, nicht leicht aus der Mitte zu bringen

Aktivität: Neugier, offen für Neues, Interesse

Spirituelle Praxis: Meditation, Gebete, Mantren usw. (egal aus welcher Religion)

Spirituelle Kraft: eine sāttvische Person wird die spirituelle Kraft für das Wohl der Menschheit einsetzen. Eine rājasische Person wird egoistisch sein. Ein Beispiel wäre Ravana aus dem Ramāyana, der durch strenge spirituelle Praxis große spirituelle Kraft entwickelt hat, aber als Dämon (Rākṣasa) diese Kraft einsetzte, um Menschen zu unterdrücken. Eine tāmasische Person wird die Kraft zerstörerisch einsetzen.

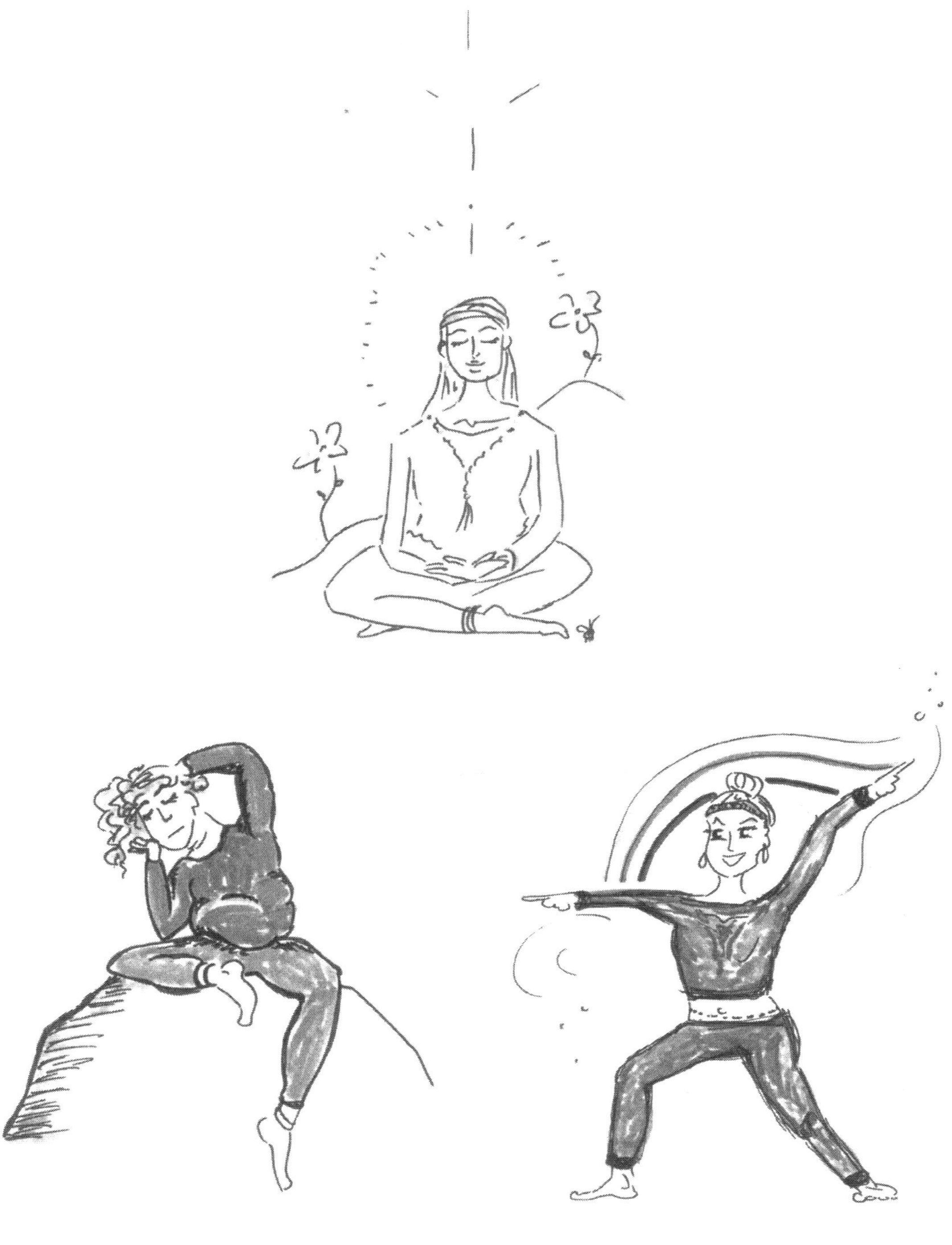

Unterarten

Zu den einzelnen Mahāguṇas gibt jeweils Unterarten, die hier aufgelistet werden. Die jeweiligen Merkmale lassen sich recht gut auf die moderne Sicht der Neurosen (s. u.) übertragen. Sāttva entspricht den Göttern (Devas), Rājas des Menschen (Manushya), Tāmas den Dämonen (Asura).

Die Sāttvika – Prakṛti (CS. Sh. 4.37)

Eine Person, in der Sāttva dominiert, ist glücksverheißend und verbleibt glücklich, sogar wenn es Gründe für sie gibt, zu trauern. Sāttvika – Menschen besitzen exzellentes Wissen und vortrefflichen Intellekt, gutes Gedächtnis, Geduld, hohe Toleranz, eine hilfsbereite Einstellung, Wahrhaftigkeit und Reinheit. Sie zeigen die Tendenz, sich generell glücklich zu fühlen. Sāttvika – Menschen sind frei von mentalen Störungen. Āyurveda kennt **sieben Abstufungen** der Sāttvika – Prakṛti, die an verschiedene Figuren aus der indischen Mythologie angelehnt sind:

- **Brāhma (Schöpfergott Brahma)**

Der mentale Konstitutionstyp mit dem höchsten Anteil an Sāttva (etwa 90%; 10% Rājas und Tāmas). Bei den darauffolgenden Typen steigt der Anteil der anderen zwei Guṇas kontinuierlich an.
Rein (Suchi); glaubt an Gott; fleißig und lernbegierig; respektiert ältere Menschen; gastfreundlich; wahrheitsverkündend (Satyabhisandam); gute Kontrolle über Geist und Sinne, selbstbeherrscht (Jittatam); spendet für Bedürftige; besitzt gutes Wissen (Gyana Sampanna), gute Argumente (Prativacana Sampanna) und ein scharfes Gedächtnis (Smṛtimana); gleiche Gefühle für alle Lebewesen (Sarvabhutesu Sama); Freiheit von Leidenschaft, Zorn (Krodhapeta), Gier (Lobhapeta), Ego, Unwissenheit, Niedergeschlagenheit oder Neid (Irsyapeta). Ein Mensch mit der richtigen Verteilung (Samvibhagin), geschickt (Vijnana Sampanna), eloquent (Vacana Sampanna), keine Begierden (Kāmpeta), bescheiden (Mānapeta), keine Verwirrung (Mohapeta), frei von Jubel (Harsapeta), frei von Intoleranz (Amasapeta), Intellektuelles und spirituelles Wissen

Spirituell, spricht die Wahrheit.

- **Ārṣa (weise Seher)**

Engagiert in religiöse Rituale (Ejyapara, Homapara); gastfreundliche Gesinnung (Atithivrata), zölibatär (Vratapara, Brahmacarya Para), fleißig und lernbegierig (Addhyayanapara); besitzt gutes Wissen (Vijnanasampanna), gute Intelligenz (Pratibhasampanna) und ein scharfes Gedächtnis; frei von Anhaftung (Upasantaraga), Neid, Hass, Unwissenheit, Gier (Upsantalobha) und Zorn (Upsantadvesa, Upsantarosa); hält sein Wort, gelassen (Upasantamada), frei von Verwirrung (Upsantmoha), eloquent (Vacana Sampanna), frei von Stolz und Ego, mit Rückhaltevermögen ausgestattet (Upadharana Saktisampanna). Hingaben an das Studium, heilige Gelübde und Opfergaben. Kraft des Verstehens und Memorierens.

Asketisch religiös.

- **Endra (Götterfürst Indra)**

Besitzt Eitelkeit (im Sinne von positivem Selbstvertrauen) und Tapferkeit (Sura); geeignet für Führungsaufgaben (Adeyavakya – es wird ihm gehorcht); gut zu Untergebenen (Aklistakarmah); gute und angenehme Sprechweise, aber autoritär; religiös (Yajvan); scharf in seinen Aktivitäten; scharfsinnig; weitsichtig in seinem Verhalten und Handeln (Dirghadarsin); interessiert an Leidenschaften (Sinnesfreuden – Kāmabhirata), Pflichten (Dharmabhirata) und Wohlstand (Pracht, Aishvayavana, Arthabhirata), beeindruckende Persönlichkeit (Ojasvina), energetisch (Tejospeta), frei von gemeinen Taten. Durchführung von heiligen Ritualen. Hingabe an tugendhafte Handlungen und angemessene Befriedigung von Begierden.

Edel, tapfer.

- **Yāmya (Todesgott Yama)**

Furchtlos; besitzt ein gutes Gedächtnis (Smṛtimana), Reinheit und Enthaftung (Vyapagā--raga); korrektes und geschicktes Arbeiten; kein Neid (Vyapagatersya) oder Stolz; ausgeprägter Wohlstand; schreibt täglich etwas; unbesiegbar (unanfechtbar, Asampraharya), in den moralischen Vorstellungen bleibend (Lekhavitta), prompte Handlung (Praptakari), progressiv (Utthanavana), beeindruckende Persönlichkeit (Ojasvin), energetisch (Tejospeta), kein Hass (Vyapagatadvesa), keine Verwirrung (Vyapagatamoha), fühlt sich überlegen (Aisvaryalambhin), Einhaltung der Ordnungsmäßigkeit von Handlungen, initiiert rechtzeitige Handlung, unverletzlich. Bereit, Verantwortung zu übernehmen. Freiheit von Anhaftung, Hass und Unwissenheit.

Gerecht, zuverlässig.

- **Vāruṇa (Wassergott Varuṇa)**

Liebt kalte Dinge; gute Schmerztoleranz; braune Haare und Augen; süße Sprechweise; besitzt Mut (Sara), Geduld und Reinheit; abgeneigt gegen Unreinheit (Asucidvesin) und gemeine Handlungen; liebt Wassersport (Ambhoviharарata); Ärger und Freude zu angemessener Zeit und am passenden Ort (Sthānakopa, Sthānaprsada), resolut (Dhira), korrekt und sauber (Suci), opfert (Vajvan), unermüdlich arbeitend (Aklistakarman), beachtet religiöse Rituale.

Lieblich, schön.

- **Kaubera (Gott des Reichtums Kubera)**

Unparteiisch; tolerant; Tendenz zur Anhäufung von Reichtum (Upabhogasampanna); hat Gefolge und gute Nachkommenschaft; schönes Heim (Sthānasampanna); respektiert (Manasampanna); angemessen in seinen Leidenschaften; erwirbt Wohlstand (Arthanitya) und erfüllt beständig seine Pflichten (tugendhaft, Dharmanitya); Reinheit (Suci); deutlicher Ärger und Freude (Vyaktakopa, Vyaktaprasada), gerne mit der Familie zusammen (Parivarasampanna), gibt sich Sinnesfreuden (Begierden) hin (Kāmanitya), interessiert am Spielen (Sukhavihara). Besitz von Luxus und Ehre, Vorliebe für Vergnügungen und Erholung.

Produktiv, ausdauernd.

- **Gāndharva (göttliche Elfenwesen Gāndharvas)**

Liebt Kosmetika (Anulepananitya), Parfums, Düfte (Gandhanitya), Musik (Priyavaditra), Tanz (Priyanritya) und Singen (Priyagita), Schmuck, Girlanden (Malyanitya), schöne Kleider (Vasananitya); mag andersgeschlechtliche Gesellschaft (Striviharanitya), Sachkenntnis in Poesie (Kusaśloka), Geschichten (Kusalaitihasa), Legenden (Kusala Purana) und Literatur (Kusalakhyayika); kein Neid, liebt Lobgesänge (Priyaullapaka), sucht bei anderen nicht nach Fehlern (Anasuyaka). Nicht frei von Leidenschaft.

Schönheitsliebend, talentiert.

In der Kaśyapa Saṃhitā zusätzlich erwähnt (Ka. Sh. 28.11):

- **Prajapatya**

Eine gute Anzahl an Kindern habend; ständig in Arbeit involviert; religiöse Gedanken; universell geliebt; frei von Neid und Habsucht.

> ***Von den sieben Arten der oben beschriebenen sāttvika-Geistesfähigkeiten ist diejenige, die mit Brahmā verglichen wird, die reinste.***
>
> CS, Śā. 4, 37

Die sāttvischen Unterarten sind durchweg alle positiv, allerdings schleichen sich von oben nach unten immer mehr kleine Mängel ein.

Die Rājasa – Prakṛti

Eine Person mit Vorherrschaft von Rājas zeigt eine zornige Veranlagung und wird sich ruhelos und hyperaktiv geben, sogar wenn sie die Gelegenheit erhält, ruhig zu verbleiben. Diejenigen, in denen Rājas die anderen zwei Guṇas dominiert, werden stets ein Übermaß an Aktivität besitzen. Rājasa-Menschen besitzen immense Wünsche, Leidenschaften und Ungeduld. Sie leiden häufig an den verschiedensten mentalen Problemen der heutigen Zeit. Im Extremfall sind dies Menschen mit kriminellem Antrieb. Rājasa-Menschen besitzen nur einen geringen Anteil von Sāttva (5-10%). Es werden **sechs Typen** der Rājasa-Prakṛti unterschieden:

- **Āsura (Dämonen)**

Wohlstand; erschreckt andere (Raudra); Tapferkeit (Sura); Zorn; sieht Fehler in den guten Dingen anderer; verzehrt Nahrung alleine, ohne diese zu teilen; denkt fortwährend an Nahrung und isst ständig etwas; grausam; Selbstüberschätzung (Ātmapujaka), despotisch, herrschsüchtig (Canda), neidisch (Asuyaka), autoritär (Aisvaryavat), voller Anhaftung (Aupadhika), gnadenlos, unbarmherzig (Ananukrosa), rücksichtsloses Verhalten, Schwelgen im Selbstlob. Die Menschen verstellen sich nach außen, haben aber dennoch eine furchterregende Erscheinung.

Eifersüchtig, jähzornig.

Vergleich zur Neurosenlehre: Narzisstisch, sadistisch, zwanghaft (anankastisch), pseudounabhängig.

- **Rākṣasa (Monsterwesen, Kobolde)**

Greift Feinde an, die allein bzw. hilflos sind (gewalttätig gegenüber Schwächeren); erschreckt andere; neidisch (Irsyu); unreligiös; Selbstüberschätzung; Unversöhnlichkeit; ständiger Zorn; exzessive Nahrungsaufnahme, Völlerei (um seine innere Leere auszufüllen, Aharatimatraruci); Vorliebe für nicht-vegetarische Speisen; übermäßig viel Schlaf (Svapanabahula); schwerfällig, intolerant (Amarsin), unerbittliche Wut (Anubandhakopa), schlägt zu, indem er täuscht (Chhidraharin), grausam (Krura), arbeitet schwer (Ayasabahula).

Hitzig, stolz.

Vergleich zur Neurosenlehre: Narzisstisch, zwanghaft, pseudounabhängig, paranoid.

- **Paiśāca (Quälgeister)**

Zorn; Gerissenheit; Schärfe (schnell in seinen Aktionen, jedoch zu negativen Zwecken, Vikṛtavihārrasila); erschreckt andere (furchterregende Veranlagung) (Bhisayitaram); mutig; exzessive Vorliebe für das andere Geschlecht (Strirahaskama); schamlos, liebt es, mit Frauen an einsamen Orten zu sein; faul; unsauber (Asuci), hasst Sauberkeit (Sucidvesina); ängstlich; hier und dort umherstreifend, eitel (Mahasama), feige (Bhiru), gewohnheitsmäßig abnormale Ernährung und Verhalten (Vikṛtaharasila), gefräßig.

Wütend, hastig.

Vergleich zur Neurosenlehre: Ängstlich, vermeidend, narzisstisch.

- **Preta (Geister)**

Teilt nichts mit anderen (Asamvibhagin); träge, unglücklich, neidisch (Asuyaka) und gierig; häufige Nahrungsaufnahme (übermäßiges Verlangen nach Nahrung) (Aharakama), fügt anderen Schmerzen zu (Atidukhasilacaropacara), habgierig (Atilolupa), abgeneigt (Akarmasila), Handeln ohne nachzudenken.

Begierig, faul.

Vergleich zur Neurosenlehre: Zwanghaft, sadistisch, paranoid.

- **Sārpa (Schlangen)**

Schärfe; Gerissenheit; ängstlich (Santrastagocara); schwerfällig (indolent); nur mutig, wenn zornig (Kruddhasura); feige, wenn nicht zornig (Akruddhabhiru), betrügerisch; ärgerlich; schnell im Handeln, arbeitsam (Ayasabahula), Anhaftung an Nahrung und erholsame Vergnügungen (Aharaviharapara), furchterregende Gesinnung.

Irritierbar, hastig.

Vergleich zur Neurosenlehre: Paranoid, passiv depressiv, unsicher, ängstlich/vermeidend.

- **Śākuna (Vögel)**

Starkes sexuelles Engagement (Anusaktakama); ständige Nahrungsaufnahme (Ajastramaharaviharapara); intolerant (Amarsana); instabiler Geist (Anavasthitatva); ständig umherstreifend; keine Anhäufung von Reichtum, nicht wissbegierig (Asamcaya), Anhaftung an Leidenschaft, Essen und Macht, rücksichtslos, unangebrachtes Verhalten wissbegierig.

Ungeduldig, unmäßig.

Vergleich zur Neurosenlehre: Borderline, histrionisch.

In der Kaśyapa Saṃhitā zusätzlich erwähnt (Ka. Sh. 28.24):

- **Yaksa**

Ständig in Wohltätigkeit involviert; übermäßiger Schlaf; übermäßiges sich Schmücken, trinken, essen und sexuelle Aktivitäten; gefräßig

Vergleich zur Neurosenlehre: Histrionisch.

Die Tāmasa – Prakṛti

Eine Tāmasa-Person hat eine unwissende Veranlagung, vergisst ihre alltäglichen Pflichten und verbleibt träge, da sie ihre Unterscheidungsfähigkeit verloren hat. Wenn Tāmas dominiert, wird der Mensch vergesslich und verhält sich blind gegenüber allem, was um ihn herum geschieht. Menschen mit einer Tāmasa – Prakṛti haben einen sehr schwach ausgeprägten Intellekt. Sie besitzen nur ein Minimum an Sāttva und Rājas. Āyurveda beschreibt **drei verschiedene Typen:**

- **Pāśava (Kühe, Haustiere)**

Mangel an Intelligenz; langsam (Manda); übermäßiger Schlaf; Träume über Sex; übermäßige sexuelle Ausschweifungen (Maithunapara); schmutzige Angewohnheiten (Nirakarisnu), schlechtes Gedächtnis (Amedha), ekelhafte (Ernährungs-) Gewohnheiten (Jugupsitacaraharm), verbietende Haltung, gehässiges Verhalten.

Dumpf, böswillig.

Vergleich zur Neurosenlehre: aktiv depressiv, abhängig, zwanghaft, ängstlich/vermeidend.

- **Mātsya (Fische)**

Instabil (Anavasthita); schwachsinnig (Abudha); ängstlich; liebt Wasser (Toya Kamam); streitsüchtig (Anusakta Krodha); gierig nach Essen (Ahāra Lubdha); umherstreifend, ständig in Bewegung (Saranasila); exzessiver Zorn und Sexualität, feige (Bhiru), leidenschaftlich, unstet.

Unbeständig, dumm.

Vergleich zur Neurosenlehre: Abhängig, Pseudounabhängig, ängstlich.

- **Vānaspatya (Bäume)**

Liebt nur einen Ort; ständige Nahrungsaufnahme, gierig nach Nahrung (Ahārebhinivista); Mangel an Intelligenz und Wissen (Sarvabudhyangahinam); ängstlich; instabiler Geist; Mangel an Leidenschaft, Reichtum und Pflichten, faul (Alasi).

Träge, ungeistig, gefräßig.

Vergleich zur Neurosenlehre: Abhängig, depressiv (passiv), zwanghaft, ängstlich, pseudounabhängig.

Neurosen

Neurosen entwickeln sich frühkindlich als Reaktion auf Konflikte, mit denen das kleine Kind noch nicht adäquat umgehen kann. Im Kleinkindalter stellen sie einen guten Kompromiss dar und häufig die einzige (Lösungs-)Möglichkeit, auf eine schwierige, überfordernde Situation zu reagieren. Bleiben diese Muster bis in das Erwachsenenalter bestehen, werden sie **Neurosendisposition** genannt. Im Säuglingsalter haben sich Nervenverknüpfungen gebildet, die einen lebenslangen Prozess befeuern können und Reaktionsmuster hervorrufen, deren eigentlicher Antrieb unbewusst ist. Dies wirkt manchmal befremdlich, sowohl für den Betroffenen als auch dem Gegenüber. Dadurch entstehen gleichzeitig Hemmungen, Gegensteuerungen, Abwehrmechanismen und Kompensationsmechanismen. Die Neurosendisposition hat noch keinen Krankheitscharakter. Die neurotische Wiederholung bewirkt, dass immer wieder dasselbe Muster gelebt wird. Da die Neurosendisposition auch transgenerativ (von Generation zu Generation weitergegeben) sein kann, passt sie gut zu dem āyurvedischen Konzept der Mahāguṇas, die ja auch von den Vorfahren geprägt sein können (sie werden allerdings auch vom vorigen Leben mitgebracht). Sowohl die Neurosendisposition als auch die Mahāguṇas-Konstitution können verändert werden, d. h. die Verhaltensmuster können bearbeitet und aufgebrochen werden. Dies ist der Ansatz der tiefenpsychologisch fundierten Psychotherapie.

Im Folgenden werden einzelne Neurosen nach westlichen Kriterien vorgestellt und der Versuch der Zuordnung zu den Unterarten der Mahāguṇas (s. o.) gemacht. Zum besseren Verständnis der Neurosen, werden Kategorien wie Psychodynamik, Biographien, Abwehrmechanismen, Gegenübertragung usw. zugeordnet. Die charakteristischen Eigenschaften der Neurosen können dann mit denen der Mahāguṇas verglichen werden.

Der Begriff **„Gegenübertragung“** umfasst die Emotionen des Therapeuten, die als Reaktion auf den Patienten ausgelöst werden. Es gibt Zusammenhänge zwischen den Neurosen und durch sie hervorgerufenen Gefühlen. Aus den Empfindungen des Therapeuten können Rückschlüsse auf die Neurosendisposition des Patienten geschlossen werden. Die Gegenübertragung kann auch therapeutisch genutzt werden, indem dem Patienten die Emotionen des Therapeuten zur Verfügung gestellt werden können. Es kann sich auch um Emotionen handeln, die der Patient an sich selbst nicht wahrnimmt. Z. B. kann der Therapeut beim Zuhören die Wut empfinden, die eigentlich der Patient spüren sollte.

„Abwehrmechanismen“ laufen meist unbewusst ab und sind erlernte Bewältigungsstrategien im Umgang mit Konflikten. Sie schützen den Patienten vor dem Erkennen scheinbar unlösbarer Schwierigkeiten. Āyurvedisch übertrumpft Rājas (ungezielte Aktivität) Tāmas (Erstarren, Hoffnungslosigkeit). Es sollte Teil der Therapie sein, die Abwehrmechanismen in das Bewusstsein zu holen und in eine zielgerichtete Aktivität umzulenken.
Die Psychologie des Ayurveda zielt daraufhin, den Geist von Tāmas zu Rājas und eventuell zu Sāttva hinzubringen. Das heißt, die Entwicklung von einem unwissenden, körperlich orientierten Lebensstil (Tāmas) über einen, voller Aktivität und Selbstausdruck (Rājas) bis hin zu einer Lebensführung voller Frieden und Erleuchtung (Sāttva) zu vollziehen.

Depressiv

Die depressive Neurose kann in verschiedene Formen unterteil werden: aktiv, passiv-aggressiv, altruistisch, pseudoautonom. Diese Formen zeigen relativ unterschiedliche Bilder. Solange die Depression kompensiert ist, zeigt der Patient ein sozial erwünschtes, angepasstes Verhalten. Er macht sich unentbehrlich, übernimmt bereitwillig Verantwortung und Aufgaben, stellt eigene Bedürfnisse zurück und ist oft sehr höflich und rücksichtsvoll. Dabei buhlt er meist um Anerkennung und Liebe anderer, hat aber insgeheim oder offen eine fordernde Haltung und die Hoffnung, dass andere ihm/ihr das geben können, was er selbst entbehrt. Dekompensiert die Depression, zeigt sich eine gedrückte Stimmung, Verlust von Lebensfreude und Interesse. Der Patient ist leicht ermüdbar, antriebslos, hat Denk-, Konzentrations-, Schlaf- und Appetitstörungen und häufig einen Gewichtsverlust oder -zunahme. Zusätzlich können quälende innere Unruhe, Selbstzweifel, Schuldgefühle, oder sogar Suizidphantasien auftreten.
Āyurvedisch ist hier ein Verlust von Ahaṃkāra (dem Ich-Bewusstsein) zu sehen.

In der **Psychodynamik** finden sich häufig mangelnde Verinnerlichung guter Objekte (vereinfacht gesagt: guter Vorbilder). Dadurch kann sich keine ausreichend stabile Selbstrepräsentanz entwickeln. Durch die Introjektion ambivalenter (geliebter und gehasster) Objekte kann sich eine Wendung der Aggression gegen das Selbst und die bösen Introjekte in einem selbst bilden. Um dies zu kompensieren wird das Ichideal (Sāttva) überhöht, der eigene Leistungsmaßstab wird zu streng und überfordert.

Die **aktiv depressive (altruistische) Form** definiert sich durch eine Abtretung der eigenen Hilfebedürftigkeit und Fürsorge an Andere (z. B. Helfersyndrom). Hierbei werden die eigenen Grenzen überschritten. Die Patienten sind an sich sehr nett, aber auch sehr anspruchsvoll. Sie können oft die eigenen Bedürfnisse nicht gut wahrnehmen, erkundigen sich aber gerne nach dem Befinden des Gegenübers. So nehmen sie aber auch ihre Grenzen nicht wahr und es besteht die Gefahr des Burn-outs.

Biographie: die Eltern sind unfähig, die Bedürfnisse des Kindes empathisch zu spiegeln. Häufig besteht eine unsichere Bindung oder auch Parentifizierung (die Kinder müssen die Elternrolle übernehmen).

Abgewehrt werden egoistische (orale) Bedürfnisse (Nähe, Wärme, Geborgenheit, Versorgtsein) sowie entsteht Wut und Aggression (gegen sich und Andere).

Abwehrmechanismen: Abspaltung, Verleugnung, Verdrängung eigener Bedürfnisse, Wendung von Aggression gegen das eigene Selbst und die „bösen" Introjekte, Altruismus (Uneigennützigkeit, Selbstlosigkeit)

Gegenübertragung: man mag den Patienten spontan, irgendwann stellen sich Schuldgefühle, Insuffizienzgefühle und eventuell sogar Ärger ein, wenn der Behandlungsfortschritt stagniert.

Besonders vulnerabel sind diese Patienten für Enttäuschung durch idealisierte Menschen, also auch den Therapeuten. Auch ein (unter Umständen lediglich drohender) Verlust von Anerkennung, Verlassen werden, oder Überforderungssituationen können zu großen Schwierigkeiten führen.

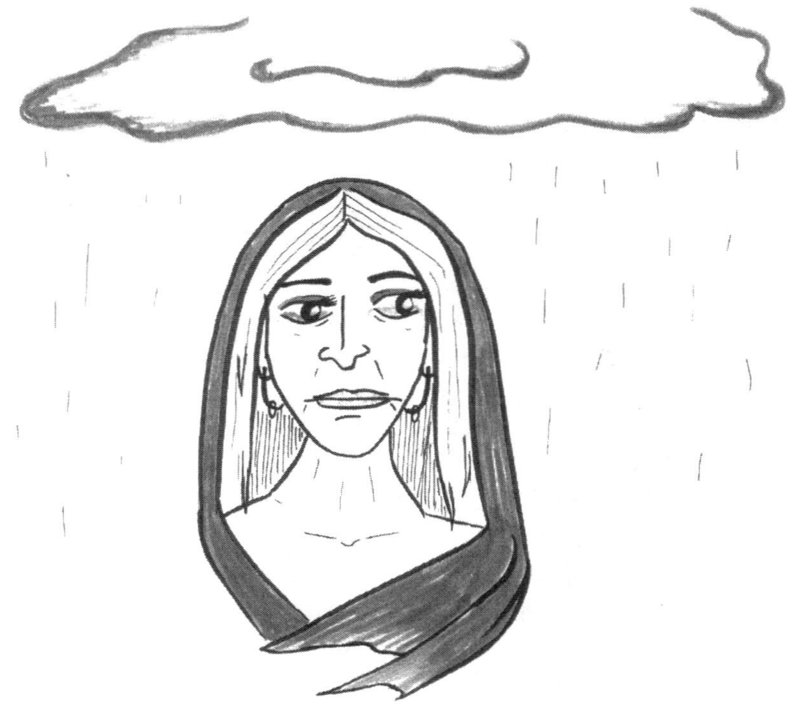

Bei der **passiv depressiven** Form zeigen sich schwierige Patienten, die eine gefühlte hohe Leistungsbereitschaft, aber unbewusste Verweigerungshaltung an den Tag legen. Sie haben oft eine Opfermentalität, schuldig und verantwortlich sind die Anderen.

Biographie: Verlust eines als paradiesisch erlebten Primärzustandes; strenge Bestrafung von Wutäußerungen und Autonomiebestrebungen. Das zentrale Thema ist die empfundene (Un-)Gerechtigkeit.

Abgewehrt werden zärtlich-liebende und prosoziale Tendenzen, dabei ist der offene Ausdruck von Wut und Ärger gehemmt. Es entwickelt sich eine Vermeidung der notwendigen Trauerarbeit um das unwiederbringlich Verlorene.

Abwehrmechanismen: Affektisolierung, Intellektualisierung, Verschiebung der Aggression auf soziale Situationen, Selbstsabotage (z. B. Verhinderung von beruflichem Aufstieg), Wiederholung alter Frustrationssituationen, Bestätigung des negativistischen Weltbildes

Gegenübertragung: zunächst Mitgefühl. Später ist das (Selbst-)Quälerische der Interaktion schwer auszuhalten.

Besonders vulnerabel ist der Patient für vermeintliche oder erneute reale Zurücksetzung und Benachteiligung, die möglicherweise durch das eigene Verhalten erst provoziert wurden.

Die depressiven Neurosenformen

finden sich eher in den Eigenschaften von Tāmas wieder, da ihnen die Schnelligkeit und das Selbstüberschätzende, Egoistische von Rājas fehlt.

Allerdings kann der **passiv** Depressive zu Wut und Aggressionen kommen, wenn er sich in die Ecke gedrängt fühlt. Dies passt zum Sārpa Typ von Rājas (nur mutig, wenn zornig). Passiv depressiv ist auch der Vānaspatya Typ von Tāmas, der als ängstlich und träge dargestellt wird.

Der **aktiv** Depressive kann durch seinen hohen Anspruch vorwurfsvoll werden, lehnt aber Hilfe ab. Diese Eigenschaften finden sich im Dumpfen und Böswilligen des Pāśava Typs von Tāmas.

Narzisstisch

Patienten mit narzisstischer Neurosendisposition versuchen durch äußere Überhöhung ihre innere Kleinheit (Bedürftigkeit) zu überspielen. Dies gelingt ihnen meist durch Abwertung bis hin zur Vernichtung der Anderen. Sie benötigen Statussymbole („mein Haus, mein Auto, meine Yacht“). Die Patienten sind selbstherrlich, egozentrisch und erwarten besondere Rücksicht sowie bevorzugte Behandlung. Sie zeichnen sich aus durch einen Mangel an Empathie. Bedürfnisse und Gefühle anderer werden nicht anerkannt. Narzissten sind häufig neidisch, arrogant und von ihrer Privilegiertheit überzeugt. Tatsächlich haben sie eine starke Störung des Selbstgefühls und sind kaum in der Lage, ihre Emotionen wahrzunehmen. Durch Abwertung kann es zu narzisstischen Krisen kommen, daher sollte ihre „Größe“ zunächst anerkannt werden. Typische körperliche Erkrankungen sind u. a. Herzerkrankungen, Hypertonie (Bluthochdruck) und Potenzstörungen. Typischerweise muss der Therapeut zunächst seine eigene Kompetenz beweisen, aber andererseits den Patienten bewundern.

Biographie: die Eltern verlegen eigene unerfüllte (narzisstische) Wünsche und Ambitionen auf das Kind, das übertrieben vergöttert und verwöhnt wird; das Kind erhält keine ausreichende Frustration und Realitätskonfrontation; später findet eine schmerzvolle Entthronung durch die wirkliche Welt statt.

Abgewehrt: tiefe Selbstzweifel und Selbstwertdefizite werden abgewehrt.

Abwehrmechanismen: kompensatorische, übertriebene, pseudolibidinöse Besetzung des eigenen Selbst (überzogene Selbstliebe). Einseitige Bevorzugung von Menschen, welche das ausbeuterische Beziehungsmuster mitmachen, also sich selbst klein machen. Vermeidung von reifen symmetrischen Beziehungen auf Augenhöhe.

Gegenübertragung: tatsächliche Bewunderung für herausragende Fähigkeiten; Gefühl ausgenutzt oder narzisstisch missbraucht zu werden; Müdigkeit, Langeweile, Leere, Ärger.

Besonders vulnerabel ist der Patient für Selbstüberforderung, Scheitern und Kränkungen angesichts unvermeidlicher Grenzen. Er ist überaus empfindlich gegenüber Kritik und Zurückweisung.

Narziss ist aus der griechischen Mythologie bekannt als selbstverliebter Jüngling, der so von seiner eigenen Schönheit erfüllt war, dass er bei der Betrachtung seines eigenen Spiegelbildes in einem See ertrank, weil er nur sich mit sich selbst vereinigen wollte. Die Sage geht, dass er nach seinem Tod in eine Narzisse (Osterglocke) verwandelt wurde.

Auch Hermann Hesse hat sich intensiv mit diesem Thema in seinem Roman „Narziss und Goldmund“ auseinandergesetzt.

Die narzisstische Neurose

entspricht āyurvedisch immer Rājas, weil das Ego, die Selbstüberhöhung und die Aktivität im Vordergrund stehen. Bei dem Typ Āsura treffen alle Qualitäten auf Narzissmus zu, besonders „sieht Fehler in den guten Dingen anderer" und „Selbstüberschätzung". Auch bei Rākṣasa wird die „Selbstüberschätzung" erwähnt. „Schlägt zu, indem er täuscht" passt zu der auf Statussymbolen basierenden Falschwahrnehmung. Der Narzisst ist allerdings von der Wahrheit seiner Selbstüberhöhung überzeugt, da er sich das solange selbst einredet, bis es zu einer eigenen Realität wird.

Beim Typ Paiśāca werden die Bewunderung suchenden und die Eitelkeit betont. Ein Narzisst hält sich für extrem begehrt vom anderen Geschlecht („ich kann alle haben").

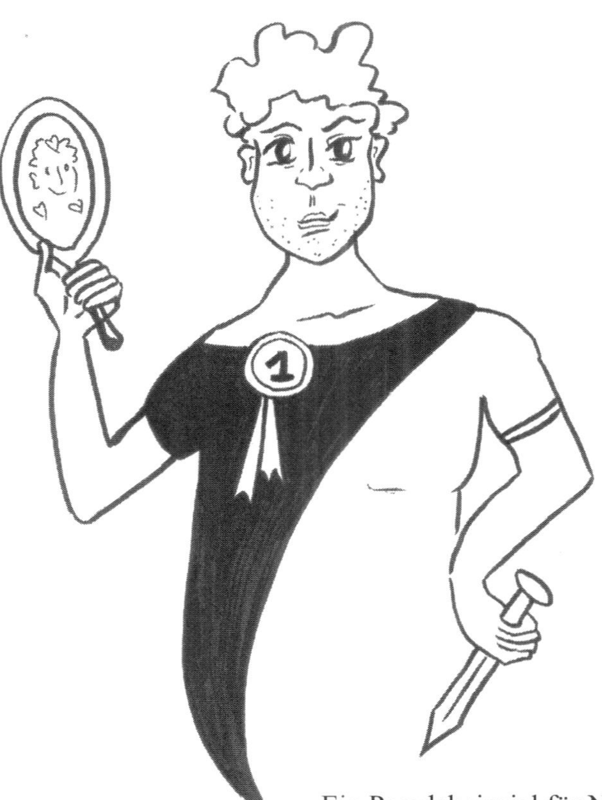

Ein Paradebeispiel für Narzissmus ist der amerikanische Ex-Präsident Donald Trump.

Emotional instabil (Borderline-Störung)

Die emotional instabile oder Borderline Neurosendisposition bietet ein sehr verwirrendes Bild. Es liegen viele verschieden Symptome nebeneinander vor, die ständig schwanken können. Z. B. Essstörung, Süchte, Selbstverletzung bis hin zu Suizidversuchen, Hochrisikoverhalten, fehlender Selbstwert, labile Selbstwertregulierung, extrem wechselhafte Stimmungen und Beziehungsverhalten, labile und heftige Affekte, keine Ausdauer und Selbstkontrolle, impulshaftes Verhalten ohne Rücksicht auf die Konsequenzen und ohne Kontrollmöglichkeit. Der Patient hat kein klares Selbstbild, keine klaren Ziele. Der Therapeut wird idealisiert, aber es folgt leicht die totale Abwertung. Auch beim Therapeuten wird ein Wechselbad der Gefühle ausgelöst und muss dies aushalten. Zunächst kann eine intakte Fassade nach außen möglich sein, aber schon kleine Störungen können zur Dekompensation führen. Dann kann sich eine Neigung zu paranoiden Vorstellungen und dissoziativen Symptomen entwickeln. Die Selbststabilisierung hat Vorrang vor allen anderen Bedürfnissen.

Biographisch zeigen sich oft ein Chaos in der Herkunftsfamilie, traumatische Erfahrungen von Trennung und Verlassenwerden, Gewalt, Misshandlung oder Missbrauch. Das Verhalten der primären Bezugspersonen (Eltern) ist stark wechselhaft und unberechenbar.

Abgewehrt wird das Erleben von Gegensätzen und Ambivalenzen. Widersprüchliche Aspekte einer Person sind unerträglich, andere sind entweder nur gut oder nur schlecht.

Abwehrmechanismen: Spaltung (gute, befriedigende und böse, versagende Anteile derselben Person werden als zwei verschiedenen Personen zugehörig erlebt), Verleugnung von emotional Unvereinbarem, totale Idealisierung und totale Abwertung, projektive Identifizierung (eigene negative, d. h. aggressive Selbstanteile werden als Feindseligkeit der Beziehungspersonen erlebt; durch Identifikation mit dem vermeintlichen Aggressor werden diese Anteile in der anderen Person bekämpft), Dissoziation, Fragmentierung.

Gegenübertragung: Alles ist intensiv, unberechenbar und chaotisch. Starke Anteilnahme und persönliche Verletztheit wechseln. Die Idealisierung durch den Patienten verführt zu Vorstellungen von eigener Omnipotenz, welche durch unerwartete Entwertung erschüttert werden. Größte Besorgtheit, Schuldgefühle bei eigenen feindseligen Empfindungen gegenüber dem Patienten entstehen.

Besonders vulnerabel sind die Patienten für narzisstische Kränkungen sowie partnerschaftliche und berufliche Anforderungen und Versagungssituationen, die Frustrationstoleranz, Impuls- und Affektkontrolle verlangen.

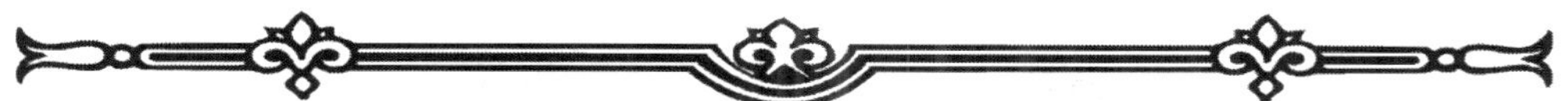

Diese Vielfalt an Qualitäten

lässt sich āyurvedisch Rājas und Tāmas zuordnen, bzw. besteht aus einem ständigen Wechsel zwischen den Typen. Für Borderliner ist Ruhe und Passivität durch ihre innere Leere schwer aushaltbar, deswegen überwiegt meist die Aktivität, also Rājas. Der emotional instabile Mensch versucht häufig sich über sexualisiertes Verhalten zu stabilisieren. Śākuna passt von der Charakterisierung am besten: starkes sexuelles Engagement, instabiler Geist, ständig umherstreifend, unangebrachtes Verhalten.

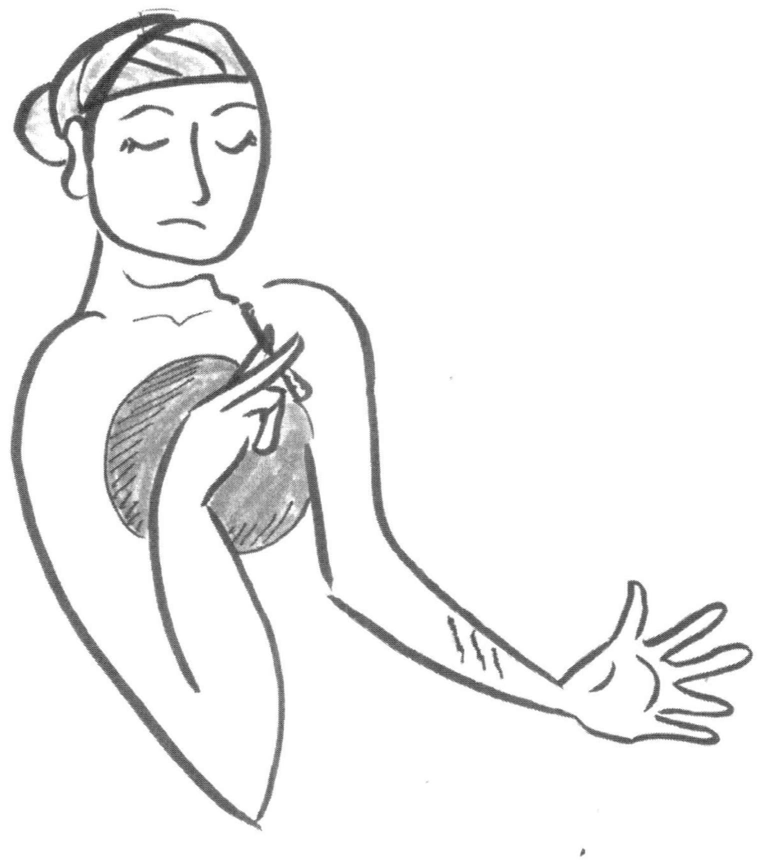

Histrionisch/hysterisch

Der Begriff stammt von Hyster (Gebärmutter). Es gab die Vorstellung, dass die Gebärmutter ziellos im Körper umherwanderte und daraus diese Störung entstand. Daher war diese Neurose früher nur Frauen zugeordnet.
Histrionische Neurosen finden sich bei sehr lebendigen Patienten, die eher eine Bühne als Hilfe brauchen. Sie legen ein schauspielerisches Verhalten an den Tag, sind aufgebauscht, übertrieben, gekünstelt, bunt, schillernd, facettenreich, verwirrend, verführerisch, sexualisierend, aber eigentlich emotional unerreichbar, unberührbar. Die Sicherheitsbedürfnisse und Versorgungswünsche können durch narzisstische Stabilisierung überspielt werden. Hinter der Fassade trifft man keine greifbare Persönlichkeit an. Sie sind ständig beschäftigt mit der eigenen Wirkung und Attraktivität.

Biographie: Oberflächliche und wechselhafte elterliche Gefühlsbindung; das Kind wird für äußerliche und vordergründige Qualitäten geliebt, dadurch kann kein klares Gefühl vom eigenen Ich und der eigenen Geschlechtsrolle entstehen. Das Kind wurde nicht in seinen Bedürfnissen wahrgenommen.

Psychodynamik: der Patient will anders erscheinen als er ist. Er inszeniert sich, weil er sich als unzureichend erlebt. Er identifiziert sich mit anderen, die er als stärker, attraktiver, erfolgreicher usw. ansieht. Er emotionalisiert alltägliche Ereignisse, um der Leere zu entgehen. Die schweren dissoziativen Symptome symbolisieren eine Hilflosigkeit.

Abgewehrt wird alles Eigene: eigene Bedürfnisse und Affekte, eine realitätsprüfende Erforschung der Welt, Auseinandersetzung mit sich selbst, echte Intimität und zwischenmenschliche Begegnung

Abwehrmechanismen: vorzeitige und übertriebene Selbstinszenierung, Erotisierung und Emotionalisierung von Beziehungen und Situationen. Es entwickelt sich eine Flucht aus der Realität in die Phantasie

Gegenübertragung: Der Patient wird als spannend, unterhaltsam, sinnlich stimulierend und phantasieanregend, jedoch auch verwirrend, verunsichernd, unecht, unehrlich wahrgenommen. Durch die Sexualisierung besteht eine Sorge um Grenzüberschreitungen, Peinlichkeiten und Schamgefühle.

Besonders vulnerabel ist der Patient für Kränkungen hinsichtlich der eigenen Attraktivität, Zurücksetzung gegenüber Rivalen und narzisstisch-erotische Versuchungssituationen.

Viele Künstler, Musiker und Schauspieler weisen diese Neurose aus, da sie ja darstellerische Qualitäten besitzen müssen und auch extrovertiert sein müssen. Einige bekannte Beispiele wären Freddy Mercury von Queen oder auch Nina Hagen.

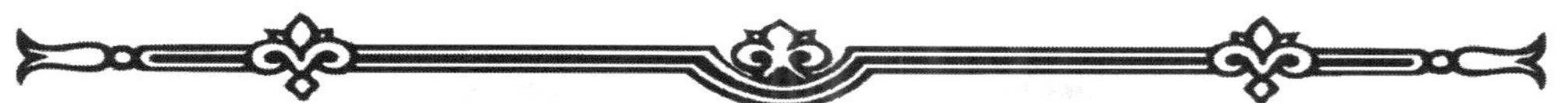

Diese Symptome

haben so gar nichts mit Tāmas gemein. Der Patient muss in die Aktivität (Rājas) gehen, um sich wahrzunehmen. Śākuna (starkes sexuelles Engagement, ständig umherstreifend, Leidenschaft, unangebrachtes Verhalten) und Yaksa (übermäßiges sich Schmücken, sexuelle Aktivität) zeigen die größte Übereinstimmung. In den Qualitäten sind Überschneidungen zur Borderline- und zur narzisstischen Neurosendisposition erkennbar. Die Selbstüberschätzung, das Selbstlob und die Selbstdarstellung passen zu allen Rājas-Arten.

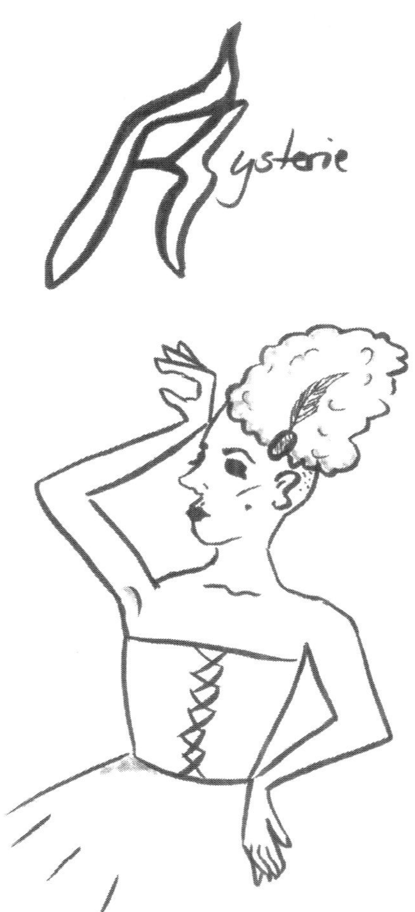

Zwanghaft (anankastisch)

Die zwanghaften Menschen sind im Denken und Handeln übergenau und perfektionistisch und verlangen auch von anderen die Einhaltung von Sozialisationsnormen. Das Unkontrollierte und Unkontrollierbare macht Angst. Zwang dient der emotionalen Beruhigung. Sie werden oft verschrien als Moralisten, Geizhälse, Korinthenkacker, Pedanten. Dahinter stecken häufig Wut, Trauer oder unterdrückte Triebe. Zwanghafte beschäftigen sich mit Details, Regeln und Listen. Es gilt das Motto: Leistung statt Vergnügen. Da andere es nie gut genug machen, werden die Tätigkeiten auch der anderen kontrolliert. Menschen mit Zwangsneurosen haben Schwierigkeiten, das Wesentliche vom Unwesentlichen zu unterscheiden. Es können beharrlich unerwünschte Gedanken und Impulse auftreten. Zum Teil werden magische Rituale eingesetzt, damit die verspürten Aggressionen und die Wut unterdrückt werden können. Die Über-Ich-Entwicklung ist auf einer archaisch-primitiven Stufe stehen geblieben, die magischen Rituale dienen auch der Beruhigung des Über-Ichs.

Biographisch finden sich zu viele und zu frühe Verbote, moralisierende Ermahnungen, Anforderungen an die Beherrschung von Blase und Darm, Ordnung, Sauberkeit. Im Extrem handelt es sich um eine rigorose Dressur des Kindes, das sich im Handeln und Denken dem elterlichen Willen unterwerfen muss

Abgewehrt werden offene Willensäußerungen und Selbstbehauptung gegenüber einem als übermächtig erlebten Umfeld.

Abwehrmechanismen: Reaktionsbildung (Abwehr gegen die anal-sadistischen Triebwünsche), Rationalisierung, Ungeschehenmachen, um ein archaisch-strenges und strafendes Über-Ich zu beschwichtigen.

Besonders vulnerabel sind sie für alle beruflichen und familiären Unwägbarkeiten und Lebensveränderungen, den Verlust von Macht und Kontrolle oder unerwarteten Zuwachs von Macht.

Sie unterdrücken ihr Tāmas durch übertriebenen Kontrollzwang. Āyurvedisch ist Kontrolle gut, aber Unterdrücken von Emotionen oder Bedürfnissen nicht. Hier ist das Bewusstmachen und Anerkennen der tāmasischen Züge hilfreich. Dadurch wird der Zwang aus dem Verhalten entfernt. Tāmas gehört zum Leben dazu und nicht jeder Mensch erlangt in diesem Leben die Erleuchtung. Sie lässt sich auch durch zwanghaftes Verhalten nicht erzwingen. Durch Stärkung von Sāttva, aber auch Rājas können die tāmasischen Anlagen in positivere Fähigkeiten umgelenkt werden, z. B. Trägheit in sich-selbst-gestattete Entspannung. Auch die zwanghaften, pedantischen Eigenschaften können als Qualitäten in die Bestimmung des Dharmas (s. u.) einfließen und so positiv genutzt werden.

Grundsätzlich sind alle Tāmas-Typen vorhanden. Die „verbietende Haltung“ von Pāśava und der „Mangel an Pflichten“ von Vānaspatya sind hervorzuheben. Dieses Tāmas wandelt sich durch Scham in Rājas (übertriebene Kontrolle) um. Beim Āsura-Typ wird das zwanghafte Gedankenkreisen (Fixierung) als „denkt fortwährend an Nahrung“ beschrieben. Der Anspruch, alles kontrollieren zu können, grenzt an „Selbstüberschätzung“. Zwanghafte Menschen sind „autoritär, gnadenlos und voller Anhaftung“. Die Selbstüberschätzung wird auch bei Rākṣasa erwähnt. Zusätzlich die „unerbittliche Wut, grausam, arbeitet schwer“. Die Zwänge zwingen den Menschen, schwer zu arbeiten, er kommt nicht zur Ruhe. Die magischen Rituale werden bei Preta als „Handeln ohne nachzudenken“ übersetzt und die Kontrolle der anderen als „Charakter fügt anderen Schmerzen zu“.

Unabhängig von den Mahāguṇas muss Buddhi (s. u., die Unterscheidungskraft) gestärkt werden. Buddhi hilft, Wesentliches von Unwesentlichem zu unterscheiden. Durch ein gesundes Buddhi kann erkannt werden, ob diese Handlung wirklich notwendig ist oder nur aus der Zwangsstörung herausgefordert wird. Nach āyurvedischen Kriterien gilt ein schwaches Buddhi als auslösender Faktor für Zwangsneurosen.

Ein Beispiel für Zwangsneurose veranschaulicht die Figur des Detektivs „Monk“ aus der gleichnamigen Fernsehserie.

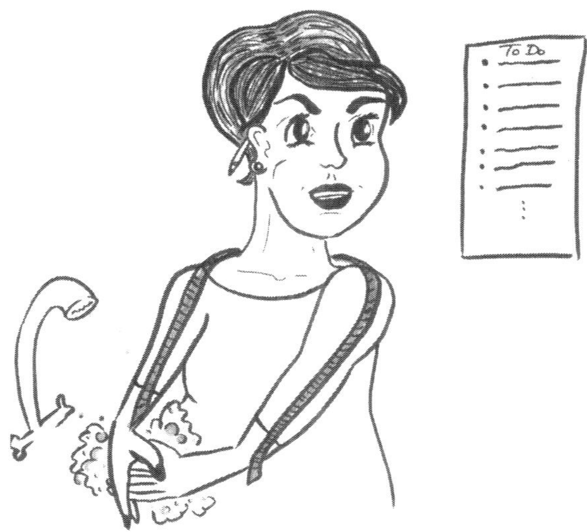

Sadismus

Sadismus kann als Weiterführung des Zwanghaften verstanden werden und wird überwiegend in der Sexualität ausgelebt. Der Sadist erlangt Befriedigung durch Schmerzzufügen, Misshandeln, Demütigen. Diese Neurose wurde benannt nach Marquis de Sade und ist ein wesentliches Element von Adornos „authoritarian personality“ („Studien zum autoritären Charakter“ vor dem Hintergrund des Faschismus).

Āyurvedisch passt Sadismus in das Muster der Zwanghaftigkeit, die rājasischen Eigenschaften stehen im Vordergrund.

Ängstlich/vermeidend-selbstunsicher

Die Patienten sind sehr selbstunsicher und strahlen dies auch aus. Sie brauchen die sichere Verfügbarkeit anderer und vermeiden unbekannte Situationen und Kontakte. Sie haben größte Angst vor dem eigenen Tod, aber auch dem Tod von Bezugspersonen. Ihr großes Minderwertigkeits- und Insuffizienzgefühl zeigt sich in übertriebenem Sicherheitsverlangen. Spontaneität existiert nicht. Dies führt im Endeffekt zur Vermeidung beruflicher und sozialer Aktivitäten und Kontakte, obwohl eine starke Sehnsucht nach Zuneigung und Akzeptiert-werden besteht.

Biographie: Die Herkunftsfamilie beansprucht die volle Loyalität und spendet dafür Schutz. Eventuell haben diese Menschen schon früh eine Erfahrung von Trennung und Verlust gemacht oder sie hatten eine überängstliche Mutter.

Abgewehrt wird die Wut über die Erfahrung einer unsicheren Bindung. Lustvolle Exploration und Expansion wird gehemmt.

Abwehrmechanismen sind die Verleugnung von schmerzlichen Aspekten der Realität und die Verschiebung des immer drohenden Selbstverlustes auf soziale Situationen (z. B. Agoraphobie) oder den eigenen Körper (Hypochondrie). Eigene abgewehrte aggressive Impulse werden in fremde Situationen externalisiert, die dann als feindselig und bedrohlich erlebt werden.

Gegenübertragung: Der Therapeut erlebt zuerst Anteilnahme, dann Hilflosigkeit.

Besonders vulnerabel sind die Patienten für (drohenden) Verlust von Sicherheit spendenden Objekten (z. B. die Eltern, aber auch der Therapeut). Jede Art von Veränderung, vor allem, wenn sie sich der eigenen Kontrolle entzieht, macht Angst.

Das Motto „wasch mich, aber mach mich nicht nass“ passt āyurvedisch zu einer Vāta-Kapha-Konstitution: Vāta prescht zwei Schritte vor, Kapha geht drei Schritte zurück. Auf die Mahāguṇas bezogen besteht ein unlösbarer Konflikt zwischen Rājas und Tāmas. Diese Unentschiedenheit und Hilflosigkeit führen beim Therapeuten zur Gefahr, zu viele Ratschläge geben zu wollen. Damit wird jedoch die Abhängigkeit gefördert. Der Therapeut muss die Hilflosigkeit aushalten und die rājasischen Qualitäten fördern, über die sich dann auch Sāttva entwickeln kann.

Unter Vānaspatya wird die Qualität „ängstlich“ beschrieben, aber auch „liebt nur einen Ort“, was für den Mangel an Exploration spricht. Auch Mātsya wird als „ängstlich“ eingestuft. Die „verbietende Haltung“ von Pāśava passt zum vermeidenden Charakter. Unter den Rājas-Typen werden Sārpa und Paiśāca als feige tituliert. Paiśāca gilt sogar als „ängstlich“. Dies spricht dafür, dass ängstlich/vermeidende Menschen, wenn sie in die Ecke gedrängt werden, Rājas in Form von Wut entwickeln können. Diese Wut kann sich nach außen, aber gegen sich selbst richten. Daher muss die Therapie sehr behutsam erfolgen, d. h. die rājasischen Qualitäten sollten nur in jeweils erträglicher Dosis gefördert werden.

Abhängig/dependent

Die Patienten sind anklammernd, brav, geradezu unterwürfig. Sie suchen Rat und Führung und verhalten sich blind vertrauend, passiv. Sie erlauben anderen, Entscheidungen für das eigene Leben zu treffen und äußern kaum eigene Bedürfnisse. Abhängige haben Angst alleine zu sein oder verlassen zu werden. Es bestehen Gefühle der Hilflosigkeit und Inkompetenz.

Biographie: häufig benötigt die Mutter das Kind als von ihr abhängiges Selbst-Objekt und behindert seinen Erwerb von Kompetenzen. Das Kind (auch als Erwachsener) muss befürchten, den Schutz und die Zuneigung der Mutter zu verlieren, wenn es sich von ihr weg auf Dritte zu bewegt.

Abgewehrt werden Autonomiebestrebungen, aber auch die Wut über die Behinderung der Autonomie.

Abwehrmechanismen sind die Verleugnung eigenständiger Bedürfnisse und negativer Gefühle. Die Patienten regredieren (werden zum Kleinkind). Suchtmittel (Drogen) werden als Ausweg eingenommen.

Gegenübertragung: Abhängige sind zuerst angenehm, unproblematisch, dann lästig, anstrengend. Es wird mühsam, die Therapie zu beenden.

Besonders vulnerabel sind sie für Verlust. Die Autonomieentwicklung Anderer (z. B. der eigenen Kinder) machen ihnen Angst.

Abhängige

sind Tāmas zuzuordnen, da die Passivität überwiegt. Es besteht ein Mangel an Selbstbewusstsein, Ich-Bewusstsein, Rājas; aber auch ein Mangel an Willenskraft und Selbstvertrauen. Eine typisch āyurvedische Therapie zur Stärkung der Willenskraft ist der Stirnguss. Bei Abhängigen ist das eigene, klare Denkvermögen eingeschränkt, geradezu verschlackt (Āma im Geist, s. u.). Diese Schlackenstoffe müssen entfernt werden. Das kann über körperliche Therapie (z. B. scharfe Gewürze verwenden), aber auch über Psychotherapie (z. B. Stirngüsse) geschehen.

Pseudounabhängig

Der Pseudounabhängige gibt sich betont autonom und autark, will von niemand abhängig und in seiner Entscheidungsfreiheit eingeschränkt sein. Dennoch sehnt er sich nach Geborgenheit, Schutz und Orientierung, möchte aber niemals spüren, wie klein und abhängig er ist. Pseudounabhängige Patienten können sich Zuwendung nur durch Entwicklung von Symptomen holen (sekundärer Krankheitsgewinn).

Biographie: Anlehnungs- und Abhängigkeitswünsche des Kindes wurden von Eltern nicht ausreichend befriedigt. Die Eltern haben vom Kind früh ein hohes Maß an Selbständigkeit erwartet. Durch selbständiges Verhalten gelang es dem Kind, Zuwendung und Anerkennung der Eltern zu gewinnen.

Abgewehrt werden Abhängigkeits- und Geborgenheitswünsche, aber auch die Wut über die Frustration von Abhängigkeitswünschen (ähnlich wie bei „Abhängig/dependent").

Abwehrmechanismen sind Abspaltung, Verleugnung von Abhängigkeitswünschen, Regression, Somatisierung (Entwicklung körperlicher Symptome).

Gegenübertragung: Der Therapeut fällt zunächst auf die pseudounabhängige Selbstinszenierung des Patienten herein, dann macht er sich jedoch Sorgen, dass der Patient sich nicht gegen äußere Einflüsse wehren kann, oder seine Symptome durch Süchte kompensiert.

Besonders vulnerabel sind Pseudounabhängige sind für den (drohenden) Verlust von Autonomie durch äußere Lebensumstände.

Pseudounabhängige

sind āyurvedisch ähnlich einzustufen wie Abhängige. Die ängstlich – feigen Eigenschaften finden sich überwiegend bei Tāmas (Mātsya und Vānaspatya). Gleichzeitig zeigen sich selbstüberschätzende Züge, die Rājas (Rākṣasa und Āsura) zuzuordnen sind.

Paranoid

Menschen mit paranoider Neurose können äußerlich gut funktionieren, sind jedoch insgeheim misstrauisch. Sie sind sehr verletzbar, nachtragend und feindselig und dadurch tendenziell einsam. Ein Paranoider unterstellt dem Anderen prinzipiell, dass er ihm böse will. Dabei bezieht er alles auf sich, als ob die ganze Welt gegen ihn wäre. Häufig wirken sie wie Gerechtigkeitsfanatiker. Diese Personen können zu überhöhtem Selbstwertgefühl und häufiger, übertriebener Selbstbezogenheit neigen.

Biographie: Es herrscht oft ein Mangel an empathischer Spiegelung des Kindes vor, das von den Eltern wie ein kleiner Erwachsener für Fehler und Missgeschicke in vollem Umfang verantwortlich gemacht und hart bestraft wird. Bedürfnisäußerungen und Affekte müssen unterdrückt werden. Die Eltern waren oft selbst misshandelte Kinder, die Familie sucht sich einen äußeren Feind (projektive Abwehr), dies äußert sich dann z. B. im verallgemeinernden Ausländerhass.

Abgewehrt wird die Sehnsucht nach Vertrauen in die Welt, aber auch eine kritische Auseinandersetzung mit der Härte und Feindseligkeit im eigenen Elternhaus.

Abwehrmechanismen: Die Feindseligkeit innerhalb der Herkunftsfamilie und die eigene Feindseligkeit werden verleugnet und externalisierend auf Fremde projiziert.

Gegenübertragung: Die Patienten werden als anstrengend empfunden und führen zu unterschwelligem Ärger. Der Therapeut muss ständig auf der Hut sein, den Patienten nicht zu enttäuschen.

Besonders vulnerabel sind sie für Enttäuschungen des Vertrauens und Zurückweisung.

Das Unversöhnliche (Rākṣasa),

der fast querulatorische Gerechtigkeitswahn, frisst den Menschen auf, kann aber auch zu ungeahnten Kräften führen („nur mutig, wenn zornig – Sārpa). Ohne Vertrauen kann kein Glück empfunden werden (Preta). Die rājasische Leidenschaft, die Leiden schafft endet in paranoiden Neurosen.

Mānasa Prakṛti im Vergleich zur Neurosen-Disposition

Mānasa Prakṛti	Neurose	Symptome
Preta Satva (Rājas)	zwanghaft, sadistisch	Charakter fügt anderen Schmerzen zu, Handeln ohne nachzudenken
	paranoid	unglücklich
Sarpa Satva (Rājas)	paranoid	nur mutig, wenn zornig
	passiv depressiv	nur mutig, wenn zornig, ansonsten feige
	ängstlich/vermeidend	feige
Sakuna Satva (Rājas)	Borderline	starkes sexuelles Engagement, instabiler Geist, ständig umherstreifend, unangebrachtes Verhalten
	histrionisch	starkes sexuelles Engagement, Leidenschaft, ständig umherstreifend, unangebrachtes Verhalten
Āsura Satva (Rājas)	sadistisch, zwanghaft (anankastisch),	despotisch, denkt fortwährend an Nahrung, Selbstüberschätzung, voller Anhaftung, gnadenlos
	narzisstisch	sieht Fehler in den guten Dingen anderer
	pseudounabhängig	Selbstüberschätzung
Rākṣasa Satva (Rājas)	narzisstisch	Selbstüberschätzung, unerbittliche Wut, schlägt zu, indem er täuscht
	zwanghaft	Selbstüberschätzung, unerbittliche Wut, grausam, arbeitet schwer
	pseudounabhängig	Selbstüberschätzung
	paranoid	Unversöhnlichkeit
Paiśāca Satva (Rājas)	ängstlich vermeidend	feige, ängstlich
	narzisstisch	eitel, „Frauenheld“
Yaksa Satva (Rājas)	histrionisch	sich schmückend, sexuelle Aktivität

Mānasa Prakṛti	Neurose	Symptome
Pāśava Satva (Tāmas)	aktiv depressiv	dumpf, böswillig
	zwanghaft	verbietende Haltung
	ängstlich/vermeidend	verbietende Haltung
	abhängig	dumpf
Mātsya Satva (Tāmas)	abhängig, pseudounabhängig	feige und ängstlich
	Ängstlich/vermeidend	feige und ängstlich
Vānaspatya Satva (Tāmas)	passiv depressiv	faul, Mangel an Leidenschaft, ängstlich, träge
	zwanghaft	Mangel an Pflichten
	ängstlich/vermeidend	ängstlich, liebt nur einen Ort
	abhängig	ängstlich, Mangel an Leidenschaft
	pseudounabhängig	ängstlich

Die āyurvedischen Highlights

Die geistige āyurvedische Konstitution mit ihren Unterarten lässt sich sehr gut mit der westlichen Neurosenlehre vereinen. Beide zeigen eine Disposition zu psychischen Erkrankungen an. Es handelt sich um Veranlagungen, Lebenseinstellungen, Haltungen, die für vorhersagbare Reaktionen auf bestimmte Situationen sorgen. Weder die Mahāguṇas noch die Neurosendisposition sind unveränderlich. Zunächst sollte die Konstitution bewusst erkannt werden, dann kann diese durch die āyurvedische oder westliche Psychotherapie (oder eine Kombination) behandelt werden.
Die oben genannten Pflanzen beziehen sich nicht nur auf Rājas oder Tāmas, sondern können bei diversen psychischen Störungen eingesetzt werden.

3. Kapitel

Entstehungsgeschichte Teil 2

Tanmatras – Elemente

Elementemeditation

Die āyurvedischen Highlights

Entstehungsgeschichte Teil 2

(Fortsetzung der Entstehungsgeschichte aus dem Kapitel der indischen Philosophiesysteme/Sāṃkhya Philosophie/Entstehungsgeschichte Teil 1)

Zu der Verbindung aus Körper, Geist und Seele gibt es weltweit vielfältige Theorien. Meist finden sie sich im Bereich der Philosophie. Im Āyurveda ist dieses Verständnis jedoch für die medizinische Theorie und Therapie von größter Wichtigkeit. In der Bahai Religion findet sich ein ähnliches Gedankenkonstrukt wie im Āyurveda:

Das Verhältnis von Seele und Leib, Bahá'u'lláh

Wisse, dass die Seele des Menschen über alle Gebrechlichkeit des Leibes und Gemütes erhaben und davon unabhängig ist! Dass ein Kranker Schwächezeichen aufweist, rührt von den Schleiern her, die sich bei ihm zwischen Seele und Leib drängen, denn die Seele selbst bleibt unberührt von jeder körperlichen Störung. Denke an das Licht der Lampe! Auch wenn ein äußerer Gegenstand ihre Strahlen unterbrechen kann, so scheint das Licht selbst mit gleicher Heiligkeit weiter. Ebenso ist jede Krankheit des menschlichen Leibes ein Hindernis für die Seele, so dass sie ihre innere Kraft und Stärke nicht äußern kann. Wenn die Seele den Leib verlässt, so wird sie jedoch eine Kraft zeigen und einen Einfluss entfalten wie keine andere Gewalt auf Erden. Jede reine, geläuterte und geheiligte Seele wird eine ungeheure Macht gewinnen und in überschäumender Freude jubeln.

Stelle dir eine Lampe vor, die unter einen Behälter gestellt ist! Sie leuchtet zwar, doch ihr Schein dringt nicht zu den Menschen. Denke ebenso an die Sonne, die von Wolken verdunkelt wird! Siehe, wie ihr Glanz scheinbar abgenommen hat, während die Quelle jenes Lichtes doch tatsächlich unverändert blieb! Die Seele des Menschen gleicht dieser Sonne und alle Dinge auf Erden seinem Leib. Solange kein äußeres Hindernis sie trennt, spiegelt der Leib in seiner Gesamtheit weiterhin das Licht der Seele wider und wird von ihrer Kraft aufrechterhalten. Sobald sich aber ein Schleier zwischen beide legt, scheint die Helligkeit des Lichtes nachzulassen.

Denke wiederum an die Sonne, wenn sie sich ganz hinter Wolken verbirgt! Zwar wird die Erde noch von ihrem Lichte erhellt, aber die Menge des Lichtes, das sie erhellt, ist viel geringer geworden. Erst, wenn sich die Wolken zerstreut haben, kann die Sonne wieder in voller Pracht erstrahlen. Ob nun aber Wolken da sind oder nicht, ist für die natürliche Leuchtkraft der Sonne einerlei. Die Seele des Menschen ist die Sonne, die seinen Leib erleuchtet und ihm Nahrung spendet, und sollte auch dafür angesehen werden.

Beobachte auch, wie die Frucht, bevor sie wächst, als Anlage im Baume liegt! Würde der Baum in Stücke gehauen, so könnte man doch keine Andeutung und nicht das kleinste Stückchen einer Frucht darin finden. Sobald sie sich aber entwickelt, kommt sie, wie du gemerkt hast, in wunderbarer Schönheit und herrlicher Vollkommenheit zum Vorschein. Manche Früchte erreichen die höchste Entwicklung sogar erst, nachdem sie vom Baume fallen.

Tanmatras

Im Āyurveda wird über das Zusammenspiel von Geist, „individueller Seele“ (Ātman) und Urseele (Puruṣa) die Entstehung der grobstofflichen Elemente und des Körpers erklärt. Sobald die Mahāguṇas (Sāttva, Rājas, Tāmas) aus dem Gleichgewicht geraten, entstehen einerseits die Tanmatras (feinstoffliche Elemente, Sinneswahrnehmungen) und andererseits der individuelle Geist (Mānasa), Sinnesfunktionen und motorischen Fähigkeiten (Indriyas). Aus den Tanmatras entsteht Materie, die anderen Qualitäten bringen Lebendigkeit. Nur die Kombination von beiden Wegen führt zu Lebewesen.

Aus Sāttva entstehen die 5 Sinnesorgane, 5 motorische Organe (Indriyas) und der Geist (Mānasa). Rājas verbindet sich mit Sāttva und Tāmas. Aus Tāmas entstehen über die Tanmatras die 5 Elemente.

Die Tanmatras sind die fünf feinstofflichen Qualitäten der Objekte, bzw. die Objekte der Sinne, welche jedoch noch so subtil sind, dass sie noch nicht wahrnehmbar sind: Klang, Tastbarkeit, Sichtbarkeit, Geschmack, Geruch. Dies sind die feinstofflichen Eigenschaften, welche in einem Objekt vorhanden sind und dieses Objekt dadurch der Wahrnehmbarkeit zugänglich machen. Denn nur das, was wir wahrnehmen, existiert für uns. Daraus entstehen die Wahrnehmungen der Pañcamahābhūtas (fünf Elemente): Ākāśa (Äther, Raum), Vāyu (Luft), Agni (Feuer), Jala (Wasser), Pṛthvī (Erde).

Tanmatras	→	**Mahābhūtas**
Klang	→	Äther
Tastbarkeit	→	Luft
Sichtbarkeit	→	Feuer
Geschmack	→	Wasser
Geruch	→	Erde

Wenn gegen einen Gegenstand geklopft wird, kann über den Klang Rückschluss auf den Raum gezogen werden.
Über den Tastsinn spüren wir die Bewegung der Luft, den Wind.
Sicht wird möglich durch Feuer, Licht, Sonne, eine Form kann erkannt werden.
Wasser ist notwendig, um einen Geschmack wahrzunehmen.
Der Geruch der Blumen kommt von der Erde.

Ākāśa, Äther – Raum

Ausdehnung des Bewusstseins. In allen Körperhöhlen ist Raum. Raum wird für die Kommunikation benötigt (auch Zellkommunikation). Erst ein offener (leerer) Geist ermöglicht Kommunikation.
Zwischen jedem Teilchen befindet sich Raum. Gewebe werden getrennt.
Qualitäten: Abwesenheit von Widerstand, weich, leicht, fein, nicht schleimig, glatt, dringt in feinste Öffnungen.
Wirkungen: Porosität, Leichtigkeit, Weichheit.
Tanmatra: Hörbarkeit. Beziehung zum Hörsinn.
Wirkung: Vyavāyi (systemische Wirkung), Vikāśi (Kanäle werden offengehalten)

Mudra: Mittelfingerspitze mit Daumenspitze verbinden, die verbleibenden Finger gerade halten. Dieses Mudra ist eine Kombination aus dem Ätherelement (Mittelfinger) und der Sonne (Daumen). Es hat die Fähigkeit, alle das Hören betreffende Leiden zu lindern. Da dieses Mudra Spannungen abbaut und den Geist ruhig werden lässt, wird es gern während der Meditation praktiziert. Es ist eine erste Hilfe bei Schwindel und bei Kiefersperre, die manchmal während des Gähnens, in Stresssituationen oder bei Überanstrengung auftritt.

Vāyu, Luft – Bewegung des Bewusstseins
Atmung ist Bewegung der Luft.
Qualitäten: beweglich, leicht, kühl, rau, trocken, nicht schleimig, feinstofflich, reduzierend.
Wirkungen: Bewegung im Körper, gibt dem Körper alle seine Eigenschaften.
Tanmatra: Tastsinn.
Wirkung: Vyavāyi, Vikāśi
Mudra: Zeigefinger im Mittelgelenk beugen, mit der Spitze zum Daumengrundgelenk, mit dem Daumen Zeigefinger nach unten drücken, die anderen Finger so gerade wie möglich halten. Dieses Mudra beruhigt Vāta und löst Winde aus dem Körper. Es hilft bei Schmerzen, lindert Unruhe und kann auch als erste Hilfe dienen. Es reduziert Zittern in den Gliedmaßen.

Durch Bewegung entsteht Reibung
Tejas, Agni, Feuer – Energie, Hitze, Transformation
Nicht nur die Nahrung, sondern alle Sinnesaufnahmen werden verdaut. Verdauung, Interpretation, Wissen.
In jedem Teilchen ist Hitze enthalten.
Qualitäten: heiß, scharf, penetrierend, fein, leicht, trocken, nicht schleimig.
Wirkungen: Hitze, Verdauung, Glanz, Hautfärbung, Entzündung und Beenden der Entzündung, Brennen.
Tanmatra: Sichtbarkeit. Beziehung zum Sehsinn.
Mudra: Ringfinger im Mittelgelenk beugen mit der Spitze zum Daumengrundgelenk, mit dem Daumen Ringfinger nach unten drücken, die restlichen Finger gerade halten. Dieses Mudra hilft bei der Wiederherstellung des Stoffwechsels und der körpereigenen Intelligenz. Es hilft bei der Verbrennung von überschüssigem Körperfett, da es den Stoffwechsel balanciert, kurbelt eine träge Verdauung an und fördert den Appetit. Es verbrennt überschüssigen Schleim.

Jala, Wasser – Verflüssigung des Bewusstseins
Ist ein großes Element im Körper. Verbindet Partikel.
Qualitäten: flüssig, ölig, schwer, kalt, langsam (träge), weich, schleimig. Bewegung entsprechend der Erdanziehungskraft.
Wirkungen: Befeuchtung, Ölung, Verbindung, Weichheit, Vergnügen, Fließen, Weichheit, Sickerung (z. B. Sickerblutung).
Tanmatra: Geschmack. Beziehung zum Geschmackssinn.
Mudra: Spitze des Kleinfingers mit der Spitze des Daumens verbinden, die verbleibenden Finger ausstrecken. Dieses Mudra verbessert die Flüssigkeitszirkulation im Körper. Es hilft bei der Reinigung, Verteilung und Zirkulation von Körperflüssigkeiten und lindert Dehydrierung. Es unterstützt die Heilung von Hautkrankheiten. Es bringt Glanz in den Körper und beugt vorzeitiger Alterung vor.

Pṛthvī, Erde – Solide Basis der Existenz
In jedem Teilchen ist Masse vorhanden.
Qualitäten: schwer, hart, grobstofflich, langsam, stabil, nicht schleimig, fest, rau.
Wirkungen: Wachstum, Kompaktheit, Schwere, Festigkeit, Körperkraft.
Tanmatra: Geruch. Solide Beziehung zum Riechsinn.
Mudra: Daumenspitze mit Ringfingerspitze verbinden, die verbleibenden Finger ausstrecken. Dieses Mudra reduziert das Gefühl der Entwurzelung, Überforderung, Verwirrung und Unentschlossenheit und hilft, sich zu erden. Toleranz und Geduld werden erhöht. Es hilft bei Abmagerung und schwächenden Krankheiten, schützt vor Müdigkeit und Trägheit und erzeugt Lebensenergie.

Hier zur Auflockerung eine kleine praktische Übung zu den Elementen (auf Meditation wird in Teil II noch ausführlicher eingegangen):

Elementemeditation

Während der Meditation auf das dritte Auge konzentrieren. Beim Ausatmen: OM, beim Einatmen: Namah Shivaja, die Chakren von unten nach oben durchgehen.

Daumen	–	Ākāśa (Raum)
Zeigefinger	–	Vāyu (Luft)
Mittelfinger	–	Tejas (Feuer)
Ringfinger	–	Jala (Wasser)
Kleiner Finger	–	Pṛthvī (Erde)

- Mit den Daumenspitzen jeweils das 2 Glied berühren: Ringfinger, kleiner Finger, Zeigefinger, (mit Zeigefinger) Daumen, Mittelfinger. Jeweils 5 Atemzüge.
- Fingerspitzen zusammenführen, dass alle Finger den Daumen berühren und aufeinander zeigen.
- Fingerspitzen beider Hände zusammenführen.
- Handflächen berühren sich, Fingerspitzen nach vorne zeigend.
- Shiva Lingam: rechte Hand oben (Faust, Daumen zeigt nach oben), liegt auf der linken Hand auf. Linke Hand flach, unter dem Bauchnabel.
- Rechte Hand noch oben führen, Daumen auf das Scheitelchakra, Hand bleibt Faust.
- Rechte Hand unter die linke Hand, beide flach, Daumen berühren sich vorne (ausgleichend).
- Linke Hand zur linken Seite führen, Handfläche nach oben offen.
- Rechte Hand am Körper und Gesicht entlang zur linken Hand führen, Hände hohl aufeinanderlegen, pressen. Kann bis zu 10-mal gemacht werden.
- Andere Seite, auch bis zu 10-mal.
- Beide Hände seitlich, Zeigefinger am 2. Daumenglied, Fäuste ballen, ganzen Oberkörper anspannen.
- Entspannungshaltung: Handflächen nach oben geöffnet vor dem Bauch übereinanderlegen, rechte Hand unten, Daumen aneinander, frei atmen und meditieren.

Durch zusätzliches Setzen von Bandas („Verschlüssen“ aus dem Yoga) kann die Wirbelsäule aufgerichtet werden.

Nach dieser Meditation sollte man unbedingt entspannen, z. B auf den Boden legen und jedes einzelne Körperteil spüren.

Die āyurvedischen Highlights

Die Entstehungsgeschichte bis zu den grobstofflichen Elementen wurde abgeschlossen. Die Elemente wurden theoretisch erläutert und anhand einer Meditationsübung erfahrbar gemacht.

4. Kapitel

Grundlage des Lebens

Prāṇa Vāta

Udāna Vāta

Sādhaka Pitta

Pflanzen zu Sādhaka Pitta:

- *Śaṇkhapuṣpī (Convolvulus pluricaulis)*
- *Baldrian (Valeriana officinalis)*

Tarpaka Kapha

Zusammenhang

Majjā Dhātu

Pflanzen zu Majjā Dhātu:

- *Tulsi (Ocimum sanctum)*
- *Kaffee (Cofffea sp.)*

Rasa Dhātu

Pflanze bei Rasa Dhātu:

- *Guḍūcī (Tinospora cordifolia)*

Prāṇa, Prāṇa-vaha-Srotas, Prāṇāyāma, Atmung

Die āyurvedischen Highlights

Grundlage des Lebens

Das menschliche Leben wird als eine Einheit von Körper, Geist und Seele betrachtet. Diese drei Bestandteile stützen sich gegenseitig und sind voneinander abhängig. Zusammen bilden sie die Basis des Lebens.
Um den ewigen Kreislauf der Wiedergeburten zu durchbrechen, müssen Körper und Geist abgelegt werden. Den Körper verliert man am Ende jeden Lebens. Geist und Seele bleiben immer vereint und manifestieren sich in einem neuen Körper. Die Seele ist das Göttliche in uns und gleichzusetzen mit Puruṣa oder Paramātma. Sie ist unvergänglich und unveränderlich.
Der Geist ist zuständig für die Aktivität, das Denken, die Wünsche und Begierden. Er setzt sich aus den drei Mahāguṇas zusammen. In der Bhagavadgīta steht geschrieben, dass selbst wenn Rājas und Tāmas überwunden sind und nur noch Sāttva vorherrscht, Paramātma immer noch nicht erkannt werden kann. Also muss auch Sāttva überwunden (zerstört) werden.

Leben ist die Manifestation der Verbindung von Körper, Geist und Seele. Diese Verbindung (Einheit) zu erhalten, ist der erste Grundsatz des Āyurveda. Geist und Seele sind immer verbunden und unvergänglich. Der Körper ist am anfälligsten, daher muss dieser hauptsächlich behandelt werden.

Solange wir uns noch im Kreislauf der Wiedergeburten befinden, gibt Āyurveda uns eine Hilfestellung, Körper und Geist gesund zu erhalten. Dazu wurde für die körperliche Ebene das Prinzip der Doṣas beschrieben. Der grobstoffliche Körper (Śarīra) ist unsere äußere Form, deren anatomische Struktur und physiologische Aktivitäten detailliert beschrieben werden. Im Āyurveda gilt der Körper als unbewusst und inaktiv.

Die einzelnen Doṣas haben jeweils fünf Unterarten. Hier sollen diejenigen vorgestellt werden, die eine besondere Verbindung zum Geist/der Psyche darstellen.

Prāṇa Vāta

Prāṇa Vāta (das mit dem Geist verbundene, Lebensenergie, die sich vorwärts bewegende Luft)
Prāṇa kann mit „Lebenshauch" übersetzt werden.

Prāṇa Vāta ist direkt mit dem Geist verbunden, kontrolliert durch das Gehirn das Nervensystem und dadurch an erster Stelle Vāta, aber auch die anderen Doṣas.

Der Hauptsitz von Prāṇa Vāta ist vom Kopf bis zum Brustkorb. Herz und Gehirn, die Sinne und der Geist sind in diesem Zusammenhang besonders zu empfehlen.

Seine Funktionen sind Ein- und Ausatmung, Niesen, Schlucken, aber auch die Herztätigkeit (Bewegung und Rhythmus) und die Sinneswahrnehmungen. Grundsätzlich ist prāṇa Vāta zuständig für jeglichen Antrieb, egal ob für muskuläre Tätigkeiten oder für geistige Aktivitäten.

Die Richtung von Prāṇa Vāta geht von außen nach innen. Dies ist am einfachsten zu verstehen am Beispiel der Einatmung, bei der Sauerstoff von außen nach innen gelangt. Tatsächlich bedeutet Prāṇa Vāta im Volksmund „Sauerstoff".

Ist Prāṇa Vāta aus dem Gleichgewicht geraten, schwächt es Sinneswahrnehmungen und verursacht Verwirrung, Atemprobleme, Schluckauf, Ängste, Schlafstörungen, körperliche und mentale Unausgeglichenheit/Unausgewogenheit.

Kräuter, die spezifisch auf prāṇa Vāta wirken, sind Tulsī (Basilikum), Aśvagandhā und Yaṣṭhīmadhu (Süßholz).

Udāna Vāta

Udāna Vāta (das in Gang setzende, die sich aufwärts bewegende Luft)
Udāna: das, was sich nach oben bewegt

Vorwiegend im Brustraum angesiedelt, bewegt sich Udāna Vāta aufwärts vom Nabel zum Herzen, dann zu den Lungen, zu Kehle und Gehirn.
Seine Funktionen umfassen das Sprechen, aber noch unmanifest, d. h. der Gedanke, bevor er ausgesprochen wird, also das Initiieren von Prozessen und Aktivitäten. Prayatna bedeutet Bemühung, Anstrengung, Eifer, unmanifestierte Bewegung, unwillkürliche Bewegung.
Außerdem ist es verantwortlich dafür, den Geist mit Energie zu versorgen und so Enthusiasmus zu erzeugen.
Prinzipiell ist Udāna Vāta die entgegengesetzte Richtung zu prāṇa Vāta.

Gestörtes Udāna Vāta verursacht Husten, Blutandrang, Probleme bei der Ausatmung, Stottern und andere Sprachstörungen, Unentschlossenheit und Schwierigkeiten, angemessen zu reagieren.

Kräuter, die spezifisch auf Udāna Vāta wirken, sind Yaṣṭhīmadhu (Süßholz, s. o.), Vacā (Kalmus, siehe 21. Kapitel) und Brāhmī (Wassernabelkraut, s. o.).

Sādhaka Pitta

Sādhaka Pitta (der an sich arbeitende)
Sādhana = Meditation

Sādhaka Pitta sitzt im Herz und im Gehirn. Diese beiden Organe sind eng über Kanäle (saiya vaha Srotas) miteinander verbunden. Wissen muss im Herz verarbeitet werden. Das Herz ist der Sitz des Bewusstseins (Cetanā), des Erkenntnis- und Entscheidungsorgans (Buddhi) und von Mānasa (Geist, Psyche und Gefühlszentrum). Ein Konflikt zwischen Herz und Gehirn kann zu Herzerkrankungen und zu psychosomatischen Störungen führen, wobei āyurvedisch alle Krankheiten als psychosomatisch angesehen werden.

Sādhaka Pitta umfasst einen Teil des Nervensystems und der Sinne. Es hilft bei der Verdauung von Ideen und Gedanken, sorgt für Unterscheidungen, gibt Bewusstsein und kontrolliert das Denken, Lernen und Verstehen. Sein Wirken ist auch mit den Emotionen von Mitgefühl und Liebe verbunden. Es ist verantwortlich für Aspekte wie Begehren, Entschlossenheit, Intelligenz, Zufriedenheit, Motivation, Selbstvertrauen, Gedächtnis, emotionales Gleichgewicht und sogar Spiritualität. Sādhaka Pitta verbindet Herz und Verstand miteinander, sodass diese miteinander kommunizieren können.

Ein gestörtes Sādhaka Pitta kann zu wilden Stimmungsschwankungen führen, von Reizbarkeit über Launenhaftigkeit bis zu Wut und Traurigkeit. Auch ist es mit zuständig für Konzentrationsschwierigkeiten und Schlaflosigkeit.

Kräuter, die spezifisch auf Sādhaka Pitta wirken, sind Brāhmī (Wassernabelkraut, s. o.), Śaṇkhapuṣpī (Ackerwinde), Tagara (Baldrian), Aśvagandhā (Withania somnifera, s. o.) und Śatāvarī (Spargelwurzel, s. o.). Einige davon sind bereits bekannt. Die restlichen werden im Folgenden vorgestellt.

Pflanzen zu Sādhaka Pitta:

Convolvulus pluricaulis, Śaṇkhapuṣpī

Die deutsche Variante ist Convolvulus arvensis (Ackerwinde) und gilt als leicht giftig, daher nicht essbar. Sie spielt heute in der Heilkunde keine Rolle.

Śaṇkhapuṣpī gilt als bestes Rasāyaṇa (Tonikum) für das Gehirn und die Nerven, es fördert den Intellekt (Medhya) und wirkt angstlösend und leicht sedativ. Somit kann es über seine Wirkung auf Sādhaka Pitta bei Herz und Hirnerkrankungen eingesetzt werden. Auch bei Stress, viel geistiger Tätigkeit, Epilepsie, Geisteskrankheiten, Wahnsinn, Lernschwäche, Aufmerksamkeitsmangel, Schlafstörungen und allen neurodegenerativen Erkrankungen wie z. B. Alzheimer ist diese Pflanze geeignet. Śaṇkhapuṣpī verstärkt die geistige Klarheit.

Es gibt eine schöne Legende zur Ackerwinde:

Einem Fuhrmann blieb der schwer mit Weinfässern beladene Wagen im Schlamm stecken. Trotz aller Mühe bekam er ihn nicht wieder los. Zufällig kam die Muttergottes daher und sah seine Not. Da sprach sie zu ihm: „Ich bin müde und durstig, gib mir ein Glas von dem Wein und ich werde dir helfen.“
„Gern gebe ich dir zu trinken, gute Frau“, antwortete der Fuhrmann, „aber ich habe keinen Becher, worin ich dir einschenken könnte.“
Da brach Maria die weiße Blume einer Zaunwinde und benutze den Blütenkelch als Trinkbecher. In dem Augenblick war der Wagen wieder frei. Die roten Streifen, die der Wein in dem Blütenkelch hinterließ, blieben aber erhalten.

Baldrian, Valeriana officinalis

Der indische Baldrian (Tagara, Valeriana wallichii) ist in der Wirkung dem europäischen Baldrian sehr ähnlich.

Verwendet werden das Rhizom und das ätherische Öl. Das ätherische Öl ist allerdings für den charakteristischen (unangenehmen) Geruch zuständig.

Wirkungen: schmerzlösend, krampflösend, muskelentspannend, beruhigend, angstlösend, Förderung der Schlafbereitschaft, konzentrations- und leistungsfördernd

Die verschiedenen Baldrianarten sind sich in ihrer Wirkung sehr ähnlich: beruhigend, angstlösend, Förderung der Schlafbereitschaft, konzentrations- und leistungsfördernd, schmerzlindernd und muskelentspannend.

Durch klinische Studien sind viele Wirkungen gesichert: Abnahme der zentralen Hyperreaktivität, Verkürzung der Einschlafzeit, Verbesserung der Schlafqualität mit Verminderung des nächtlichen Aufwachens, Verbesserung der Tagesbefindlichkeit

Allerdings sollte Baldrian über zwei bis vier Wochen eingenommen werden, um eine Wirksamkeit zu erreichen. Bei Unterdosierung kann es zu paradoxen (entgegengesetzten) Reaktionen kommen, z. B. einer Aktivitätssteigerung.

Baldrian wird vor allem als Tagessedativum bei Unruhezuständen aufgrund starker psychischer Belastung eingesetzt. Er zeigt eine gute Wirksamkeit auf der psychischen Ebene.

Baldrian kann als Tee getrunken oder als Badezusatz verwendet werden. Aber es gibt auch eine große Auswahl an Fertigpräparate: z. B. Convergal Kps., Euvegal, Hovaletten, Kytta Sedativum, Sedonin

Baldrian kann die Reaktionsfähigkeit beeinträchtigen (durch Kombination mit Alkohol noch verstärkt). Bei Unterdosierung kann es zu paradoxen (entgegengesetzten) Reaktionen kommen. Baldrian benötigt einen Spiegel und muss daher regelmäßig genommen werden.

Erst seit dem ausgehenden 18. Jh. (Hufeland) ist die Indikation Unruhezustände und Schlafstörungen bekannt. Nur eine kurze Erwähnung im „Lorscher Arzneibuch“ im 8. Jh. deutet dieses Einsatzgebiet schon vorher an:

> ***Allzuviel Schlaf gleicht es mit Wachen aus, bei übermäßiger Schlaflosigkeit sorgt es für den entsprechenden Schlaf, es befreit von Erschöpfung, nimmt die Trägheit…***

Im „Kleinen Destillierbuch“ von 1500 wird Baldrian Eheleuten, die sich nicht vertragen empfohlen. Im 18. Jh. werden sämtliche vorige Indikation gestrichen, lediglich Unruhe und Schlafstörungen bleiben bestehen, Kneipp fügte noch Schmerzen hinzu.

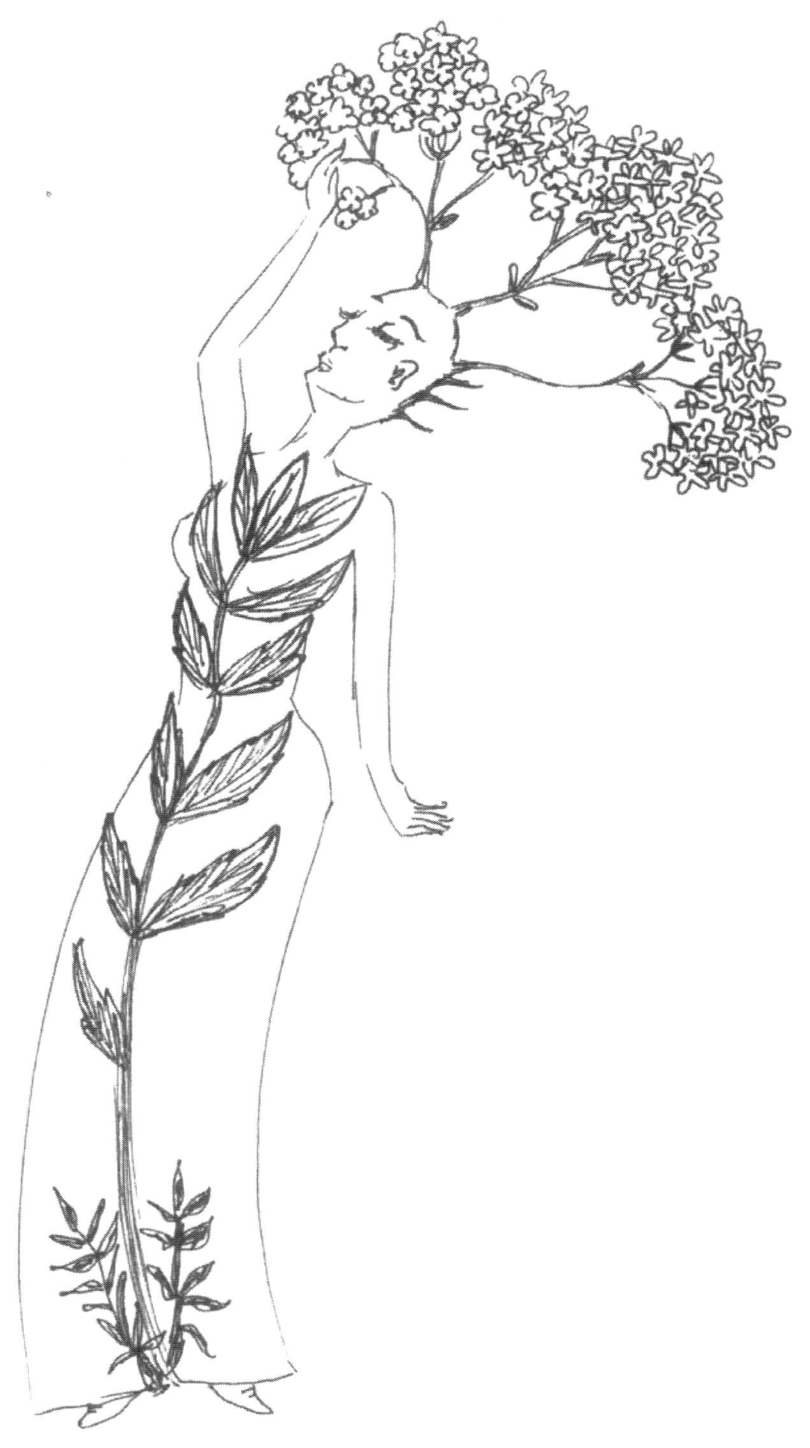

Tarpaka Kapha

Tarpaka Kapha (das Kopf Kühlende)
Tarpanam = Nährend, Nahrung, zufriedenstellen

Tarpaka Kapha sitzt im Kopf, z. B. in der Form des Liquors (Hirnflüssigkeit). Es nährt das Gehirn und die Sinnesorgane und hilft dem Gehirn, in den ganzen Körper zu fließen (z. B. als Nervenzellen, welche Informationen vom und zum Gehirn leiten). Da Tarpaka Kapha insgesamt kühlend wirkt, hilft es, einen kühlen Kopf zu bewahren und befeuchtet das Nervensystem.

Ein ausgeglichenes Tarpaka Kapha ist wichtig für das reibungslose Arbeiten des Gehirns sowie für die ordnungsgemäße Funktion aller Sinnesorgane. Außerdem schützt es die empfindliche Membran der Nebenhöhlen.

Ein Ungleichgewicht von Tarpaka Kapha kann sich in schwacher Gehirnaktivität und verzögerter geistiger Entwicklung manifestieren. Es können auch neurologische Störungen mit Beeinträchtigung der Sinneswahrnehmungen beobachtet werden.

Kräuter, die spezifisch auf Tarpaka Kapha wirken, sind die bereits vorher erwähnten: Brāhmī (Wassernabelkraut), Śaṇkhapuṣpī (Ackerwinde), Aśvagandhā, Süßholz und Śatāvarī (Spargelwurzel).

Die Doṣa-Unterarten arbeiten wunderbar zusammen. Prāṇa Vāta transportiert die Information über die Sinnesorgane hinein, Sādhaka Pitta verarbeitet die Information und Tarpaka Kapha speichert sie im Langzeitgedächtnis ab. Z. B. sieht prāṇa Vāta einen Stuhl, Sādhaka Pitta erkennt, dass man darauf sitzen kann und Tarpaka Kapha erinnert sich, dass der Stuhl bequem war. Die reibungslose Funktion jeder einzelnen Doṣa-Unterart und ihr Zusammenspiel sind die Voraussetzung für die gesunde Funktion des Geistes.

Metapher vom Gheetopf

Wird in einen kalten Topf warmes Ghee gegeben, wird der Topf sich erwärmen. Wird kaltes Ghee in einen warmen Topf gegeben, wird Ghee sich erwärmen.
So ist der Zusammenhang von Körper (Topf) und Geist (Ghee).

Der Geist kann über den Körper therapiert werden und umgekehrt. Dies befreit die Patienten manchmal von dem „Makel“, eine Psychotherapie in Anspruch zu nehmen. Sie erhalten körperliche Behandlungen, die aber auf die Psyche wirken. So werden im Āyurveda auch schwere psychische Erkrankungen (wie z. B. Psychosen) durch Pañcakarma Reinigungskuren mit Erfolg therapiert.

Zusammenhang

Prāṇa Vāta

↙ ↓ ↘

Sprache
(unmanifest = Udāna Vāta)

Bewegung
(unmanifest = Pratyama)

Sādhaka Pitta
Tarpaka Kapha

Diese Doṣa-Unterarten haben eine direkte Wirkung auf den Geist, der sich eigentlich aus Sāttva, Rājas und Tāmas zusammensetzt. Hier wirken die Doṣas und Mahāguṇas wunderbar zusammen. Körper und Geist lassen sich nicht trennen.

Ātman (Seele) – Bewusstheit
Mānasa (Geist) - Gedanken
Sāttva
Rājas
Tāmas
Vāta – neurologische Korrelation
Pitta – endokrinologische Korrelation
Kapha – immunologische Korrelation
Struktur (Dhātus/Gewebe, Malas/Abfallprodukte, Srotas/Kanäle)

> Aus der Entstehungsgeschichte heraus muss berücksichtigt werden, dass die Triguṇas **vor** den Tridoṣa entstehen. Daher beeinflussen Störungen der Triguṇas immer auch die Doṣas.

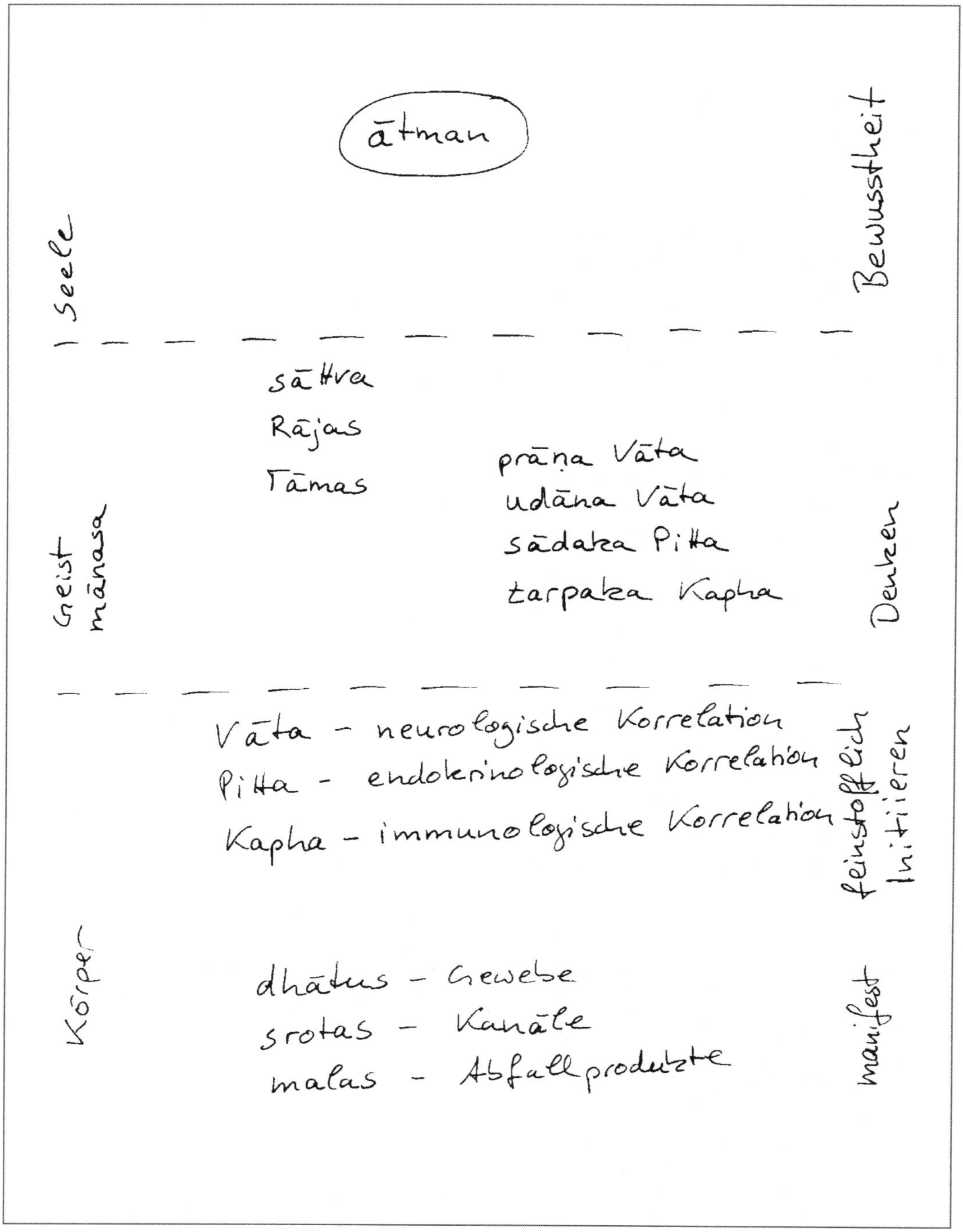

ātman

Seele | Bewusstheit

- - - - - - - - - - - - - - - - -

sāttva
Rājas
Tāmas

prāṇa Vāta
udāna Vāta
sādaka Pitta
tarpaka Kapha

Geist mānasa | Denken

- - - - - - - - - - - - - - - - -

Vāta – neurologische Korrelation
Pitta – endokrinologische Korrelation
Kapha – immunologische Korrelation

feinstofflich initiieren

dhātus – Gewebe
srotas – Kanäle
malas – Abfallprodukte

Körper | manifest

Die Verbindung vom Körper zum Geist beginnt bei Kapha, über Pitta, zu Vāta, zu Tāmas, über Rājas zu Sāttva. Auf der geistigen Ebene findet das Aufbrechen von Tāmas mit der Entwicklung von Rājas, aus der geistigen Trägheit hin zu selbst motivierten Handlungen statt. Darauf folgen die Beruhigung von Rājas und die Entwicklung von Sāttva, aus der selbst motivierten Aktion hin zum selbstlosen Dienst. Das Ziel ist die Vervollkommnung von Sāttva vom selbstlosen Dienst hin zur Meditation.

Die Verbindung vom Geist zum Körper läuft genau in die andere Richtung. Allerdings vermischen sich die Doṣas und die Mahāguṇas immer wieder, da die Doṣas auch psychische (feinstoffliche) Anteile und die Guṇas auch grobstofflich – physiologische Anteile haben. In diesem Konstrukt liegt die Begründung, dass nach āyurvedischer Sichtweise alle Erkrankungen psychosomatisch oder auch somatopsychisch sind. Körper und Geist (Doṣas und Guṇas) sind untrennbar mit einander verwoben.

Āyurveda vertritt die Ansicht, dass sich Svastha (der gesunde Zustand des Verweilens im Selbst) nur dann in einem glücklichen, erfüllten Leben offenbaren kann, wenn der Mensch sowohl physisch als auch mental wohlauf ist. Nur wenn die Lebensqualität auf beiden Ebenen hoch ist, vermag er in seiner spirituellen Disziplin durchzuhalten und damit die Gesundheit erhalten.

Doṣas	Tāmasisch	Rājasisch	Sāttvisch
Vāta	Verwirrung, keine Richtung, unentschieden, Traurigkeit, Sorge, unreligiös, unsicher, depressiv streitsüchtig, selbstmordgefährdet, sexuelle Perversion	Hyperaktivität, Furcht, Nervosität, Ängstlichkeit, nicht geerdet, gestresst, neidisch, unruhig, unzuverlässig, unruhiger Geist, geschwätzig	Klar, kreativ, Leichtigkeit, Enthusiasmus, energetisch, flexibel, anpassungsfähig, an Initiativen orientiert, positive Einstellung
Pitta	Wut, hasserfülltes Verhalten, Neid, Eifersucht, zerstörerisch, nachtragend, Psychopath, kriminelle Tendenzen	Aggressivität, Wettstreit, Kraft, Prestige, tapfer, selbst-lobend, stolz, egoistisch, abenteuerlich, ehrgeizig, kontrollierend	Wissen, Verstehen, Verständnis, Wiedererkennen, Anführer, brillant, intelligent, diskriminierend, klar, freundliche Einstellung, ehrlich, liebt Parfum, Schmuck und Kälte
Kapha	Tiefe Verwirrung, Depression, Koma, Bewusstlosigkeit, lethargisch, stumpfsinnig, schläfrig, unsauber, unsensibel	Anhaftung, Gier, Besitzsucht, neidisch, materialistische Einstellung, kontrollierend	Liebe, Hingabe, Vergeben, gut mit Wissen und Wissenschaft ausgestattet, zufrieden, ruhig, beständig, friedvoll, geduldig, kraftvoll, stabil, konstant, treu, religiös, kontrolliert Wünsche, Wut, Gier, Stolz, Verwirrung und Neid
Körperlich	Kapha-Störung, Diabetes, Sinusitis, respiratorische Kongestion, Krebs	Vāta und Pitta-Störung, Säure, Geschwüre, Schlafstörungen, Hypertonie, Herzerkrankungen	Alle drei Doṣas sind balanciert, Kraft, Ausdauer, minimale Krankheitsmöglichkeit,
Mental	Emotionale Instabilität, Angst, Depression, Neid, Gier, Lethargie, Stumpfsinn	Angstzustände, Wahnvorstellung, Halluzinationen, rebellische Einstellung	Klar, fokussiert, bessere Leistung, dynamisch, friedlich, freundliche, hilfsbereite Einstellung, mitfühlend

Majjā Dhātu – Knochenmark und Nervengewebe

Wird der Begriff „psychische Erkrankungen" mit „nervlichen Erkrankungen" gleichgesetzt, kommen das Nervengewebe (Majjā Dhātu) und das Gehirn ins Spiel. Gehirn und Herz sind in der āyurvedischen Theorie durch Kanäle (Sajya-Vaha-Srotas) miteinander verbunden.

Majjā kommt von der Sanskrit Wurzel Maj, was so viel bedeutet wie sinken. Das Knochenmark ist in den Knochen eingesunken. So erklärt sich auch die Funktion Purāṇa (Fülle), Majjā füllt die Lücken der Knochen und entspricht damit dem Knochenmark. Es füllt auch die die große Lücke zwischen den Schädelknochen und entspricht damit dem Gehirn. Majjā ist somit ein verbindendes Gewebe, über die Nerven ist es wichtig für Sinnesaufnahmen und motorische Bewegungen. Da es eine fettige Qualität hat, vermindert es Reibung (z. B. in Gelenken, aber auch in den Augen) und erleichtert den Stuhlgang.

Da es sich um das sechste Gewebe (Dhātu) handelt und nach der āyurvedischen Theorie die Gewebe nachfolgend aus der Nahrung entstehen, beträgt die Bildungszeit von der Nahrungsaufnahme bis zum fertigen Nervengewebe oder Knochenmark ca. 30 Tage. Das bedeutet, dass auch die medikamentöse oder Ernährungs-Therapie mindestens 30 Tage benötigt, bis sie überhaupt anfängt. Die Regeneration von Nervengewebe geht also sehr langsam von statten. Die modernen Wissenschaften sagen, dass Nervenzellen ca. 2mm pro Tag wachsen, auch das ist vergleichsweise langsam.

Majjā Dhātu hat nicht nur physiologische, sondern auch psychologische Funktionen. Dazu gehören die Funktionen des Gehirns wie z. B. Erinnerung, Lernen, Entscheidungsfähigkeit, Kommunikation, Empfinden (Tastsinn über die Nerven). Aber auch Emotionen wie Fülle, Zufriedenheit, Zuneigung, Hingebung, Mitleid und vieles mehr werden vom Majjā Dhātu gesteuert.

Im Āyurveda hat jedes Gewebe ein Nebengewebe (Upadhātu), was zum selben Zeitpunkt entsteht, aber nicht mehr veränderlich ist (die Gewebe selbst entstehen ja nachfolgend auseinander, wandeln sich also immer weiter um und sind dadurch veränderlich). Beim Majjā Dhātu entsteht als Upadhātu Ashru, die Flüssigkeit, die das Auge äußerlich feucht hält, aber auch die Tränen. Das jeweilige Upadhātu kann meist sehr gut für die Diagnostik eingesetzt werden. Besteht ein Problem mit der Flüssigkeit der Augen (z. B. zu trockene Augen, zu viel Augentränen), bedeutet das im Umkehrschluss, dass eine Störung von Majjā Dhātu vorliegt.

Zusätzlich zum Upadhātu wird auf jeder Dhātu-Stufe auch ein Abfall (Mala) produziert. Das Abfallprodukt vom Majjā Dhātu ist Akshi Vitta Sneha, die Öligkeit in Augen, Haut und Stuhl. Auch hier kann bei einer Störung wieder der Rückschluss auf Majjā Dhātu gezogen werden.

Ist Majjā Dhātu vermehrt, liegt zwar viel davon vor, aber in schlechter Qualität und Funktion. Die führt zu folgenden Symptomen: Schweregefühl in Augen und Körper, Geschwüre und Furunkel an den Gelenken, Osteomyelitis, Synkopen, Trübung und Infektionen der Augen.

Ist es verringert, liegen folgende Mangelsymptome vor: Porosität von Knochen und Knochenmark, Leichtigkeit der Knochen, Gelenkschmerzen, Schwindel, Vāta Krankheiten, Leeregefühl, Ängstlichkeit, Augenränder, sexuelle Schwäche, Bildung von vergrößerten Blutkörperchen mit Zellkern und nachfolgender Gelbsucht, Abmagerung und Schwäche.

Sind die einzelnen Dhātus mit den einzelnen Doṣas verunreinigt, treten spezifische Symptome auf:
Mit Vāta (Majjāgata Vāta): Vergesslichkeit, Schlaflosigkeit, Nervenschmerzen, Parästhesien an Händen und Füßen, Tinnitus, Parkinson, Epilepsie, Hyperaktivität, Nervosität, Tremor, Ängste.
Typische Pflanzen für die spezifische Therapie: Kalmus, Basilikum, Aśvagandhā

Mit Pitta (Majjāgata Pitta): Polyneuropathie, brennende Augen, Pitta-Migräne, Multiple Sklerose, Opticus neuritis (Entzündung der Sehnerven), fokale Epilepsie, Entzündung generell, Fieber und Zorn.
Typische Pflanzen für die spezifische Therapie: Passionsfrucht, Hopfen, Brāhmīghṛt, Śatāvarī, Sandelholz, Rose, Lotus, Enzian, Berberitze, Curcuma

Mit Kapha (Majjāgata Kapha): Morbus Alzheimer, insgesamt Vergesslichkeit und langsame Erinnerung, Hirntumore, Hirn-Tumore, Hypoaktivität, Schwere, Müdigkeit, Asthma, Dumpfheit, Anhaftung.
Typische Pflanzen für die spezifische Therapie: Kalmus, Basilikum, Ingwer, Senf, Salbei

Mantren können eine direkte Wirkung auf Gewebe haben. Für Majjā Dhātu sollte ṣam laut rezitiert werden. Grundsätzlich reicht es auch aus, ṣam zu hören. Der Klang produziert eine Wellenlänge, welche mit Materie in Resonanz tritt und auf Majjā Dhātu heilsam wirkt.

Nährende Nahrungsmittel sind Knochenmark, Öl, Ghee, Nüsse, insbesondere Mandeln und Walnüsse (sehen ja auch aus, wie ein Gehirn).

Stimulierend, anregend auf Majjā Dhātu wirken Kalmus, Tulsī (heiliges Basilikum, Ocimum sanctum), Kampfer, Minze, Salbei, Kaffee, Tee,

Im Āyurveda gibt es das Konzept des „Rasāyaṇa“, was meist als „Verjüngungstherapie“ übersetzt wird. Tatsächlich bedeutet Rasāyana eher so etwas wie „der Transport des Lebenssaftes zu allen Zellen gewährleisten“. Das heißt, dass alle Zellen gut genährt und gesund erhalten werden und damit länger leben. Pflanzen mit Rasāyana Qualität haben in die heutige Sprache übersetzt vermutlich eine antioxidative Wirkung. Für Majjā Dhātu gehören Brāhmī (Wassernabelkraut, s. o.), Vacā (Kalmus), Jaṭāmāṃsī (Narde, s. o.), Śaṇkhapuṣpī (Ackerwinde, s. o.) und Yaṣṭhīmadhu (Süßholz, s. o.) dazu, aber prinzipiell alle „Medhya Rasāyana“ (Rasāyanas für den Geist, werden an späterer Stelle besprochen). Um das Gehirn zu erreichen, sollte als Transportmittel Ghee (geklärte Butter) verwendet werden, weil dies eine Affinität zum überwiegend aus Fett bestehenden Gehirn hat.

Es heißt so schön, dass Majjā Dhātu die Tore der Wahrnehmung darstellt. Die Sinnesorgane bestehen aus Majjā Dhātu. Es füllt den Raum mit Verständnis. Die höhere Funktion liegt in der Kommunikation. Majjāgni sorgt für die direkte Verbindung vom Objekt zum Geist. Ist Majjāgni verringert, herrscht Ignoranz. Ist Majjāgni vermehrt, sorgt dies für Unentschlossenheit, Konfusion und Richtungslosigkeit. Ist Majjāgni normal, besteht Klarheit.

Als Erkrankungen von Majjā Dhātu werden folgende genannt:

1) Tamodarshana: kurzzeitige Ohnmachten, Synkopen (aufgrund von Anämie)
2) Murca: Koma
3) Bhrama: Halluzinationen.
4) Parva vedana: Schmerz entlang der Knochenkanten.
5) Parva gourava: Schweregefühl entlang der Knochenkanten.
6) Raktalpata: Anämie

Im Vergleich die griechische Volkskunde: Die Knochen sind so wichtig, weil sie das Knochenmark enthalten, eine Flüssigkeit, welche mit dem Gehirn und dem männlichen Samen in Verbindung steht. Das Knochenmark versinnbildlicht die Lebenskraft eines Lebewesens, seinen Fortbestand über Generationen. Es stellt die Fruchtbarkeit und die Nachkommenschaft sicher. Es ist das Zeichen, dass man als Individuum nicht alleinsteht, sondern Kinder gebären kann. Auch hier wird die Verbindung von Knochenmark und Gehirn betont, wie im Āyurveda.

Pflanzen zu Majjā Dhātu:

Basilikum, Ocimum sanctum, Tulasī, Tulsī

Alle Basilikum Sorten haben ähnliche Wirkungen. Im Āyurveda wird überwiegend Ocimum sanctum verwendet. Das heilige Basilikum ist Viṣṇus (einer der drei Hauptgötter des Hinduismus, der Welterhalter) Pflanze und wird vor den Viṣṇu Tempeln angebaut. Da Kṛṣṇa eine Inkarnation Viṣṇus ist, gehört Tulsī natürlich unbedingt zu ihm und wird von den Hare Krishna Anhängern kultiviert.

Wenn die Pflanze noch klein ist, werden Stängel und Blätter, sonst nur die Blätter verwendet. Sie gilt als eine der besten stressverringernden Pflanzen, sicher auch aufgrund ihrer Heiligkeit.

In Indien gilt Tulsī als Hausmittel bei Erkältungen. Es werden diverse medizinische Wirkungen angegeben, wie z. B. fiebersenkend, appetitanregend, schweißtreibend usw., die aber nicht sehr stark ausgeprägt sind. Eher die Sāttva-vermehrende Wirkung, welche unter anderem auch die mentale Ausdauer stärkt, ist hervorzuheben. Sie wirkt stimmungsaufhellend und entspannend und hat sich gerade in stressigen und hektischen Tagen bewährt.

Tulsī kann als Saft oder Tee getrunken oder als Pulver eingenommen werden. Die sāttvische Wirkung entfaltet sich auch, wenn die Samen als Halskette getragen werden.

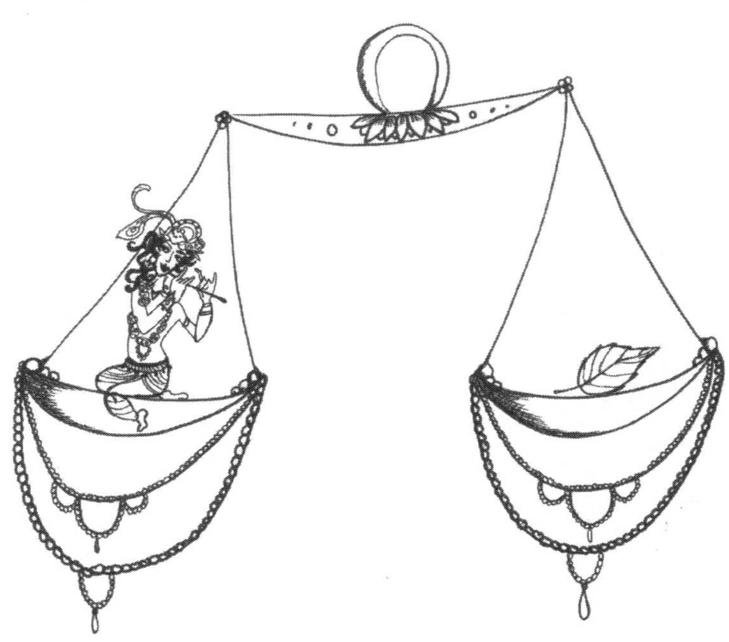

Gemäß einer Legende entstand die Pflanze als Inkarnation der Hindu-Göttin Tulsī, um der Menschheit in Form einer heilenden Pflanze zu dienen und als Nachweis ihrer Liebe zu Gott. Tulsī erscheint in vielen Geschichten und heiligen Schriften.

Es gibt eine sehr schöne Legende zu Kṛṣṇa:

Er wollte seinen Wert messen und legte sich auf die Waagschale einer Pendelwaage. Die Bewohner des Dorfes sollten Wertgegenstände in die andere Waagschale legen, von denen sie glaubten, dass sie Kṛṣṇas Wert entsprächen. Die Menschen legten ihr ganzen Gold und Geschmeide auf die Waage, aber Kṛṣṇa war immer schwerer, die Waage war nie ausgeglichen. Endlich kam eine alte weise Frau auf die Idee, das ganze Gold zu entfernen und stattdessen ein einzelnes Tulsī-Blatt in die Waagschale zu legen und – schwups – waren die Waagschalen auf gleicher Höhe. Somit hat Tulsī den gleichen Wert, wie Kṛṣṇa. Wird eine Tulsī-Pflanze gegossen, ist das wie ein Gottesdienst. Wer Tulsī anschaut, schaut in das Angesicht Gottes.

Eine weitere Sage beschreibt, wie die Tulsī Pflanze auf die Erde kam:

Aus dem Schweiß Mahadevas wurde Jalandhar (Jala = Wasser) geboren. Dieser vollbrachte viele heilige Handlungen und Kasteiungen, so dass Viṣṇu ihn segnete, indem er ihm die Gabe gab, sich unsichtbar zu machen vor Göttern und Dämonen, solange seine Frau ihm treu blieb. Jalandhar war glücklicherweise mit Tulsī verheiratet, welche für ihre unglaubliche Treue bekannt war. Jalandhar wurde nun durch diese Gabe arrogant und begann die Menschen zu quälen. Die Menschen wandten sich in ihrer Not um Hilfe an Viṣṇu. Viṣṇu erklärte ihnen, die einzige Möglichkeit, Jalandhar zu besiegen bestünde darin, seine Frau zur Untreue zu bewegen.
Nachdem die Menschen in allen Versuchen, Tulsī zur Untreue zu bewegen gescheitert waren, musste wieder Viṣṇu zu Hilfe kommen. Er verwandelte sich in ein Abbild Jalandhars und verführte auf diese Weise dessen Frau Tulsī. Dadurch konnte Jalandhar leicht getötet werden. Als Tulsī herausfand, wie übel sie hinters Licht geführt wurde und auch noch zur Witwe gemacht wurde, obwohl sie Viṣṇu immer loyal gedient hatte, konfrontierte sie Viṣṇu damit. Erst versuchte Viṣṇu, sich herauszureden, dass, um Schlechtes zu vernichten, manchmal Gutes geopfert werden muss. Aber er hatte doch ein schlechtes Gewissen. Daher garantierte er ihr, dass sie von Frauen auf ewig für ihre Treue gegenüber ihrem Ehemann angebetet werde und unsterblich sein werde. Tulsī war daraufhin zufrieden und beging Sati (ließ sich mit ihrem Mann verbrennen). Aus ihrer Asche wuchs die Tulsī Pflanze.

Yanmule sarvatirhāni	*Ich beuge mich nieder vor Tulsī*
Yannagre sarvadevatā	*An dessen Wurzel alle heiligen Plätze sind*
Yanmadhye sarvavedāṣa	*An dessen Spitze alle Götter wohnen*
Tulasi tām namāmyaham	*In dessen Mitte die Veden wohnen.*

Kaffee, Coffea spp.

Die Frucht wird Kaffeekirsche genannt, sie ist erst grün, dann rot, zuletzt violett. Eine Frucht enthält meist zwei Kaffeebohnen. Unter Kaffee versteht man die fast vollständig von der Samenhaut befreiten rohen (Rohkaffee) oder gerösteten (Röstkaffee), ganzen oder zerkleinerten Samen (Bohnen) mehrerer in Kultur genommener Coffea-Arten.

Koffein ist ein Xanthinderivat, das strukturelle Ähnlichkeit mit Theophyllin und Theobromin hat (sie sind Abbauprodukte des Koffeins). Somit haben schwarzer Tee und Kakao eine ähnliche Wirkung wie Kaffee. Die Bioverfügbarkeit beträgt 90-100% (Kaffee wird fast vollständig aus dem Magen-Darm-Trakt resorbiert). Die maximale Plasmakonzentration wird nach einigen Minuten erreicht. Somit wirkt er sehr schnell. Die Plasmahalbwertszeit (Zeit in der nur noch die Hälfte der Kaffee-Konzentration im Plasma vorliegt) liegt bei 3-5 Stunden, kann jedoch insbesondere zusammen mit Alkohol ansteigen, d. h. Alkohol verlängert die Wirkung.

Die zugeschriebenen Wirkungen sind vielfältig. Offensichtlich wird Kaffee von Pharmakologen und Forschenden sehr gerne und viel konsumiert, denn es gibt ausgesprochen viele Studien mit überwiegend positiven Wirkungen:

- anregend, stimuliert das Nervensystem, regt die Herztätigkeit an, steigert kurzfristig den Blutdruck und die Körpertemperatur, stimuliert die Muskeltätigkeit
- regt die Verdauung an
- fördert die Harnbildung
- hebt die Stimmung
- fördert die Aufmerksamkeit, steigert die Konzentration
- beeinflusst den Schlaf
- Blockade der Adenosin-Rezeptoren, dadurch vermehrte Ausschüttung von Neurotransmittern, dadurch Erleichterung der Erregungsweiterleitung
- Zentral erregende Wirkung bereits bei geringer Dosis
- Entzündungshemmend durch Hemmung der Prostaglandinsynthese
- Erhöhte Freisetzung von Serotonin
- Vermindert den Durchmesser zerebraler Gefäße und dadurch den zerebralen Blutfluss und die Fließgeschwindigkeit, dadurch wiederum schmerzlindernde Wirkung bei Kopfschmerzen

Klinische Studien zeigen, dass die Kombination von Schmerzmitteln mit Koffein die schmerzlindernde Wirkung bei Kopfschmerz oder Migräne verstärkt.

Während der Schwangerschaft kann Coffein über die Plazenta in den Föten übertreten und möglicherweise die ß-Zellen des Pancreas schädigen, woraus ein später auftretender Typ-I-Diabetes resultieren könnte. In der Schwangerschaft sollte auf Kaffee verzichtet werden, da die Wirkungen auf das Ungeborene noch nicht abschließend geklärt sind.

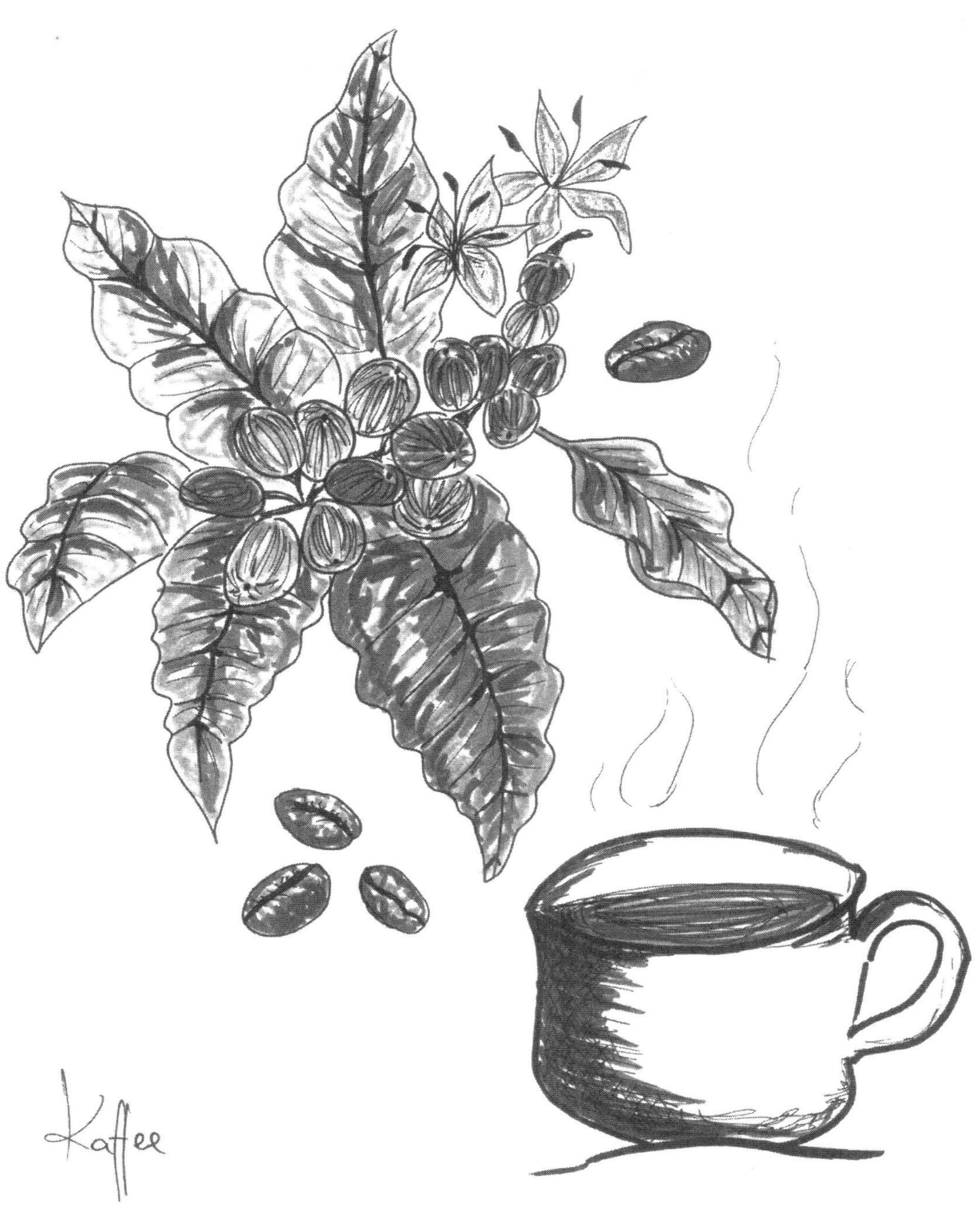
Kaffee

Sobald der Abbau des Coffeins im Organismus beginnt, kommt es zu einer Dämpfung auf mentaler und Verhaltensebene. Eine zunächst unterdrückte Müdigkeit tritt schneller und verstärkt ein, was bei monotonen Tätigkeiten wie beispielsweise dem Autofahren die Gefahr einzuschlafen erhöht. Die Energiereserven sind aufgebraucht. Häufig sorgt Kaffee dafür, dass die körperlichen Grenzen nicht erkannt werden und Körper und Geist ausgelaugt werden.

Chronischer Coffein-Abusus (tägliche Aufnahme von 1,5-1,8g) führt zu Angst, Ruhelosigkeit, Reizbarkeit, Schlaflosigkeit, Zuckungen, Herzklopfen, Extrasystolen (zusätzlicher Herzschlag), Erbrechen, Durchfall, Kopfschmerzen, Beschleunigung der Atmung, Ohrenklingen. Die Symptome klingen meist nach dem Absetzen ab.

Kaffeekohle ist die Pflanzenkohle, welche durch Rösten und anschließendes Vermahlen der grünen, getrockneten Früchte von Coffea-Arten hergestellt wird. Sie zeichnet sich durch die große Oberfläche aus und ist daher ein gutes Mittel gegen Durchfall mit adsorbierenden und adstringierenden Eigenschaften.

Die NASA hat Spinnen diverse Substanzen gegeben und dann beobachtet, wie sie ihre Netze bauen. Das Ergebnis für Koffein ist beeindruckend!

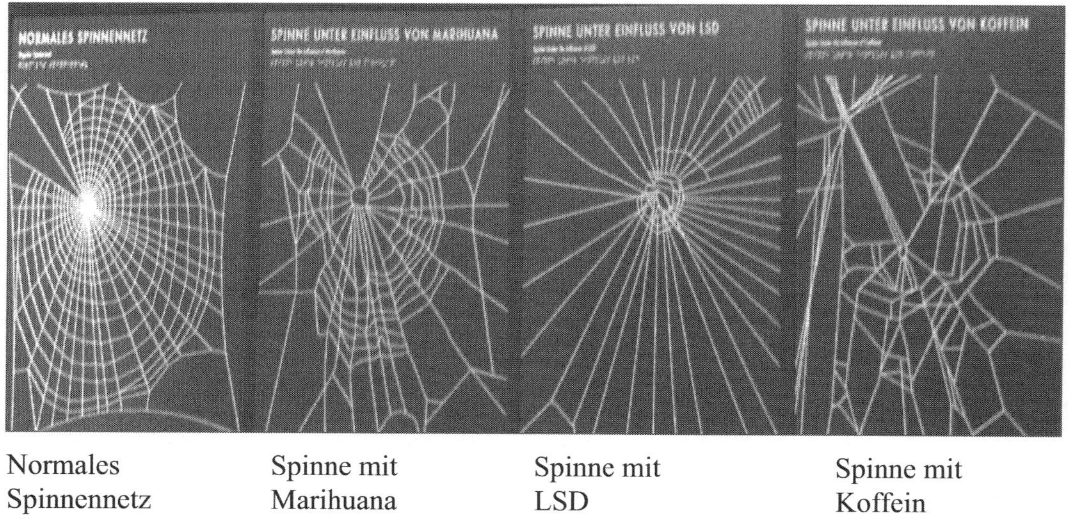

Normales Spinnennetz | Spinne mit Marihuana | Spinne mit LSD | Spinne mit Koffein

Foto im Deutschen Museum München (Sonderausstellung Kaffee) – © Kalyani Nagersheth

Rasa Dhātu

Rasa Dhātu ist das erste Gewebe, welches aus der Umwandlung der Nahrung entsteht. Es enthält alle Nähstoffe, alle Geschmacksrichtungen und alle Qualitäten der Nahrung. Es wird mit Plasma, aber auch Lymphe verglichen und durchströmt den ganzen Körper. Damit nährt Rasa Dhātu auch sämtliche anderen Gewebe des Körpers und könnte auch als „Lebenssaft" bezeichnet werden.

Es findet sich in dem Sanskrit-Begriff Rasāyana (Verjüngung) und sorgt somit für die Gesunderhaltung aller Zellen.

Rasa = Saft, Plasma
Dhātu = Gewebe, strukturelles Körperelement

> ***Der Mensch wird aus Rasa geboren, deshalb wird Rasa das Leben (jīvana) genannt.***
>
> Bhela Samhita Śarira 4.33

Funktion von Rasa Dhātu: Prīñana (Ernährung), nährend, Immunität, Affekt, Vitalität, Freude, Fülle, Erfüllung, Bewegungsfreude, Schönheit. Rasa nährt alle anderen Gewebe und füllt sie auf.

Auf der körperlichen Ebene ist Rasa Dhātu für die Nährung der Zellen, die Vitalität und Immunität zuständig. Auf der psychischen Ebene steht es für die Fülle, Erfüllung, Liebe, Hingabe, Freude, den Enthusiasmus. Gutes Rasa Dhātu stärkt Sāttva und sorgt für eine gesunde Entscheidungskraft. Dadurch können bedrohliche von unbedrohlichen Situationen unterschieden werden und es erfolgt eine adäquate Reaktion.

Ein Mangel an Rasa-Dhātu kann Auslöser verschiedener psychischer Erkrankungen sein. Burn-out (s. u.) und Angststörungen (s. u.) sind hier vorrangig zu nennen, wie an den Symptomen gut zu erkennen ist. Sie können sowohl Verursacher als auch Ergebnis eines Rasa-Dhātu-Mangels sein.

Ursachen für einen Mangel an Rasa-Dhātu:

> ***Übertriebenes Körpertraining, Fasten, Sorgen, zu trockene, ungenügende oder verdorbene Nahrung, Wind und Sonne, Angst, Trauer, austrocknende Getränke, nächtliches Wachen, zu starke Ausscheidung von Kapha (Schleim), Blut, Samen und Unreinheiten (Mala), der Lauf der Zeit und die Besessenheit durch Geistwesen sind als die Ursachen für den Schwund von Körperelementen bekannt.***
>
> CS, Sū. 17. 88-89

> ***Ist die Nährflüssigkeit vermindert, ist der Betroffene unruhig, überempfindlich für Lärm und bereits nach geringfügiger Betätigung ist er außer Atem und der Herzschlag beschleunigt.***
>
> CS, Sū. 17. 76

Symptome vom Rasa Dhātu Mangel: Unruhe, Geräuschempfindlichkeit, Palpitationen (Herzklopfen), Erschöpfung nach geringer Anstrengung, Herzrasen, Muskelzittern, ein Gefühl der Leere in der Herzgegend.

Besonders in Kombination mit verstärktem Vāta-Doṣa fallen die psychischen Symptome auf. Auch bei diesem Beispiel zeigt sich wieder die enge Verknüpfung von Körper und Geist im Āyurveda. Nicht nur in den Symptomen, sondern auch in der Therapie. Eine typische Behandlung von Rasa Dhātu besteht in der Rezitation des Mantras (s. u.) „yam". Yam steht für das Luft Element, es beruhigt Vāta und bringt Zufriedenheit im Herzen.

Rasa wird genährt durch: Granatapfelkerne, Tulsi (indisches Basilikum, s. o.), frischen Ingwer, Datteln, Weintrauben, Śatāvarī (Asparagus racemosus, s. o.), Guḍūcī, Milch.

Pflanzen zu Rasa Dhātu:

Guḍūcī, Tinospora cordifolia

Guḍūcī ist eine indische Malvenart. Von der Kletterpflanze wird der Stängel verwendet. Sie wirkt reinigend, speziell auf Rasa Dhātu, aber auch insgesamt und entfernt Schlackenstoffe durch die Anregung des Verdauungsfeuers. Außerdem zählt sie zu den Medhya Rasāyanas (Verjüngungsmitteln für den Geist). Durch die immunmodulatorische Wirkung steigert Guḍūcī die Abwehrkraft. Sie gilt als stark Sāttva-fördernde Pflanze.

Guḍūcī wird auch Amṛta (Nektar) genannt. Amṛta heißt auch die Unsterbliche, die Pflanze stirbt nie und verleiht Unsterblichkeit. Die Pflanze wird als heilig angesehen, auch aufgrund ihrer Rolle im Ramāyana (einem hinduistischen Götterepos). Mit ihrer Hilfe wurden getötete Kämpfer der Affenarmee wieder zum Leben erweckt.

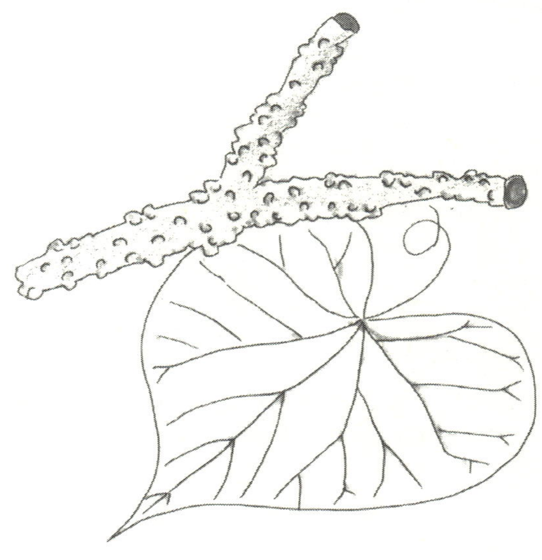

Prāṇa

Prāṇa ist die Lebensessenz, der Lebenshauch, der Atem des Lebens. Ohne Prāṇa ist kein Leben möglich. Prāṇa gilt als Repräsentant des Bewusstseins.

> ***„Prāṇa ist Bewusstsein, Bewusstsein ist Prāṇa. Beide wohnen in diesem Körper vereint, und gemeinsam ziehen sie hinaus."***
>
> Kaushītaki-Upaniṣad

In den Upaniṣaden gibt es eine Geschichte, in der die Sinne sich streiten, welcher den der Wichtigste sei. Sie stellen es fest, indem sie es testen. Zunächst verlässt der Hörsinn den Körper für 24 Stunden. Der Mensch ist taub, lebt aber dennoch weiter. Dann verlässt das Sehen den Körper. Der Mensch ist blind, lebt aber dennoch weiter. Und so geht es weiter. Als aber Prāṇa den Körper verlassen möchte, gehen sofort sämtliche Lebensfunktionen verloren. Prāṇa kann also den Körper gar nicht verlassen.

Der Fluss von Ātman zum Geist wird durch Prāṇa verbunden. Prāṇa transportiert die Sinnesaufnahmen zum Geist (Mānasa). Prāṇa ist die Verbindung zwischen Brahman und Ātman. Die äußerliche Erscheinung von Prāṇa ist die Atmung, die innere Erscheinung ist der Geist (Mānasa). Prāṇa schafft Beobachter und Objekt und verbindet beide.

Prāṇa ist der Fluss der elektrischen Energie aus dem oben genannten Beispiel, die die Glühbirnen zum Leuchten bringt.

Prāṇa hat ähnliche Eigenschaften wie Vāta: mobil, subtil, trocken, leicht. Daher ist auch die wichtigste Vāta-Unterart (Subdoṣa) Prāṇavāta (s. o.), welche alle anderen Vāta-Unterarten steuert. Daher werden Prāṇa und Vāta auch ähnlich therapiert, nämlich durch Atemübungen (Prāṇāyāma, s. u.).
Zu wenig Prāṇa führt zu Atemlosigkeit, Bewusstlosigkeit und Kommunikationsstörungen. Wenn Prāṇa den Körper verlässt, bedeutet das den Tod.

[Zehn Sitze des prāṇa]

Es ist anerkannt, dass es zehn Stellen im Körper gibt, an denen sich die Lebensenergie konzentriert:
- ***die Schläfen,***
- ***die drei Hauptmarmas (Harnblase, Herz und Kopf) (Lebensenergiepunkte)***
- ***die Kehle,***
- ***das Blut,***
- ***das Sperma,***
- ***die Lebensessenz (Ojas),***
- ***das Rektum.***

CS, Sū. 29, 767 ff

In der Caraka Saṃhitā werden zwar die zehn Sitze des Prāṇa aufgeführt, aber grundsätzlich ist Prāṇa in jeder einzelnen Zelle vorhanden, sonst wäre diese nicht lebensfähig.

Ich bin der Atem (Prāṇa). Als den aus Erkennen bestehenden Atman, als Leben, als Unsterblichkeit verehre mich. Der Atem ist Leben und das Leben ist Atem. Denn solange der Atem in diesem Körper weilt, solange weilt auch das Leben.

Kaushitaki-Upaniṣad

In der āyurvedischen Anatomie gibt es Strukturen, die Substanzen durch den Körper leiten. So z. B. die **Prāṇa-Vaha-Srotas:** Prāṇa-, Atem-führenden Kanäle.

Die Prāṇa-Vaha-Srotas sind die Srotas für die Lebensenergie. Ihre Mūlas (Wurzeln) sind das Herz und die Mahāsrotas (der Darm). Ihre Margas (Passagen) sind die Atemwege, wie z. B. die Luftröhre, aber prinzipiell der gesamte Körper, da überall Sauerstoff trans-portiert wird. Die Mukhas (Öffnungen) sind Mund, Nase und die Alveolen (die Lungenbläschen).

Weil der Mūla der Prāṇa-Vaha-Ssrotas im Herzen und im Darm liegt, wird nicht nur die Atmung beeinflusst, sondern auch andere Körperfunktionen werden unterstützt, z. B. Verdauung und Denken (das Herz ist mit dem Gehirn verbunden). Über die Atmung werden sowohl Emotionen abgegeben, als auch Emotionen anderer Menschen aufgenommen. Atmung reguliert die Durchblutung, der Blutdruck kann beeinflusst werden. Ausatmung wirkt beruhigend. Der Prāṇafluss sorgt für die Kommunikation mit höherem Selbst (Ātman). Es heißt, dass sogar die Körperhaltung auf den Prāṇafluss einwirkt. Eine stark abgeknickte Haltung (z. B. beim Hocken mit angewinkelten Beinen) behindert den Fluss und auf jeden Fall die Durchblutung.

Ursachen von Fehlfunktionen der Prāṇa-Vaha-Srotas können das Unterdrücken der natürlichen Bedürfnisse (Husten, Niesen, Gähnen usw.), Trockenheit in den Atemwegen, übermäßige körperliche Anstrengungen („außer Puste geraten") sowie alle Vāta-Störungen verursachenden Lebens- und Essgewohnheiten, da Vāta und Prāṇa eng verbunden sind. Weitere Ursachen sind natürlich Rauchen, Luftverschmutzung, Kṛmi (Erreger wie z. B. Bakterien oder Viren), mechanische und genetische Faktoren.

Beispiele für Fehlfunktion: zu tiefe, eingeschränkte, verstärkte, geräuschvolle, schmerzhafte Atmung (Dyspnoe), pathologische Atemgeräusche, Schwierigkeiten beim Atmen, Koma bis zum Tod. Damit gehören auch Bewusstseinsstörungen, Wahrnehmungsstörungen und Kommunikationsstörungen dazu.
Typische Erkrankungen sind Husten, Schnupfen, Asthma, Schluckauf, aber auch Herz- und Darmerkrankungen.

Ein Rasāyaṇa für die Prāṇa-Vaha-Srotas ist unter anderem Pippalī (Piper longum, langer Pfeffer).

Zu den allgemeinen Therapien für die Prāṇa-Vaha-Srotas gehört unbedingt die Körperhaltung dazu, die im Yoga in den Prāṇāyāma-Übungen (siehe unten) beachtet wird. Spezielle Therapie sind Inhalationen, nasale Instillationen (Nasyas, siehe unten) und die Akupressur bestimmter Marma-Punkte (Vitalpunkte).

Z. B. durch Drücken des Bauchnabels mit allen fünf Fingern gleichzeitig wird Prāṇa beruhigt. Beim Ausatmen sollte der Therapeut möglichst immer tiefer drücken und gleichzeitig die andere Hand auf die Stirn legen.

Prāṇāyāma

Prāṇāyāma sind Atemübungen aus dem Yoga. Generell sollten alle körperlichen Bewegungen im Einklang mit der Atmung durchgeführt werden. Beim Erlernen wird meist zunächst auf die richtige Durchführung der āsanas (Übungen) geachtet. Sobald diese korrekt sind, wird der Atem darauf abgestimmt.

Prāṇa kann mit Atem übersetzt werden. Āyama heißt Transport, Streckung, Dehnung, Ausweitung, Regulierung, Kontrolle. Prāṇāyāma heißt also Verlängerung und Kontrolle des Atems.
Prāṇāyāma ist das bewusste Verlängern der Einatmung, des Luftanhaltens und der Ausatmung. So können Körper und Geist beeinflusst werden. Durch die Einatmung wird die göttliche Energie aufgenommen, durch das Luftanhalten kann diese Energie genossen werden und im Körper wirken, durch die Ausatmung werden schlechte Energie, Gedanken und Emotionen abgegeben. Über Kontrolle des Prāṇa (Prāṇāyāma) kann der Geist kontrolliert werden.

Prāṇāyāma verstärkt Zielstrebigkeit, Willensstärke, Entschlusskraft und ein realistisches Urteilsvermögen. Darüber können die drei Pfeiler des Lebens (Dharma, Artha, Kāma, siehe unten) verwirklicht werden.

Durch Prāṇāyāma wird die Einzelseele wieder mit der göttlichen Seele verbunden.
Prāṇāyāma ist die Zusammenführung von Körper und Geist.

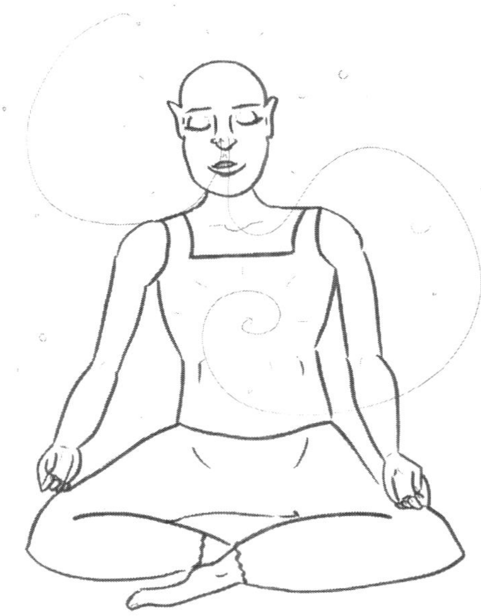

Der natürliche Atemfluss ist gleichmäßig von oben nach unten. So steht es auch in der Yoga Sūtra des Patañjali: lang und fein (Dirgha Sukṣma) soll der Atem beim Üben sein.
Die Beeinflussung von Prāṇāyāma auf die Psyche ist inzwischen gut erforscht und lässt sich wissenschaftlich belegen.

Bewusstes und langsames Atmen sind ein Baustein vieler Entspannungsverfahren. Die am besten erforschte Technik ist die Wechselatmung, eine Übung aus dem Pranayama-Yoga. Dabei holt man abwechselnd langsam durch das rechte und das linke Nasenloch Luft. Atemmeditation mindert Stress und hebt die Stimmung. Hirnscans zeigen, dass sich das Gefühlszentrum im Gehirn beruhigt und die Kontrollinstanz im Stirnhirn aktiv wird. Verlangsamt sich die Atmung über längere Zeit, setzt das parasympathische Nervensystem biologische Reparaturmechanismen in Gang. Das lässt sich schon mit einer einfachen Übung erreichen: elf Minuten lang immer wieder vier Sekunden ein- und sechs Sekunden ausatmen. …
Wenn wir unsere Aufmerksamkeit aber auf den Atem richten und stets zu ihm zurück - kehren, sobald wir gedanklich abdriften, sind wir nicht länger Spielball unserer Gedanken. Dabei sinkt die Aktivität in der Amygdala, dem Gefühlszentrum im Gehirn, und zugleich schaltet sich der Präfrontalkortex, das rationale Kontrollzentrum, vermehrt ein.

Die Entschleunigung des Atems
von Corinna Hartmann, Spektrum – Die Woche, 15/2019

An der Atemtiefe und Frequenz lässt sich der emotionale Zustand ablesen, aber auch beeinflussen. So gibt es z. B. die Empfehlung, Schmerzen oder auch Stress weg zu atmen („einmal tief durchatmen"). Dies geschieht durch Verstärkung des Parasympathikus, einem Teil des vegetativen Nervensystems. Das vegetative Nervensystem ist per Definitionem nicht willkürlich beeinflussbar, aber durch langsames und tiefes Atmen beruhigt es sich, der Herzschlag verlangsamt sich, der Blutdruck sinkt, die Muskeln entspannen. Diese „parasympathische Atmung" besteht im Tiefschlaf und soll im meditativen Zustand gefördert werden. Dabei ist es wichtig, nicht nur flach in die Lunge zu atmen, sondern tief in den Bauch (quasi bis in die Zehenspitzen), weil hierdurch das Zwerchfell stärker eingesetzt wird.

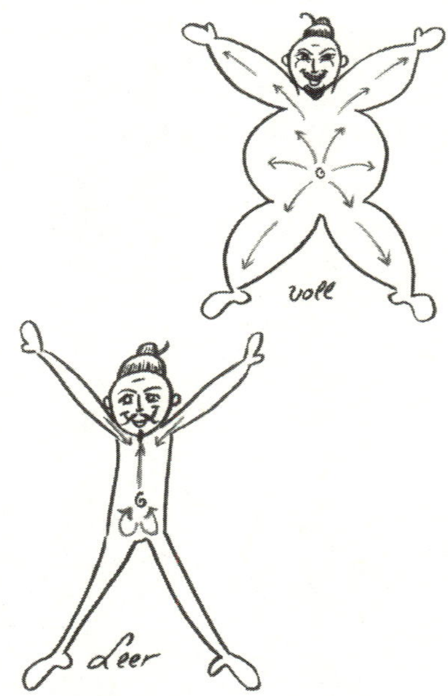

Die Zwerchfellatmung macht ca. 75 % der intrathorakalen Volumenveränderung aus. Die Zwerchfellkuppeln verschieben sich dabei um ca. 1,5 cm. Dies kann durch Perkussion überprüft werden.

Die meisten Menschen atmen flach, sie beanspruchen so das Zwerchfell wenig bis gar nicht. Dies hat die Folge einer geringen Sauerstoffaufnahme und nur die Lungenspitzen werden gefüllt. Es kommt hier zum Verlust der Spannkraft und sogar zur Minderung der Abwehrkräfte.
Richtiges Atmen: Um die Lunge vollständig mit einzubeziehen, bei geschlossenem Mund durch die Nase atmen und unbedingt vollständig ein- und ausatmen.

Atmungsablauf

Einatmung (aktiv)

1) Senkung des Zwerchfells.
2) Unterer Brustkorb bewegt sich von cranioventral nach caudolateral, durch Anhebung der Rippen (äußere Zwischenrippenmuskulatur).
3) Kontraktion der Mm. spinales (Rückenstrecker) und Mm. scaleni (Brustkorbheber) und damit Streckung der BWS.
4) Ausdehnung des Bauchs
5) Atemhilfsmuskulatur

Ausatmung (passiv), vertieft (willkürlich, bewusst, aktiv)

1) Aktives Heranziehen der Bauchdecke zur Wirbelsäule (Bauchmuskeln).
2) Hebung des Zwerchfells
3) Streckung der LWS
4) Senkung des Thorax durch Kontraktion der inneren Zwischenrippenmuskulatur

Einatmung bewirkt immer reflektorisch eine Aufrichtung im oberen Rücken. Ausatmung bewirkt eine Beugung im oberen Rücken und, wenn vertieft, eine Streckung im unteren Rücken.

Durch Verlängerung der Ausatemphase wird die Entspannung verstärkt. Vier Sekunden lang einatmen und sechs Sekunden lang ausatmen. Das ist der Takt, bei dem sie im EEG den stärksten Gleichklang von Atmung und Hirnaktivität beobachteten. Es wurden sogar spezielle Nervenzellen im Hirnstamm gefunden, die sowohl den Atemtakt vorgeben als auch die Balance zwischen Ruhe und Anspannung steuern. Die Atmung synchronisiert die neuronale Aktivität in der gesamten Großhirnrinde und beeinflusst damit kognitive Leistungen, unter anderem die Merkfähigkeit. Bei Mäusen zeigten sich im Hippocampus (Hirnstruktur, siehe unten) zwischen dem Ein- und Ausatmen hochfrequente Spannungsschwankungen (sogenannte „sharp wave ripples"), die anscheinend für die Übertragung von Gelerntem in das Langzeitgedächtnis essenziell sind.

Bewusst Atmen, klar Denken
von Detlef H. Heck, Gehirn & Geist, 10/2019

Diese Koppelung der Atmung an die Hirnaktivität besteht ausschließlich bei Nasenatmung. Dabei konnte festgestellt werden, dass in der Einatemphase wahrgenommene Informationen besser erinnert wurden.

Wenn der Atem wandert, dann ist der Geist unruhig. Aber wenn der Atem still ist, ist es auch der Geist.

Hatha Yoga Pradipika

Hier zwei einfache **Atemübungen.** Viele Prāṇāyāmas werden in verschiedenen Variationen geübt und dem jeweiligen Patienten angepasst, je nach Erkrankung und Übungsstadium. Sie sollten immer unter Anleitung und Kontrolle erlernt werden.

Wechselatmung, Anuloma - Viloma:

Setzen Sie sich bequem hin und schließen Sie die Augen, sofern Sie möchten. Spreizen Sie den rechten Arm ab, halten Sie die rechte Hand im Viṣṇu Mudra (Zeige- und Mittelfinger sind gebeugt). Der rechte Daume schließt das rechte Nasenloch, Ringfinger und kleiner Finger schließen in dieser Übung das linke Nasenloch. Halten Sie das rechte Nasenloch mit dem Daumen der rechten Hand zu und atmen Sie durch das linke langsam ein, dabei bis vier zählen. Atem anhalten, beide Nasenlöcher schließen, bis 16 zählen. Dann wechseln Sie: Halten Sie mit dem kleinen oder dem Ringfinger das linke Nasenloch zu und atmen Sie langsam durch das rechte aus, dabei bis acht zählen. Rechts wieder einatmen, bis vier zählen. Atem anhalten, beide Nasenlöcher sind verschlossen, bis 16 zählen. Verschließen Sie das rechte Nasenloch wieder und atmen Sie durch das linke aus, bis acht zählen. Atmen Sie so im Wechsel elf Minuten lang, mit Kraft. Das Gehirn wird wach, 72000 Nādīs (Kanäle) werden gereinigt (Nādī-Śodhana-Atmung), generalisierte Angststörungen und Stress können reduziert werden, die prāṇa-Bewegung im Körper wird harmonisiert, die ana- und katabolischen Prozesse kommen ins Gleichgewicht. Das linke Nasenloch ist der Weg von Ida Nadi (Sympathikus Ganglion) – Mondatem, kühl; das rechte von Pingala Nadi (Symathikus Ganglion) – Sonnenatem, heiß. Sie verlaufen zu beiden Seiten des Sushumna Nadi (Rückenmark).

Śītali:

Auch hier wird mehr durch den Mund als durch die Nase geatmet. Die Zunge herausstrecken und die Seiten einrollen, so entsteht eine Rille, um die Luft beim Einatmen einzusaugen. Den Mund während des Atemhaltens (solange wie bequem) schließen, dann langsam durch die Nase ausatmen. 5-10-mal wiederholen.
Auch diese Übung dient der Kühlung des Körpers, der Befreiung von Hunger und Durst, der Beruhigung des Geistes und der Harmonisierung von Pitta. Sie ist sehr hilfreich gegen Hitzewallungen.

Im Atemholen sind zweierlei Gnaden:
Die Luft einziehn, sich ihrer entladen.
Jenes bedrängt, dieses erfrischt;
So, wunderbar ist das Leben gemischt.
Du danke Gott, wenn er dich presst,
Und dank'ihm, wenn er dich wieder entlässt.

Goethe, West-östlicher Divan, Buch des Sängers: Talismane

Die āyurvedischen Highlights

Die Unterarten der Doṣas Prāṇa Vāta, Udāna Vāta, Sādhaka Pitta und Tarpaka Kapha wurden in ihren Funktionen erläutert. Ihr Zusammenspiel bei der Aufnahme, Verarbeitung und Memorierung von Sinneseindrücken wurde gezeigt. Die āyurvedisch besondere Verbindung von Körper und Geist läuft über die Doṣas mit ihren Unterarten zu den Mahāguṇas Tāmas, Rājas, Sāttva. Somit lassen sich die Funktionen von Körper und Geist nicht trennen. Daher können psychische Erkrankungen über körperliche Maßnahmen therapiert werden (und umgekehrt natürlich auch).

Das āyurvedische Verständnis vom Nervengewebe (Majjā Dhātu) wurde vorgestellt, mit entsprechenden Pflanzen. Auch Rasa Dhātu als Gewebe mit der Funktion des Nährsafts für Körper und Psyche mit seinen Krankheiten und Behandlungsmöglichkeiten gehört zu den wichtigen Verbindungen von Körper und Geist.

Prāṇa als spezielles āyurvedisches Konzept hat sehr große Bedeutung für die Integrität der Psyche. Die Verbindung im Inneren, aber auch zum Äußeren (über die Sinne) muss über Prāṇa richtig funktionieren, sonst entstehen nicht nur Missverständnisse, sondern auch Krankheiten. Prāṇāyāma als Therapiemethode (nicht nur bei Vāta-Krankheiten) aus dem Yoga ist ein wichtiger Bestandteil der āyurvedischen ganzheitlichen Behandlung.

5. Kapitel

Ātman – Seele

Ātman

Ātman, die Seele, das Selbst, die ewige, unzerstörbare, innere Gestalt jedes Wesens. Das, was sich beständig bewegt und in jedem vorhanden ist, wird Ātman genannt.

> ***Ātman ist das spirituelle Prinzip, eingebettet in allen Lebewesen und es ist das höchste Ziel des Bewusstseins, der Wahrnehmer aller Sinne.***
>
> CS, Sh, 1.70-74

Die Seele (Ātmā) entspricht dem göttlichen Prinzip (Brahma). Sie ist das Göttliche in jedem Lebewesen. Aus āyurvedischer Sicht ist die Seele per Definitionem frei von jeglicher Pathogenität. Selbst inaktiv, stellt sie ihr Bewusstsein durch das Instrument des Geistes zur Verfügung. Sie ist das Prinzip, welches den Wesen Leben und Bewusstsein schenkt, eine Qualität, die in Sanskrit als Cetanā („unbegrenztes Bewusstsein“) bezeichnet wird. Cetanā wird lediglich durch Ahaṃkāra („Ich-Bewusstsein“) begrenzt. Dies zeigt den Unterschied zwischen der „All-Seele“ und der „individuellen Seele“ auf. Ātman ist die „All-Seele“, das unsterbliche Wesen. So wie ein großer Fluss von Strom aus der Steckdose kommt (All-Seele), durch den viele einzelne Glühbirnen zum Leuchten gebracht werden können (individuelle Seelen).

Es gibt zwei Arten von Ātman:
- **Jīvātman (individuelle Seele):** verbunden mit Körper, Geist und Sinnesorganen, wandert durch die verschiedenen Wiedergeburten, birgt die Zeichen des Lebens. Sobald Jīvātman in den Embryo eindringt, wird er bewusst. Sobald Jīvātman den Körper verlässt, bleibt lediglich ein Kadaver aus den fünf Elementen übrig. Jīvātman wird geboren aus Ignoranz, Begierden und Abneigung (dem Ungleichgewicht von Sāttva, Rājas und Tāmas).
- **Parmātma (höchste Seele):** göttlich, ohne Anfang oder Ende, unfehlbar, frei von Geburt oder Tod, Gewinn oder Verlust, Sāttva, Rājas, Tāmas, Anhaftung, Feindseligkeit und Leid. Parmātma beobachtet alle Aktivitäten und wird daher der Beobachter (Dṛṣta) genannt.

Ohne Ātman kann es keine bewusste Existenz von Geist und Körper geben. Ātman ist der ewige Zeuge, eigenschaftslos und doch allwissend und allgegenwärtig, die Manifestation der uns allen zugrunde liegenden Einheit Sat-Cit-Ānanda – Sein, Bewusstsein, Glückseligkeit.

> ***Das höchste Selbst ist frei von krankhaften Störungen. Es ist die Ursache (Kārana) des Bewusstseins in Verbindung mit dem unbegrenzten Bewusstsein (Cetana), den Elementen und Eigenschaften. Es ist ewig (Nitya) und der Betrachter (Dṛṣta) der Handlungen.***
>
> Caraka 1.1.56

Es gibt nur eine Seele, Brahman, die göttliche Urseele. Jede einzelne Seele ist ein Teil dieser göttlichen Seele, aber mit einem individuellen Geist verbunden. In manifester Form in den einzelnen Lebewesen sind Geist und Seele immer miteinander verbunden. Sie können nicht getrennt auftreten. Der Körper ist das Werkzeug, über das sie sich ausdrücken, manifestieren können. Beim Tod trennen sich Geist und Seele gemeinsam vom Körper und suchen sich einen neuen Körper zur neuen Manifestation. Ist der Kreislauf der Wiedergeburten beendet, wird die individuelle Seele frei und geht wieder in die göttliche Seele (Brahman) ein.

In der Bhagavadgīta (einem der wichtigsten hinduistischen Texte, „Der Gesang des Erleuchteten“), wird das ewige Selbst als höchste und wichtigste Instanz für das menschliche Handeln angesehen. So heißt es im Dritten Gesang in Vers 17:

Doch wer an seinem Selbst sich freut,
An seinem eignen Selbst vergnügt,
Für den bleibt hier nichts mehr zu tun,
Weil ihm sein eignes Selbst genügt.

Eine Definition von Ātman nach der Vedānta-Philosophie:

Wie ein Mensch, der verbrauchte Kleidung ablegt, neue anzieht, so tritt der Verkörperte (= Ātman), seine verbrauchten Hüllen abstreifend, in andere neue ein.

Bhagavadgīta, II.22

Im Prozess der Wiedergeburt wird der alte Körper („die verbrauchte Kleidung“) abgelegt und die Seele zieht in einen neuen Körper ein.

In der Caraka Saṃhitā werden Beweise für die Existenz der Seele gesucht.

Symptome, die das Vorhandensein von Jīvātman (Verbindung von Seele und Geist) in einem Lebewesen zeigen:

- ***Prāṇa und Āpana (Ein- und Ausatmen)***
- ***Nimesh und Umesh (Zwinkern der Augen, Pupillenreaktion)***
- ***Leben***
- ***Mentale Wahrnehmungsfähigkeit***
- ***Beweglichkeit der Sinne von einem Objekt zum anderen***
- ***Beweglichkeit und Stabilität des Geistes***
- ***Reise an andere Orte im Traum***
- ***Voraussehen des Todes***
- ***Wahrnehmung eines Objekts mit dem linken Auge, das vom rechten Auge empfangen wird.***
- ***Begehren***
- ***Aversion, Ablehnung***
- ***Freude***
- ***Unglück***
- ***Anstrengung***
- ***Bewusstsein***
- ***Stabilität***
- ***Intellekt***
- ***Gedächtnis***
- ***Ego***

C. Sh. 1.70-72

Nicht erfasst man ihn mit dem Auge, nicht mit der Rede, nicht mittels der Götter, mit Askese oder Werk. Der aber, dessen Inneres durch die Klarheit der Erkenntnis gereinigt ist, erschaut den Unteilbaren im Denken. Der Ātman ist unendlich fein, nur mit dem Geiste zu erkennen.
Der Ātman ist nicht durch Belehrung, nicht durch Opfer, nicht durch viel Gelehrsamkeit zu begreifen. Wen er sich selbst ausersieht, von dem ist er zu begreifen.

Mundaka-Upaniṣad

Dieser mein Ātman im Inneren des Herzens ist feiner als ein Reis- oder Gersten- oder Senf- oder Hirsekorn oder das Korn eines Hirsekorns. Dieser mein Ātman im Innern des Herzens ist größer als die Erde, größer als der Luftraum, größer als der Himmel, größer als die Welten.... Dieser mein Ātman im Innern des Herzens ist das Brahman, zu ihm werde ich nach meinem Scheiden von hier gelangen. Wem solche Gewissheit, dem bleibt kein Zweifel.

Chāndogya-Upaniṣad

Im Gegensatz zu Jīvātman kann die All-Seele (Paramātma) nur im Zustand tiefster Meditation erfahren werden, da die Einflüsse des individuellen Geistes und auch der individuellen Seele ausgeschaltet werden.

Ātman ist der Bewohner des Körpers, der Träger des Wissens und die einzige bewusste Entität des Lebens. Ātman verwendet das interne Instrument des Geistes und das externe Instrument des Körpers (sensorische und motorische Fähigkeiten), um sich selbst auszudrücken und in der Außenwelt Erfahrungen zu sammeln. Die Seele ist das lebenserzeugende Prinzip, doch sie selbst verbleibt stets unveränderlich als bloßer Zeuge, frei von Attributen und Handlungen. Wegen ihrer unmittelbaren Nähe zum aktiven Prinzip des Geistes scheint sie aktiv zu sein, ist es aber tatsächlich nicht.

Insofern unterscheidet sich dieses Konzept grundsätzlich von der abendländischen Vorstellung von Seele. Seele wird im Abendland meist als eine "gefühlvolle" Entität angesehen, die auch von leidvollen Zuständen überwältigt werden kann. Im heutigen Sprachgebrauch ist oft die Gesamtheit aller Gefühlsregungen und geistigen Vorgänge beim Menschen gemeint. Ātman ist jedoch eher eine Art Bewusstseinsfunke, ein Geistprinzip jenseits und unberührbar von jeglicher Emotionalität oder Gedankentätigkeit.

Die Übersetzung „Seele" für „Ātman" ist damit zu vereinfachend. Paramātma in Kombination mit cetanā entspricht viel eher einer höheren Bewusstheit. Dieses Wort ist im Deutschen nicht so gebräuchlich. Aber das bekanntere Wort Bewusstsein trifft die Bedeutung von Ātman nicht vollständig. Bewusstsein bedeutet, Wissen über etwas haben, Wissen über die Sinne aufnehmen, bei Sinnen sein. Auch hier gibt es viele verschiedene Definitionen.

Bewusstsein ist ein Geisteszustand, in dem man Kenntnis von der eigenen Existenz und der Existenz einer Umgebung hat.

António Damásio (Neurowissenschaftler)

Im Schlaf z. B. ist das Gehirn zwar aktiv, aber nicht bewusst.

Im Unterschied zu Bewusstheit ist in diesem Zusammenhang Bewusstsein als aktiver Prozess zu verstehen, wohingegen Bewusstheit eher ein passives Beobachten ist, nicht in die Aktivitäten involviert und auch diese nicht bewertend. Bewusstseinszustände lassen sich durch psychodelische Drogen verändern. Bewusstheit bleibt unveränderlich und geht auch in der Bewusstlosigkeit nicht verloren, sondern wandert erst im Tod von einem Körper in den anderen.

Der englische Begriff „awareness" („volles Gewahrsein") trifft die āyurvedische Bedeutung von Bewusstheit für Ātman besser.

Der Begriff Seele wird in der westlichen Welt sehr uneinheitlich gebraucht. „Seele" findet sich in vielen geflügelten Worten wie „er ist eine gute Seele", „ein Herz und eine Seele sein", „er hat seine Seele verkauft", „er hat eine empfindsame Seele", „seelische Krankheiten", „zwei Seelen wohnen, ach, in meiner Brust", „die Augen sind der Spiegel der Seele", „Du sprichst mir aus der Seele".

Früher glaubte man, die Seele sei im Zwerchfell lokalisiert. Daher stammt das Wort Schizophren. Schizo = gespalten, getrennt; phren = Zwerchfell. Phren heißt aber auch Seele. Indem das Zwerchfell (die Seele) zerschnitten wurde, wurde der Mensch schizophren.
Atem ist etymologisch mit Ātman verwandt. Das Zwerchfell ist der wichtigste Atemmuskel und heißt gleichzeitig Seele, Ātman. Neuere Forschungen haben ergeben, dass das Zwerchfell Informationen über Dauer und Grad seiner Anspannung an das Gehirn schickt und dadurch den natürlichen Atemrhythmus stärker steuert als die Willenskraft. Daher ist es nicht möglich, durch willentliches Luftanhalten zu Tode zu kommen. Die Nervenimpulse vom Atemzentrum im Hirnstamm gelangen über die Zwerchfellnerven zum Zwerchfell und sorgen für seine Kontraktion.
„Pneuma" aus dem Griechischen stand sowohl für den Atem als auch für den „göttlichen Geist". Die sogenannten „Pneuma-Schulen" unterrichteten spezielle Atemtechniken, die zu geistigem und religiösem Wachstum verhelfen sollten.

Über den Atem findet die Verbindung von Körper, Geist und Seele statt. Daher konzentrieren sich viele Meditationsformen auf die Atmung. Die Atmung sorgt für den Prāṇa-Strom durch den Körper, die Sinneswahrnehmungen, aber auch die Verbindung mit dem göttlichen Selbst (Ātman).

Die āyurvedischen Highlights

Ātman, die individuelle Seele, ist Teil der göttlichen Urseele (Puruṣa), das bedeutet, dass es eigentlich keine „individuellen“ Seelen gibt. Da Ātman nie krank werden kann, gibt es āyurvedisch gesehen keine seelischen, sondern höchstens geistige Erkrankungen. Im Zustand der Erleuchtung sind Körper und Geist überwunden, es bleibt die Seele, die in das große Göttliche eingeht und „allglückseelig“ verweilt.

Um Begriffsverwirrungen durch Sanskrit-Übersetzungen zu vermeiden, werden in diesem Buch die Begriffe wie folgt zugeordnet: **Ātman = Seele, Mānasa = Geist.**

6. Kapitel

Mānasa – Geist

Mānasa – Geist

Māno-Vaha-Srotas und neurowissenschaftliche Kanäle

Indriyas, Sinnesorgane

Prozess der Sinneswahrnehmung

Hirnstrukturen, Amygdala, Hippocampus, Thalamus, Cortex

Teilbereiche des Geists
Una (analytisches Denken), Smṛti (Gedächtnis), Dhṛti (Willenskraft), Buddhi (Entscheidungskraft)

Emotionen

Oxytocin, Dopamin, Serotonin

Anhaftung, Therapie der Emotionen

Mānasa Roga (geistige Krankheiten)

Die āyurvedischen Highlights

Mānasa

Mānasa ist wieder ein Sanskrit Begriff, für den eine einfache Übersetzung unmöglich erscheint. Mānasa beinhaltet Denken, Fühlen, Wollen und wird oft mit Geist (individuell) oder Verstand übersetzt.

Manyate Budhyate Anena Iti Manaḥ
Dasjenige, das nachdenkt und erkennt, ist Geist.

Eine Substanz, welche die Verbindung zwischen der Seele und dem Körper herstellt und welche die Funktionen der Indriyas (Sinne und motorische Funktionen) hat, wird Mānasa genannt.

CS 3.13

In der vedischen Philosophie war Manu der erste Mensch, daher werden die Menschen Manava genannt. Mānasa (der Geist) ist die hoch entwickelte Fakultät der Manava (Menschen), so gesehen ein Geschenk des ersten Menschen an die Menschheit.

Das Wort „Manas" stammt von der Wurzel „man" oder „manu", welches Wissen bedeutet. Die Quelle für Wissen und Gedanken ist Mānasa. Mānasa ist verantwortlich für Avabodhanam (Wissen). Das Auftreten von Wissen, wenn die Sinne mit der Seele in Kontakt kommen, markiert die Existenz von Mānasa.

Der Geist (Mānasa) steht über den Sinnen und wird auch als Sāttva oder Cetas (Bewusstsein) bezeichnet. Er ist mit seinen Erkenntnisobjekten und mit dem Selbst (Ātman) verbunden und ist so die treibende Kraft für alle Sinnesaktivitäten.

CS, Su. 8, 4:

Der Geist ist das innere Medium aller Denkprozesse, emotionalen Regungen, gespeicherten Informationen und Eindrücke, Neigungen und Abneigungen, des relativen Wach-, Traum- und Tiefschlafbewusstseins sowie aller unterbewussten Inhalte und Prozesse. Im Āyurveda wird er als aktiv, aber unbewusst angesehen. Erst durch Verbindung zu Ātman entsteht Bewusstsein. Auch Sigmund Freud betonte, dass geistige Prozesse größtenteils unbewusst ablaufen.

Die Mānasa Prakṛti oder geistige Natur eines Menschen wird durch die Vorherrschaft eines der Triguṇas (Sāttva, Rājas, Tāmas) charakterisiert. Sie kontrollieren alles, was auf der mentalen Ebene geschieht. Übertragen in das Freud´sche Strukturmodell der Psyche, bildet sich das „Ich" (Wahrnehmung, Denken, Gedächtnis; āyurvedisch Rājas, Aktivität, Handeln) als ein Prozess im Spannungsfeld zwischen dem Unterbewussten („Es", Tāmas) und den verinnerlichten Normen und Werten („Über-Ich", Sāttva). Im Āyurveda soll die Meditation Mānasa (unbewussten Geist) mit Ātman (bewusster Seele) verbinden und somit den Zustand des unbewussten Lebens/Reagierens auf eine bewusste Ebene des Agierens (oder des bewussten in sich Ruhens) bringen. In der westlichen Welt ist dies das Ziel der Psychotherapie oder Psychoanalyse.

Die Verwendung des Begriffs "Geist" ist in der westlichen Denkweise nicht einheitlich festgelegt, denn dieser wird häufig auch als Synonym für "Seele" verwendet. Andere uns geläufige Begriffe für den Geist sind z. B. "Psyche" oder "Verstand". In Lateinisch finden sich für Geist Bezeichnungen wie „Spiritus", „Mens", „Animus". Geist bezieht sich in der westlichen Welt häufig auf kognitive Fähigkeiten, Denken, Entscheiden, Kontrollieren, Beobachten, Konzentration. Spiritus ist mit spirare (atmen) verwandt, was zu Überschneidungen mit Ātman führt. Aber auch āyurvedisch verbindet der Atem Körper, Geist und Seele. Jedoch werden Mānasa und Ātman stärker und deutlicher voneinander abgegrenzt als das mit den deutschen Begriffen Geist und Seele geschieht.

Denn das Leben ist die Liebe
Und des Lebens Leben Geist.

Goethe, West-östlicher Divan

Naturwissenschaftlich besteht der Geist aus neuronalen Aktivitäten im Gehirn. Auch āyurvedisch hat Mānasa grobstoffliche Anteile, z. B. Nerven (Majjā vaha Srotas) und Gehirn (Majjā Dhātu), die Einflüsse/Impulse/Sinnesaufnahmen weiterleiten, verarbeiten und zu Reaktionen führen.

Mānasa ist Pañcabhautikam, d. h. er enthält alle fünf Elemente, also Materie:

Äther/Raum dehnt den Geist aus, sorgt für Leere, Freiheit, die Abwesenheit von Widerstand. Nur durch das Vorhandensein von Raum ist Kommunikation möglich, nur in einen leeren Raum kann eine neue Information eindringen. Zuviel Äther-Element führt zu Einsamkeit, Hoffnungslosigkeit und Richtungslosigkeit.

Luft macht den Geist mobil, subtil, dynamisch, fließend, fluktuierend, wechselnd, unstet. Zuviel Luft führt zu Angst, Einsamkeit und Sorgen um das Ungewisse.

Feuer mit seinen heißen und scharfen Eigenschaften wirkt durchdringend, der Mensch wird konzentriert, nachforschend, lernend, analytisch, kritisch und möchte Wissen und Verstehen. Zuviel Feuer endet in Wut, urteilender Kritik, Hass (auch auf sich selbst), was sogar die Kraft zum Selbstmord bringen kann.

Das Wasser Element ist nährend, verbindend, befriedigend, macht glücklich, friedlich, emotional, wellig. Zuviel Wasser verstärkt die Emotionen und bringt wässrige Tränen.

Erde bringt Stabilität, Geerdet-sein. Zuviel Erde macht den Geist festgefahren, deprimiert, düster, schwerfällig, intolerant und desinteressiert.

Obwohl der Geist ein universelles Phänomen ist, betrachtet Āyurveda das Herz und Gehirn als seine Sitze in einem Individuum. An diesen Plätzen sind die Aktivitäten des Geistes mehr offensichtlich als an anderen. Daraus kann abgeleitet werden, dass die Mānasa Prakṛti (geistige Konstitution, Sāttva, Rājas, Tāmas) vom 3. Schwangerschaftsmonat an besteht, wenn das Herz zu schlagen beginnt. Ein unmanifester (unbewusster) Geist wird aber schon zum Zeitpunkt der Empfängnis geformt.

Mānasa setzt sich aus Sāttva, Rājas und Tāmas zusammen.

Die wichtigsten **Eigenschaften des Geistes** sind Anu (winzig, äußert klein) und Eka (eins, eine Einheit). Der Begriff Eka beinhaltet auch, dass der Geist nur einer Tätigkeit zurzeit folgen kann, z. B. der Betrachtung einer bestimmten Sinneswahrnehmung. Wegen der Eigenschaft Anu, ist der Geist sehr beweglich, daher erscheint es als ob er Vieles gleichzeitig tun kann, z. B. alle Sinneswahrnehmungen quasi gleichzeitig erfahren kann. Obwohl der Geist immer nur mit einem Sinnesorgan gleichzeitig verbunden sein kann, kommt es uns gleichzeitig vor, da der Geist so schnell ist.

> ***Der menschliche Geist ist mit seinen eigenen Erkenntnisobjekten, denen der Sinne und mit dem Wollen (Saṁkalpa) befasst, er ist von den Guṇas (Eigenschaften) Rājas, Tāmas und Sāttva geprägt, so dass der Eindruck einer Vielheit entsteht. Dennoch ist der Geist einzig (und subtil) und regt jeweils nur einen der Sinne an, weshalb nicht mehrere Sinne gleichzeitig aktiv sein können.***
>
> CS, Su. 8, 5

Dies ist inzwischen auch naturwissenschaftlich bestätigt. Multitasking funktioniert nicht. Durch bestimmte Sinnesaufnahmen oder bestimmte Denkprozesse werden dementsprechende neuronale Netzwerke aktiviert, dafür aber andere gehemmt. Diese „Umschaltungen" laufen extrem schnell ab, so dass es so erscheint, als wäre es möglich, gleichzeitig Musik zu hören und zu lesen, aber tatsächlich laufen diese Prozesse nicht gleichzeitig, sondern nacheinander, bzw. abwechselnd ab. Dadurch gehen natürlich Informationen verloren oder es entstehen Fehlverarbeitungen durch „Umschaltfehler". Daher kommen Achtsamkeitsübungen immer mehr in Mode, bei denen Wert darauf gelegt wird, nur einzelne Wahrnehmungen/Handlungen langsam und bewusst zu vollziehen. Āyurvedisch entspricht dies der Meditation im Alltag, einer meditativen/achtsamen/bewussten Haltung im Tun und Sein.

Im lebenden Organismus ist der Geist sowohl für die Wissensverarbeitung als auch für Handlungen verantwortlich. Er empfängt einerseits Informationen entsprechend der Sinneswahrnehmungen, andererseits initiiert und kontrolliert er Handlungen durch die motorischen Fähigkeiten. Deswegen wird der Geist auch als Ubhayendrya bezeichnet, d. h. über die Qualitäten der Sinneswahrnehmung und Motorik verfügend. Durch seine Nähe zu Ātman, reflektiert der Geist das Bewusstsein (Cit) der Seele. Manaḥ ist auch das Speicherorgan unseres Karmas („Narben" aus Handlungen aus früheren Leben) und unserer Wünsche selbst über die Todesstunde hinaus. Sind alle Wünsche und Karmas gelöscht oder getilgt, löst sich der Geist auf und die Seele ist frei.

So wie Āyurveda versucht, das Vorhandensein der Seele zu beweisen (was eher für den Geist-Seele-Komplex gilt), so kann durch verschiedene Faktoren auf die Existenz des Geistes zurückgeschlossen werden. Dies geschieht durch Karma (Aktionen, Handlungen) sowie die Mano Vishayas (Objekte von Manas).

Funktionen von Mānasa:

- Indriyabhigraha (Sinneswahrnehmungen über die Sinnesorgane). Der Geist lenkt die Sinne zu ihren Objekten und kontrolliert die Sinne gleichzeitig. Mānasa bestimmt den Empfang über die Sinne und initiiert die Wahrnehmung. Die Aufmerksamkeit wird aktiv auf ein Objekt gerichtet.

- Chintya: Dinge, über welche nachgedacht werden müssen. Mānasa ist zuständig für den Prozess des Denkens und damit die Verarbeitung der Informationen, die über die Sinne aufgenommen werden.

- Vicharya (Argumentieren). Es ist egal, ob dies im Gespräch mit einem Gegenüber oder quasi im Selbstgespräch geschieht. Die wahrgenommenen Informationen werden einer Analyse der Vor- und Nachteile unterzogen. Es finden Erwägungen, Analysen statt, ob sie akzeptiert (Upadeya) oder zurückgewiesen (Heya) werden sollten.

- Uhya (Spekulationen). Der Geist muss Möglichkeiten herausfinden, es findet logisches Denken statt. Die Bedeutung über korrektes Argumentieren müssen festgelegt werden, es kann sich eine Meinung bilden. Zunächst besteht eine Hypothese, aus der Wissen entstehen kann.

- Dhyeya (tiefes Nachdenken, Konzentration, emotionales Denken, Aufmerksamkeit). Dies ist der Prozess der Meditation, die gezielte Aufmerksamkeit auf ein Objekt, damit das Einswerden mit dem Objekt, was zu einem tiefen Verständnis führt.

- Sankalpya (Determination in Bezug auf ein definiertes Ziel). Der Prozess des Festlegens, der Entscheidung.

- (Svasya) Nigrah: den Geist zurückhalten. Mānasa soll sich nicht mit negativen Objekten verbinden. Durch den vorangegangenen Prozess wird erkannt, welche Objekte zuträglich oder nicht zuträglich sind. Es erfordert Selbstkontrolle, die Aufmerksamkeit von negativen Objekten fern zu halten (z. B. keine Zigaretten zu rauchen, obwohl ein Drang dazu besteht).

Vergessen ist nicht immer ein Fehler des Gedächtnisses, sondern oft auch ein wichtiger und aktiver Prozess. Nur wer vergisst, kann Unwichtiges von Wichtigem trennen, abstrakt denken und Probleme lösen. Darüber hinaus hilft es beim Erinnern. Der zelluläre Mechanismus des Vergessens ähnelt dem des Lernens und findet an denselben Synapsen im Hippocampus und in anderen Hirnarealen statt. Es ist aber unklar, ob wir Inhalte tatsächlich löschen oder der Zugang zu ihnen nur schwieriger wird. Unsere Erinnerungen ändern sich mit jedem Abruf. Bei Menschen mit einer Posttraumatischen Belastungsstörung ist das traumatische Erlebnis allerdings wie schreibgeschützt gespeichert. Forscher suchen nach Wegen, das zu ändern.

Warum wir vergessen, Martin Korte (Gehirn & Geist, 9/2018)

Der Geist erhält den Menschen gesund durch Kontrolle der geistigen und körperlichen Aktivitäten. Dies ist eine seiner wichtigsten Funktionen und das Therapieziel im Āyurveda.

Der Körper allein mag nur ein träges Instrument sein, aber für Seele und Geist ist er eine essentielle Voraussetzung, die dazu dient, dass beide sich in der materiellen Welt manifestieren können. Daher sollte der Körper gut gehegt und gepflegt werden, denn er ist das Vehikel von Seele und Geist.

Der Geist kann nach verschiedenen Kriterien eingeteilt werden.

Kraft des Geistes

Die Kraft des Geistes kann trainiert werden und kennzeichnet eine Persönlichkeit. Sie wird āyurvedisch in der Diagnostik berücksichtigt. Die Stärke und Art der (auch körperlichen) Therapie ist davon abhängig. Viele Therapeutika sind anstrengend und unangenehm. Sie können nur zum Ziel führen, wenn der Patient mitarbeitet. Dies erfordert Disziplin, die wiederum von der Kraft des Geistes abhängt.

Pavara: starke Belastungsfähigkeit. Mānasa ist stark, bleibt auch in Stress-Situationen zentriert und beschwerdefrei. Auch körperliche Erkrankungen können besser toleriert werden. Es bestehen exzellente geistige Fähigkeiten. Starke Therapien können ohne Schaden toleriert werden.
Menschen mit exzellenten geistigen Möglichkeiten sind charakterisiert durch ein gutes Gedächtnis, Hingabe, Dankbarkeit, Wissen, Reinheit, Enthusiasmus, Fähigkeiten, Mut, Tapferkeit, Furchtlosigkeit und ernsthafter Konzentration auf die richtigen Objekte und Aktivitäten. Das ist gleichbedeutend mit viel Sāttva. Viel Sāttva schützt vor geistigen Erkrankungen.

Madhyam: mittlere Belastungsfähigkeit. Mānasa ist weniger stark, Menschen suchen Hilfe anderer, um die mentale Überforderung zu überwinden. Z. B. können sie Schmerzen tolerieren, wenn sie sehen, dass auch andere Menschen diese tolerieren. Sie schöpfen ihre Kraft aus der Kraft anderer Menschen. Stärkere Therapien können toleriert werden.

Avara: schwache Belastungsfähigkeit. Mānasa ist schwach, diese Menschen leiden unter psychischen Beschwerden, beklagen sich und lernen nicht aus der Vergangenheit. Auch körperliche Beschwerden können nicht toleriert werden, selbst wenn sie Unterstützung von anderen erhalten. Sie sind anfällig für Angst, Trauer, Sorgen, Verwirrung und Egoismus, Depressionen (Viṣāda), Blässe (Vaivarnya), Ohnmacht (Murcha), Psychosen (Unmada), Schwindel (bhrama) bis hin zum Tod. Die geistige Kraft kann weder durch sich selbst noch durch andere aufrechterhalten werden. Selbst wenn sie negative Geschichten hören, beziehen sie diese auf sich.

Zustände des Geistes

- Jagratavastha – Wachzustand
- Susupti avastha – Schlafzustand
- Svapnavastha – Traumzustand
- Turiyavastha – Samādhi – Erleuchtung

Die āyurvedisch unterschiedenen Zustände des Geistes lassen sich im EEG und der neuronalen Aktivität im funktionellen MRT sichtbar machen – bis auf den Zustand der Erleuchtung – dafür gibt es bis heute noch keinen Nachweis.

Die Untersuchung des Geists erfolgt anhand von
- Körperstrukturen
- Ambitionen und Wünschen
- Körperlichen Bewegungen
- Aktivitäten
- Art zu Sprechen
- Bewegung der Augen und der Mimik

Grundsätzlich entspricht dies der Analyse von Sāttva, Rājas und Tāmas und damit der geistigen Konstitution (Mānasa Prakṛti).

Die geistige Gesundheit hat āyurvedisch verschiedene Charakteristika
- Keine Störung der geistigen Funktionen
- Genuss totaler Harmonie mit sich selbst und der Umgebung
- Erfahren von Ruhe, Glück, Erfüllung, Zufriedenheit
- Gute Beziehung zu den Menschen der Umgebung
- Effektive Erfüllung der Pflichten
- Schultern der familiären und sozialen Verantwortungen
- Vollumfängliches Nutzen des eigenen Potentials

Dies mag ein hoher Anspruch sein, aber ein lohnenswerter. Der Geist steht zwischen Körper und Seele. Der āyurvedische Begriff für Gesundheit ist svastha. Sva bedeutet so viel, wie das innere Selbst, also eigentlich Ātman, die Seele, die nie krank werden kann. Stha heißt stehen, sein. Gesundheit ist also definiert als im eigenen Selbst sein. Im eigenen Selbst, Ātman, gibt es keine kurzzeitige Gesundheit, sondern die ewige Gesundheit, das ewige Glück. Der Geist bildet zwar einen Komplex mit der Seele, steht aber genauso immer mit dem Körper im Austausch. Somit bedingen sich geistige und körperliche Gesundheit gegenseitig. Āyurveda hat das hehre Ziel der ewigen Gesundheit.

Wer nach Wohlbefinden strebt, sollte die Gesetzmäßigkeiten der Manifestation von Krankheiten berücksichtigen, um möglichen Erkrankungen vorzubeugen oder bereits manifeste zu kurieren.
Jegliches Tun eines jeglichen Geschöpfs sollte auf sein Wohlbefinden ausgerichtet sein. Aber je nach Wissen oder Unwissenheit wird der richtige oder der falsche Weg beschritten.

Der Einsichtige entscheidet sich nach eingehender Prüfung für Zuträglichkeit und Selbstbeherrschung, während der Alltagsmensch, dessen Selbst von Leidenschaften und Verblendung umhüllt ist, das ihm angenehm Erscheinende wählt.
Dem Einsichtigen sind Lernen, Verstehen, Erinnern, Tüchtigkeit, Festigkeit, gesunde Lebensweise, Lauterkeit der Sprache, Gemütsruhe und Weisheit eigen.
Dem Alltagsmenschen gehen diese Tugenden ab, er ist von Verblendung und Leidenschaften absorbiert. Dies ist die Wurzel einer Vielzahl von körperlichen und geistigen Erkrankungen.
Wegen seiner Uneinsichtigkeit neigt er dazu, seine fünf Sinne auf schädliche Weise zu gebrauchen, seine natürlichen Bedürfnisse zu unterdrücken und sich zu übernehmen.
Er hängt dem an, was ihm momentane Befriedigung gibt. Der Weise findet, da sein Urteil nicht getrübt ist, an solchen Dingen keinen Gefallen.

CS, Sū. 11, 750ff

Māno-Vaha-Srotas: Bewusstseinsführende Kanäle

So, wie es die Prāṇa-Vaha-Srotas (prāṇa-führenden Kanäle) gibt, gibt es auch die Geist-führenden, oder Bewusstseins-führenden Kanäle. Bei einigen Autoren werden sie auch unter den Prāṇa-Vaha-Srotas zusammengefasst.

Die Māno-Vaha-Srotas sind zuständig für das Denken, Fühlen, Fragen, Entscheiden, Unterscheiden, Verlangen, Gedächtnis, die Zufriedenheit und die Kommunikation. Ihre Wurzeln (Mūla) liegen im Herzen, sie breiten sich über zehn Nādīs (Gefäße) im gesamten Körper aus. Somit besteht der ganze Körper aus Māno-Vaha-Srotas.

Ihre Öffnungen (Mukha) sind die Sinnesorgane (Ohren, Nase, Haut, Zunge, Augen) und die Marmāni (Marmapunkte, Vitalpunkte).

Die Māno-Vaha-Srotas sind eng mit Majjā Dhātu (dem Nervengewebe, siehe oben) verbunden.

In den Māno-Vaha-Srotas findet die Bewegung von Prāṇa vom Objekt durch die Sinnesorgane bis zum Bewusstsein statt. Daher kommt auch die enge Verwandtschaft zu den Prāṇa-Vaha-Srotas. Der Zustand der Māno-Vaha-Srotas zeigt sich im Gesichtsausdruck, den Gefühlen und Emotionen, dem Konzentrationsvermögen, dem Schlaf, aber auch in Gewohnheiten und Gedankenmustern, dem Verstehen und dem Verständnis.

Ursachen für Erkrankungen des Māno-Vaha-Srotas können Emotionen wie Trauer, Angst, Wut sein. Aber auch ein Mangel an gutem Prāṇa, z. B. durch den Gebrauch von Drogen (Halluzinogenen) kann die Kanäle in ihrer gesunden Funktion einschränken. Halluzinogene wirken eher bewusstseinsverändernd als bewusstseinserweiternd. Natürlich führen auch Traumata (physisch und psychisch) zu Störungen der Bewegung des Geistes. Āyurvedisch werden noch Saṃskāras (Einflüsse aus den vorangegangenen Leben) und schlechte Planetenstellungen erwähnt. Da der Mensch ein Abbild des Universums ist (Mikrokosmos im Makrokosmos) gibt es Beeinflussungen in beide Richtungen.

Die Störungen der Māno-Vaha-Srotas stören alle Funktionen des Geistes. Es können kleinere Symptome auftreten, wie Verwirrung, Täuschungen, Konzentrationsstörungen, Gedächtnisstörungen, repetitives mechanisches Denken, bis hin zu Gedankenkreisen und Gefangensein in alltäglichen Wahrnehmungen. Auch Schlafstörungen, egal, ob zu viel oder zu wenig Schlaf haben ihre Ursache in Erkrankungen der Māno-Vaha-Srotas. Werden die Störungen nicht behandelt, entstehen schwere Erkrankungen wie Depressionen, Schizophrenie und weitere psychische Beeinträchtigungen.

Auch die modernen Neurowissenschaften haben inzwischen eine Art Māno-Vaha-Srotas entdeckt. Die Blutgefäße des Gehirns sind von Kanälen mit ringförmigem Querschnitt umhüllt. Deren äußere Wände binden flächige Ausstülpungen, eine Art „Endfüßchen" (Astrozyten). Sie bilden ein System von Kanälen, das Flüssigkeit schnell durch das gesamte Gehirn transportieren kann, wie in einem Artikel der Zeitschrift „Gehirn und Geist" berichtet wird:

Über die Astrozyten als Leitungsbahnen gelangte der Liquor ins Hirngewebe und nahm dort Proteinabfälle auf. Der mit Müll beladene Strom verließ dann das Gehirn wieder durch den perivaskulären Raum um Venen in Richtung Hals, mündete in das allgemeine Lymphsystem und von diesem schließlich in den Blutkreislauf. Dort mischte sich das aus dem Gehirn ausgespülte Material unter die übrigen Abfallprodukte aus anderen Organen, die entweder über die Niere entsorgt oder in der Leber abgebaut werden.

Gehirn & Geist, 8/2017, Nächtliche Gehirnwäsche

Diese „Māno-Vaha-Srotas" werden glymphatisches System genannt. Bei Mäusen wurde nachgewiesen, dass der interstitielle Raum, in dem der glymphatische Flüssigkeitsstrom stattfindet, im Schlaf um 60% an Volumen zunimmt und bei wachen Mäusen dramatisch abnimmt. Daraus kann geschlossen werden, dass besonders nachts eine „Gehirnwäsche" stattfindet. Der Rückschluss wäre, dass bei Schlafstörungen (wachen Zuständen in der Nacht), die Ausleitung von Abfallstoffen („Entgiftung") deutlich vermindert ist.

Indriyas

Indriyas: Sinne (jñanendriya) und motorische Funktionen (Karmendriya). Indriya heißt Organ. Es wird unterschieden in die Wahrnehmungsorgane und die Handlungsorgane.
Jñan = Wissen
Karma: Handlung, Wirkung

Die Indriyas entstehen aus der Verbindung von Sāttva, Rājas und Ahaṃkāra und stellen eine Fakultät des Geistes (Mānasa) dar. Zu ihnen gehören die fünf Sinne und die fünf motorischen Funktionen. Den fünf Sinnen sind die fünf Elemente (materielle Träger der Sinne, Indriva Drava), die fünf Sinnesorgane (Indriya Adhisthāna) und die fünf Sinnesobjekte (Indriya Artha) zugeordnet.

Sinne (jñanendriya):

- Sehen (Cakkh-Indriya) – Feuer – Augen – Aussehen
- Hören (Sot-Indriya) – Äther – Ohren – Klang
- Riechen (Ghān-Indriya) – Erde – Nase – Geruch
- Schmecken (Jīvh-Indriya) – Wasser – Zunge – Geschmack
- Tasten (Kāy-Indriya) – Luft – Haut – Berührung

Manche Autoren fügen das Denken (Mān-Indriya) als sechsten Sinn hinzu.

Die fünf Sinneswahrnehmungen (indriya Buddhi) sind die Sicht-, Tast-, Klang-, Geschmacks- und Geruchswahrnehmung. Sie sind das Ergebnis des Zusammenspiels der Sinne, ihrer Objekte, des Geistes (Sāttva) und des Selbst (Ātman). Sinneswahrnehmungen sind augenblicklich und bestimmt.

CS, Su. 8. 4f

Ein Objekt (Artha) wird von dem Sinn (Jñanendriya) wahrgenommen, der Sinn verbindet sich mit dem Geist. Geist und Seele sind immer verbunden, dadurch wird die Wahrnehmung des Objekts bewusst. Geist und Seele senden einen Impuls an Karmendriya (motorische Fähigkeit), diese verbindet sich mit dem Objekt und bewirkt eine motorische Handlung.

Die Sinne können ihre Objekte nur dann wahrnehmen, wenn sie vom Geist motiviert sind.

CS, Su. 8. 7ff

Durch logische Schlussfolgerung ist zu erkennen, dass die Sinne aus der Gesamtheit der fünf Urelemente (Pañca Mahābhūta) konstituiert sind. Im Einzelnen ist das Sehen vom Feuerelement (Tejas) dominiert, das Gehör vom Ätherelement (Ākāśa), der Geruchssinn vom Erdelement (Pṛthvī), der Geschmackssinn vom Wasserelement (Āp) und der Tastsinn vom Luftelement (Vāyu).
Die Sinne können jeweils nur diejenigen Objekte wahrnehmen, in denen dasselbe Urelement dominiert wie auch in der Konstituierung des jeweiligen Sinnes. Der Charakter eines jeden Sinnes wird von dem ihn dominierenden Urelement bestimmt.

CS, Su. 8. 14ff

Die fünf Handlungsorgane sind die Hände (Pani), die Füße (Pada), der Mund (Vak, das Sprachorgan), die Geschlechtsorgane (Upashtam) und die Ausscheidungsorgane (Payu). Diese Organe habe ihre Entsprechungen im Gehirn zur Erfüllung ihrer Funktionen.

Fünf Karmendriyas (motorische Funktionen):

- Ausscheidung – Ausscheidungsorgane
- Reproduktion – Reproduktionsorgane
- Bewegung – Füße
- Fassen, Greifen – Hände
- Sprechen – Mund

Jede Handlung, die ein Mensch mit seinem Körper, seiner Sprache oder seinem Geist ausführt – sei sie recht oder das Gegenteil – diese fünf Karmendriyas sind die Ursache dafür.

Bhagavadgīta, Kapitel XVIII. 15

Über die Karmendriyas kann der Geist sich im Körper manifestieren und ausdrücken, handeln. Der Körper ist das Instrument des Geistes.

Die Neurowissenschaften ordnen den motorischen Funktionen bestimmte Hirnareale zu. Diese finden sich überwiegend im Bereich der Großhirnrinde (Neocortex). Früher gab es den sensorischen und motorischen Homunculus: ein Abbild der Organe an der Großhirnrinde. Dabei fällt auf, dass die Hände und der Mund quasi überdimensioniert sind, also eine große Bedeutung bei der Feinheit der nervalen Versorgung haben.

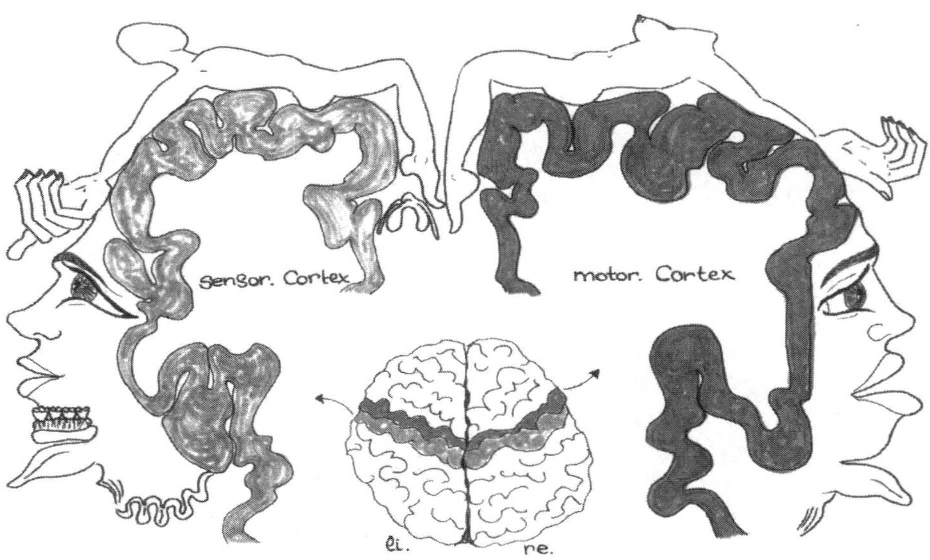

Heute wurden und werden noch mithilfe des funktionellen MRTs weitere Bereiche gefunden, die bei bestimmten Prozessen (Denken oder Handeln) besonders aktiv sind.

Im Normalzustand sind die Sinne und der Geist ausgeglichen und bar jeder Pein. Man sollte sich bemühen, alle Ursachen für eine Störung zu vermeiden durch zuträglichen Kontakt der Sinne mit den Wahrnehmungsobjekten, indem man erst nach verständiger Abwägung des Für und Wider handelt sowie indem man Nahrung und Therapien mit Eigenschaften konsumiert bzw. anwendet, die denen des eigenen Lebensraums, der Jahreszeit und der eigenen Konstitution entgegengesetzt sind.

CS, Su. 8, 17

Der zuträgliche Kontakt der Sinne mit den Wahrnehmungsobjekten sollte weder zu viel noch zu wenig sein. Die verständige Abwägung sorgt dafür, dass man nicht reagiert, sondern agiert, also bewusst handelt. Die Nahrung und die Therapien sollten die vorherrschenden Eigenschaften ausgleichen (entgegengesetzt sein), damit diese nicht überhandnehmen und dadurch krank machen (z. B. wenn es draußen kalt ist, sollte man sich warm anziehen und warm essen).

Wenn entsprechende Sinnesobjekte zu stark, zu gering oder in falscher Form einwirken, entsteht eine Situation, in der die Sinnesfähigkeit (Indriya) zusammen mit der Psyche (Mānasa) aus dem natürlichen Zustand herauskommt (Vikṛti - krank wird). Dem Reiz entsprechend kommt es zu einer Verletzung des Sinneserlebnisses bzw. der Unterscheidungskraft (Buddhi).

CS 1.8.15

[Acht Wahrnehmungsmängel – Aṣṭa Pratyakṣa Anupalabdhi]

Mehr noch, sind selbst existente Dinge unter Umständen nicht wahrnehmbar,
nämlich wenn das Objekt zu nah am Betreffenden oder
zu weit von ihm entfernt ist,
es von etwas anderem verdeckt wird,
die Sinnesfunktionen gestört sind,
die Aufmerksamkeit des Betreffenden nicht auf das Objekt gerichtet ist,
das Objekt mit einer Vielzahl gleicher Objekte verschmilzt,
es von etwas anderem überschattet wird,
es zu winzig ist.
Es ist also falsch zu meinen, dass nur jenes existiert, was mit den Sinnen wahrnehmbar ist.

CS, Su. 8, 18

Āyurveda beschäftigt sich mit der philosophischen Frage, ob Dinge existieren, die nicht wahrnehmbar sind. Eine Antwortmöglichkeit besteht in den oben erwähnten Tanmatras, den feinstofflich vorhandenen Elementen, die als Information vorhanden sind und auf deren grobstoffliche Existenz lediglich über die Wahrnehmung geschlossen werden kann. Die weitere Antwortmöglichkeit geben die Wahrnehmungsmängel. Objekte existieren, aber aufgrund der Wahrnehmungsmängel werden sie nicht bemerkt, bzw. die Sinne reichen nicht aus, um sie wahrzunehmen. Daher wird immer wieder betont, dass ṛṣis („Seher“) durch meditative Übungen ihre Wahrnehmung so geschärft haben, dass sie Erkenntnisse oder auch Eingebungen haben, die „Durchschnittsmenschen“ verborgen bleiben. Āyurveda kommt also zu dem Schluss, dass Objekte auch existieren, wenn sie gerade nicht von den Sinnen erfasst werden („der Baum ist trotzdem da, auch wenn er von niemandem angeschaut wird“).

[Krankheiten wegen gestörter Sinnesorgane]

Geraten die Doṣas in den Sinnesorganen in Aufruhr, hat dies die Beeinträchtigung der betreffenden Sinnesfunktion oder anderweitige Beschwerden mit dem jeweiligen Sinnesorgan zur Folge.

CS, Sū. 28, 736

Die Doṣas (krankmachende Faktoren), wenn sie durch auslösende Faktoren aus dem Gleichgewicht geraten und erhöht sind, können sich mit den einzelnen Sinnesorganen verbinden. Dort zeigen die den Doṣas entsprechenden Eigenschaften dann ihre Auswirkungen. Z. B. Vāta wirkt austrocknend auf die Augen und kann dadurch das Sehvermögen beeinträchtigen; Kapha wirkt verschleimend auf die Nase und behindert dadurch das Riechvermögen; Pitta bewirkt eine Entzündung (erhitzende Eigenschaft) in der Haut und verringert dadurch das Tastvermögen.

In den āyurvedischen Texten gibt es eine Metapher, die den Bezug der Sinnesorgane zu den geistigen Funktionen und der Seele zeigt. Die Sinne (Indriyas) sind die Pferde, die eine Kutsche ziehen. Der Verstand und das Gedächtnis sind die Zügel. Die Kutsche symbolisiert den Körper, der eigentlich passiv ist, aber vom Geist gelenkt wird. Das Selbst (die Seele) ist der Wageninsasse, auch passiv, aber mit Bewusstheit.

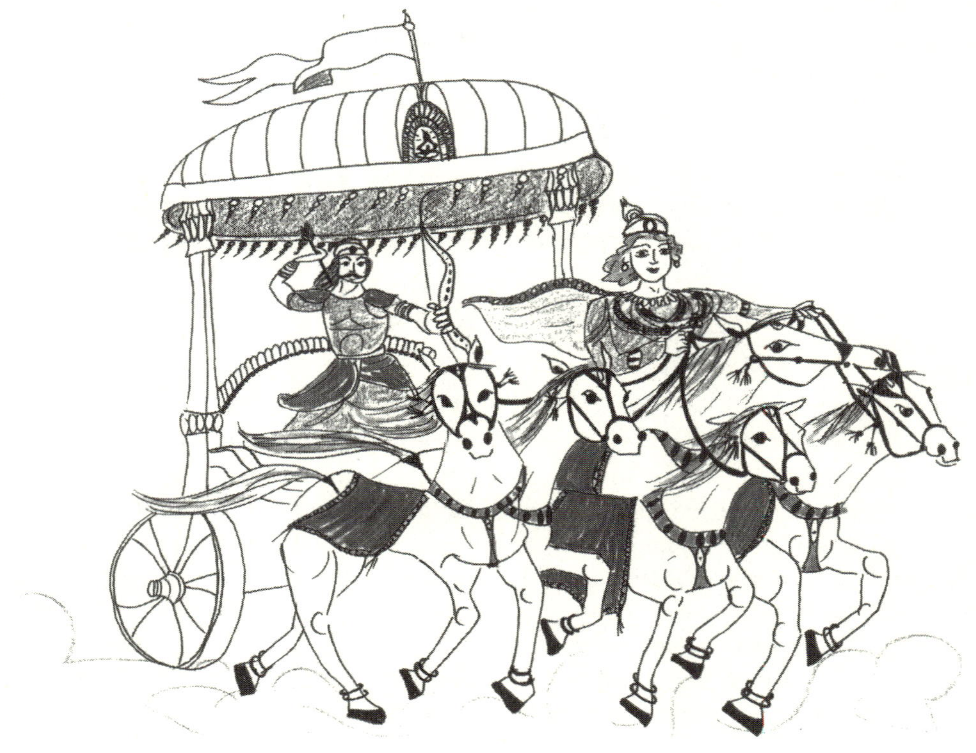

Prozess der Sinneswahrnehmung

Das Ziel der Sinne sind die Sinnesgegenstände. Dieses Bild der Kutsche verdeutlicht den Prozess der Sinnesaufnahme und Verarbeitung.

Ein Objekt wird mithilfe von Prāṇāvāta durch die Sinnesorgane aufgenommen, wandert in den Geist (Mānasa) und dort von Buddhi (dem Intellekt) verarbeitet. Buddhi verdaut die Sinneseindrücke und sortiert sie ein. Im Smṛti (dem Gedächtnis) wird das Objekt eventuell wiedererkannt oder mit einem ähnlichen erinnerten Objekt verglichen und abgespeichert. Im Geist (Mānasa) entsteht quasi ein Abbild des Objekts. Da Mānasa in ständiger Verbindung mit der Seele (Ātman) steht, kann das Objekt in das Bewusstsein eindringen. Da jedes Objekt auch eine Seele hat, können die beiden Einzelseelen verschmelzen. Der Wahrnehmende wird eins mit dem Wahrzunehmenden. Dadurch entsteht wahres Verständnis, Wissen, Bewusstheit. Wahres Wissen entwickelt sich durch die Überwindung der Dualität und dem Erkennen, dass es nur eine Urseele gibt, von der die verschiedenen Objekte lediglich Abbilde sind. Im Einswerden auf der Ebene der Seele liegt die Erkenntnis.

Es gibt hierzu ein neurowissenschftliches Phänomen: die Spiegelneurone. Sie schwingen sozusagen mit einer wahrgenommenen Situation spontan und unwillkürlich mit und ermöglicht durch diese innere Spiegelung, zu empfinden, was der wahrgenommene Mensch (das Objekt) empfindet. Die Spiegelneurone könnten dem āyurvedischen „Einswerden" mit dem wahrgenommenen Objekt entsprechen.

> ***Spiegelneurone sind Nervenzellen des Gehirns, die im eigenen Körper einen bestimmten Vorgang, z. B. eine Handlung steuern oder ein Empfinden oder ein Gefühl erzeugen können, zugleich aber auch dann aktiv werden, wenn der gleiche Vorgang bei einer anderen Person nur beobachtet wird. Die Spiegelresonanz ist nicht nur in der Lage, bei der in Beobachterposition befindlichen Person Vorstellungen anzuregen, Gedanken und Gefühle hervorzurufen, sie kann in der beobachtenden Person unter bestimmten Voraussetzungen auch den biologischen Körperzustand verändern.***
>
> Aus: Joachim Bauer: Warum ich fühle, was du fühlst.

Durch Ahaṃkāra (das „Ich-Bewusstsein, im Geist verankert) wird das Objekt bewertet, es bleibt bei der Dualität („Ich bin anders als Du"). Die Emotionen, welche in Mānasa vorhanden sind, führen zu Verwirrung, Täuschungen, Missverständnissen. Eigentlich sollte der Geist das Wissen der Seele zur Verfügung stellen und die Karmendriyas (Handlungsorgane) in die richtigen Funktionen lenken. Geschieht dies korrekt (ohne Bewertung und mit Überwindung der Dualität), folgt daraus eine Aktion (bewusste Handlung). Ansonsten ist es lediglich eine Reaktion (unbewusst).

Der Befehl an die motorischen Funktionen erfolgt in umgekehrter Reihenfolge wie die Sinnesaufnahme: von der Seele (der Bewusstheit, hoffentlich, leider nicht immer) über den Geist, mit Smṛti und Buddhi zu den Karmendriyas. Die Indriyas, mit den Sinnesfunktionen und den motorischen Funktionen, gelten als externe Instrumente des Geistes, die mit dem außerhalb des Körpers liegenden Objekten in Kontakt treten.

Der Geist ist ein unbewusstes Wesen, das nur durch seine Verbindung mit dem bewussten Prinzip der Seele ebenfalls bewusst zu sein scheint.
Wenn bei einem Menschen irgendein Sinnesorgan nicht richtig funktioniert, aber Mānasa gesund ist, kann er ein normales Leben führen. Aber wenn alle Sinnesorgane im normalen Zustand sind, Mānasa jedoch gestört ist, wird das Leben qualvoll.

Der Beobachter soll das Beobachtete und den Beobachter gleichzeitig beobachten, sonst geht er im Beobachten verloren. Das ist das Ziel der Meditation. Das Individuum definiert sich mit seinen Gedanken und wird dadurch zum Denker. Der Gedanke wird zum Objekt des Denkens. Meditation bedeutet, die Gedanken zu beobachten, ohne sich damit zu identifizieren.

> ***Prozess der Wahrnehmung:***
> ***Objekte werden mit Hilfe der Sinnesorgane zusammen mit dem Geist wahrgenommen. Diese Wahrnehmung ist anfangs rein geistig; die praktischen Vor- oder Nachteile werden erst danach festgestellt. Der Intellekt, der die spezifischen Eigenschaften des Objekts bestimmt, veranlasst ein (gesundes) Individuum, intelligent zu sprechen oder zu handeln.***
>
> CS, Śā. 1. 22-23

> ***Das Wahrnehmungsvermögen:***
> ***Das Wahrnehmungsvermögen der Lebewesen formt sich je nach dem Kontakt, den es mit den verschiedenen Sinnesorganen hat. Auch geistige Wahrnehmungen wie Angst und Kummer basieren auf dem Kontakt des Wahrnehmungsvermögens mit dem geistigen Vermögen.***
> ***Die Wahrnehmungsfähigkeiten sind von verschiedenen Typen abhängig von den Variationen in der Wirkung und den Objekten der Sinnesorgane.***
> ***So wie ein und derselbe Klang sich unterscheidet, je nachdem, wie er durch die Reibung von Finger und Daumen, Gitarre und Nagel erzeugt wird, so unterscheidet sich auch das Wahrnehmungsvermögen je nach seiner Erzeugung durch die gegenseitigen Kontakte mit der Seele, den Sinnesorganen und den Objekten der Sinnesorgane.***
>
> CS, Śā. 1. 32-34

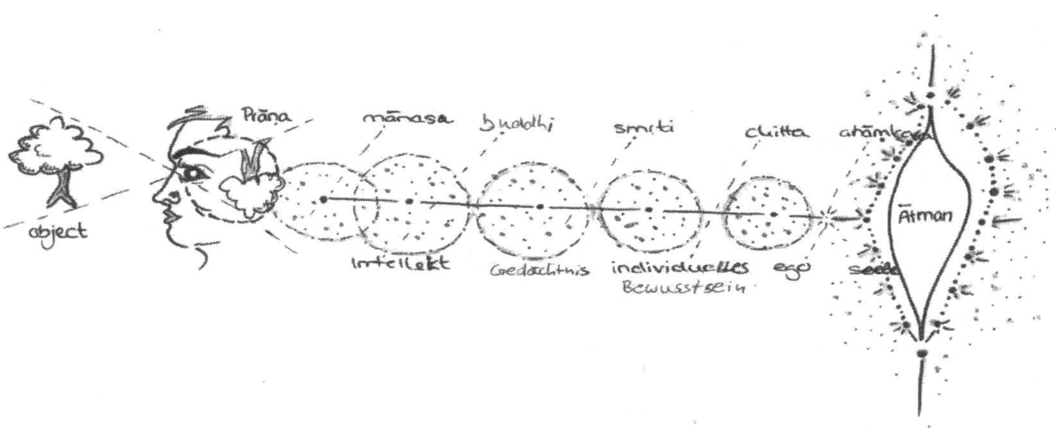

Objekt

↓ **Prāṇāvāta**

Kognitive Organe

↓ **Prāṇāvāta**

Mānasa (Sāttva, Rājas Tāmas)

↓ **Prāṇāvāta**

Buddhi (Intellekt)

↓ **Prāṇāvāta**

Gedächtnis
(Dhī, Dhṛti, Smṛti)

↓ **Prāṇāvāta**

Mānasa

↓ **Prāṇāvāta**

Gedächtnis
(Dhī, Dhṛti, Smṛti)

↓ **Prāṇāvāta**

Buddhi (Intellekt)

↓ **Prāṇāvāta**

Aktion, motorische Funktionen

In den modernen Neurowissenschaften finden wir Entsprechungen in der Informationsweiterleitung im Gehirn. Der Informationsfluss von den Sinnesorganen zum Gehirn wird als „bottom up“ (von unten nach oben) bezeichnet: die Welt offenbart sich unmittelbar durch die Sinne. Es gibt aber auch die Theorie des „top down“ (von oben nach unten). Hiernach ist das Gehirn eine Vorhersagemaschine. Das Gehirn trifft ständig Prognosen, die lediglich über die Sinneseindrücke verfeinert werden. Erwartungen, Vorhersagen, Antizipationen oder Erfahrungen werden quasi mit ihren realen Ursachen verbunden. So sind viel schnellere Reaktionen möglich, z. B. beim Sport. Sind diese Informationsweiterleitungen gestört, entstehen allerdings Halluzinationen, unkontrollierte Wahrnehmungen.

Jdeer nmrolae Msnech knan desei Wtröer vtlolmotisaucah eitfnefrzn. Ohwbol die Bsabtuehcn dhcerundaneirgberiwelt snid, heabn Sie kuam Pemlbore, dem brefenfteden Txet Snin awebinzgeunn. Das vnkednaern Sie der vbüfflerneden Amtoiatuk Irehs Gneirhs!

> ***Der Autopilot in Ihrem Kopf weiß immer schon einen Sekundenbruchteil vor dem bewussten Ich, was als Nächstes zu lesen sein wird. Er antizipiert die betreffenden Wörter und sortiert die verrutschten Buchstaben dabei blitzschnell um. Dem südafrikanischen Hirnforscher und Neuropsychoanalytiker Mark Solms zufolge entsteht Bewusstsein lediglich dann, wenn die Vorhersagen des Gehirns fehlerhaft sind. Es handelt sich dabei um nichts anderes als jenen Zustand der Überraschung, der sich einstellt, wenn die impliziten Prognosen des Gehirns ins Leere laufen. Und unsere grauen Zellen tun alles, um solche Fehler zu vermeiden. Anders als Freud postulierte, strebe unser Geist nicht nach immer mehr Bewusstsein, sondern versuche im Gegenteil, es zu verhindern. »Am liebsten wäre es dem Gehirn, wenn gar nichts Unerwartetes passiert. Totale Gleichförmigkeit ist dem Überleben viel dienlicher als das Energie und Zeit raubende Bewusstsein«, erklärt Solms.***
>
> Das Unbewusste, der Autopilot im Kopf,
> von Steve Ayan, Gehirn & Geist, 10/2018

Hirnstrukturen

Zur Sinnesverarbeitung gibt es eine wichtige Struktur im Gehirn, die **Amygdala** (den Mandelkern). Sie besteht aus zwei mandelförmigen Ansammlungen von Nervenzellkörpern, die im Zentrum des menschlichen Gehirns sitzen, und zwar einer im linken und einer im rechten Schläfenlappen. Sie ist für die Verarbeitung von Emotionen (aus den Sinneseindrücken gewonnen) zuständig und bewertet Situationen innerhalb von Millisekunden. Sie schätzt Gefahren ein und löst über den Hirnstamm Stressreaktionen aus. Der Hirnstamm löst automatische Verhaltensreaktionen aus (z. B. Kampf – Flucht – Reflex). Damit fungiert die Amygdala als blitzschneller Schutzmechanismus, umgeht aber bewusste Denkprozesse im Großhirn. Durch das Umgehen des Bewusstseins, ist die Reaktion zwar schnell, kann aber fehlerhaft sein.

Die bewusste Route führt die Sinnesinformationen vom Thalamus zuerst in den Cortex und den Hippocampus. Dort werden die Eindrücke genauer analysiert, bevor sie die Amygdala erreichen. Die Reize können differenzierter wahrgenommen werden, allerdings dauert dieser Weg doppelt so lang. Buddhi umfasst damit Thalamus, Cortex, Hippocampus und Amygdala. Diese Abkürzung über die Amygdala entspricht einer (manchmal lebensrettenden) Fehlfunktion von Buddhi, kann sich aber z. B. bei psychischen Traumata quasi verselbständigen. Da dies unbewusst abläuft, ist es in solchen Situationen kaum möglich, die Sinne zu kontrollieren.

Der **Thalamus** beeinflusst maßgeblich, wie wir die Welt sehen und auf sie reagieren. Er ist eine der ersten Hirnregionen, die Informationen aus der Umwelt erhalten. Zum Teil bestimmt er unabhängig von der Großhirnrinde, welche Reize in unser Bewusstsein dringen. Daher wird der Thalamus auch das Tor zum Bewusstsein genannt, die Schaltstelle für die Sinnesaufnahmen. Hier finden eine Sichtung und Bündelung statt. Der Thalamus gibt dann die jeweiligen Sinnesinformationen an die zuständigen Areale der Großhirnride weiter.

Im **Hippocampus** finden die räumliche und zeitliche Zuordnung der Sinnesinformationen satt. Die Wahrnehmungen werden kategorisiert und bewertet. Der Hippocampus ist eine Schaltstelle zwischen Kurz- und Langzeitgedächtnis, der Sitz der bewussten Erinnerungen. Der Hippocampus speichert Gedächtnisinhalte.
Die Emotionen können durch den Hippocampus kontrolliert und räumlich und zeitlich zugeordnet werden. Dies ist besonders wichtig, wenn durch irgendwelche Trigger-Erlebnisse alte Erinnerungen aktiviert werden und eventuell mit starken Emotionen verkoppelt sind. Der Hippocampus kann (muss!) durch die zeitliche Zuordnung ins Bewusstsein bringen, dass die Emotionen mit einem zurückliegenden Ereignis in Zusammenhang stehen, also im Hier und Jetzt fehl am Platz sind. Dies kommt besonders in der frühkindlichen Traumatherapie zum Tragen, da eine räumliche und zeitliche Zuordnung erst ab dem ca. dritten Lebensjahr möglich ist. Davor werden aber bereits Emotionen abgespeichert, die durch Trigger auch im Erwachsenenalter unkontrolliert ausbrechen können (sie überfluten den Menschen). Durch die Funktion des Hippocampus kann der Betroffene sich in das Hier und Jetzt zurückholen und dadurch die emotionale Überflutung stoppen.

Der **Cortex (die Großhirnrinde)** ist zu einer wesentlich genaueren und bewussten Bewertung im Stande und bezieht die im Hippocampus gespeicherten Gedächtnisinhalte mit ein. Er wirkt dadurch hemmend auf die Amygdala (Gefühlsausbrüche).

Sinnesreiz

↓

Thalamus

↓

Hippocampus (Analyse)

↓

Cortex (bewusstes emotionales Erleben)

↓

Amygdala (emotionales Bewerten, Automatismus)

↓

Aktion

In Stresssituationen werden die Schritte über den Hippocampus und den Cortex übergangen, es wird eine Abkürzung direkt zur Amygdala gewählt und somit eine unbewusste Reaktion ausgelöst. Diese schnelle Reaktion kann das überlebensnotwendig sein und entspricht einer Art Alarmsystem, das der Angstforscher Joseph LeDoux als „quick and dirty" bezeichnete.

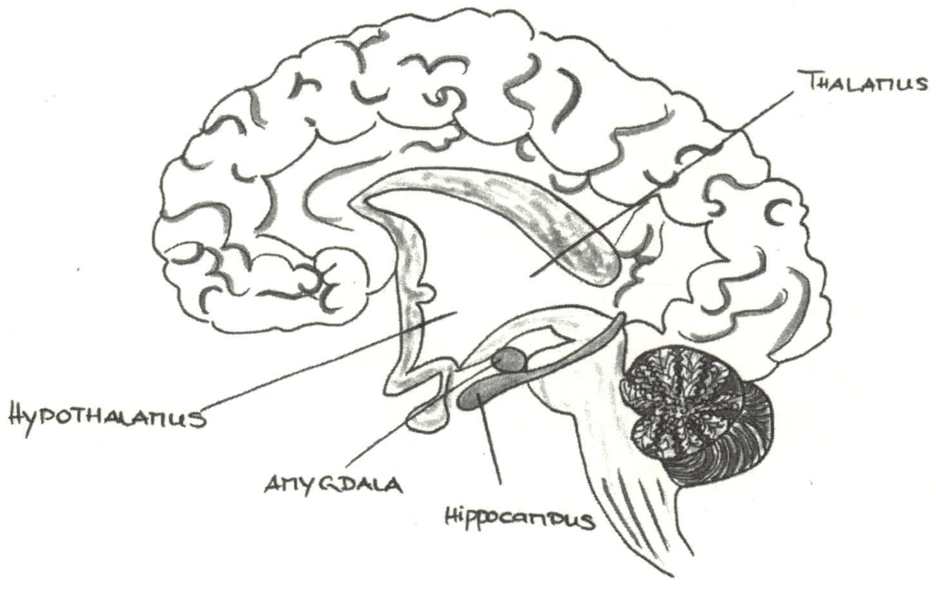

Teilbereiche des Geistes

Nun gibt es noch fünf **funktionelle Teilbereiche des Geistes,** welche schon von dem vorherigen Leben her existieren. Sie dienen auch der Kontrolle des Geistes.

1) **Bhava – Gefühle**
   Dieser Bereich wird unter dem Kapitel „Emotionen" ausführlich behandelt

2) **Una – analytisches Denken**
   Das analytische Denken setzt sich aus Smṛti, Buddhi/dhī und Dhṛti zusammen. Durch prāṇa sind diese Teilbereiche verbunden und können zusammenarbeiten und zu einer bewussten Handlung führen.

3) **Smṛti – Gedächtnis**
   Diese Fähigkeit des Geistes ist verantwortlich für die Einbehaltung und Erinnerung vergangener Erfahrungen. Smṛti ist das Erinnern alten Wissens. Es gibt drei Arten von Smṛti: direkte Erinnerung, Kurzzeitgedächtnis, Langzeitgedächtnis.

Eine weitere Einteilung ist nach der Form der Erinnerung: Dṛṣṭa (Gesehenes), Śruta (Gehörtes), Anubhuta (Erfahrenes). Dies passt zu den verschiedenen Stellen im Cortex, an denen Sinneseindrücke abgelegt werden, z. B. die Sehrinde, die über Nervenbahnen mit den Augen verbunden ist und Gesehenes speichert.

Āyurveda nennt verschiedene Quellen für das Gedächtnis, bzw. Möglichkeiten, das Gedächtnis zu stärken:

Nimitta (Assoziation): Wahrgenommenes wird mit bereits Erinnertem verglichen, in einen Zusammenhang gebracht und somit besser erinnert. Das Gedächtnis arbeitet über eine Art Wiedererkennung in bestimmtem Kontext. Dies ist ein bekanntes Phänomen: wird eine bekannte Person in einem „falschen" Umfeld getroffen, wird sie nicht sofort erkannt.

Mitte des 20. Jahrhunderts formulierte der Psychologe Donald Hebb die Grundregel, nach der Lernen im Gehirn funktioniert: »Neurons that fire together, wire together« – feuern zwei Nervenzellen gleichzeitig, stärkt das über molekularbiologische Mechanismen ihre synaptische Verbindung. Umso leichter kann also eine Aktivität des einen Neurons künftig das andere zum Feuern anregen. So werden auch Gedächtnisspuren angelegt, die einen Sinnesreiz mit einer emotionalen Reaktion wie Furcht verknüpfen. Seit dem Jahr 2000 nehmen Forscher verstärkt in den Blick, was bei der Reaktivierung einer solchen Gedächtnisspur vor sich geht, also beim Erinnern: Die synaptischen Verbindungen werden – unter bestimmten Bedingungen – vorübergehend gelockert und verfestigen sich erst durch die so genannte Rekonsolidierung wieder. Dieser Prozess, der sich von dem Vorgang beim erstmaligen Anlegen einer Gedächtnisspur unterscheidet, dauert einige Stunden und öffnet somit ein Zeitfenster, in dem es möglich sein sollte, die Erinnerung zu modifizieren. Dass dies auch beim Menschen funktioniert, jedenfalls für eine im Labor eigens antrainierte Furchtreaktion, zeigt eine Studie New Yorker Forscher von 2010.

Nature 463, S. 49–53, 2010

Rupagrahana (Wissen über die Gestalt): die äußere Form eines Objekts (rund, eckig, groß, klein usw.) fügt es in eine Kategorie, aus der es abgerufen werden kann.

Satvanubandha (Konzentration des Geistes auf Dinge, die der Erinnerung wert sind): dies entspricht einem selektiven Gedächtnis. Eine Überfrachtung an überflüssigen Informationen wird vermieden. Die Konzentration auf das Wesentliche (Fokussierung) wird gestärkt. Die Voraussetzung dafür, ist die Unterscheidungskraft, was erinnerungswert ist (Buddhi).

Punasruta (Wiederholung): das zu Erinnernde wird so oft wiederholt, bis es im Gedächtnis abgespeichert ist. Dies ist eine typische Form des Auswendiglernens.

Abhyasa (Übung, Training): das Gedächtnis wird immer wieder trainiert, heutzutage z. B. durch Sudoku. Wird die Denkleistung vernachlässigt, lässt sie nach.

Jnanayoga (direktes Wissen, wahres Wissen, Gabe, dies wahrzunehmen): dies ist eine Gabe oder das Ergebnis jahrelanger Meditation. Mit einmaliger Wahrnehmung wird der Inhalt direkt erfasst und als Wissen/Erkenntnis direkt im Langzeitgedächtnis abgelegt.

> ***Menschen erinnern nicht nur Ereignisse aus dem momentanen Leben, sondern auch aus vorigen Leben durch die Kraft des Geistes. Diese Fähigkeit wird Jatismara genannt.***
>
> CS 1. 148-149

> ***Smṛti wird durch Rājas und Tāmas gestört. Im gesunden Zustand enthält Smṛti alles Erinnerbare.***
>
> CS 1. 100-101

Durch emotionale Überlagerung landet Wahrgenommenes falsch im Smṛti (Gedächtnis), es entsteht eine verfälschte Erinnerung. So wie der geangelte Fisch mit jeder Erzählung größer wird und dann auch tatsächlich als riesig erinnert wird.

4) **Dhṛti – Festigkeit, Willenskraft**
Dhṛti ist die kontrollierende Instanz mit der Fähigkeit des Geistes, sich von jeglichen schädlichen Objekten zurückzuziehen. Wenn es versagt, ist der Geist unfähig, sich zu kontrollieren bzw. zu zügeln und wird so für Störungen oder Krankheiten anfällig. So weiß z. B. jeder, dass Rauchen schädlich ist. Aber wenn Dhṛti schwach ist, raucht dieser Mensch gegen besseres Wissen. Yogapraxis fördert die Entwicklung von Dhṛti. Genau gesagt, ist Dhṛti das Zurückbehalten, Aufbewahren und Smṛti ist das Ansammeln. Diese beiden Fakultäten arbeiten eng zusammen. Ein wichtiges Ziel der āyurvedischen Psychotherapie ist die Stärkung von Dhṛti.

5) **Buddhi –Dhī – Entscheidungsvermögen**
Buddhi ist mit Dhī gleichzusetzen und trifft Entscheidungen. Daher wird Buddhi auch häufig als Intelligenz übersetzt. Buddhi grenzt wahres Wissen von bloßen Erscheinungen ab und unterscheidet zwischen zuträglich und schädlich. Es ist die intellektuelle

Fähigkeit, die den Geist selbst kontrolliert und Zweifel auflöst
Die Initiation zum Handeln entsteht im Buddhi. Ist Mānasa gestört, fällt Buddhi falsche Entscheidungen. Bei zu viel Rājas gibt es kein Ergebnis, da keine Information an Buddhi gesendet wird. Bei zu viel Tāmas ist der Verarbeitungsprozess verlangsamt oder sogar gestoppt.
Ist Buddhi gestört, sind keine Entscheidungen möglich. Dies zeigt sich z. B. im unaufhörlichen Gedankenkreisen, das zu keinem Ergebnis führt.

Alle Funktionen des Geistes arbeiten entsprechend Sāttva, Rājas und Tāmas. Rājas und Tāmas können die Funktionen des Geistes beeinträchtigen und zu Erkrankungen führen.

Sādhaka Pitta (siehe oben) korrespondiert mit Buddhi. Es wandelt Empfindungen, Sinnes-Wahrnehmungen und Gefühle in Verständnis um. Dieses Verständnis wird von Tarpaka Kapha (siehe oben) gespeichert, welches mit Smṛti korrespondiert. Prāṇa Vāta ist der Schreiber, der mit der Tinte von Sādhaka Pitta auf das Papier von Tarpaka Kapha schreibt und die Papiere im Buch der Erfahrungen von Majjā Dhātu speichert.

So arbeiten die Funktionen des Geistes (inklusive Sāttva, Rājas und Tāmas) mit den Doṣas und ihren Unterarten und den anatomischen Strukturen (Majjā Dhātu und den Srotas) zusammen und ergänzen sich. Jede Störung in einem dieser Bereiche wirkt sich auf das komplexe Zusammenspiel aus. Jede Verbesserung eines Teils bewirkt eine Verbesserung des Systems. Es befindet sich in einem ständigen Wandel, in einem fortlaufenden Prozess. Jede schlechte Erfahrung kann durch eine gute „überschrieben" werden, ein Funktionsverlust eines Teils kann durch eine Steigerung eines anderen Teils kompensiert werden. Dies entspricht auch der modernen „Neuroplastizität".

Eine direkte Zuordnung der āyurvedischen Begriffe zu denen der Gehirnanatomie ist nicht eindeutig gegeben, dazu sind die Funktionen zu komplex. Aber es gibt Parallelen, sowohl in der Anatomie als auch in der Funktion. Hier gibt es sicher noch Interpretations- und Diskussionsspielraum.

Der Versuch einer Zuordnung:

Bhava – Gefühle – Amygdala (emotionaler Automatismus)

Una – analytisches Denken – Cortex (bewusst), Hippocampus (Analyse, räumliche und zeitliche Zuordnung)

Smṛti – Gedächtnis – Hippocampus (eher Langzeitgedächtnis)

Dhṛti – Willenskraft – Thalamus (Sinnesaufnahme, Kontrolle, Sichtung, Bündelung)

Buddhi – Entscheidungsvermögen – Cortex (Kontrolle), Thalamus, Hippocampus

Indriyas – Thalamus (Pforte der Sinneswahrnehmungen), Cortex (motorische und sensorische Areale)

Emotionen, Bhava

Gedanken kreieren Emotionen. Diese stehen in Zusammenhang mit Stimmung, Temperament, Persönlichkeit, Motivation und Veranlagung. Sie entstehen durch Rājas und Tāmas. Emotionen werden meist durch äußere Umstände (bewusst oder unbewusst wahrgenommen) hervorgerufen, sie sind somit Reaktionen, die durch die individuelle Konstitution (Vāta, Pitta, Kapha, Sāttva, Rājas, Tāmas), aber auch durch Erfahrungen (Prägungen) entstehen. Typischerweise sind sie bewertend (positiv/negativ).

Das Wahrnehmen (über die Indriyas) geht einher mit physiologischen Veränderungen, spezifischen Kognitionen, subjektivem Gefühlserleben und reaktiver Verhaltenstendenz des Menschen.

Āyurvedisch lassen sich die physiologischen Veränderungen den Funktionen (Buddhi, Smṛti usw.) des Geistes zuordnen. Neurophysiologisch sind dafür Neurotransmitter und Hormone zuständig, die umgangssprachlich gerne als Glückshormone bezeichnet werden.

Oxytocin wird im Hypothalamus produziert und über die Hypophyse ausgeschüttet. Als Neurotransmitter wirkt es direkt im Gehirn, als Hormon gelangt es über die Blutgefäße in den ganzen Körper. Es spielt medizinisch eine große Rolle in der Entbindung (löst Wehen aus) und organischen Erkrankungen (Bluthochdruck, Schmerzen, Adipositas, Krebs), hat aber auch Auswirkungen auf die Psyche. Oxytocin wird auch als „Kuschelhormon“ bezeichnet, da es für ein gutes Gefühl und zwischenmenschliches Vertrauen sorgt. Es steigert das Vertrauen und das Zugehörigkeitsgefühl in eine Gruppe und sich selbst, wie in einer Studie des Department of Psychology der Universität Amsterdam gezeigt wurde. Anscheinend steigert Oxytocin die Empfänglichkeit für zwischenmenschliche Signale. Durch das Zugehörigkeitsgefühl zu einer Gruppe wird aber auch die Abgrenzung bis hin zur Feindschaft gegenüber anderen verstärkt.

Oxytocin wird verstärkt durch:

- Jede Art von angenehmem Hautkontakt, damit auch durch die āyurvedischen Massagen, aber auch Kuscheln, Umarmungen, Geschlechtsverkehr und auch streicheln von Tieren
- Aktivieren der Sinne und motorischen Funktionen (Indriyas), wie angenehme Wahrnehmungen oder angenehmen Handlungen (z. B. auch Singen, Nahrungsaufnahme, Geruchs-, Klang- und Lichtstimulation)
- Soziale Interaktionen

Durch vermehrte Ausschüttung von Oxytocin werden Aggressionen gedämpft und Empathie gefördert. Durch Interaktionen mit Cortison werden Stress und Ängste reduziert. Eventuell kann Oxytocin bei sozialen Phobien und sogar bei Autismus, Alzheimer, Schizophrenie helfen.

Der Oxytocinspiegel verändert sich in der Pubertät (Übergang der Kapha- in die Pitta-Phase des Lebens). Das Gehirn scheint Informationen plötzlich als Belohnungsreize wahrzunehmen, die es vorher ignorierte. Oxytocin steigert die Plastizität der Synapsen (Verbindungen an den Nervenenden).

Dopamin ist ein Neurotransmitter, der zur Motivation beiträgt. Er treibt zu Handlungen an und löst eine molekulare Kaskade aus, die zu Zufriedenheit und sogar Euphorie führen kann. Bestimmte Handlungen werden durch Ausschüttung von Dopamin „belohnt". Daher wird er auch als „Belohnungshormon" bezeichnet. Sobald die Handlung ausgelöst wurde und tatsächlich einsetzt, fällt der Dopaminspiegel ab, was zu Entzugssymptomen führt und weiter antreibt. „Die Begierde erlischt im Moment ihrer Erfüllung", Jacques Lacan (französischer Psychoanalytiker). Andere Botenstoffe sorgen dann für Zufriedenheit und ein Glücksgefühl.
Dopamin wird durch psychedelische Drogen (z. B. LSD) ausgelöst. Sobald der Dopaminspiegel wieder sinkt, entsteht Sucht, es fehlt die Belohnung. Sie wird ersetzt durch Freudlosigkeit, Niedergeschlagenheit. Ein dauerhafter Mangel wirkt sich negativ auf den Antrieb und die Konzentrationsfähigkeit aus und mündet im Morbus Parkinson (siehe unten). Zuviel führt zu hyperaktiven Verhalten (ADHS) und Kontrollverlust.
Stress und Routine behindern die Dopaminproduktion. Daher sollten Stressauslöser vermieden und Neugier erhalten werden.
Meditation und Yoga steigern die Dopaminausschüttung und steigern dadurch Aufmerksamkeit und Konzentration

Der Neurotransmitter und das Gewebshormon **Serotonin** wird auch als „Glückshormon" bezeichnet. Es kommt im Zentralnervensystem, dem Darmnervensystem, dem Herz-Kreislauf-System und im Blut vor und hat dort vielfältige körperliche (physiologische) Funktionen.

Etwa 95% der gesamten Serotoninmenge des Körpers werden im Magen-Darm-Trakt gespeichert und sorgen für die Beweglichkeit des Darms, die Peristaltik. Serotonin selbst kann die Blut-Hirn-Schranke nicht überwinden, muss daher aus seinen Vorstufen (Tryptophan) im Zentralnervensystem selbst gebildet werden.
Serotonin wird unter anderem gesteigert durch tryptophanreiche Nahrungsmittel wie Nüsse (besonders Walnüsse), Bananen, Ananas, Kiwis, Pflaumen, Tomaten, Fisch, Weizen, Schokolade (Kakao), aber auch Sonne (Vitamin D).
Durch Sport wird die Fettverbrennung angeregt, was wiederum zu einem Anstieg der freien Fettsäuren führt. Diese lösen Eiweiß vom Tryptophan, dadurch wird der Gehalt von freiem Tryptophan im Blut erhöht. Freies Tryptophan kann die Blut-Hirn-Schranke passieren und wird im Gehirn dann in Serotonin umgewandelt. Sport kann bei leichten bis mittelgradigen Depressionen genauso wirksam sein wie Antidepressiva. Der Serotoninanstieg sinkt aber binnen einer Stunde wieder. Wer als Erwachsener regelmäßig Sport treibt, reduziert beispielsweise das Risiko, an Demenz zu erkranken, um 18%. Für Alzheimer liegt der Wert bei 26%.

Es gibt uns das Gefühl der Gelassenheit, inneren Ruhe und Zufriedenheit. Dabei dämpft es eine ganze Reihe unterschiedlicher Gefühlszustände, insbesondere Angstgefühle, Aggressivität, Kummer und Impulsivität. Ein niedriger Serotoninspiegel wird mit Depressionen in Verbindung gebracht. Zuviel Serotonin führt zu einer verstärkten Wahrnehmung (positiv und negativ), Verwirrtheit, Zittern, Übelkeit und Kopfschmerzen.

	Zu wenig	ausreichend	Zu viel
Dopamin	Depressionen, Parkinson, Angststörungen	Ausgeglichenheit	Schizophrenie, Hyperaktivität, Kontrollverlust
Serotonin	Depression	Glücklich, zufrieden	Verstärkte Wahrnehmungen, Verwirrtheit (Verliebtheit)
Oxytocin	Soziale Phobien	(Selbst)Vertrauen, Geborgenheit	Empathie

Hier soll nochmals an die Korrelation von Vāta zum neurologischen System, von Pitta zum endokrinen System und Kapha zum Immunsystem erinnert werden. Die Neurotransmitter sind häufig auch Hormone und zeigen zusätzlich eine Wirkung auf das Immunsystem.

Auch in der westlichen Medizin wird der Einfluss von Emotionen auf das Gehirn und Auswirkungen auf das Immunsystem gesehen. Eine Disziplin, die diese Wechselwirkung zwischen Geist und Körper erforscht, ist die Psychoneuroimmunologie. Negativ gestimmte Menschen sind anfälliger für Erkältungen und zudem fand man heraus, dass Operationswunden bei negativ gestimmten Menschen langsamer heilen. Die psychologische Erklärung für diese Wirkung von negativen Emotionen auf das Immunsystem lautet, dass viel Energie benötigt wird, um Krankheiten abzuwehren und negative Emotionen zu Energiemangel und Erschöpfung führen. Somit sind negativ gestimmte Menschen anfälliger für Krankheiten. Studien belegen, dass negative Gefühle wie Wut oder Pessimismus auf Dauer das Risiko für Erkrankungen der Herzgefäße erhöhen. Diese Gefühle zu unterdrücken, steigert das Risiko allerdings noch mehr. Forscher vermuten, dass negative Gefühle zu einer anhaltenden Entzündung führen und daraus Krankheitsbilder wie Herzerkrankungen sowie Depressionen resultieren.

Die Art, wie wir empfinden, ist mit den Erwartungen und Vorstellungen der jeweiligen Kultur verwoben, in der wir leben. Schon Karl Marx sagte: „Das gesellschaftliche Sein bestimmt das Bewusstsein".

Das Buch der Riten (konfuzianisch, 1. Jh. n. Chr.) spricht von 7 inhärenten Empfindungen: Freude, Wut, Traurigkeit, Furcht, Liebe, Abneigung, Zuneigung.

Descartes (17. Jh.) nennt 6 ursprüngliche Leidenschaften: Verwunderung, Liebe, Hass, Begehren (Sehnsucht), Freude, Traurigkeit.

Heutige Emotionsforscher behaupten, es gebe 6 Basisemotionen: Ekel, Furcht, Überraschung, Wut, Glück, Traurigkeit.

Jeder Hindu kann die „sechs Feinde" aufzählen: Kāma (weltliche Begierden) Krodha (Zorn), Lobha (Gier, Geiz), Moha (Verblendung, geistige Dunkelheit), Mada (Hochmut) sowie Matsarya (Eifersucht und Neid).

Die katholische Kirche nennt die sieben Todsünden: Stolz, Habsucht, Neid, Zorn, Unkeuschheit, Unmäßigkeit, Trägheit oder Überdruss.

Āyurveda legt Wert auf Ausgeglichenheit, also werden alle Emotionen als das klare Denken störend angesehen. Sie behindern den Geist in seinen gesunden Funktionen. Natürlich dürfen Gefühle vorhanden sein, der Mensch ist ein fühlendes Wesen. Aber die Emotionen dürfen den Geist (Mānasa) nicht beherrschen und dadurch die Sinne (Indriyas) verwirren.

> ***Geistigen Impulsen wie Gier, Trauer, Angst, Zorn, Hochmut, Schamlosigkeit, Neid, übermäßiger Anhaftung oder Böswilligkeit sollte ein kluger Mensch nicht nachgeben.***
> ***Auf das Sprechen bezogene Impulse, denen man nicht nachgeben darf, sind extreme Grobheit, Verrat, Lüge und Sprechen zur Unzeit.***
> ***Handlungsimpulse, denen man nicht nachgeben darf, sind die, anderen Leid zuzufügen, wie der Impuls, die Ehe zu brechen, zu stehlen oder körperliche Gewalt zu üben.***
>
> CS, Su. 7, 27ff

Einzelne Emotionen:

Harṣa: Euphorie (wörtlich: wenn die Körperhärchen sich aufstellen). Hochstimmung, Freude
Freude ist die Reaktion auf ein als positives empfundenes Ereignis. Sie ist charakterisiert durch Glücksgefühl, Fröhlichkeit und Optimismus. Freude ist allerdings nicht von Dauer, wenn sie von äußeren Situationen abhängig ist und kann sich schnell in schmerzhafte Sehnsucht verwandeln. Innerhalb bestimmter Grenzen ist Freude eine normale emotionale Reaktion. In extremer Form (Euphorie) ist sie pathologisch, besonders wenn sie dem objektiven Zustand nicht entspricht. Euphorie ist übersteigert, überschwänglich, rauschhaft. Im Deutschen gibt es den Spruch „vor Freude durchdrehen". Daher ist übertriebene Freude āyurvedisch nicht erstrebenswert.

Kāma: sinnliche Begierde, Wünsche.
Der stärkste emotionale Aspekt des Geistes, der Anhaftung (Verbindung mit einem Gegenstand oder Lebewesen) erzeugt und die Wurzelursache für geistige Störungen ist. Kāma gilt als größtes Hindernis auf dem Weg zur Erleuchtung. Wünsche äußern sich durch den Drang, ein bestimmtes Objekt, eine Person oder einen Erlebniszustand erreichen zu müssen. Sie dienen lediglich dem Trachten nach Genuss und Befriedigung. Auf zwischenmenschlicher Ebene können sie sich in Form von Anziehung oder Liebe und sexuellen Handlungen manifestieren. Kāma ist die Folge der Kombination von starkem Rājas und icchā (Verlangen, Begehren, Wunsch). Das kann bei extremer Ausprägung zur Störung von Smṛti, Dhṛti und Buddhi führen.

Dabei gibt es das Paradox, das sowohl der Verlust als auch das Erlangen von etwas Begehrtem oder Nicht-Begehrtem zu psychischen Krankheiten führen kann.

- Der Verlust von etwas Erwünschtem
- Der Gewinn von etwas Unerwünschtem
- Der Gewinn von etwas Erwünschtem
- Der Verlust von etwas Unerwünschtem

Alle diese Zustände beruhen auf Kāma, werden durch Kāma hervorgerufen. Ausgeprägtes Kāma kann das normale Denken behindern.

Śoka: Kummer, Trauer.
Wenn etwas verloren wird, von dem angenommen wurde, dass es dem Betroffenen gehört (āyurvedisch gesehen gibt es keinen persönlichen Besitz). Dieser Geisteszustand ist eine Reaktion auf die Trennung von einer geliebten Person, den Verlust von Eigentum oder Liebesentzug. Trauer ist ein emotionaler Verlustschmerz, der individuell als sehr bedrückend empfunden wird. Das Ausmaß an Trauer kann von Person zu Person variieren und korrespondiert bisweilen nicht mit der Stärke der Ursache dahinter.

Psychotherapeutisch werden fünf Trauerphasen unterschieden. Bis zu einem gewissen Grad sollte die Trauer durchlebt werden. Erst, wenn die Phasen zu lange dauern, gilt Trauer als pathologisch. Siehe Tabelle auf der nächsten Seite.

Lobha: Gier.
Gier ist das übermäßige, häufig unkontrollierbare Verlangen, anderen etwas wegnehmen wollen, auch wenn man es nicht braucht. Gier ist grenzenlos und gekennzeichnet durch ein enormes Maß an individueller Anhaftung an Besitz, exzessives Begehren, maßlosen Drang oder Leidenschaft.

Dainya: Hilflosigkeit, Verzweiflung.
Verzweiflung ist die emotionale Reaktion auf eine als hoffnungs- und ausweglos empfundene Lebenssituation von subjektiv höchster persönlicher Bedeutung. Das Gefühl der Hoffnungslosigkeit beruht auf einer negativen Einschätzung der eigenen Handlungsmöglichkeiten. Es besteht das Gefühl eines Kontrollverlustes.

Krodha: Aggression, Zorn, Ablehnung, andere schädigen.
Zorn dient grundsätzlich der Vorbereitung eines Organismus auf Kampf. Diese Emotion äußert sich in dem ausgeprägten Gefühl, jemandem schaden zu müssen. Die Reaktion gegenüber jeglichem Hinderungsgrund dieses Wunsches kann sich als Zorn oder Aggression manifestieren. Kāma (Wünsche) und Krodha stehen in engem Zusammenhang. Weiter differenzieren lassen sich außerdem Droha oder Abhidroha als versteckten, unterschwelligen Hass und unterdrückte Aggression.

Trauerphasen	**Beschreibung**	**Aufgabe**	**Beispiele für therapeutische Implikationen**
Nicht-wahrhaben-Wollen	Schock, Aufruhr, Leugnung, evtl. intrusive Erinnerungen	Die Wirklichkeit des Verlustes akzeptieren lernen	- Abschied nehmen, etwa durch Betrachtung des Toten (in der Imagination) - Sich Zeit geben - Rituale pflegen
Intensive, teilweise widersprüchliche Gefühle	Angst (vor der Zukunft), Schuld (auch „Überlebensschuld“), Sorge, Ärger, Scham, Enttäuschung, Sehnsucht, Erleichterung, Dankbarkeit	Den Schmerz des Verlustes (sowie andere Gefühle) verarbeiten lernen	- Zulassen, Akzeptanz und Aushalten der Gefühle, weinen - Soziale Unterstützung suchen (Familie, Freunde, Selbsthilfegruppe)
Hilflosigkeit, Orientierungslosigkeit und Leere	Die Welt ohne den Verstorbenen realisieren, in der Vergangenheit leben	Sich der veränderten Umgebung anpassen lernen	- Sich Zeit lassen für Erinnerungen (positive und negative Aspekte der Beziehung), darüber sprechen - Neue Beziehungen zum Ausgleich des Verlustes suchen
Abschied und Neuorientierung	Abschiedsrituale, Aufbau eines inneren Bildes, Neuorientierung	Beziehung zur verstorbenen Person neu definieren	- Trauerprozess nach außen symbolisieren durch Rituale - Versäumtes nachholen, z. B. durch imaginative Aussprachen oder Briefe - Persönliche Gedenktage gestalten (Bilder aufstellen, bedeutungsvolle Orte besuchen) - Aktuelle Beziehungen zur Kompensation intensivieren

Ūrṣyā: Intoleranz, Missgunst, Neid, Eifersucht.
Die Intoleranz gegenüber Leistungen und Errungenschaften anderer Menschen. Der Betroffene kann das Verhalten anderer Menschen oder Umstände nicht aushalten oder ertragen.
Es wird zwischen positivem und bösartigem Neid unterschieden. Positiver Neid kann motivierend und anspornend wirken, etwas ähnliches zu erreichen, indem man dem Beneideten nacheifert. Bösartiger Neid wertet den anderen ab und stellt dessen Leistung in Frage.
Neid geht besonders in Gesellschaften, die Unabhängigkeit betonen, mit Schadenfreude einher.

Māthsarya: Neid, Intoleranz und Gewalt
Neid gegenüber den Errungenschaften anderer. Eine ähnliche Emotion wie Ūrṣyā, jedoch mit intensiverer Ausprägung. Der Betroffene kann anderen nichts gönnen.

Asūyā: Verleumdung, Andere schlecht machen.
Die Fehlersuche bei anderen Menschen sowie das Kritisieren ihrer positiven Qualitäten. Mit Absicht Unwahrheiten behaupten. Asūyā ist gekennzeichnet durch ein extremes Ausmaß an Rājas.

Bhaya: Angst, Phobie
Ein unangenehmer spannungsreicher, oft quälender emotionaler Zustand der Beengtheit, Beklemmung oder Bedrückung. Der entscheidende Faktor ist das Gefühl der Hilflosigkeit. Das Ausmaß an Angst variiert von Mensch zu Mensch.

Viṣāda: Depression, Niedergeschlagenheit.
Ein Zustand gedrückter Stimmung, Niedergeschlagenheit oder Verzweiflung. Wenn man das Gefühl hat, nichts tun zu möchten. Diese Emotion ist charakterisiert durch Rückzug, Traurigkeit, Aktivitätsverlust und Interessenmangel.

Die Gefühle sind voneinander abhängig und hängen alle mit Anhaftung zusammen. Es sind natürliche Gefühle aller Menschen, solange sie innerhalb bestimmter Grenzen bleiben. Sie können durch die Guṇas (Sāttva, Rājas, Tāmas) unterschiedlich gefärbt sein. Bei Tāmas entstehen die Gefühlsimpulse, aber sie bewegen den Betroffenen nicht. Bei Rājas bewegen sie ihn sofort. Bei Sāttva können sie benutzt werden, um Erkenntnis zu erlangen. Alle äußeren Faktoren sind unbedeutend bei hohem Sāttva. Bei niedrigem Sāttva und hohem Rājas und Tāmas können kleinste Stressfaktoren große Auswirkungen haben.

Die äußeren Faktoren können nicht geändert werden, aber Sāttva kann erhöht werden.

Je stärker diese Gefühle ausgeprägt sind, umso leichter entstehen Krankheiten.

Anhaftung

Anhaftung kann an Gegenstände und an Lebewesen bestehen. Sie wirkt immer der Erleuchtung/Erlösung (Mokṣa) entgegen und entsteht aus der falschen Annahme, etwas oder jemanden zu besitzen. Anhaftung ist meist mit großen Emotionen verbunden. Zunächst der große Wunsch oder gar die Gier, etwas (z. B. ein teures Auto) zu erlangen, dann die Freude, es erlangt zu haben und später evtl. die große Traurigkeit, wenn es verloren oder kaputt geht.
Das Ziel ist die Gelassenheit, der Gleichmut (nicht Gleichgültigkeit!). Starke Emotionen stören das Gleichgewicht und können zu Krankheiten führen. Natürlich sind Wünsche erlaubt und es sollte auch ein Ziel verfolgt werden. Aber eben ohne Anhaftung, sondern mit Zufriedenheit; sowohl, wenn das Ziel erreicht wird, als auch wenn es nicht erreicht wird.
Gleichmut (als Gegenteil zur Anhaftung) lässt sich mit Gegenständen noch relativ leicht leben. Im Zwischenmenschlichen Bereich wird es schwierig. Bei einer Krankheit eines geliebten Menschen z. B., wird es schwer, gleichmütig zu bleiben. Natürlich soll der Kranke begleitet und unterstützt werden, aber Mitleiden bringt keine Besserung.
Das Gefühl der Hilflosigkeit führt häufig zu massiver Anhaftung. Um die Hilflosigkeit zu überwinden verliert der Betroffene sich im (z. T. blinden) Aktionismus. Das sieht man manchmal bei Ärzten, die unbedingt noch ein Röntgenbild machen wollen, auch wenn der Patient bereits im Sterben liegt. Dieser Aktionismus dient lediglich zur Befriedigung des eigenen Gewissens (alles versucht zu haben), bringt aber den Patienten überhaupt nicht weiter. Dies ist ein Beispiel für die Anhaftung an die eigene Selbstwirksamkeit („ich bin der Herr über Leben und Tod"). Es fällt unglaublich schwer, zu akzeptieren, dass manche Ereignisse (insbesondere der Tod) nicht beeinflusst werden können.
Die größte Anhaftung ist die an den eigenen Körper und Geist. Ist diese überwunden, besteht nur noch die reine Seele (Ātman), die mit dem Göttlichen eins wird.
Dies ist jedoch nicht das oberste Ziel des Āyurveda, sondern zunächst die Gesunderhaltung von Körper und Geist. Auch an die Erleuchtung sollte man keine Anhaftung haben!

Anhaftung führt zu Leid, so wie auch extreme Emotionen zu Leid führen.

Patientenbeispiel

Ein 25-jähriger Mann hat sich entschieden, ein spirituelles Leben zu führen, um möglichst schnell die Erleuchtung zu erlangen und dem Kreislauf der Wiedergeburten zu entfliehen. Dazu meditiert er 19 Stunden täglich auf sein Drittes Auge. Er hat meine Praxis aufgesucht, weil er nach einiger Zeit fürchterliche Kopfschmerzen bekam.

Der Geist und die geistigen Funktionen sollten normal eingesetzt werden, d. h. nicht zu wenig, nicht zu viel und nicht falsch. Generell sollte sich der Geist nicht in Dinge involvieren, die über die Sinne aufgenommen werden. Die geistigen Funktionen sollten unabhängig von den Sinnesfunktionen sein. Man sollte nicht bewerten und keine Anhaftung haben.

CS, SS, VII, 17ff

Therapie der Emotionen

Emotionen gehören zu Mānasa, dem Geist und nicht zu Ātman, der Seele. Sie beruhen auf Wahrnehmungen (Indriyas) und Interpretationen. Āyurvedisch werden Emotionen als Illusionen verstanden. Sie sind subjektiv geprägt und bewertend.
Durch die bewusste Erkenntnis, dass Emotionen Illusionen sind, können diese von der subjektiven Bewertung befreit werden. Dadurch entwickeln sich objektive Wahrnehmungen, die nicht mehr zu Fehlinterpretationen und Fehlentscheidungen führen.
Hier unterscheidet sich die āyurvedische Psychologie natürlich grundlegend von der westlichen Psychologie, die zumeist Gefühle und Emotionen als wahrhaftig existent ansieht und ihnen daher durch intensive Beschäftigung viel Aufmerksamkeit schenkt.
Eine moderne Definition von Emotionen: Emotionen sind die bewertenden Antworten auf Umweltereignisse, die verschiedene physikalische und psychologische Subsysteme im Sinne einer bestmöglichen Reaktion koordinieren.

> ***Dabei gilt die Amygdala als die „Kommandozentrale" der Gefühle. Sie bewertet Reize aus der Außenwelt und entscheidet, ob wir sie meiden oder darauf eingehen sollen. Sie löst Reaktionskaskaden aus, erhöht den Herzschlag, veranlasst Drüsen, Hormone auszuschütten, zieht Muskeln in den Gliedmaßen zusammen oder lässt ein Augenlid blinzeln.***
>
> T. Watt Smith: Vom Plötzlichen Verlangen Jemanden Zu Küssen. Das Buch Der Gefühle.

> ***Emotionen sind komplexe, größtenteils automatisch ablaufende, von der Evolution gestaltete Programme für Handlungen. Ergänzt werden diese Handlungen durch ein kognitives Programm, zu dem bestimmte Gedanken und Kognitionsformen gehören; die Welt der Emotionen besteht aber vorwiegend aus Vorgängen, die in unserem Körper ablaufen, von Gesichtsausdruck und Körperhaltung bis zu Veränderungen in inneren Organen und innerem Milieu.***
>
> Antonio Damsio

Die westliche Sichtweise sieht auch den Zusammenhang zwischen Emotionen und körperlichen Reaktionen und betont den unbewussten Aspekt. Genau diesen Aspekt möchte Āyurveda überwinden – die Emotionen sollen bewusst gemacht werden. Dies ist auch Teil der westlichen Psychotherapie.

Anschließend an das Bewusst-werden, soll die Anhaftung überwunden werden. Dazu werden in den Kapiteln zur Therapie diverse Techniken genannt. Das erste (und vermutlich schwerste) Ziel besteht darin, die Emotionen nicht zu unterdrücken, aber zu kontrollieren.

Emotionen sollten ohne Anhaftung beobachtet werden und man sollte ihnen erlauben, zu verschwinden. Man sollte die Emotionen beherrschen und nicht von ihnen beherrscht werden.
So kann man z. B. beobachten, wie Wut in einem aufsteigt. Die Wut wandelt sich irgendwann um in Aggression, der Blutdruck steigt, der Kopf wird rot, man fängt an zu schreien, die Faust ballt sich und man schlägt zu. Meist geht das furchtbar schnell, ohne

dass die einzelnen Phasen wahrgenommen werden und zack – ist ein Unglück geschehen. Durch meditative Übungen soll man zum Beobachter der Emotionen (z. B. Wut) werden, diese nicht unterdrücken, sondern beherrschen (und im Beispiel der Wut sozial verträglich ausleben).
Werden die Emotionen unterdrückt, stauen sie sich im eigenen Körper auf und können Schaden anrichten. Unterdrückte Wut z. B. führt zu Magengeschwüren oder Hautkrankheiten (Pitta-Krankheiten). Āyurvedisch lassen sich Körper und Geist nicht trennen. Sie beeinflussen sich gegenseitig, im Positiven wie im Negativen.

Schon Platon soll gesagt haben ***„Liebe ist eine schwere Geisteskrankheit"***. Heute weiß man, dass durch Verliebtsein bestimmte Hirnareale verstärkt durchblutet werden. Jedoch andere, die z. B. für die Wahrnehmung von Angst zuständig sind, werden weniger durchblutet. Es könnte also etwas dran sein an dem Spruch ***„Liebe macht blind"***. Immanuel Kant (1724 – 1804) sagte: ***„Über sich selbst Herr zu sein heißt, seine Affekte zu zähmen und seine Leidenschaft zu beherrschen"***. Nach dieser traditionellen Sichtweise stehen Emotionen wie Ärger, Trauer oder Angst dem klaren Denken stets im Weg. Dies wird āyurvedisch genauso gesehen.

Fünf-Phasen-Plan

Nach dem einflussreichen Modell des US-Psychologen James Gross entstehen Emotionen in grob fünf Stadien
Die dahinterstehenden Prozesse laufen meist automatisch ab. Man kann jedoch auch bewusst eingreifen. Welche Strategie der Emotionskontrolle jeweils am günstigsten ist, hängt unter anderem von der Person, der Situation und der Stärke des emotionalen Zustands ab.

Situationsauswahl
(welchen Emotionen wollen wir uns aussetzen,
welche wollen wir meiden)
↓

Situationsmodifikation
(Situationen können aktiv beeinflusst
und gestaltet werden)
↓

Aufmerksamkeitslenkung
(in der Situation wird die Aufmerksamkeit bewusst
auf bestimmte Aspekte gelenkt, Fokus verschieben)
↓

Gedankliche Neubewertung
(Bewertung, die die Emotionen verstärken oder abschwächen,
Betrachtungsstandpunkt verändern, uminterpretieren,
Perspektivwechsel, Selbstdistanzierung)
↓

Emotionsausdruck
(Gefühle unterdrücken oder rauslassen)

Dieser 5-Phasen-Plan entspricht der āyurvedischen Vorgehensweise der bewussten Wahrnehmung der Emotionen. Er soll helfen, dass man agiert und nicht reagiert. Grundsätzlich gehören alle Methoden der „Achtsamkeit“ in diesen Bereich. Achtsamkeit führt zu bewusster Wahrnehmung und im Endeffekt zu einer bewussten Entscheidung, die nicht mehr rein subjektiv gefärbt (bewertend) ist.

An jedem dieser fünf Punkte besteht eine Wahlmöglichkeit. Durch das Bewusst-machen kann man Einfluss nehmen. Z. B. wird jemand zu einer Party eingeladen (Situationsauswahl, 1. Punkt). Hier kann man aktiv entscheiden, ob man Lust hat dorthin zu gehen, oder lieber etwas anderes machen möchte. Wen könnte man dort treffen? Möchte man das?

Am 2. Punkt (Situationsmodifikation) kann man auf der Party entscheiden, mit wem man sich worüber unterhält.

Der 3. Punkt (Aufmerksamkeitslenkung) erfordert Selbstkontrolle. Auf welche Person oder welches Thema möchte man seine Aufmerksamkeit lenken. Vielleicht können sogar unangenehme Situationen in Kauf genommen werden, um daran zu wachsen.

Dies führt zum 4. Punkt (Gedankliche Neubewertung). Durch unangenehme Situationen wird man z. B. auf eigene Fehler oder Vorurteile aufmerksam gemacht und dadurch die eigene Sichtweise verändern.

Der 5. Punkt ist dann die (Re)Aktion (Emotionsausdruck). Dieser kann jetzt hoffentlich aktiv entschieden werden. Āyurvedisch sollten die Emotionen nicht unterdrückt, sondern kontrolliert ausgelebt werden.

Auch Yoga kann helfen, Gefühle besser wahrzunehmen. Yogapraktizierende weisen nach Meditation, Atemübungen und Asanas eine höhere Frequenz von Alphawellen auf. Diese Gehirnwellen sind relativ langsam und versetzen das Hirn in einen Ruhezustand, in dem es gemächlicher schwingt und dadurch mehr aufnehmen kann.

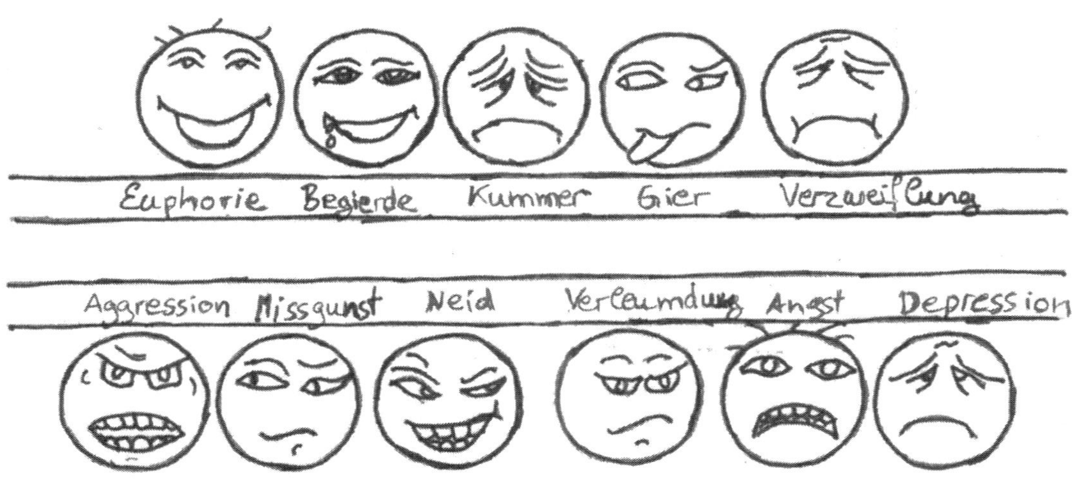

Mānasa Rogas

Mānasa Rogas (geistige/psychische Krankheiten) bezieht sich auf einen abnormalen Zustand der geistigen Funktionen.

Auslösende Faktoren für Mānasa Rogas sind immer Rājas und Tāmas. Sie stören die gesunden Geistesfunktionen. Die drei Hauptfunktionen des Geistes sind Denken (unabhängig von Gefühlsregungen), Fühlen (Emotionen) und Kontrollieren. Ein gesunder Geist ist dazu fähig, sich selbst, den Körper und die Sinne zu kontrollieren.

Die Intensität und Qualität der Denkaktivität steht in Zusammenhang mit Mānasa Rogas. Die drei Hauptfunktionen Denken, Fühlen, Kontrollieren können zu viel, zu wenig oder falsch eingesetzt werden. Dies führt zu mentalen Störungen mit psychischen und psychosomatischen Erkrankungen.

Zu viel: Exzessives Denken, unabhängig von der Relevanz der Gedanken schadet dem Geist. Es entsteht ein „Gedankenkreisen“, aus dem es keinen Ausweg mehr zu geben scheint. Rājas stimuliert die Aktivität, das Denken und die Motivation. Im Übermaß führt es zu übertriebenem Denken, Reizbarkeit und Aggression.

Zu starke Emotionen färben die Informationen falsch ein, können zu einem Höhenflug führen, aus dem ein heftiger Absturz erfolgen kann. Auch positive Emotionen können im Übermaß zu psychischen Erkrankungen führen. Im Deutschen heißt es so schön: „vor Freude durchdrehen“.

Zu viel Kontrolle, eine zu intensive mentale Analyse, führt zu Anspannung und kann in Zwängen enden (Zwangsgedanken, zwanghaftes Handeln, Perfektionismus), was dann nicht mehr produktiv ist.

Zu wenig: Ein Ausbleiben des Denkens führt zu Stumpfheit und einer Tāmas-Erhöhung. Zu wenig Emotionen machen empathielos. Eine Inaktivität der Kontrollfunktion sorgt dafür, dass man z. B. raucht, obwohl man weiß, dass Rauchen schädlich ist. Das Versagen der Kontrolle verhindert, dass man sich von schädlichen Objekten fernhält.

Falscher Gebrauch: Denken im falschen Moment, z. B., wenn eher der Fluchtreflex angebracht wäre. Emotionen im falschen Moment, z. B. bei einem Notarzt, der reflexmäßig handeln muss, um ein Leben zu retten. Die Kontrollfunktion als falsche Analyse einer Situation tritt häufig im Zusammenhang mit neurotischen Mustern auf. Z. B. wird durch eine Situation eine Erinnerung getriggert und ruft ein Verhaltensmuster hervor, das vielleicht in der früheren Situation aus der Erinnerung sinnvoll war, aber zu der aktuellen Situation nicht passt. Durch das Verhaftet sein in dem alten Muster, sind neue Analysen gar nicht möglich und es folgen falsche Entscheidungen.

Alle drei beschriebenen Möglichkeiten führen zu einem Ungleichgewicht des Geistes, welches sich belastend auf die mentale Gesundheit auswirkt und Leid hervorruft.

Als drei verunreinigende Faktoren für Rājas und Tāmas, die zu psychischen Erkrankungen führen, werden auch folgende genannt:

- **Unzuträglicher Kontakt von Objekt und Sinnesorgan:** zu viel, zu wenig oder das Falsche wahrnehmen (siehe „Indriyas“)
- **Intellektueller Irrtum:** Fehlfunktion von Buddhi, der Kontrollinstanz.
- **Falsche Konsequenz:** die falsche Aktivität/Handlung. Die Aktivitäten sollten eigentlich drei Ziele haben: Dharma (Pflichten), Artha (Verdienst und materieller Wohlstand), Kāma (Wünsche und Begierden) (s. u.). Indem falsche Aktivitäten durchgeführt werden, werden diese drei Ziele verfehlt und es entstehen psychische Erkrankungen.

Weitere ätiologische Faktoren für mentale Krankheit lassen sich wie folgt differenzieren:

1) Prädisponierende Faktoren – Utpādaka-Hetu

- Körperliche und geistige Konstitution. Körperliche Konstitution: bei Vāta-Dominanz mit etwas Pitta besteht eine erhöhte Neigung zu mentalen Störungen. Kapha wirkt stabilisierend und ausgleichend. Geistige Konstitution: Rājas und Tāmas fördern psychische Störungen, Sāttva wirkt ausgleichend.
- Genetische und kongenitale Faktoren, wie z. B. falsche Ernährung und Verhaltensweisen der Mutter in der Schwangerschaft.
- Chronische physische Krankheiten, die durch körperliche Einschränkung oder sogar drohendem Tod z.B. die Gefahr einer Depression mit sich bringen.
- Saṃskāras: Eindrücke bzw. Tendenzen im Geist einer Person als Ergebnis zurückliegender Handlungen oder Gedanken, inklusive derjenigen aus vergangenen Leben. Dies ist ein typisch āyurvedisches Konzept. Frühere Aktionen haben Einfluss auf das Hier und Jetzt. Die Saṃskāras befinden sich als eine Art von Narben im Unbewussten. Ziel der Meditation ist es, sie ins Bewusstsein zu holen und damit aufzulösen. Im Vergleich zur westlichen Psychologie entsprechen sie neurotischen Dispositionen bis hin zu Persönlichkeitsstörungen.

Eine Definition von Persönlichkeitsstörungen:

Der Begriff bezeichnet ein überdauerndes Muster des Erlebens und Verhaltens, das deutlich von den Erwartungen des Umfelds abweicht. Betroffen sind das Denken (also die Art, wie man sich selbst, andere und Ereignisse wahrnimmt und deutet), das Fühlen, die Impulskontrolle sowie Beziehungen zu anderen. Für die Diagnose einer Persönlichkeitsstörung muss sich das Muster bereits in der Jugend oder im frühen Erwachsenenalter herausgebildet haben, in verschiedenen Situationen zum Tragen kommen und zu Leid oder Beeinträchtigungen im Beruf und Privatleben führen.

2) Beschleunigende Faktoren – Vyañjaka-Hetu

- plötzliche mentale Traumata, Verletzungen
- akute körperliche oder psychische Krankheiten

3) Erhaltende Faktoren

- chronische physische Krankheiten
- Mangel an äußerer (sozialer) Unterstützung oder medizinischer bzw. psychologischer Betreuung und Behandlung.

Ein Patient kann nicht alleine gesund werden, sondern es gehören vier Faktoren zur Therapie: Patient, Arzt, pflegender Helfer und medizinisches Werkzeug (z. B. Medikament, Ernährung usw.). Pflegende Helfer sind meist medizinisch ausgebildetes Fachpersonal. Im alten Āyurveda waren damit Familienangehörige oder andere soziale Kontakte gemeint. Sie sind für die Gesundung immens wichtig.
Manche Āyurveda-Ärzte gehen soweit, dass sie sagen, bei psychischen Erkrankungen ist nicht der Patient einer der vier Faktoren, sondern die Gesellschaft.

Der Mensch ist immer nur Teil des Universums und der Gesellschaft, in der er lebt (Mikrokosmos im Makrokosmos). Wird diese Aussage weit gefasst, kann eine Krankheit nur geheilt werden, indem das Universum und damit auch die Mutter Erde geheilt wird. Heutzutage ist das Thema Klimaschutz endlich etwas mehr in den Vordergrund gerückt. Āyurveda sagt schon lange, dass der Mensch von der Natur abhängt, in der er lebt. Das ist nicht auf das Land begrenzt, sondern global, ja sogar universal zu sehen. Stimmen die äußeren Umstände nicht, kann keine körperliche oder psychische Gesundheit erreicht werden.
Aber auch die Menschen untereinander beeinflussen sich gegenseitig. Der einzelne Mensch ist ein Spiegel seiner Umgebung. Ist die Gesellschaft krank, kann der Einzelne nicht gesund werden. Dies ist ein hoher Anspruch, aber man darf und soll Ziele haben – nur keine Anhaftung daran, sonst kann das zu Verzweiflung führen.

Die Pathogenese mentaler Krankheiten

Erster Prozess: Bei einer Person mit viel Rājas und Tāmas kommt es zur Provokation der geistigen Doṣas. Dies führt zur Störung der geistigen Fähigkeiten dhī, Dhṛti und Smṛti. Die abnormale Funktion dieser Fähigkeiten verursacht falsche Wahrnehmung, falsche Entscheidung, Fehlempfindungen oder Gedächtnisstörungen. Der Geist verliert so die Fähigkeit, sich von schädlichen Objekten zurückzuziehen oder er beginnt, sich von unschädlichen Objekten abzuwenden.

Zweiter Prozess: Durch zu langes Nachdenken über ein Sinnesobjekt entwickelt sich Verhaftung. Dadurch erhöht sich das Ausmaß an Rājas im Geist der betreffenden Person. Dies kann auch bei sāttvisch veranlagten Menschen geschehen, z. B. durch den dringenden Wunsch nach der sofortigen Erleuchtung. Aus Verhaftung entwickelt sich ein starkes Verlangen, welches mentale Verwirrung erzeugt. Diese äußert sich in Form von starken emotionalen Zuständen, die zu Täuschung, Verblendung sowie schließlich zum völligen Verlust der mentalen Fähigkeiten führen.

Vishaya (Denken an ein Sinnesobjekt) → Sanga (Anhaftung an Sinnesobjekte mit den Sinnesorganen) → Kāma (Lust an der Freude am Sinnesobjekt) → Krodha (Nicht-Erfüllen der Freude) → Sammoha (Täuschung) → Smṛti Vibhrama (verfälschte Erinnerung) → Buddhinasha (Beeinträchtigung der Intelligenz) → Vinashyati (Zerstörung) → Vyādhi (Entstehung von Krankheit)

Die āyurvedischen Highlights

Mānasa, der Geist, mit seinen Funktionen wurde vorgestellt. Die „modernen" hirnorganischen Strukturen (Amygdala, Hippocampus usw.) sind mit anderen Worten (Buddhi, Smṛti usw.) schon in den alten āyurvedischen Texten beschrieben. Die Mano-Vaha-Srotas (geistführenden Kanäle) wurden von den Neurowissenschaften sogar erst kürzlich „entdeckt".

Der Prozess der Sinneswahrnehmung und Verarbeitung wird im Āyurveda als einer der wichtigsten Faktoren zur Entstehung geistiger Erkrankungen, bzw. Erhaltung geistiger Gesundheit angesehen. Auch bei diesen Prozessabläufen zeigen sich sehr gute Übereinstimmungen zu den heutigen neurowissenschaftlichen Erkenntnissen.

Emotionen und die Anhaftung an die Emotionen führen āyurvedisch gesehen zu Leiden. Gleichmut gilt als erstrebenswert. **Wir sollten unsere Emotionen beherrschen und uns nicht von ihnen beherrschen lassen.** Dabei sollten die Emotionen aber nicht unterdrückt, sondern lediglich kontrolliert werden. Wir sollten zum bewussten Beobachter unseres Selbst werden.

II. TEIL

Therapie

7. Kapitel

Psychotherapie

Kombination Āyurveda und westliche Psychotherapie

Westliche Psychotherapie

Verschiedene Formen der Therapie im Āyurveda

Die āyurvedischen Highlights

Kombination Āyurveda und westliche Psychotherapie

Im Rahmen der āyurvedischen Behandlungen werden die Patienten „weich" gemacht. Allein die Ölbehandlungen können Abwehrmauern löcherig machen. Viele Menschen sind schon lange nicht mehr berührt werden. Die liebevolle Einhüllung in Öl spendet Geborgenheit. Wenn der Patient genügend Vertrauen aufbringt, sich am ganzen Körper mit Öl massieren zu lassen, hat er sich bereits sehr geöffnet. Über die körperliche Behandlung kann der Patient einen Zugang zu seinen Emotionen bekommen, weil er sich spürt.

Wird nun in einem solchen sensiblen und geöffneten Zustand ein psychotherapeutisches Gespräch durchgeführt, kann das eine stärkere Wirkung zeigen, als ohne die āyurvedische Vorbehandlung. Der Patient kann seine vorher unbewussten Empfindungen und Bedürfnisse besser wahrnehmen. Der Therapeut kann ihm helfen, diesen Worte zu verleihen und sie dadurch noch stärker ins Bewusstsein rücken. Der Therapeut muss allerdings sehr behutsam vorgehen, da der Patient eventuell sehr schutzlos ist, da die Abwehr aufgeweicht ist. Der Therapeut muss immer die Kontrolle beim Patienten belassen und nur mit den an die Oberfläche gekommenen Themen arbeiten. Sollten es zu viele oder zu unerträgliche Themen sein, muss eine stabilisierende Therapie durchgeführt werden. In den anderen Fällen bietet die Kombination aus āyurvedischen Behandlungen und psychotherapeutischen Gesprächen eine Chance auf „Aha – Erlebnisse", Erkenntnisse, die dann auch einen Ausweg, eine Lösung aufzeigen können.

Kommen hier noch die indische Philosophie und die āyurvedischen psychotherapeutischen Konzepte ins Gespräch, kann der Patient möglicherweise sein Gedanken-Hamsterrad verlassen und mithilfe einer neuen Sichtweise einen anderen Weg einschlagen und seine alten Muster verlassen.

Im Rahmen der āyurvedischen Pañcakarma Reinigungskur wird nicht nur der Körper, sondern auch die Psyche/Emotionen gereinigt. Die fünf ausleitenden Verfahren der Pañcakarma (pañca = fünf, karma = Handlungen) Kur sind: therapeutisches Erbrechen, therapeutisches Abführen, zwei Arten von Darmeinläufen und die nasale Instillation (Nasya). Sie sind alle zur Ausleitung der überschüssigen Doṣas gedacht. Aber sie haben auch eine starke Wirkung auf die Emotionen. Das sieht man schon im deutschen Sprachgebrauch: „ich finde alles zum kotzen/beschissen". Beim therapeutischen Erbrechen kann man sich „mal so richtig auskotzen". Alles bisher Ungesagte kann sich seinen Weg bahnen und damit auch den Körper verlassen. Damit können besonders frühkindliche Ereignisse bearbeitet werden, aus der Zeit, als das Kind noch keine Sprache hatte. Ein Baby kann zwar noch nicht sprechen, aber spucken und auch erbrechen. Diese Sprache ist für Erwachsene schwer zu deuten, so dass die eigentliche Ursache für das Spucken oder Erbrechen nicht erkannt wird. Durch das therapeutische Erbrechen kann der Patient in diese frühkindliche Phase zurückversetzt werden, erlebt sie aber gleichzeitig als Erwachsener im hier und jetzt. So besteht die Chance, als Erwachsener sein inneres Kind an die Hand zu nehmen und gemeinsam durch die Erlebnisse hindurchzugehen. Dies kann sehr schmerzhaft sein, aber hinterher auch sehr erleichternd.

Erfahrungsgemäß wird durch das therapeutische Abführen besonders die unterdrückte Wut gelöst. Die Patienten können dabei geradezu aggressiv gegen den Therapeuten werden. Āyurvedisch bietet sich als Interpretation unterdrücktes, ab-erzogenes Pitta an, welches eigentlich Teil der Konstitution ist, aber in der Kindheit durch strenge Erziehung nicht gelebt werden durfte. Dieses Pitta staut sich im Laufe des Lebens an, zeigt sich in negativen Pitta Symptomen wie z. B. Hauterkrankungen oder einem Magengeschwür, findet aber keine Möglichkeit, gesund ausgelebt zu werden. Durch das therapeutische Abführen kann der Patient erfahren, dass Pitta zu ihm gehören darf und nicht unterdrückt werden muss. Im therapeutischen Gespräch sollten dann Wege gesucht werden, dieses Pitta zu integrieren und sozial verträglich auszuleben.

Über die Darm-Einläufe wird überschüssiges Vāta entfernt, es können aber auch Probleme mit dem Loslassen ausgeschieden werden. Die Pañcakarma-Reinigungskur reinigt immer Körper und Geist. Wenn sie ambulant durchgeführt wird, kann der Patient währenddessen z. B. seinen Keller entrümpeln. Ordnung im Äußeren schafft Ordnung im Inneren. Eine begleitende ambulante Psychotherapie unterstützt die reinigende Wirkung der Pañcakarma Kur und fängt den Patienten bei eventuellen Krisen auf.

Westliche Psychotherapie

Psychotherapie ist Behandlung kranker Menschen mit seelischen Mitteln, eine Therapie nach bestimmten methodischen Regeln. Psychotherapie im weiteren Sinne, d. h. eine psychotherapeutische Einstellung zum Kranken als Person, ist ein Bestandteil der ärztlichen Behandlung überhaupt und betrifft die ganze Medizin….

Definition von Strotzka: Psychotherapie ist ein bewusster und geplanter interaktioneller Prozess zur Beeinflussung von Verhaltensstörungen und Leidenszuständen, die in einem Konsensus (möglichst zwischen Patient, Therapeut und Bezugsgruppe) für behandlungsbedürftig gehalten werden, mit psychologischen Mitteln (durch Kommunikation) meist verbal aber auch averbal, in Richtung auf ein definiertes, nach Möglichkeit gemeinsam erarbeitetes Ziel (Symptomminimalisierung und/oder Strukturänderung der Persönlichkeit) mittels lehrbarer Techniken auf der Basis einer Theorie des normalen und pathologischen Verhaltens.

Tölle, „Psychiatrie"

Nun drängt sich die Frage auf, wie Āyurveda Psyche, Psychotherapie oder psychische Erkrankungen definiert. Da im Āyurveda Sanskrit und nicht Griechisch oder Latein als wissenschaftliche Sprache verwendet wird, ist schon die Übersetzung nur begrenzt möglich. Ātma kann als Seele, Mānasa als Geist übersetzt werden. Dazu ein Zitat aus der Caraka Saṃhitā:

Körper und Geist enthalten die Voraussetzungen von Krankheit und Glück (bzw. Gesundheit). Die Seele ist im Wesentlichen befreit von pathogenen Faktoren. Sie ist die Quelle des Bewusstseins…Sie ist ewig. Sie ist der Beobachter, beobachtet alle Aktivitäten. Krankmachende Faktoren für den Körper sind Vāta, Pitta und Kapha, die für den Geist sind Rājas und Tāmas. Die krankmachenden Faktoren des Körpers werden durch Therapien, welche auf religiösen Riten und körperlicher Korrektheit beruhen beigelegt; die krankmachenden Faktoren des Geistes durch spirituelles und religiöses Wissen, Geduld, Rückerinnerung und Meditation.

CS, SS, I, 55-58

Āyurvedisch gesehen wird die Seele nie krank. Sie ist der göttliche Funke in jedem Lebewesen und ist „allglückseelig". Lediglich Körper und Geist können krank werden. Die Begriffe Seele, Psyche und Geist sind āyurvedisch und in der westlichen Kultur sehr unterschiedlich definiert.

Der Begriff Psyche stammt aus dem Altgriechischen und kann als Seele, aber auch Atem, Hauch übersetzt werden. Atem passt gut zum Sanskrit Begriff für Seele: Ātman. Aber die Definition von „Seele" ist im Āyurveda völlig abweichend. Die westliche Definition passt eher zum Begriff Mānasa, der mit „Geist" übersetzt wird und der Beschreibung der Psyche entspricht.

In der westlichen Kultur wird Psyche als die Gesamtheit aller geistigen Eigenschaften und Persönlichkeitsmerkmale eines Individuums bezeichnet. Psyche umfasst Fühlen, Denken, Emotionen, Wahrnehmungen, Wissen, Intuition also alle geistigen Fähigkeiten.

Zum Freud'schen Strukturmodell der Psyche gehören „Es", „Ich" und „Über-Ich", also āyurvedische Tāmas, Rājas und Sāttva, die āyurvedisch dem Geist zugeordnet werden. Freud sieht die Ursache der Handlungen im Wahrnehmen und Denken. Diese Sichtweise passt sehr gut in die āyurvedische Philosophie.

Um die Begriffsverwirrung zu sortieren, hier eine vereinfachte Übersicht, die im Folgenden näher ausgeführt wird und wie sie weiterhin in diesem Buch gebraucht wird:

Seele = Ātman. Göttlicher Funke, wird nie krank

Psyche = Geist = Mānasa. Setzt sich aus Sāttva, Rājas, Tāmas zusammen und beinhaltet die Sinnesfunktionen, Emotionen, Denken usw. Kann erkranken.

In der griechischen Mythologie gibt es die schöne Geschichte von Psyche und Amor, die unter schwierigen Umständen zu einem Liebespaar werden. Aus dieser Verbindung entsteht die wunderschöne Tochter Voluptas, die Wollust.

Hier werden āyurvedische psychotherapeutische Therapiegrundsätze beschrieben. Sie dienen einerseits zur Gesunderhaltung, aber andererseits auch zur Behandlung und sollen den Geist wieder in sein gesundes Gleichgewicht bringen.

Die āyurvedische Handhabung von Krankheit setzt sich grundsätzlich aus drei Behandlungsmethoden zusammen.

Verschiedene Formen der Therapie im Āyurveda

Yuktivyapāśraya, die sogenannte rationale (vernunftgemäße) Therapie, ist die eher körperliche Behandlung von Krankheiten, die lindernd oder ausleitend sein kann. Dies umfasst den größten Teil der āyurvedischen Schriften und beinhaltet Anleitungen zur Ernährung, Lebensführung, Massagen, Medikamenten und Pañcakarma (āyurvedische Reinigungstherapie). Da auch die körperlichen Behandlungen den Geist beeinflussen, dürfen sie in diesem Buch nicht vernachlässigt werden, können aber auch nicht vollumfänglich erläutert werden. Sie werden bei den einzelnen Krankheitsbildern immer wieder mit einfließen.

Sattvāvajaya (siehe Kapitel 9), die āyurvedische Psychotherapie (Beherrschung des Geistes), beschäftigt sich mit der Stärkung von Sāttva.

Daivavyapāśraya (siehe Kapitel 8), die spirituelle Behandlung von Krankheiten (göttliche Heilung), ist die etwas weiter gefasste āyurvedische Psychotherapie. Sie betrachtet die Folgen oder die Wirkung (Karma) aus vorangegangenen Handlungen.

Die drei Heilungswege sind die göttliche Heilung, die vernunftgemäße Behandlung und die Beherrschung des Geistes.
(1) Göttliche Heilung wird durch das Singen von Mantras, das Tragen von Kräuteramuletten und Edelsteinen, glückbringende Rituale, das Darbringen von Opfergaben, Feuerzeremonien, religiöse Gelübde, rituelle Buße, Fasten, Segnungen, Sich-Niederwerfen, Pilgerfahrten und Ähnliches bewirkt.
(2) Die vernunftgemäße Behandlung besteht in der Verordnung von Diät und Therapien.
(3) Die Beherrschung des Geistes besteht darin, den Geist vom Verlangen nach unzuträglichen Dingen abzubringen.

CS, Su. 11, 54

Die āyurvedischen Highlights

Es gibt eigentlich keine āyurvedische Psychotherapie, da sich Körper und Geist nicht trennen lassen. Ātman, die Seele, wird nicht krank. Mānasa, der Geist, und der Körper können sehr wohl krank werden. Dazu gibt es drei verschiedene therapeutische Ansätze: Yuktivyapāśraya, die rationale (körperliche) Therapie, Daivavyapāśraya, die spirituelle Therapie und Sattvāvajaya, was am Ehesten dem westlichen Verständnis von Psychotherapie entspricht. Zu den letzten beiden folgen die nächsten Kapitel.

Die Pañcakarma-Reinigungskur leitet nicht nur die Doṣas aus dem Körper aus, sondern reinigt auch den Geist. Durch āyurvedische Ölbehandlungen werden die Patienten geöffnet und können so besser alte, „vergrabene“ Ereignisse ins Bewusstsein holen. Dies kann wunderbar mit westlicher Psychotherapie kombiniert werden.

8. Kapitel

Daivavyapāśraya

Daivavyapāśraya
Mantra
Mani
Mangala
Bali
Homa
Upavasa
Niyama
Prayascita
Pranipata
Svastayana
Gamana
Segnung

Auşadha, Medhya Rasāyana – Pflanzen für den Geist:
- ***Lavendel, Lavendul angustifolia***
- ***Hopfen, Humulus lupulus***
- ***Passionsblume, Passiflora incarnata***

Die āyurvedischen Highlights

Daivavyapāśraya

Daivavyapāśraya – spirituelle Behandlung
Daiva – Taten, die in der Vergangenheit vollzogen wurden; begangene Taten.
Vyapāśraya – eine Beziehung haben zu, sich gründen auf, sich kümmern um, basierend auf.

Daivavyapāśraya berücksichtigt die Auswirkungen, die auf begangenen Taten basieren. Dies sind sogenannte karmische Ursachen von Krankheit. Es sind Krankheiten, die aus vergangenen Taten entstanden sind. Die Taten können auch aus vorigen Leben stammen.

Daivavyapāśraya-Therapien umfassen verschiedene spirituelle und feinstofflich wirkende Behandlungsformen zur Minimierung der Auswirkungen vergangener Taten.

Die Taten aus der Vergangenheit müssen ausgeglichen werden, um die Saṃskāras (Narben) aufzulösen. Āyurveda vertritt den Grundsatz, dass es ohne Ursache keine Wirkung gibt. Wann die Wirkung eintritt und wie lange sie anhält, weiß man nicht. Z. B. werden verschiedene Samen gleichzeitig gesät, aber die Zeit, wann die Früchte reif sind und die Dauer, sind ganz unterschiedlich. So dauern auch Krankheiten unterschiedlich lang und die Ursachen können unterschiedlich lange her sein. Bei vielen Patienten findet man keine Ursachen für eine schwere Krankheit in der Gegenwart oder diesem Leben. Daher greift Āyurveda auch auf die vorangegangenen Leben zurück.

Die Rolle des Psychotherapeuten oder Āyurveda-Arztes ist dabei minimal, er weist dem Patienten lediglich den Weg. Die positiven Seiten des Geistes werden gekräftigt.
Bei jeder Handlung besteht eine Anhaftung am Ergebnis. Wird eine Loslösung erreicht, kommt keine spätere Wirkung des Ergebnisses. Ein wichtiges Ziel der Therapie ist daher die Überwindung der Anhaftung.

Dazu eine kleine Anekdote:

Als Krishna noch in Brindhavan lebt, kommt eines Tages der große Heilige Durvasa zu Besuch. Durvasa ist bekannt dafür, sehr launisch zu sein. Wird er gereizt, oder wird einer seiner Wünsche nicht erfüllt, kann er fürchterliche Verfluchungen aussprechen. Durch seine Kasteiungen hat er solche Macht erlangt, dass diese Flüche immer wahr werden.
Dieser Durvasa lässt sich nun in Brindhavan auf der anderen Seite des Flusses Yamuna nieder. Krishnas Gespielinnen, die Gopis (Kuhhirtinnen) müssen ihm täglich sein Essen bringen. Und er hat auch immer ordentlich Hunger. Eines Tages ist aber der Fluss Yamuna so stark angeschwollen, dass die Gopis nicht hinüberkönnen. Sie haben große Angst, verflucht zu werden, sollten sie das Essen nicht rechtzeitig abliefern. In ihrer Not fragen sie Krishna um Rat. Krishna empfiehlt ihnen, zum Fluss Yamuna zu gehen und zu sagen: Wenn Krishna noch nie in seinem Leben eine Frau berührt hat, soll das Wasser sinken.

So tun sie es und tatsächlich, das Wasser sinkt. Sie sind überrascht, da sie aus eigener Erfahrung wissen, dass Krishna bereits sehr viele Frauen berührt hat. Aber erleichtert gehen die Gopis hinüber und versorgen Durvasa mit seiner Mahlzeit. Als sie sich jedoch auf ihren Rückweg machen wollen, ist das Wasser schon wieder angeschwollen und versperrt ihnen erneut den Weg. Da es schon dunkel wird und sie unbedingt nach Hause wollen, fragen sie nun Durvasa um Rat. Dieser empfiehlt ihnen, zum Fluss Yamuna zu gehen und zu sagen: Wenn Durvasa noch nie im Leben Nahrung zu sich genommen hat, soll das Wasser sinken.
So tun sie es und tatsächlich, das Wasser sinkt. Zu Hause angekommen wundern sie sich jetzt doch, wie das denn alles möglich war. Krishna ist bekannt für seine vielen Liebschaften und Durvasa hat gerade eine riesige Portion Nahrung verschlungen. Sie bitten Krishna um eine Erklärung. Dieser sagt: Wenn Du ohne Anhaftung handelst, hast Du nicht gehandelt.

Aus „Wie Ganesha seinen Kopf erhielt“ von Kalyani Nagersheth

Nur die Anhaftung führt dazu, dass aus den Taten Saṃskāras (Narben) entstehen, die dann zu Störungen führen. Um die Saṃskāras zu vermeiden, muss die Anhaftung überwunden werden.

Dazu gibt es im Daivavyapāśraya verschiedene Methoden.

Mantra

Das Wort Mantra setzt sich aus Mānasa (Geist) und Tram (schützen, Schutz, Instrument) zusammen. Somit dient ein Mantra zum Schutz des Geistes, kann aber auch ein Instrument des Geistes sein. In beiden Fällen kommt ein Mantra in der Meditation zum Einsatz. Es schützt den Geist vor dem Abschweifen oder auch schädlichen Gedanken und es dient als Instrument dazu, die Meditation zu vertiefen.

Mantren sind Laute, die Ewigkeiten immer wieder rezitiert werden. Da dieselben Mantren schon unendlich oft von tausenden von Menschen gesprochen wurden, existieren ihre Energieformen schon und haben eine große Kraft, nicht nur auf den einzelnen, sondern auf die ganze Umgebung. Laute (Klänge) sind unvergänglich im Universum, d. h. die Wirkung hält sehr lange an.

Mantren können (wie der Urknall) Materie erschaffen. Ein Mantra wird, wenn es ausgesprochen wird (getönt wird) zu einer Wellenlänge. Die Wellenlänge kann mit Materie in Austausch kommen (Energie ist gleich Materie, $e = m \times c^2$).

Bezüglich Materie lagen wir falsch. Was wir Materie nannten, ist Energie, deren Schwingung so herabgesetzt wurde, dass sie für die Sinne wahrnehmbar wurde. Es gibt keine Materie.

Albert Einstein

Die sogenannten Bīja-Mantren können den Elementen zugeordnet werden:

Ham – Äther
Yam – Luft
Ram – Feuer
Vam – Wasser
Lam – Erde

Sie beeinflussen damit auch die entsprechenden Cakren. Manche richten sich direkt an bestimmte Gottheiten (Saguṇa -Mantren), manche sind „formlos“ (Nirguṇa-Mantren).

Dadurch kann ein Mantra auch die Dhātus (Körpergewebe) beeinflussen und heilend wirken. Indem die Mantren selbst getönt oder auch nur vom Band gehört werden, tritt die akustische Schwingung der Wellen mit der körpereignen Materie in Austausch und wirkt je nach Wellenlänge an verschiedenen Stellen des Körpers.

Dabei ist allerdings die Aussprache sehr wichtig. Durch falsche Aussprache wird die Wellenlänge verändert und die heilende Wirkung geht verloren. Da Mantren auf der Sanskrit-Sprache beruhen, ist die Kenntnis der Sanskrit-Aussprache wichtig. Sanskrit ist eine Silben-Sprache, d. h. die einzelnen Buchstaben sind eigentlich Silben. Es gibt viel mehr Buchstaben als im lateinischen Alphabet, was die Aussprache erschwert (z. B. sechs verschiedene „d“s). Daher wird für Sanskrit Buchstaben eine Umschrift gewählt (z. B. ṣ, Ś, ṛ, ā). In den klassischen āyurvedischen Texten (in Sanskrit und in Versform verfasst) wird viel Wert auf den Klang und somit die Aussprache gelegt. Die Rhythmik und Metrik sind wichtig. Einerseits kann sich der Studierende so die Texte besser merken, andererseits entfalten die Verse beim Sprechen bereits eine heilende Wirkung.
Es gibt verschiedene Arten von Mantren, die sich auf ihren Ursprung oder ihre Wirkung beziehen.

Durch ständige Wiederholung eines Mantras (Japa), wird seine Wirkkraft verstärkt. Dazu wird gerne eine Māla (Kette, ähnlich einem Rosenkranz, meist aus Rudraksha Samen) zu Hilfe genommen.

Das einfachste und auch häufigste Mantra, ist das AUM (gesprochen: Om, mit einem langen, geschlossenem O). Aber unabhängig von der indischen Philosophie können auch die christlichen Gebete verwendet werden. So ist es üblich, dass während das „Vaterunser“ in der Kirche von der Gemeinde gesprochen wird, die Kirchenglocken läuten. So können es auch diejenigen, die nicht am Gottesdienst teilnehmen, mitsprechen. Dadurch, dass so viele Menschen es gleichzeitig sprechen, wird seine Kraft verstärkt, quasi die Wellenlänge potenziert.

Genauso verhält es sich mit dem Om. Es gilt als der erste Klang, aus dem alle Materie entstanden ist – der Urknall.

Das Wort, das alle Veden überliefern und alle Bußen verkünden, das den Wunsch derer ausmacht, die in den heiligen Schülerstand treten, das sage ich dir kurz: es lautet „OM".
Denn diese Silbe ist das Brahman, denn diese Silbe ist das Höchste. Wer sie begriffen hat, erreicht jeglichen Wunsch.
Sie ist die beste Stütze, die höchste Stütze. Wer sie begriffen hat, wird erhöht in Brahmans Welt.

Kāthaka-Upaniṣad

„Brahman" bedeutet so viel wie „Ausdehnung, Expandieren". Brahman ist das höchste Selbst, die Urseele, die sich über das ganze Universum ausdehnt.
Brahmanen sind für diese Ausdehnung zuständig, sie haben ein ausgedehntes Bewusstsein. Es wäre zu einfach, Brahmanen als Priester zu übersetzen. Sie sollen die göttliche Energie über die ganze Welt ausdehnen. Sie gelten als „Zweifach-geboren", was so viel bedeutet wie, dass sie ihr altes Selbst (Ahaṃkāra – Ich-Bewusstsein) abgelegt, die Anhaftung an ihr Ego überwunden haben und die Fehler in ihrem Mānasa (Geist) korrigiert haben. So haben sie ihr Bewusstsein ausgedehnt und ihre Saṃskāras (Narben) von den früheren Taten entstört. Brahmanen können ihre gesunde Persönlichkeit soweit entwickeln, dass sie den Kreislauf der Wiedergeburten durchbrechen können.

Prajāpati (der Herr der Welt, der erste Brahmane) bestrahlte mit Glut diese Welten. Aus diesen bestrahlten Welten strömte die dreifache Wissenschaft hervor. Er bestrahlte diese. Aus dieser bestrahlten Wissenschaft strömten die Silben Bhūr Bhuvar Svar hervor. Er bestrahlte diese. Aus diesen bestrahlten Silben strömte der Omlaut hervor. Wie von einem Nagel alle Blätter durchbohrt sind, so ist von dem Omlaut alle Rede durchbohrt. Der Omlaut ist dies alles; der Omlaut ist dies alles.

Chāndogya-Upaniṣad

Wenn Om verstummt, hört das Universum auf. Daher ist die ewige, wiederkehrende Rezitation so wichtig.

„Om (Aum)" ist dem christlichen „Amen" sehr ähnlich. Amen hat die gängige Bedeutung „so sei es". Aus dem Hebräischen könnte es als „fest, zuverlässig" übersetzt werden. Daraus stammen die hebräischen Wörter für Glaube, Zuversicht, Treue, Verlässlichkeit, Übung. Im indischen Glauben ist die Bedeutung weniger wichtig als der Klang, die Schwingung.

Gayatri Mantra

Om. Bhūr Bhuvaḥ Svaḥ Tat Savitur Vareṇyam
Bhargo Devasya Dhīmahi Dhiyo Yo Naḥ Pracodayāt.

Om. Erde, Zwischenraum, Himmel:
In den dies erstrahlenden, herrlichen Glanz des Sonnengottes
versenken wir unseren Geist, damit er ihn erhellen möge.

Mani: Edelsteintherapie
Edelsteine am Körper getragen haben subtile (feinstoffliche) Effekte. Menschen sind vom Kosmos verschiedensten Einflüssen ausgesetzt, z. B. Lichtstrahlen. Der Makrokosmos beeinflusst den Mikrokosmos und umgekehrt. Einige Einflüsse können nicht direkt wahrgenommen werden, nur ihre Wirkung. Die Wirkung von Sonne und Mond sind eindeutig, denn sie haben eine sehr kräftige Wirkung. Daraus kann rückgeschlossen werden, dass die anderen Himmelskörper auch auf Menschen wirken. Āyurvedisch heißt es, Edelsteine könnten diese Einflüsse ausgleichen. Edelsteine werden vor allem eingesetzt, um die negativen Auswirkungen von Planeten abzumildern.

Die folgende Einteilung beruht auf Aussagen von Vasant Lad, einem renommierten Āyurveda-Arzt, bei dem ich zur Ausbildung in Indien war. Tatsächlich setze ich die Edelsteintherapie in meiner Praxis nicht ein.

Die einzelnen Edelsteine und ihre Farben sind den verschiedenen Planeten zugeordnet:

Sonne: Rubin (Granat, Sonnenstein), Rot
Mond: Perle (Mondstein), Weiß
Mars: Rote Koralle, dunkelrot
Merkur: Emerit, Smaragd (Jade, Peridot), grün
Jupiter: Gelber Saphir (Gelber Topaz, Zitrin), gelb, gold
Venus: Diamant (Klarer Zirkon), transparent
Saturn: Blauer Saphir (Amethyst), dunkelblau, schwarz

Bei den Edelsteinen ist sowohl der Schliff als auch die Stelle, an der der Stein am Körper aufliegt sehr wichtig. Dies ist abhängig von der Erkrankung (körperlich oder psychisch). Wo der Stein getragen wird, richtet sich meist nach den Marma-Punkten. Dies sind Punkte (Flecken, Stellen, Orte) an der Hautoberfläche, über die tiefer liegende Strukturen (Organe, Nerven, Gefäße usw.) beeinflusst werden.

Die Steine müssen die Haut berühren, um eine therapeutische Wirkung zu entfalten. Das bedeutet, die Fassung sollte so sein, dass der Kontakt des Steins zur Haut gewährleistet ist. Sie dienen also nicht dem Schmuck, sondern als Therapie. So haben Piercings eine tiefere Wirkung und sollten mit Bedacht gesetzt werden.

Edelsteine haben auch Eigenschaften, wie z. B. kühlend oder erwärmend, die damit auch die Doṣas ausgleichen. Sie können damit auch Saṃskāras (körperliche oder psychische „Narben“) auflösen, die durch Einflüsse der Doṣas entstanden sind.

Sie können auch den Tagen zugeordnet werden. Wenn also ein einschneidendes Ereignis an einem bestimmten Tag stattgefunden hat, kann der entsprechende Stein gewählt werden.

Rubin: Sonntag, Feuer, Luft, Äther, Pitta erhöhend, Vāta reduzierend
Gelber Saphir: Donnerstag, Äther, Feuer, Wasser. Tridoṣa ausgleichend, besonders Vāta
Blauer Saphir: Samstag, Äther, Luft
Perle: Montag, Wasser, Erde, Äther, Kapha erhöhend, Pitta und Vāta reduzierend

Rote Koralle: Dienstag, Erde, Wasser, Feuer. Pitta ausgleichend, Vāta reduzierend
Smaragd: Mittwoch, Äther, Wasser, Luft. Vāta ausgleichend, Pitta reduzierend, Kapha leicht erhöhend
Diamant: Freitag, alle Elemente. Vāta und Pitta reduzierend, Kapha leicht erhöhend

Mangala: glückverheißende Objekte
Mangala sind Gegenstände, welche, wenn sie am Körper getragen werden, gute Gefühle vermitteln. Z. B. Götterstatuen, Symbole, Om-Zeichen, Tontöpfe mit Wasser gefüllt, Kokosnüsse, rechtsgedrehte Muschel (conch). Man kann auch etwas gefühlsmäßig Besetztes nehmen. Die Anhaftung an die Statue ist schlecht, die Beziehung zu dem Gefühl dahinter ist gut. So werden in Indien einmal im Jahr in vielen Familien Götterstatuen in einem fließenden Gewässer entsorgt und neue gekauft. In Mumbai ist es ein besonderer Festtag, an dem eigens zu diesem Tag hergestellte Ganesha-Figuren zum Meer getragen und dort versenkt werden. So wird die Anhaftung wunderbar überwunden.

Die glücksverheißenden Objekte müssen auch nicht zwingend am Körper getragen werden. Sie wirken auch von der Ferne, wenn sie z. B. im Haus stehen oder man an ihnen vorbeikommt. Allein der Gedanke daran kann bereits hilfreich sein.

Bali, Upahara: Opfer, Darreichung

Bali: die eigentliche Bedeutung ist, sein eigenes Ego zu opfern. In früheren Zeiten wurden auch Tieropfer durchgeführt. Heute reicht zum Glück eine symbolische Opferung. Es geht um die Geisteshaltung dahinter. Ein Opfer soll Bescheidenheit fördern und ins Bewusstsein bringen, dass jeder einzelne Mensch nur Teil des großen Universums ist.
Häufig wird Bali in Form von Verzicht auf bestimmte Nahrungsmittel oder heutzutage auf die Benutzung des Handys für eine bestimmte Zeit ausgeübt. So entspricht es auch der christlichen Fastenzeit von Aschermittwoch bis Ostersonntag.

Upahara: Darbringung verschiedener Gegenstände für Dämonen und böse Geister. Böse Geister waren schlecht in ihrem Leben und finden keinen angemessenen Körper. Sie sind ewig unzufrieden und hungrig, sie suchen geschwächte Personen, um sie zu besetzen. Upaharas besänftigen sie.
Dämonen sind in Indien nicht rein negativ zu sehen. Große Dämonen sind sogar mit Göttern vergleichbar und haben durch Kasteiung, aber auch durch Studium viel Wissen und Macht erworben. Im Unterschied zu den Göttern verwenden sie diese Macht allerdings für egoistische Zwecke.
Durch kleine oder größere Opfergaben können die Dämonen befriedigt oder auch abgelenkt werden, so dass sie den Opfernden nicht befallen.

Natürlich schwingt hier viel Aberglaube mit. Aber auch im Aberglauben kann ein Quäntchen Wahrheit stecken. Vielleicht sind auch die modernen wissenschaftlichen Methoden einfach noch nicht in der Lage, diese volkstümlichen Weisheiten zu beweisen.

Eine kleine Anekdote:

Es heißt, man solle nicht unter dem Tamarindenbaum einschlafen, weil dort die Dämonen wohnen. Diese würden dann nachts den Schläfer befallen und besetzen, so dass er dem Wahnsinn verfiele. Heutzutage wurde festgestellt, dass der Tamarindenbaum nachts Alkaloide (Hordenine) freisetzt, die herabtropfen. Ein unter dem Baum schlafender Mensch würde diese aufnehmen. Diese Alkaloide rufen Vergiftungserscheinungen hervor, die das Bewusstsein ändern, also dem Wahnsinn ähneln.

Homa: Feueropfer
Das Feueropfer ist eine spezielle Form des Opfers. Es dient dazu, die Dankbarkeit der Natur gegenüber auszudrücken. Der Mensch erhält alle lebensnotwendigen Dinge aus der Natur: Nahrung, Getränke, Kleidung, eine Unterkunft. Daher kann der Natur nichts zurückgegeben werden, was nicht aus ihr stammt. Das Feueropfer stellt das Symbol für die Tilgung der Schulden an die Natur dar.

Man sollte zu seinem Besitz eine Art Treuhandverhältnis entwickeln, da es einem nicht wirklich gehört. Ein Feueropfer soll daran erinnern und die Einstellung dem Besitz, aber auch der Erde gegenüber festigen.

Auch hier geht es wieder um Anhaftung. Es soll bewusst gemacht werden, dass es keinen Besitz gibt. Alles stammt aus der Natur, der Mutter Erde und gehört damit ihr.

Es gibt endlose religiöse Sanskrit Verse, die bei den Feueropfern zu diversen Anlässen rezitiert werden. Es reicht aber sicher auch, in Gedanken den scheinbaren Besitz loszulassen und das Gefühl der Dankbarkeit für das Sein zu empfinden.

Solche Rituale helfen beim Loslassen von Schuldgefühlen. Dies kann auch die „Schuld des Überlebens" sein, wenn ein naher Mensch stirbt. So gibt es eine spezielle Empfehlung, wenn man das Gefühl hat, ein Verstorbener habe einen noch zu engen (negativen) Einfluss. Dies geschieht auch häufig, wenn ein Mensch nicht in Frieden stirbt und somit der Geist-Seele-Komplex diese Welt noch nicht verlassen kann.

Am Neumondtag soll man vor 12 Uhr mittags, nach Süden schauend, am (möglichst fließenden) Wasser opfern: schwarze Sesamsamen, Milch und Wasser. Die Opfergaben sollen die Vorfahren befriedigen. Wenn man weiß, was die Vorfahren besonders mochten, kann auch dies geopfert werden, z. B. Schokolade. Die Opfergaben werden dem Wasser übergeben. Die Zeremonie sollte in einer dankbaren Geisteshaltung stattfinden. Man bedankt sich z. B. für die das geschenkte Leben und erkennt die Vorfahren an. Es dürfen auch die Begrenzungen erwähnt werden, dann sollten diese vergessen und sich auf die Zukunft konzentriert werden. Es ist wichtig, den Vorfahren zu verdeutlichen, dass man jetzt auch ohne sie weiterleben kann. Dann dürfen die Verstorbenen losgelassen werden.

In Indien werden Verstorbene verbrannt und somit dem Feuer geopfert.

Auch den Vorfahren gegenüber bestehen „Schulden“, sie haben ihre Gene und ihre Erfahrungen weitergegeben. Diese Schulden können getilgt werden, indem die Gene wieder weitergegeben werden oder die erlernten Werte geachtet werden. Manchmal sind es auch negative Schulden. Diese gilt es abzuarbeiten, damit keine Saṃskāras (Narben) bestehen bleiben.

Āyurveda beschreibt noch eine dritte Form von Schulden: die Schulden den Lehrern (Quellen des Wissens) gegenüber. Diese Schulden werden ausgeglichen, indem Wissen immer weitergegeben wird. Einer, der, nachdem er Wissen von seinem Vorgänger erhalten hat, dieses nicht mit seinen Schülern teilt, ist ein Schuldner seinem Vorgänger gegenüber und gilt als großer Sünder.

Upavasa: Fasten
Upa: nahe bei, hin zu
Vasa: sitzen, wohnen
Upavasa: in Gottes Nähe leben

Upavasa ist eine Form der Danksagung. Wenn man sein Selbst loslässt und in Gottes Nähe ist, verspürt man keinen Hunger. Fasten ist das Ergebnis. Es lässt sich nicht umdrehen (durch Fasten Gottes Nähe erreichen).

Diese Form von Daivavyapāśraya wird im indischen Alltag viel praktiziert. Die einzelnen Wochentage sind den verschiedenen Göttern zugeordnet (wobei das von Familie zu Familie unterschiedlich sein kann). Somit kann man sich aussuchen, welchem Gott zu Ehren an welchem Wochentag gefastet wird.

Montag: Śiva
Dienstag: Gaṇeśa
Mittwoch: Viṣṇu
Donnerstag: Hanuman
Freitag: Lakṣmi

Fasten am Wochenende ist ausgesprochen unpraktisch, da man an diesen Tagen häufig zum Essen eingeladen wird. Gesellige Treffen mit guten Freunden dienen unbedingt der Gesunderhaltung!

Niyama: spirituelle Regeln einhalten
Die spirituellen Regeln sind die Gesetze der Natur. Es handelt sich um Maßnahmen, das Bewusstsein zur Natur zurückbringen. Sie ähnlich den zehn Geboten.
Niyama wird auch im Yoga stark beachtet. Im Kapitle „Sadvṛtta“ (allgemeine ethische Grundsätze) werden einzelne Regeln näher erläutert.

Prayascita: Buße, Sühne
Nur, indem vergangene schlechte Handlungen bewusst werden, ist eine echte Buße oder Sühne möglich. Als Prayascita wird tatsächlich ein Eid geschworen (im Angesicht Gottes oder anderer Menschen), dass die schlechten Handlungen in Zukunft vermieden werden.

Dadurch werden wiederum Saṃskāras (Narben) aufgelöst und es kann kein karma (Wirkung) aus den schlechten Handlungen mehr entstehen, oder es wird zumindest abgeschwächt.
Echte Sühne kann nur durch eine Änderung der Geisteshaltung entstehen. Rituale können helfen, festgefahrene Muster zu durchbrechen und durch neue Einstellungen zu ersetzen. Auch hier ist Meditation wirksam, indem sie die Gedankenschleifen durchbricht und neue Denkprozesse (Erkenntnisse) in Gang setzt.

Pranipata: vollkommene Hingabe an Gott, Selbstaufgabe.
Das Ziel ist die Überwindung des Egos (Ahaṃkāra) und das Erkennen, dass alles Leben aus einer Urseele entsprungen ist, somit alle Lebewesen gleich sind.

Dies lässt sich nur zu einem geringen Teil in den Alltag integrieren, sondern erfordert bei vollkommener Hingabe das Leben als Mönch oder Nonne. Im Hinduismus gibt es keine Klöster wie in Europa. Aber es gibt viele „Ashrams", in denen in der Gemeinschaft am Loslassen des Selbst gearbeitet wird. Und es sind viele „Wandermönche", „Bettelmönche" und Eremiten unterwegs.

Im Westen geht es viel um Selbstfindung, Identitätsentwicklung, Selbstverwirklichung. Diese Begriffe sind zu Pranipata konträr. In der gelebten indischen Gesellschaft werden solche Schritte nicht gefördert. Jeder einzelne ist Teil eines Ganzen, einer Familie, (leider) einer Kaste oder einer religiösen Gruppe (die Gruppen unterscheiden sich z. B. danach, welchem der vielen hinduistischen Götter sie anhängen). Dies hat den Vorteil, dass jeder ein Zugehörigkeitsgefühl hat, kann aber auch sehr einengen.

Svastayana: Rezitieren/Singen vedischer Gebete und heiliger Hymnen.
Svastavana ist dem Tönen/Singen von Mantren sehr ähnlich, meist sind es jedoch längere Texte und häufig wird es in Gemeinschaft getan.

Es gibt einen ganzen Bereich der Musiktherapie. Interessanterweise werden die klassischen indischen Ragas (Musikstücke) unabhängig vom Āyurveda schon immer verschiedenen Tagesabschnitten zugeordnet und dürfen nur zu der entsprechenden Tageszeit oder in einer bestimmten Reihenfolge gespielt werden. „Raga" übersetzt heißt so viel wie „Farbe". Die Musik färbt den Tag und die Stimmung, bzw. ist von der Stimmung eingefärbt. Somit hat die Musik auch einen Einfluss auf Vāta, Pitta, Kapha und Sāttva, Rājas, Tāmas. Musik hat Auswirkung auf die körperlichen und psychischen Befindlichkeiten und kann dementsprechend therapeutisch eingesetzt werden.

Gamana: Pilgerfahrten
Pilgerfahrten führen an „heilige" Orte. Das sind Orte mit einer besonderen, spirituellen Energie, oder an denen bestimmte Ereignisse stattgefunden haben (z. B. Krishnas Geburtsort). Sie sollen einen positiven Einfluss auf den Pilger ausüben.

Natürlich ist auch der Weg das Ziel. Die Geisteshaltung während der Pilgerfahrt ist eine meditative. Das rituelle Handeln durchbricht das Gedankenkreisen und eröffnet neue Möglichkeiten der Erkenntnis.

Tapasya: Entsagung, Selbstbeherrschung
Tapasya ist die Willenskraft, den Geist von schädlichen Einflüssen fern zu halten und Konzentration auf die zuträglichen Handlungen. Tapasya muss trainiert werden, indem jeder sich selbst Übungen auferlegt. Z. B. eine Woche keine Kartoffel essen, oder zwei Wochen kein Fernsehen schauen. Es können auch körperliche Übungen sein. So sieht man in Indien manche „heilige Männer“, die nur auf einem Bein stehen (irgendwann benötigen sie ein Stützgestell), oder die einen Arm an einem Stock senkrecht nach oben gebunden haben, bis er völlig verkümmert.

Dies sind natürlich Extreme. Das Ziel ist wie immer die Überwindung der Anhaftung (auch an den Körper) und damit die Konzentration auf das Wesentliche ohne Ablenkung durch Genuss(süchte).

Es gibt noch eine Vielzahl an Techniken, die zum Glück und zu mehr Ausgeglichenheit führen. Man kann sich den Segen von Älteren, Heiligen oder Göttern holen. Oder man kann Vögel oder andere Straßentiere füttern. Alle diese Dinge sind in Indien alltäglich. Ob sie immer zum „Seelenheil“ führen, hängt von der inneren Einstellung ab.

Daivavyapāśraya kennt drei Möglichkeiten, über die an der psychischen Gesundung und dem Erlangen der Erleuchtung gearbeitet werden kann:

- **Jnanayoga:** Pfad des Wissens und der Erkenntnis.
  Dies ist ein intellektueller Ansatz. Über den Erwerb von theoretischem Wissen kommt man zur Erkenntnis. Dazu werden philosophische Texte studiert und Vorträgen kluger Leute gelauscht, kontempliert und diskutiert. Am Ende steht die Erkenntnis der Urseele und die Möglichkeit, darin einzugehen.
  Dieser Weg ist für Pitta-Konstitutionen geeignet, die ein gutes analytisches Denken haben und Beweise, Studien oder Statistiken brauchen. Diese Möglichkeit kann von sāttvischen Menschen gut genutzt werden.

- **Karmayoga:** Pfad der Tat.
  Aktivität und Handlung führen zur Erleuchtung. Die Handlungen sollten möglichst in einer meditativen Haltung vollzogen werden, sonst führen sie zu anderen Wirkungen und setzen Saṃskāras (Narben), die die Erleuchtung verhindern. Die Grundeinstellung sollte sein: ich bin verantwortlich für die Tat und habe ein Ziel, jedoch das Ergebnis liegt nicht in meiner Hand.
  Nur dadurch gelingt die Überwindung der Anhaftung und die Auflösung des Karmas (der Wirkung aus der Tat). Rājasische Typen benötigen die Aktivität, um zur Erleuchtung zu gelangen.

- **Bhaktiyoga:** liebende Verehrung, Selbstaufgabe.
  Das Leben wird Gott „geopfert“. Ahaṃkāra (das Ich-Bewusstsein) wird abgelegt. Dadurch geht man in das göttlich ein. Man sollte die Einstellung entwickeln, dass alles Handeln für Gott ist und alles Empfangen von Gott kommt. Dies ist der Weg der Mönche oder Nonnen, ohne intellektuelle Beschäftigung mit religiösen Texten, aber

mit Rezitationen derselben. Dies entspricht dem eigentlichen „ora et labora“ (bete und arbeite). Diese Form ist eher für Menschen mit dominantem Tāmas geeignet.

Diese drei Möglichkeiten führen zur Erkenntnis (intellektuell oder auf der Gefühlsebene) und zum Genuss der wahren Freude. Jeder Mensch sollte den zu ihm passenden Weg finden.

Der Āyurveda-Arzt kann den Patienten bei diesen Techniken unterstützen und auch anleiten. Machen muss es der Patient selbst!

Ich zweifle ja nicht, dass es dem Schicksale leichter fallen müsste als mir, Ihr Leiden zu beheben: aber Sie werden sich überzeugen, dass viel damit gewonnen ist, wenn es uns gelingt, Ihr hysterisches Elend in gemeines Unglück zu verwandeln. Gegen das letztere werden Sie sich mit einem wiedergenesenen Seelenleben besser zur Wehre setzen können.

Freud, 1985d, Zur Psychotherapie der Hysterie, GW. 1, S. 312

Auṣadha, Medhya Rasāyana – Pflanzen für den Geist

Aber der Āyurveda-Arzt kann auṣadha (Medikamente) geben. Es gibt sogenannte Medhya Rasāyana. Sie gelten als Pflanzen für den Geist (Mānasa).

Medhya: Intelligenz, Weisheit
Rasāyana: wird meist als Verjüngung übersetzt, bedeutet aber wörtlich „der Transport des Nährsaftes“. Der nährende Saft (Rasa) wird durch den ganzen Körper transportiert, nährt somit sämtliche Zellen (auch die Gehirnzellen!) und hält sie dadurch gesund, frisch und vereinfacht gesagt jung.

Die Übersetzung „Verjüngungsmittel für die Psyche“ ist dabei irreführend, da die Psyche nicht jünger wird. Aber die Psyche kann durch die Nährung des Geistes gesunden oder gesund erhalten bleiben.

Medhya Rasāyanas gelten als Mittel zur Verbesserung von Hirnleistungen. Sie verstärken die geistigen Kräfte des Menschen, also Verstand (Intelligenz), Auffassungsgabe, Ausdrucksfähigkeit, Gedächtnis, Konzentration, Unterscheidungsfähigkeit und Bewertungsvermögen. Das Zusammenspiel von Dhī (Informationsaufnahme), Dhṛti (Informationsverarbeitung, Merkfähigkeit) und Smṛti (Wiederabrufen von Informationen, Gedächtnis) wird verbessert.

Es gibt eine lange Liste an Pflanzen, die als Medhya Rasāyana gelten. Wegen der einfacheren Lesbarkeit, sind sie über das ganze Buch verteilt aufgeführt, immer an den Organen, Funktionen oder Erkrankungen, zu denen die jeweiligen Pflanzen passen. Einige westliche Pflanzen, die in dieses āyurvedische Schema passen, werden im Folgenden aufgeführt.

Lavendel, Lavendula angustifolia (stoechas)

Es gibt viele Arten und Varietäten. Sie unterscheiden sich in der Zusammensetzung ihrer ätherischen Öle, in ihrer Wirkung, in Nebenwirkungen und in Kontraindikationen wesentlich und sind daher nicht austauschbar. Verwendet werden die Blätter und Blüten

> **Wirkungen:** Hirn- und nerventonisch (medhya), kräftigend, beruhigend, entspannend, äußerlich durchblutungsfördernd. Hervorzuheben sind die angstlösende und antibiotische Wirkung.

Durch die angstlösende Wirkung kommt das Gedankenkreisen zur Ruhe und man kann einschlafen. Die Wirkung von Antidepressiva wird unterstützt.

Lavendel kann in der Aromatherapie, z. B. zur Behandlung von dementen Patienten zur Dämpfung von Agitiertheit eingesetzt werden.

Lavendelöl hat eine bessere Bioverfügbarkeit als die getrocknete Pflanze und sollte daher bevorzugt werden. Hydrolate (Lavendelwasser, enthält auch Lavendelöl) sind noch besser verträglich. Lavendelöl wird über die Haut, die Atemluft und den Magen-Darm-Trakt aufgenommen und breitet sich rasch im ganzen Körper aus.

Im 19. Jh. wird Sebastian Kneipp zugeschrieben, dass er Lavendelöl auch bei „Gemütsleiden" empfahl. Er sah „Gase", die „schlimm" auf das Gehirn einwirken würden als Ursache für die Gemütsleiden. Die Gase könnten durch Lavendelöl vertrieben werden.

> **Indikationen:** funktionelle Kreislaufschwäche (als Bad), Unruhezustände, Einschlafstörungen, Synkopen (Ohnmachtsanfälle), Schwindel, Palpitationen (Herzklopfen), ADHS (Unaufmerksamkeit, Hyperaktivität, Angstgefühle und daraus resultierende Schlafstörungen mit oder ohne depressive Begleitsymptomatik.

Kontraindikationen: Säuglings- und Kleinkindalter wegen der Gefahr des reflektorischen Atemstillstandes.

Rezepte:

1) **Bad:** 100 g Lavendelblüten mit 2 Liter heißem Wasser übergießen, kurz ziehen lassen, ab sieben und dem Badewasser zufügen, Badedauer 10 Minuten, 34-36°, mittags, danach eine Stunde ruhen
2) **Tee:** 1-2 Teelöffel mit 1 Tasse heißem Wasser übergießen, 5 Minuten ziehen lassen. Abends 1-2 Tassen trinken.
3) **Abends Lavendel-Fußbad:** Lavendeltee (Apotheke) kochen, in eine Wanne geben, Füße 15 Minuten darin baden. Die Wanne über Nacht im Schlafzimmer stehen lassen.

Fertigpräparate: z. B. Weleda Lavendel-Bademilch, Lasea (Lavendelöl-Präparat, Achtung: enthält Schweinegelatine).

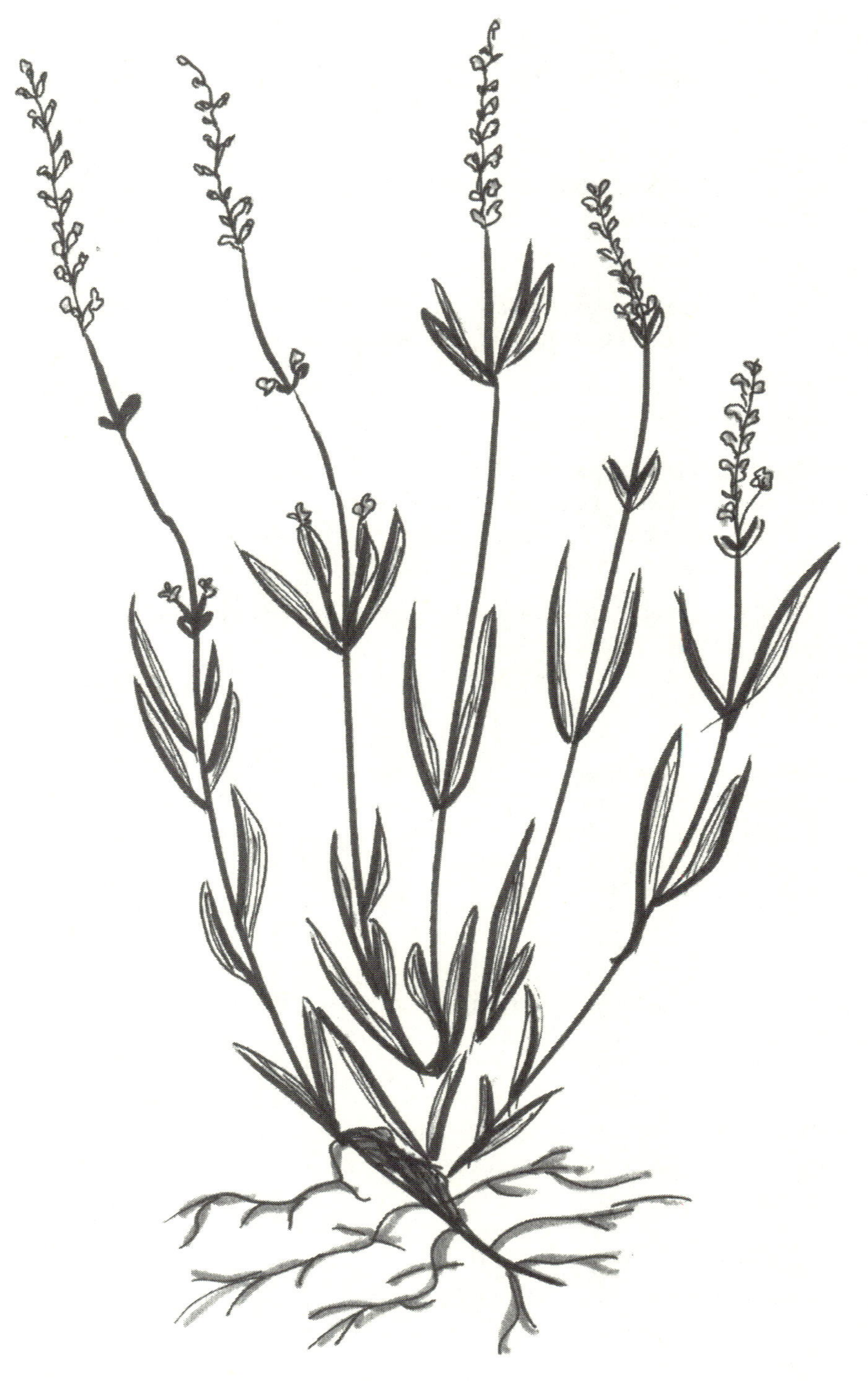

Hopfen, Humulus lupulus L.

Hopfenzapfen wurden schon sehr früh von Mönchen zum Würzen und Haltbarmachen von Bier verwendet. Die Bittersäuren des Hopfens wirken auf Bakterien und machen das Bier länger haltbar. Aber Achtung: Hopfen enthält pflanzliche Östrogenvorstufen und fördert dadurch den „Bierbusen“.

Indikationen: Schlaflosigkeit, Überreiztheit, nervöse Herzbeschwerden, depressive Verstimmungen, Unruhe, Angstzustände, Wechseljahrsbeschwerden (durch die östrogenähnliche Wirkung),

Wirkungen: schlaffördernd (durch Aktivierung des Melatonin-Rezeptors), dämpfend auf sexuelle Erregungszustände (daher für die Mönche wichtig!), sedativ (beruhigend),

Die Inhaltsstoffe sind lipophil (fettliebend) und können die Blut-Hirn-Schranke überwinden.

Zubereitungen:

- **Tee:** 1 Teelöffel zerkleinerte Hopfenzapfen mit 1 Tasse heißem Wasser übergießen, 7 Minuten ziehen lassen, abseihen. Mittags und abends 1 Tasse trinken
- **Schlafkissen:** ein kleines Leinenbeutelchen mit Hopfenzapfen füllen und unter das Kopfkissen legen. Etwa ein Jahr haltbar.

Da Hopfen keine stark wirksame Pflanze ist, wird er überwiegend in Kombinationspräparaten angeboten. Dadurch verstärken die Pflanzen sich in ihrer Wirkung.

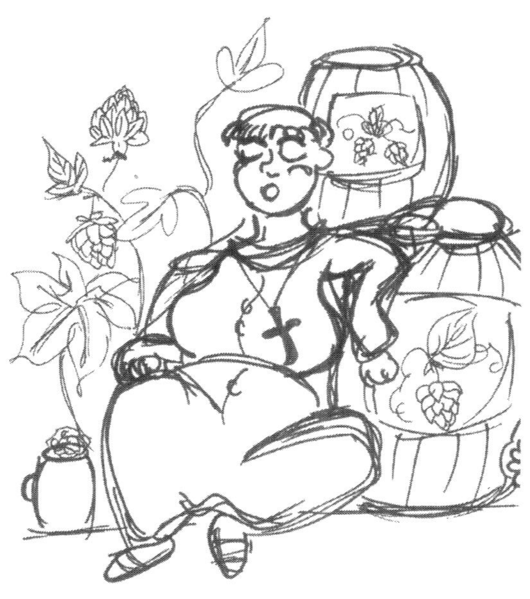

Passionsblume, Passiflora incarnata, Maracuja, Passiflora edulis

Sie gilt als das Symbol der Passion Christi. Passio = Leiden; flos = Blüte; incarnate = die Fleischgewordene. Die Menschen sahen in der fädigen Nebenkrone die Dornenkrone Christi und in den 5 Staubblättern die Wundmale des Gekreuzigten. Die der Griffel mit den Narben symbolisierten die Nägel am Kreuz.

Für die Wirkung auf die Psyche werden die wunderschönen Blüten und das ganze Kraut verwenden. Die Früchte (Maracuja) sind essbar.

Indikationen: Nervosität, Schlafstörungen, Angstsymptome, ADHS, Anspannung, Ruhelosigkeit, Depressionen, Konzentrationsschwierigkeiten, Stimmungsschwankungen, Reizbarkeit, Aggressivität

Wirkungen: stimmungsaufhellend (ohne Suchtpotential), Hemmung der motorischen Aktivität, angstlösend sedierend, nerventonisierend, schlaffördernd,

Es gab keinerlei Leistungsminderung in Bezug auf Wachheit und Konzentration. Da die Passionsblume keine sehr stark wirksame Pflanze ist, wird sie meist in Kombination mit anderen pflanzlichen Sedativa verwendet. Durch ihre sanfte Wirkung ist sie ein gutes Tagessedativum, auch im Kindesalter und in der Pubertät.

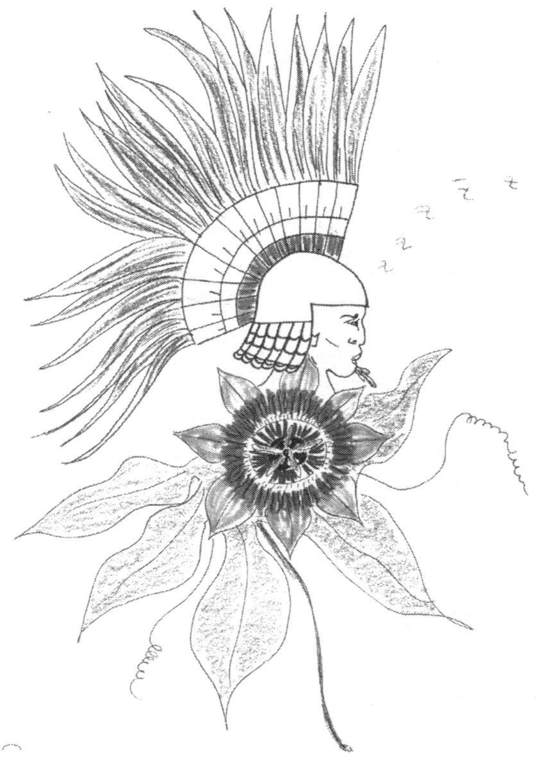

Die āyurvedischen Highlights

Daivavyapāśraya beschreibt die spirituelle Therapie mit feinstofflichen Behandlungsformen. Jede Handlung verursacht eine Wirkung. Methoden des Daivavyapāśraya sollen negative Auswirkungen minimieren. Dazu zählen unter anderem Mantren, Opfer (insbesondere das Feueropfer), Fasten und das Einhalten spiritueller Regeln. Die drei verschiedenen Formen des Daivavyapāśraya können entsprechend der geistigen Konstitution (Sāttva, Rājas und Tāmas) ausgeübt werden. Pflanzen (Medhya Rasāyanas) werden entsprechend der körperlichen Konstitution (Vāta, Pitta und Kapha) ausgewählt.

9. Kapitel

Sattvāvajaya

Sattvāvajaya
Jñāna
Vijñāna
Dhairya
Smṛti
Samādhi

Praktischer Bezug am Beispiel Trauer

Die āyurvedischen Highlights

Sattvāvajaya – psychische Behandlung (Psychotherapie)

Avajaya: fördern, vorantreiben, unterwerfen, kontrollieren
Sattvāvajaya: durch Behandlung Sāttva fördern

Sattvāvajaya Therapien sollen die Fähigkeit des Geistes stärken, sich von schädlichen Objekten fernzuhalten. Dies wird erzielt durch eine Erhöhung der Sāttva-Qualität des Geistes, die aus ayurvedischer Sicht die essentielle Grundlage für Psychoimmunität bildet.

Sattvāvajaya umfasst im weiteren Sinne psychische bzw. psychotherapeutische Behandlungsformen.

Behandlungsaspekte

- Ashvasana: Verbindlichkeit, Ermutigung
- Chintya: Regulierung des Denkprozesses
- Vicharya: Ersetzen von Gefühlen und Vorstellungen, Reframing von Vorstellungen
- Dhyeya: Korrigieren von Zielen und Idealen
- Samkalpya: Richtige Führung und Anleitung zum Treffen guter Entscheidungen
- Dhriti: richtige Kontrolle der Geduld
- Vhaya: Regulierung von Glaubenssätzen und Annahmen. Kanalisierung der Vermutung.

Beispiel aus dem Jainismus:

Sechs blinde Männer wurden gebeten, zu bestimmen, wie ein Elefant aussieht, indem sie – jeder für sich – ein anderes Körperteil des Tieres untersuchen.
Der Blinde, der das Bein befühlt, sagt, dass ein Elefant wie eine Säule sei; der, der den Schwanz befühlt, dass ein Elefant sich wie ein Seil anfühle; der, der den Rüssel befühlt, dass ein Elefant Ähnlichkeit mit einem Ast habe; der, der das Ohr befühlt, dass ein Elefant wie ein Handfächer sein müsse; der, der den Bauch befühlt, dass ein Elefant sich wie eine Wand darstelle; der, der den Stoßzahn befühlt, dass ein Elefant wie eine solide Röhre sein müsse.
Ein Weiser erklärt ihnen: Ihr habt alle recht. Der Grund, warum ein jeder von euch es anders erklärt, ist der, dass ein jeder von euch ein anderes Körperteil des Elefanten berührt hat. Denn in Wahrheit hat ein Elefant alle die Eigenschaften, die ihr erwähnt habt.
Die Erklärung löst den Konflikt auf und wird dazu verwendet, das Prinzip Harmonisches Zusammenleben von Menschen verschiedener Glaubenssysteme zu illustrieren und um zu zeigen, dass die Wahrheit auf verschiedene Weisen erklärt werden kann. Im Jainismus wird oft erwähnt, dass es sieben Versionen der Wahrheit gebe.

Therapeutische Grundprinzipien aus dem Sattvāvajaya

- **Jñāna** – spirituelles Wissen bedeutet, die Dinge in ihrer tatsächlichen Form wahrzunehmen. Das ermöglicht, volle Kenntnis über ein vorliegendes Problem zu erlangen. Dies wiederum führt zur Kenntnis des Selbst.
- **Vijñāna** – analytisches Wissen. Vijñāna ist der praktische Umgang mit dem Wissen. Im Gegensatz zum spirituellen Wissen, wäre es das weltliche Wissen.

Die Psychotherapie (besonders die Verhaltenstherapie) versucht eine Verbindung von Jñāna und Vijñāna herzustellen.

- **Dhairya** – Geduld, Vertrauen. Die emotionale Reaktion soll verzögert werden. Der Mensch erlernt, emotionalen Situationen gegenüber toleranter zu werden und nicht sofort ausgeliefert zu sein.

Das Training kann auf körperlicher Ebene beginnen. Z. B. heftig tanzen, plötzlich Musik abschalten und in der Position verharren.

- **Smṛti** – Gedächtnis

Durch Speicherung der spirituellen, philosophischen, religiösen Texte im Gedächtnis, können Kenntnisse schnell abgerufen werden. Der Therapeut kann durch leitende Fragen versuchen, dem Patienten positive Aspekte offenzulegen und Interpretationsfehler aufzudecken.

- **Samādhi** – spirituelles Einssein.

Samādhi bezeichnet einen Zustand minimaler geistiger Aktivität bei höchster Bewusstheit, der durch Meditation erreicht wird. Samādhi ist ein tiefes In-sich-Ruhen und kann durch äußere Einflüsse nicht mehr irritiert werden.

Die Techniken/Vorgehensweisen von sattvāvajaya sollen helfen, mit Emotionen besser umzugehen, so dass sie einen nicht aus der Ruhe bringen.

Dieses Vorgehen anhand von **Trauer, Śoka** z. B. über den Tod eines geliebten Menschen:

- **Jñāna:** das spirituelle Wissen lässt erkennen, dass kein Mensch stirbt, sondern lediglich seine äußere Form verändert. Entweder geht er in die göttliche Allseele ein, oder er wird in einem anderen Körper wieder geboren.
- **Vijñāna:** der praktische Umgang mit dem spirituellen Wissen führt zu der Erkenntnis, dass der Trauernde keinen Einfluss auf Leben und Tod hat, somit auch keine Verantwortung trägt. Es besteht kein Handlungsbedarf.
- **Dhairya:** emotionales Verzögern soll einem Zusammenbruch vorbeugen. Emotionen sollen immer nur in einem verkraftbaren Maß zugelassen und verarbeitet werden. Das Ziel ist, die unabänderliche Hilflosigkeit zu akzeptieren.
- **Smṛti:** aus Erinnerung, Erfahrung weiß jeder, dass der Tod zum Leben dazugehört. Es ist schon einmal geschehen und wird auch wieder geschehen. Ein Verlust kann aber gleichzeitig auch einen Gewinn darstellen.
- **Samādhi:** Śoka (Trauer) kann durch regelmäßige Meditation gelindert oder auch gänzlich überwunden werden. In der Meditation erhält Rājas keine weitere Nahrung.

Die āyurvedischen Highlights

Sattvāvajaya kommt eher der modernen Verhaltenstherapie nahe. Die spirituellen Erkenntnisse aus Daivavyapāśraya sollen im alltäglichen Verhalten umgesetzt werden.

10. Kapitel

Svasthavṛtta – Lebensregeln

Svasthavṛtta – Lebensregeln

Wer sich nicht einer gesunden Lebensweise befleißigt, ist für Krankheiten anfällig. Wer gesund bleiben will, sollte sich an die Regeln für eine gesunde Lebensweise (Svasthavṛtta) halten.

CS, Su. 7. 45

Ayurvedische Lebensregeln zur Erhaltung der Gesundheit:

- **Dinacaryā** – Tagesroutine
- **Ṛtucaryā** – Verhalten entsprechend der Jahreszeiten
- **Sadvṛtta** – allgemeine ethische Grundsätze

Diese Lebensregeln gelten übergreifend für alle drei Doṣas und sorgen hauptsächlich für eine geistig-psychische Gesunderhaltung. In der Tagesroutine und Jahreszeitenroutine sollte die Lebensführung an die jeweils vorherrschenden Doṣas angepasst werden. Die allgemeinen ethischen Grundsätze sorgen für eine Psycho-Hygiene und dienen der mentalen Gesundheit und Stabilität.

Dinacaryā – tägliche Routine

Die Tagesroutine entspricht der āyurvedischen Umsetzung der modernen Chronobiologie, einem Leben entsprechend der von der Natur vorgegebenen Zeiten.

Regelmäßigkeit bringt Disziplin in das Leben und hilft, die Doṣas in einem gesunden Gleichgewicht zu halten. Die Tagesroutine reguliert die biologische Uhr, hilft der Verdauung und sorgt für geistige und körperliche Ausgeglichenheit.
Im Āyurveda werden die 24 Stunden des Tages in die Phasen der Doṣas (Bioenergien) eingeteilt. Dabei geht es nicht um die Uhrzeit, sondern um den Stand der Sonne. Die Zeit von Sonnenaufgang bis Sonnenuntergang (der Tag) wird in drei gleich große Drittel geteilt; genauso die Zeit von Sonnenuntergang bis Sonnenaufgang (die Nacht). Je nach Jahreszeit können Tag oder Nacht sehr unterschiedlich lang ausfallen. Daher ist die Unterteilung in die gleich-großen-Drittel bedeutsam und nicht die Orientierung an einer Uhrzeit. In Indien sind die Unterschiede in den Jahreszeiten nicht so groß wie in Deutschland, daher lässt sich dieses Modell nicht in allen Aspekten übertragen, aber einige Grundprinzipien können auch in Deutschland angewendet werden.

In der Morgen- und Abenddämmerung herrscht Vāta vor. Vāta versinnbildlicht den Wind und damit die körperliche und geistige Beweglichkeit, die Stoffwechseltätigkeit und die Bewegung innerhalb der Verdauungsorgane. Aber auch die körperliche und geistige Flexibilität, Veränderlichkeit, Leichtigkeit und Trockenheit.

Im nächtlichen Drittel vor Sonnenaufgang erzeugt Vāta Bewegung, der Schlaf wird leichter, der Körper unruhiger, die Menschen werden wach. Der Stoffwechsel und die Verdauung werden angeregt, der Körper beginnt Abfallstoffe auszuscheiden. Es ist sinnvoll, zu dieser Tageszeit aufzustehen und den Tag möglichst gemütlich zu beginnen. Gerät man in dieser Zeit in Hektik, Stress oder Unruhe, wird Vāta unnötig verstärkt und kann zu Erkrankungen führen. Daher wird die āyurvedische Tagesroutine (Dinacaryā) jedem als vorbeugende Maßnahme empfohlen.

Im letzten Drittel vor Sonnenuntergang sorgt Vāta für verstärkte Beweglichkeit im Geist und damit auch vermehrte Kreativität. Dies ist eine gute Tageszeit, um neue Projekte oder Ideen zu entwickeln, oder sich kreativen Tätigkeiten hinzugeben (malen, singen, tanzen, gestalten usw.).

Nach Sonnenaufgang und nach Sonnenuntergang herrscht Kapha vor. Kapha steht für Schweregefühl und Trägheit, aber auch für Routine, Zuverlässigkeit, Ruhe und Ausgeglichenheit.

Im ersten Drittel nach Sonnenaufgang entstehen durch Kapha ein träges Gefühl und der Wunsch nach Ruhe und Langsamkeit. Sollte man versuchen, erst jetzt das Bett zu verlassen, wird das sehr schwierig, da Kapha den Menschen schwer macht. Daher ist es besonders für Kapha-Konstitutionen wichtig, bereits vor Sonnenaufgang aufzustehen, sonst bleiben sie bis zum späten Vormittag liegen. Auch der Stoffwechsel und die Verdauung sind zu dieser Tageszeit noch sehr langsam. Daher sollte ein leicht verdauliches Frühstück bevorzugt werden, z. B. ein warmer Getreidebrei. Eine Kapha-Konstitution kann auch das Frühstück auslassen und erst später brunchen. Sonst bleibt die Nahrung im Magen liegen und verstärkt das Schweregefühl.
Diese Tageszeit und gut für Routinearbeiten geeignet, bei denen man nicht allzu viel denken muss.

Abends im ersten Drittel nach Sonnenuntergang sorgt Kapha für die nötige Bettschwere. Dies ist ein guter Zeitpunkt, Schlafen zu gehen. Kapha erleichtert das Einschlafen.

Mittags und um Mitternacht herrscht Pitta vor. Pitta hat die Feuer-Energie, die Hitze verursacht. Das Verdauungsfeuer (Agni) wird durch Pitta angefacht und hilft, Nahrung ordentlich zu verdauen. Überhaupt regt Pitta die Stoffwechselaktivität, Denkfähigkeit und Leistungsfähigkeit stark an.

Mittags verspürt man den stärksten Hunger, daher sollte zu dieser Tageszeit die Hauptmahlzeit zu sich genommen werden. Aber im mittleren Tagesdrittel sollte nicht nur gegessen werden. Es ist auch eine gute Zeit, knifflige Projekte zu strukturieren, oder Verhandlungen zu führen, bei denen man viel Durchsetzungsvermögen benötigt. Aber bitte nicht während des Essens! Auch Gespräche müssen verdaut werden und könnten dadurch die Verdauung der Nahrung stören.

Die Pitta-Energie im mittleren Drittel der Nacht kann am Einschlafen hindern, daher sollte man in der Kapha-Tageszeit zu Bett gehen. Aber interessanterweise zeigen moderne Untersuchungen, dass zu Mitternacht nochmals verstärkt Magensäure produziert wird (was Pitta entspricht). Das heißt, ein Mitternachtssnack wäre möglich. So können die āyurvedischen Prinzipien auf die heutige Lebensweise übertragen werden: Sollten jemand im Schichtdienst arbeiten, können die Phasen von Tag und Nacht ausgetauscht werden. Natürlich ist das nach āyurvedischen Gesichtspunkten nicht gesund oder ratsam, aber das reale Leben erfordert Kompromisse, die durch Āyurveda ausgeglichen werden können.

Die Tagesphasen werden nicht nur für die alltäglichen Aktivitäten verwendet, sondern sollten auch in der Diagnostik und Therapie beachtet werden. So zeigen sich die Symptome der Doṣas in den entsprechenden Tagesphasen besonders ausgeprägt. Hier finden sich auch Übereinstimmungen mit der allopathischen Medizin. Z. B. finden Asthma-Anfälle besonders häufig im Morgengrauen statt. Dies entspricht dem Übergang der Vāta in Kapha Phase des Morgens. Asthma wird āyurvedisch tatsächlich als Vāta-Kapha-Krankheit klassifiziert, daher sind die Symptome in diesen Tagesphasen besonders ausgeprägt. So wird im Āyurveda häufig - durch den Zeitpunkt des Auftretens eines Symptoms - dieses einem Doṣa und damit einer bestimmten Erkrankung zugeordnet.
Genauso werden die Doṣas in ihren Tagesphasen therapiert. Bei Erkrankungen werden die entgegengesetzten Eigenschaften der Doṣas in den entsprechenden Tagesphasen verstärkt. So sollte z. B. bei einer Kapha-Erkrankung in der Kapha Tagesphase die Aktivität gefördert werden, also Frühsport nach Sonnenaufgang als Therapie eingesetzt werden.

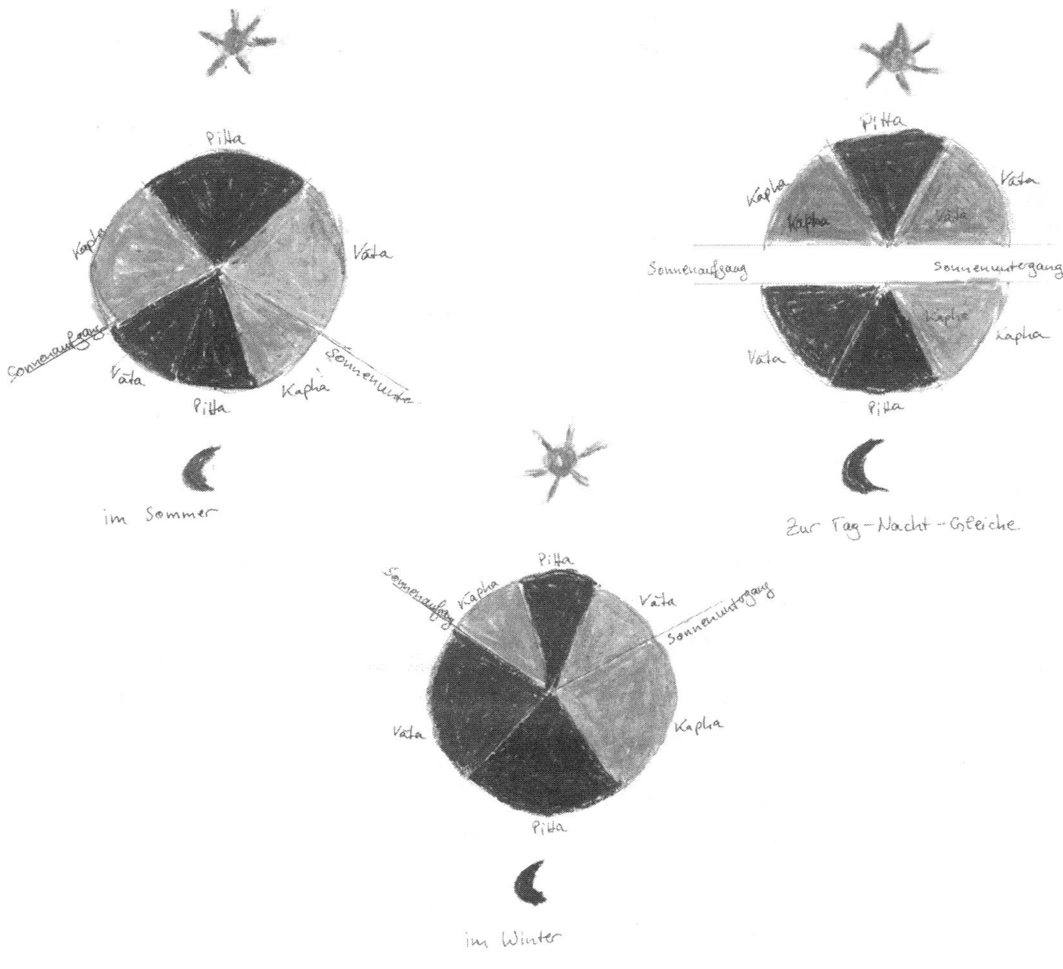

Die āyurvedische Chronobiologie

Die Chronobiologie hat im Āyurveda einen so hohen Stellenwert, dass tatsächlich eine ganze Tagesroutine (Dinacaryā) beschrieben wird. Die Regelmäßigkeit hilft, die Doṣas in einem gesunden Gleichgewicht zu halten. Die Routine sollte bereits eingeübt werden, solange man gesund ist, damit sie zu einer Routine wird. Im Falle einer Krankheit kann sie dann automatisch „abgespult" werden. Dadurch hilft sie, die Doṣas im Gleichgewicht zu halten, bzw. das Gleichgewicht wieder herzustellen. Am Anfang erfordert es Disziplin. Das Ziel sollte sein, dass die Tagesroutine in „Fleisch und Blut" übergeht und damit auch keinen Stress verursacht, sondern im Gegenteil Stress reduziert. Routinen können grundsätzlich Halt geben in turbulenten Zeiten (wenn die Doṣas aus dem Gleichgewicht sind, was der āyurvedischen Definition von Krankheit entspricht). Die Tagesroutine Dinacaryā dient insbesondere der Gesunderhaltung.
Schon Pfarrer Kneipp sagte:

> ***„Wer nicht jeden Tag etwas für seine Gesundheit aufbringt, muss eines Tages sehr viel Zeit für die Krankheit opfern.***

1) Vor Sonnenaufgang aufstehen
Der Tag beginnt mit dem Wachwerden. Entsprechend der Phaseneinteilung sollten Kapha-Konstitutionen am kürzesten Schlafen und am besten in der Vāta Tageszeit aufstehen, also vor Sonnenaufgang. Pitta-Typen dürfen mit Sonnenaufgang aufstehen. Vāta-Menschen dürfen am längsten Schlafen und erst nach Sonnenaufgang aufstehen, da sie sowieso häufig unter Schlafstörungen leiden.

2) 2 –3 Gläser warmes bis heißes Wasser trinken
Möglichst direkt nach dem Wachwerden sollten 2 –3 Gläser warmes bis heißes Wasser getrunken werden. Āyurvedisch empfohlen sollte das Wasser solange ohne Deckel gekocht werden, bis nur noch die Hälfte übrig ist. Dies ist in Indien besonders wichtig, um möglichst viele Mikroben abzutöten. In Deutschland kann auch Leitungswasser direkt getrunken werden. Will man es ordentlich machen, aber dennoch morgens etwas Zeit sparen, kann das Wasser bereits abends abgekocht werden und in eine Thermoskanne gefüllt werden. So hat es morgens auch eine angenehme „trinkbare" Temperatur. Nach āyurvedischen Kriterien werden durch das heiße Wasser die Kanäle im Körper gereinigt und die Darmperistaltik angeregt. Dies kann zu einem regelmäßigen Stuhlgang führen, bzw. einer Verstopfung vorbeugen.

3) Stuhlgang
Selbst wenn kein Stuhldrang vorliegt, sollte man einige Minuten auf der Toilette sitzen, besser hocken bleiben (z. B. einen kleinen Hocker unter die Füße stellen, diese Haltung erleichtert den Stuhlgang). Dies kann durch Gewohnheit zu einem regelmäßigen Stuhlgang führen. Dem Körper wird dadurch signalisiert, dass jetzt Zeit wäre. Jedoch auf keinen Fall pressen, sonst werden Hämorrhoiden gefördert.

4) Zunge schaben
Der Zeitpunkt zum Zunge schaben kann morgens frei gewählt werden. Es sollte ein glat-

ter Gegenstand (Zungenschaber oder Teelöffel) verwendet werden, nicht die Zahnbürste, sonst bleibt der Belag an den Borsten hängen und kann schlecht entfernt werden. Manche Zahnbürsten haben auf der Rückseite ein „Segel“, das funktioniert auch gut. Durch das Schaben der Zunge wird die natürliche Entgiftung unterstützt. Über Nacht sammelt sich immer ein leichter Belag auf der Zunge (der Körper entgiftet während der Nacht). Indem der Belag abgeschabt wird, werden die Gifte aus dem Körper entfernt. Außerdem werden durch das Schaben die einzelnen Organe (auf der Zunge vertreten) aktiviert.
Zusätzlich gibt der Belag eine Information über den momentanen körperlichen Zustand. Sollte ein starker Belag vorliegen, der sich nicht abschaben lässt, ist dies ein Zeichen für Halbverdaute Produkte im Körper (Āma). An diesen Tagen sollte das Frühstück ausgelassen werden und unbedingt Ingwerwasser getrunken werden.

Aus Metallen wie Gold, Silber, Kupfer, Zinn oder Messing sollten die Zungenschaber hergestellt sein, die keine scharfen Kanten haben dürfen und geschwungen sein müssen. Unreinheiten, die sich an der Zungenwurzel ablagern, behindern das Ausatmen und erzeugen schlechten Geruch. Deshalb sollte die Zunge regelmäßig geschabt werden.

CS, Su, 5, 75ff

5) Zähne putzen
Auch der Zeitpunkt für das Zähne putzen kann frei gewählt werden.

Zum Reinigen der Zähne nehme man einen Stock von herbem, scharfem oder bitterem Geschmack, dessen Ende man vorher zerkaut hat, und putze die Zähne, ohne das Zahnfleisch zu verletzen. Das beseitigt den Geruch, stellt die Geschmacksempfindung wieder her und reinigt Zunge, Zähne und Mundhöhle, wodurch die Lust am Essen gesteigert wird. Die Zähne werden so schnell gesäubert.

CS, Su, 5, 72ff

6) Kräuter oder Medikamente einnehmen, bei Bedarf

7) Die Ganzkörpereinölung (Abhyaṅga) sollte morgens erfolgen. Wenn es nicht jeden Tag möglich ist, dann doch wenigstens dreimal pro Woche. Der gesamten Körper wird eingeölt, besonders Kopf, Ohren und Füße. Es muss nicht sehr viel Öl sein, in etwa wie eine Bodylotion. Im Winter kann das Öl auf einem Stövchen oder einem Baby-Milchflaschen-Wärmer auf Körpertemperatur gebracht werden. Entweder wird das Öl ca. eine halbe Stunde lang einmassiert oder für diese Zeit auf dem Körper belassen. Es empfiehlt sich, so lange eine alten Jogginganzug anziehen.

Regelmäßige Kopfölungen schützen vor Kopfschmerzen, Haarausfall und grauen Haaren. Der Kopf und besonders die Stirn werden gestärkt. Die Haare bekommen tiefe Wurzeln. Die Sinnesorgane können besser arbeiten. Die Gesichtshaut wird leuchten. Sesamöl auf dem Kopf bringt guten Schlaf und Glück.

CS

So, wie die Achse eines Wagens durch Ölung stark und belastbar gemacht wird, wird der menschliche Körper durch Öl stark und bekommt eine weiche Haut. Der Körper wird besonders für Vāta Erkrankungen weniger anfällig. Er wird resistent gegen Erschöpfung und Anstrengung. Vāta ist im Tastsinn dominant, dieser sitzt in der Haut. Die Ölmassage bringt einen außerordentlichen Vorteil für die Haut. Deswegen sollten Ölmassagen regelmäßig durchgeführt werden. Wenn jemand regelmäßig Ölmassagen erhält, wird der Körper selbst durch Verletzungen und anstrengende Arbeit nicht stark beeinträchtigt. Sein Aussehen ist weich, glatt, stark und ansprechend. Der Alterungsprozess wird verlangsamt.

Caraka Saṃhitā, Sūtra Sthāna V, 85 – 93

Für Vāta- und Kapha-Konstitutionen ist Sesamöl, für Pitta-Konstitutionen z. B. Sonnenblumenöl empfohlen. Natürlich dürfen auch die medizinierten klassischen āyurvedischen Öle verwendet werden. Sie sind allerdings für den alltäglichen Gebrauch recht teuer und einfachen Öle reichen völlig aus.

Die morgendliche Einölung unterstützt wieder die natürliche Entgiftung (es werden fettlösliche Gifte über die Haut entfernt), aber sie bietet auch einen emotionalen Schutz für den Tag. Obwohl das Öl wieder abgeduscht wird, bleibt ein kleiner Ölfilm auf der Haut bestehen, der den Menschen einhüllt. An diesem Ölfilm können Stress und emotionale Belastungen „abgleiten“ und nicht bis in das Bewusstsein vordringen.

8) Nasya, nasale Instillation
Immer noch eingeölt, wäre jetzt ein guter Zeitpunkt für die tägliche „Nasenölung“ (Nasya). Vāta- und Kapha-Konstitutionen geben zwei Tropfen Sesamöl Öl, Pitta-Konstitutionen zwei Tropfen Ghee in jedes Nasenloch. Dies verbessert nach āyurvedischer Sicht die Qualität der Stimme, die Sehfähigkeit und gibt geistige Klarheit. Die Nase gilt als die Pforte zum Gehirn. Durch Nasentropfen wird Prāṇa genährt und Bewusstsein und Intelligenz gefördert.
Außerdem kann es besonders in der Heuschnupfenzeit sehr wertvoll sein, da sich das Öl schützend über die Schleimhaut legt und so die Pollen nicht gut vordringen können.

Jalaneti: Naseneinlauf mit warmem Salzwasser (physiologische Kochsalzlösung). Dies stammt eher aus dem Yoga. Das Salzwasser lässt man mit einem Nasenkännchen in ein Nasenloch rein, aus dem anderen wieder rauslaufen, indem man den Kopf zur Seite neigt. Sollte diese Form der Nasenreinigung gewählt werden, ist es erforderlich, zumindest hinterher Öl in die Nase zu geben, damit die Schleimhäute nicht austrocknen.

9) Yogāsanas entsprechend der körperlichen Belastbarkeit; Prāṇāyāma (Atemübungen)
Eigentlich sollten die Yogaübungen (Yogāsanas) erst nach dem Duschen erfolgen, aber um morgens etwas Zeit zu sparen, können sie auch „ölig“ durchgeführt werden, um die Zeit zu überbrücken, in der das Öl einwirken soll. Die Übungen sollten der körperlichen Belastbarkeit und der Konstitution angepasst sein. Insbesondere Prānāyāma (die Atemübungen) sind empfehlenswert.

Beispiele entsprechend der Konstitution:
Vāta: Sonnengruß, Beinheben, Kamel, Kobra, Katze, Kuh. Langsame, sanfte Übungen
Pitta: Mond Gruß, Fisch, Boot, Bogen. Beruhigende Übungen
Kapha: Sonnengruß, Brücke, Pfau, Palmenbaum, Löwe. Kraftvolle Übungen.

10) Udvartana: trockene Abreibung

In den klassischen Texten wird eine trockene Abreibung mit Kichererbsenmehl (Udvartana) empfohlen, um das Öl zu entfernen. Dies passt überhaupt nicht zu dem üblichen deutschen Duschabfluss und führt zu dessen Verstopfung! Daher sollte dieser Punkt ausgelassen werden. Wenn jemand in einem Fluss oder See badet, funktioniert die Abreibung gut, ansonsten nicht. Daher kann zum Duschen oder Baden etwas Seife verwendet werden, um das Öl zu entfernen. Das Öl muss abgeduscht werden, es darf nicht auf der Haut bleiben. Erstens würde es die Kleidung verschmieren, zweitens werden sonst die Gifte wieder resorbiert und es war umsonst.

11) Gaṇḍūṣa: Mundspülung mit Öl

Um morgens Zeit zu sparen, kann Gaṇḍūṣa, die Mundspülung mit Öl unter der Dusche erfolgen. Der Mund wird ca. zu 2/3 mit Öl gefüllt, das Öl für sollte ca. 10 - 15 Minuten im Mund hin und her bewegt und dann ausgespuckt werden. Grundsätzlich sollte das Öl solange im Mund behalten werden, bis sich Sekretionen aus Auge und Nase einstellen. Meist ist das Öl fast weiß, wenn es ausgespuckt wird. Welches Öl verwendet wird, ist vom persönlichen Geschmack abhängig. Grundsätzlich ist es sinnvoll, ein Öl auszuwählen, welches vom Geschmack vertraut ist, da sonst leicht eine Übelkeit auftritt. Für Pitta ist Ghee besser geeignet. Manche Menschen verspüren sofort eine Übelkeit, dann sollte dieser Punkt weggelassen werden. Gaṇḍūṣa nährt die Mundschleimhaut, gibt den Kaumuskeln Kraft, ist gut für die Zähne, verbessert den Geschmackssinn und die Stimme. Die Zähne und das Zahnfleisch werden gekräftigt, Gingivitiden und Zahnschmerzen wird vorgebeugt. Das Gesicht klart auf, der Mund und alle Sinne werden gereinigt. Tatsächlich kann auch der Zahnsteinbildung vorgebeugt werden.

> ***Es kräftigt die Kiefer und die Stimme, verschönert das Gesicht, verbessert den Geschmackssinn und steigert die Lust am Essen; es verhindert Trockenheit der Kehle, aufgesprungene Lippen und Zahnausfall und festigt die Zahnwurzeln; es beugt Zahnschmerzen und Überempfindlichkeit der Zähne gegen Saures vor und befähigt das Gebiss, selbst härteste Nahrung zu zerkauen – wenn man den Mund (regelmäßig) mit Sesamöl spült, wobei man den Mund voll Öl nimmt und es dann für eine Weile bewegungslos im Mund hält.***
>
> CS, Su. 5, 78 ff

12) Snāna: Baden oder Duschen

> ***Das Frottieren des Körpers (Parimārjana) beseitigt schlechten Geruch, Schwere, Trägheit, Jucken, Unreinheiten, Appetitlosigkeit und unangenehmen Schweiß. Baden reinigt, wirkt aphrodisierend und vitalisierend, beseitigt Erschöpfung, Schweiß und Schmutz. Es konsolidiert die Körperkraft und ist der Lebensessenz (Ojas, s. u.) sehr förderlich.***
>
> CS, Su. 5, 93

13) Frühstück, der Konstitution entsprechend.

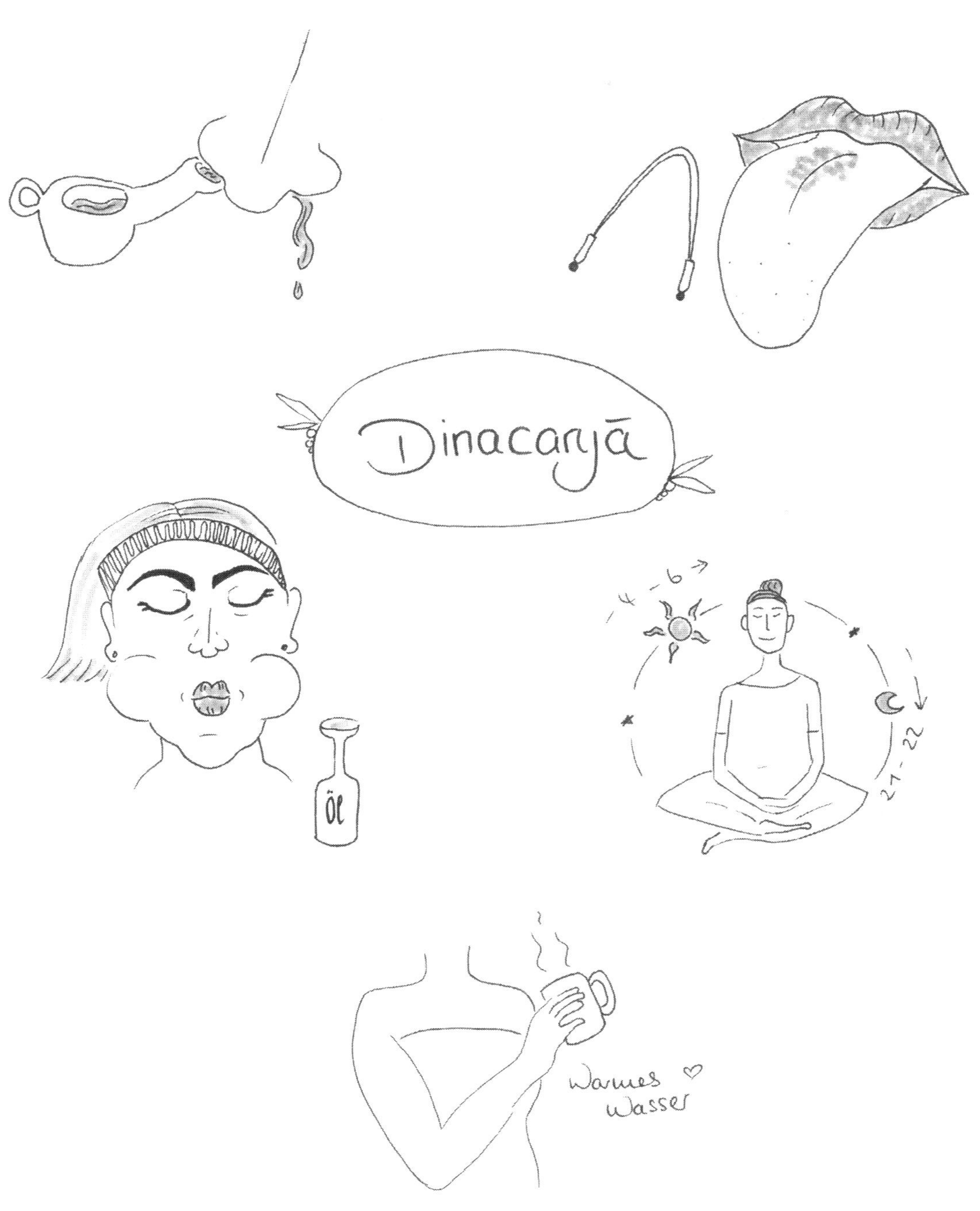
Dinacaryā
Öl
4 - 6
21 - 22
Warmes
Wasser

Die āyurvedische Morgenroutine hört sich sehr aufwendig an, kostet aber normalerweise nicht sehr viel Zeit. Lediglich Yoga oder die Meditation sind zusätzliche Maßnahmen. Diese dürfen natürlich auch zu anderen Tageszeiten stattfinden, sollten dann aber der Tageszeit entsprechend angepasst werden. So sollten z. B. abends eher beruhigende Tätigkeiten durchgeführt werden, morgens eher anregende. Kurze Meditationen sind immer wieder am Tag sinnvoll, um von einer Situation in die andere zu wechseln. Es ist empfehlenswert, den ganzen Tag über eine meditative Grundhaltung haben.

Grundsätzlich sollen keine natürlichen Reflexe unterdrückt werden: Stuhldrang, Harndrang, Blähungen, Erbrechen, Aufstoßen, Niesen, Husten, Gähnen, Hunger, Durst, Schlaf, Tränen, Ejakulation oder Atemholen nach Anstrengung.
Dies könnte Vāta erhöhen und die normale Funktion stören. Es können körperliche Symptome entstehen. Es wird genau aufgelistet, welche Symptome beim Unterdrücken welches Reflexes entstehen und wie diese behandelt werden können.

> ***Ein weiser Mensch sollte die körperlichen Bedürfnisse, die er von Zeit zu Zeit verspürt, nicht unterdrücken. Man darf den Drang (Vega), Wasser zu lassen, Stuhl abzuführen, zu ejakulieren, Darmgase abzuführen, sich zu erbrechen, zu niesen, aufzustoßen, zu gähnen, Hunger, Durst, das Bedürfnis zu weinen, nach Schlaf sowie das Bedürfnis, bei einer Anstrengung (schneller und tiefer) zu atmen, nicht unterdrücken.***
>
> CS, SS, 7.2ff

Durch die Tagesroutine werden alle Sinnesorgane geschützt und genährt. Bewegung (Yoga) stärkt Vāta, Ernährung (Agni) stärkt Pitta, Behandlung (Ölung) stärkt Kapha.
Die Tagesroutine soll zu einer Routine werden, ohne dass sie überfordert. Umstellungen sollten immer nach und nach erfolgen, sonst führen sie zu Gegenreaktionen oder körperlichen Schwierigkeiten. Die Caraka Saṃhitā gibt eine genaue Anleitung, wie man schlechte Gewohnheiten ablegen kann:

> ***Wer vernünftig ist, sollte entsprechend den folgenden Regeln schlechte Gewohnheiten Schritt für Schritt aufgeben und sie zugleich durch zuträgliche Verhaltensweisen ersetzen.***
> ***Am ersten Tag sollte man die schlechte Gewohnheit zu einem Viertel aufgeben und entsprechend durch zuträgliches Verhalten ersetzen. An den zwei darauffolgenden Tagen ist das Verhältnis Hälfte-Hälfte, an drei weiteren drei Viertel zu einem Viertel, und am siebenten Tag ist die Umstellung komplett.***
> ***Vermindert man eine Untugend nach und nach und erweitert das zuträgliche Verhalten entsprechend, wird die schlechte Gewohnheit für immer überwunden und die Tugend vollkommen integriert.***
>
> CS, Su. 7, 36 ff.

Auch die allopathische Medizin kennt eine Einteilung der 24 Stunden des Tages:

> ***Die sogenannte Masterclock ist im Nucleus suprachiasmaticus im Hypothalamus lokalisiert. Sie ist die photische Uhr, d. h. sie reagiert auf Lichtreize. Sie synchronisiert bzw. koordiniert über die zirkulierende Melatoninkonzentration die Aktivität von peripheren Uhren (nicht-photische Uhren), die in fast allen Körperzellen vorkommen. Diese reagieren zudem auf Umgebungsreize (Zeitgeber), z. B. Nahrungsaufnahme und Bewegung, und sind für grundlegende biologische Prozesse wie Hormon- und Stoffwechselregulation und Immunfunktion zuständig.***
> ***Bei den Chronotypen unterscheidet man Morgen- und Abendtypen. Bei den sogenannten Morgentypen geht die Masterclock schneller als die physikalische Uhr. Sie wachen sehr früh auf, haben ein frühes Leistungsmaximum und sind früh am Abend müde. Die Abendtypen schlafen morgens länger, ihr Leistungsmaximum liegt später und sie gehen abends gerne spät zu Bett. Der Typus hängt vom Lebensalter ab: Säuglinge sind typischerweise Morgentypen, Jugendliche eher Abendtypen. Im frühen dritten Lebensjahrzehnt verändert sich dies allmählich wieder Richtung Morgentyp. Junge Frauen sind eher Morgentypen als Männer, ab 50 Jahren verschwindet der Unterschied zwischen Männern und Frauen. Morgentypen sind unfähig zur Phasenadaptation an Nachtarbeit, die umgekehrt von den Abendtypen bevorzugt wird. Abendtypen leiden eher an sozialem Jetlag, neigen verstärkt zu mentaler Erschöpfung und Depression und konsumieren eher Stimulanzien wie Kaffee, Zigaretten und Alkohol.***

Kraft, K.: Biologische Rhythmen und
chronobiologische Therapie. Zkm 2020; 6: 14-20

Āyurvedisch sind Pitta-Konstitutionen Frühaufsteher, Kapha-Konstitutionen Langschläfer und Vāta-Konstitutionen Nachtmenschen. Da im Laufe des Lebens auch die Doṣa-Phasen durchlaufen werden (Kindheit: Kapha-Phase; mittleres Lebensalter: Pitta-Phase; höheres Lebensalter: Vāta-Phase), hat auch das Alter einen Einfluss auf den Chronotyp.

Ṛtucaryā – Jahreszeitenroutine

Der Mensch ist ein abhängiger Bestandteil der Natur. Die Natur gestaltet ihren Rhythmus gemäß der Sonne. Daraus abgeleitet verwendet Āyurveda das Konzept der ṛtus bzw. jahreszeitlichen Abschnitte und empfiehlt für die einzelnen Phasen bestimmte Verhaltensweisen (Ṛtucaryā). Diese dienen der Anpassung an den Rhythmus der Natur bzw. dem Ausgleich natürlicher Einflussfaktoren.

> ***Wer möchte, dass die Nahrung ihm Kraft und gute Farbe gibt, muss die den Jahreszeiten angemessene Lebensweise und Ernährung kennen und sich dementsprechend verhalten.***
>
> CS, Su. 6, 115ff

In diesen Ṛtus herrschen (genauso wie bei den Tageszeiten) die verschiedenen Doṣas vor. Also sollten zu den entsprechenden Jahreszeiten immer die den entsprechenden Doṣas entgegen gesetzten Eigenschaften verstärkt werden.
Die Jahreszeitenroutine ist für Deutschland nicht wirklich praktikabel, da die Jahreszeiten in Indien unterschiedliche Eigenschaften haben.

Hemanta (früher Winter): 21.10. – 20.12.
Das Verdauungsfeuer wird durch kühle Winde konzentriert. Daher kann auch schwere Nahrung in größeren Mengen verdaut werden. Wird in dieser Jahreszeit zu wenig gegessen, verdaut das starke Feuer die eigenen Organe. Zu bevorzugen sind ölige, süße, saure, salzige und warme Nahrungsmittel. Āyurvedische Behandlungen umfassen Massagen, Abhyanga und heiße Bäder. Man sollte warme Kleidung tragen und sich in warmen, windgeschützten Wohnräumen aufhalten.

Śiśira (später Winter): 21.12. – 20.02.
Es gelten die gleichen Regeln wie im frühen Winter.

Vasanta (Frühling): 21.02. – 20.04.
Die Doṣas und insbesondere Kapha werden durch die Hitze der Sonne verflüssigt. Dies beeinträchtigt die Kraft des Verdauungsfeuers und es können verschiedenste Störungen – vor allem Kapha-Problematiken – auftreten. Daher ist Vasanta die beste Zeit, um das über die Wintermonate akkumulierte Kapha auszuleiten. Zu vermeiden sind schwere, ölig-fettende, saure und süße Nahrungsmittel sowie Tagesschlaf.

Grīṣma (Sommer): 21.04. – 20.06.
Während des Sommers zieht die Sonne die Feuchtigkeit und Kraft aus der Natur. Hitze ist die vorherrschende Eigenschaft. Dadurch wird Pitta erhöht. Zu bevorzugen sind süße, kühle, flüssige und ölige Nahrungsmittel. Salzige, saure, heiße oder scharfe Nahrungsmittel sollten vermieden werden. Ebenso starke körperliche Anstrengungen oder Sonnenbaden.

Varṣā (Regenzeit, Spätsommer: 21.6. – 20.08.
In dieser Periode ist der Körper durch den Wasserentzug bereits beeinträchtigt, was sich auf das Verdauungsfeuer auswirkt. Es herrscht extreme Trockenheit.
Man sollte Tagesschlaf, Sonne und starke körperliche Anstrengung vermeiden. Salzige, saure, und ölige Nahrung, ist zu bevorzugen.

Śarada (Herbst): 21.08. – 20.10.
Pitta nimmt zu, wurde durch die vorrangegangene Hitze akkumuliert. Das Verdauungsfeuer ist schwach. Süße, bittere, leichte, kühlende Nahrung ist empfehlenswert. Sonne, Öl, Joghurt und Tagesschlaf sind zu vermeiden. Dies ist āyurvedisch eine gute Jahreszeit für Darmeinläufe.

Die Tagesroutine hilft, dem Biorhythmus entsprechend zu leben und damit die Gesundheit zu erhalten, Krankheiten vorzubeugen, aber auch Krankheiten zu behandeln.

Sadvṛtta – allgemeine ethische Grundsätze

Die allgemeinen ethischen Grundsätze sind nicht an eine Religion gebunden, es sind z. B. auch die Zehn Gebote darin enthalten. Es geht um Achtsamkeit. Achtsamkeit sich selbst und allen Lebewesen gegenüber, im Denken und im Handeln. Dabei wird nicht die Selbstkontrolle, sondern vielmehr die Selbstwahrnehmung betont.

> ***Deshalb möge derjenige, der nach dem strebt, was dem Selbst guttut, in allem, bei allem und überall in der Erinnerung (Smṛti) gegründet bleiben und dem Weg wahren Handelns (Sadvṛtta) folgen.***
> ***Dadurch erreicht er gleichzeitig Gesundheit und Meisterschaft über die Sinne.***
>
> CS 1.8.17-18

> ***Geistiges Übel loslassen, die Sinne zügeln, sich erinnern, sich des Ortes, der Zeit und des Selbst (Ātman) gewahr sein und die Regeln für einen guten Lebenswandel (Sadvṛtta) befolgen das ist der Weg zur Verhinderung exogener Störungen. Wer klug ist, sollte dies vorausschauend beherzigen.***
>
> CS, Su. 7, 53-54

Wer die allgemein ethischen Grundsätze befolgt, bekommt einen ausgeglichenen Geist und inneren Frieden. Die geistigen Funktionen, inklusive der Indriyas (Sinnes- und motorische Funktionen) können normal arbeiten, es entstehen keine Fehlinterpretationen oder Missverständnisse. Die Emotionen werden kontrolliert, aber nicht unterdrückt. Die Anhaftung wird überwunden. Körper und Geist bleiben (werden) gesund.

Ein Mensch, der nützliche Nahrung und Verhalten pflegt, nach Abwägung handelt, nicht an Sinnesobjekten haftet, der freigiebig ist, gleichmütig, wahrheitsliebend, voller Verzeihung und Ehrwürdigen Respekt erweist, bleibt frei von Krankheit. Der, dessen Verstand, Rede und Handeln freudvoll sind, dessen Geist beherrscht ist und dessen Erkennen klar, der eifrig ist in Erkenntnis, Askese und Andacht, diesen befallen die Krankheiten nicht.

CS, SS, 2, 46-47

Eine Person, welche die beste Lebensführung annimmt und dabei alle guten Charaktereigenschaften in sich vereint, wird von jedem verehrt werden als ein Ozean der besten Qualitäten, wird von den Göttern geschützt werden und 100 Jahre oder länger leben, dabei durchweg gute Taten vollbringen, dem Weg der idealen Ziele folgen und die Erlösung (Erleuchtung) nach dem Tod erlangen.

AS, SS, 3, 127

Man sollte weder ungeduldig noch forsch an die Dinge herangehen; man sollte für einen angemessenen Unterhalt von abhängigen Personen sorgen; man sollte seine Freude mit anderen teilen; man sollte keinen unbequemen Charakter, Benehmen oder Erkrankungen haben; man sollte nicht ständig pedantisch sein. Man sollte nicht die Gewohnheit entwickeln, alles zu verschieben oder sich, ohne Nachforschung, auf etwas stürzen; man sollte nicht zum Sklaven seiner Sinne werden oder seinem unsteten Geist freien Lauf gewähren; man sollte weder Intellekt, Sinne oder Geist übermäßig belasten; man sollte nicht aufgrund von Wut oder Freude Sachen unternehmen; man sollte nicht ständig Kummer leiden; man sollte aufgrund von Erfolg nicht eingebildet noch aufgrund von Misserfolg verzweifelt werden; man sollte sich immer an seine eigene Natur erinnern; man sollte sich immer der Wechselbeziehungen von Ursache und Wirkung bewusste sein und entsprechend handeln; man sollte nicht von seinen eigenen Handlungen übermäßig voreingenommen sein; man sollte den Mut nie aufgeben und Beleidigungen vergessen.

CS, SS, 8. 26f

In dem vorangehenden Vers wird noch betont, dass andere gute Regeln oder Lebenswege, welche nicht in diesem Text beschrieben sind, auch beherzigt werden sollten. Interessanterweise widmet die Caraka Saṃhitā (eigentlich ein Text zur Inneren Medizin) diesem Thema ein ganzes Kapitel und betont dabei noch, dass es nicht vollständig abgebildet wird. Somit wird den ethischen Verhaltensweisen sehr viel Bedeutung gegeben.

Diese Empfehlungen stammen aus dem indischen Kulturkreis und sind vor vielen tausend Jahren aufgestellt worden. Dennoch sind sie auch heute noch gültig und auch auf den europäischen Kulturkreis übertragbar.

Man sollte eine Lebensform wählen, welche Werte beachtet. Wahre und einfache Sprache, frei von negativen Emotionen wie Wut, Verzicht auf Drogen, ein ruhiges Herz, Spiritualität, eine moderate und friedliche Lebensführung, Selbstkontrolle und Hingabe fungieren als Rasāyaṇa (Gesunderhaltung bis ins hohe Alter).

Um den Geist in einem normalen Zustand zu behalten, sollten diverse Pflichten nach genauer Abwägung der Für und Wider erfüllt werden. Für die Abwägung sollten der Intellekt, die Sinnesfunktionen eingesetzt werden und der Ort, die Jahreszeit, die Konstitution und das eigene Temperament beachtet werden.

Beschreibung der noblen Taten:

Es folgen sehr viele Zitate aus der Caraka Saṃhitā, da die Verhaltensregeln in klarer Sprache beschrieben sind und nur wenig Erläuterung bedürfen.

> ***Man sollte für den Verdienst des Lebensunterhalts einer Beschäftigung nachgehen, die nicht dem Pfad der Tugend zuwiderläuft. Glücklich lebt, wer friedfertig ist und sich dem Studium widmet.***
>
> CS, Su. 5, 103

> ***Verehre die Götter, die Kühe, die Brahmanen, die spirituellen Lehrer, die Alten, diejenigen, die höchste Vollkommenheit erlangt haben, und die Lehrer.***
>
> CS, Su. 8, 18ff

Also sollte eigentlich allen Lebewesen Achtung und Respekt entgegengebracht werden.

Ehre das (rituelle) Feuer, trage heilige Kräuter,
nimm zweimal täglich ein (rituelles) Bad.
Kräuter können in Form von Schmuck oder als Duft am Körper getragen werden. Aus Samen (z. B. Rudraksha oder Tulsī) oder Blüten (z. B. Tagetes oder Jasmin) hergestellte Ketten sind in Indien sehr häufig zu sehen. Einerseits sehen sie einfach nur schön aus, andererseits stellen sie aber auch einen Schutz vor schlechten Einflüssen dar. Z. B. Rudraksha ist Śiva geweiht. Trägt man eine Rudraksha-Kette, steht man unter dem besonderen Schutz von Śiva. Bei Jasmin ist das etwas profaner: er schützt vor Läusen und Bettwanzen.

> ***Das Tragen von Blütengirlanden wirkt aphrodisierend, gibt Wohlgeruch, ist vitalisierend, macht begehrt, nährt und kräftigt den Körper, erfreut das Gemüt und fördert den Wohlstand.***
>
> CS, Su. 5, 97

Wende Öl auf dem Kopf, in den Ohren, der Nase und an den Füßen an.
Die morgendliche Selbsteinölung, wie bereits in der Tagesroutine beschrieben.

Rauche Kräuterzigarren.
Es gibt āyurvedische Kräuterzigaretten, bestehend aus Basilikum, Nelken u. a. Es handelt sich um Kräuter, die positiv auf die Lungenfunktion wirken. Rauchtherapie ist auch an anderen Stellen beschrieben. Dabei sollte unbedingt auf eine gute Qualität der Kräuter geachtet werden, damit der Lunge keinen Schaden zugefügt wird.

Grüße als Erster, sei freundlich, hilf denjenigen, die in Not sind.

Bringe Feuer-Opfer dar, veranstalte religiöse Zeremonien, sei wohltätig.

Die Wohltätigkeit hat in Indien einen besonderen Stellenwert. Durch wohltätige Gaben (Spenden) können Saṃskāras (Narben) aufgelöst werden. Leider ist dies ein wenig zu früheren Ablass-Handel der katholischen Kirche verkommen. Eigentlich geht es auch beim Spenden um eine Geisteshaltung. Der Geber bedankt sich beim Empfänger der Gabe, da dieser dem Spender die Möglichkeit gibt, etwas Gutes für sein karma zu tun. Vor einiger Zeit gab es in einer indischen Zeitung die Meldung, dass die Bettler streiken würden. Sie fühlten sich nicht gut behandelt. Dies führte zu großer Unruhe in der Gesellschaft und dem Versprechen, die Bettler fortan wieder mit Respekt zu behandeln.

Verneige dich an Wegkreuzungen, bringe den Göttern Opfergaben (Bali) dar.

Wegkreuzungen sind Orte, an denen man sich entscheiden muss, in welche Richtung man weitergehen möchte. Daher sollte man hier kurz innehalten.
Außerdem heißt es auch, dass an Kreuzungen Dämonen wohnen, die einem nicht Gutes wollen. In manchen Familien ist es üblich, negativ besetzte Gegenstände an Kreuzungen zu entsorgen. Ein achtloser Passant würde diese negativen Energien unbewusst aufnehmen. Daher sollten Kreuzungen immer geachtet werden.

Ehre den Gast, bringe den Geistern der Vorväter Reisbällchen (Piṇḍa) dar.

Die Gastfreundschaft ist sehr ernst zu nehmen. Ein Gast soll behandelt werden wie Gott. Der Gast bekommt das Bett, man selbst kann auf dem Boden schlafen. Dazu gibt es viele Anekdoten, in denen ein Gott in Menschengestalt an die Türe klopft und um Gastfreundschaft bittet. Je nachdem wie der Hausbesitzer reagiert wird er dann reich beschenkt oder verflucht. Da die indischen Götter häufig solchen Schabernack treiben, sollte jedes Lebewesen wie Gott geehrt werden. Die Anekdoten bringen die komplizierte Sāṃkhya-Philosophie den Menschen näher.

Sprich wohlwollend, wohl bemessen, freundlich und zur rechten Zeit.
Sei selbstbeherrscht und pflichtbewusst.
Neide die Ursache des Erfolgs, nicht den Erfolg.

Man soll Ehrgeizig in der Handlung, aber nicht im Ergebnis sein. Dies ist die positive Form von Neid.

Sei unbekümmert und furchtlos.
Sei bescheiden, klug und von großer Entschlusskraft.
Sei tüchtig und geschickt, duldsam, verzeihend und gerecht.
Halte an den religiösen Traditionen fest, folge den Ältesten, den Vollkommenen und Lehrern, denjenigen, die sich durch Bescheidenheit, Klugheit, Wissen, edle Abstammung und Alter auszeichnen.
Führe die glückbringenden Riten gewohnheitsmäßig aus.

Vermeide in Lumpen Gehüllte, Plätze mit Knochen, Dornen, als Opfergabe verbrannten Haaren, Abfall, Asche und Scherben, (öffentliche) Badeplätze (für die Körperhygiene) sowie Plätze für die Darbringung von Opfergaben.

Diese Orte sind z. T. unrein, z. T. werden sie für rituelle Handlungen verwendet, die nicht gestört werden sollten.

Beende das Körpertraining, bevor die Erschöpfung eintritt.

Es gibt die Empfehlung, nur so lange Sport zu treiben, bis man anfängt mit offenem Mund zu atmen.

Betrachte alle Wesen als Brüder.
Versöhne die Zornigen, tröste die Ängstlichen, stehe den Elenden bei.
Sei zuverlässig und entgegenkommend.
Sei nachsichtig gegen Grobheiten anderer, lass keinen Unmut zu, sei friedfertig.
Beseitige die Ursachen für Anhaftung und Hass.

Menschen, die klug, wissend, reif und rechtschaffen sind, die Konzentration, Erinnerung und Meditation üben, die das Alter ehren, die menschliche Natur kennen und jenseits von allem Leid sind, die freundlich sind gegen alle Wesen und von ruhigem Gemüt, die sich mit religiösen Gelübden binden, die dienen und den rechten Weg verkünden – jene zu hören und zu sehen ist glückverheißend.

CS, Su. 7. 58-59

Die Ausscheidungswege und Füße sollen häufig gereinigt werden.

Das häufige Reinigen der Füße und der Ausscheidungsorgane fördert die Intelligenz, Sauberkeit, Langlebigkeit, Wohlstand und Friedfertigkeit.

CS, Su. 5, 99

Man soll regelmäßig die Haare schneiden, sich rasieren, die Nägel schneiden und die Haare kämmen.

Die Pflege von Haar, Bart und Nägeln ist dem Gedeihen förderlich, wirkt aphrodisierend, gibt Langlebigkeit, Sauberkeit und gutes Aussehen.

CS, Su.5, 100

Man soll gute, d. h. saubere Kleidung tragen, sie soll uns Freude machen.

Tadellos gekleidet zu sein, erhöht die Begehrtheit und das Ansehen, verlängert das Leben und verhilft zu Wohlstand, Freude, Schönheit, Aufnahme in Gremien und Begünstigung.

CS, Su. 5, 96

Das Tragen von Schmuck und Edelsteinen fördert Wohlstand, bringt Glück, Langlebigkeit, Schönheit und schützt vor Schlangen und bösen Geistern. Es gibt Freude, macht begehrenswert und ist gut für die Lebensessenz (Ojas s. u.).

CS, Su. 5, 98

Man soll einen Regenschirm, Stock, einen Turban und Schuhe tragen und beim Gehen nur 6 Fuß vorausschauen. Der Turban dient einerseits als Kopfbedeckung, andererseits besteht er aus einem langen Stück Stoff. Dies wird im Falle eines plötzlichen Todes benötigt, um den Körper zu bedecken. Daher sollte man das immer dabeihaben.

Das Tragen von Schuhwerk ist gut für die Augen und den Tastsinn, schützt gegen Reptilien, gibt Kraft und Mut und wirkt aphrodisierend.
Das Benutzen eines Schirms wehrt allerlei Unbilden ab. Ein Schirm gibt Stärke,

schützt und bedeckt, fördert gutes Geschick und hält Sonne, Wind, Staub und Regen ab.
Das Benutzen eines Spazierstocks bewahrt vor dem Ausrutschen, schützt gegen Feinde und Angreifer, gibt Festigkeit, Langlebigkeit und nimmt die Angst.

CS, Su. 5, 101 ff

Lüge nicht.
Nimm nicht, was anderen gehört, begehre nicht eines anderen Frau oder Hab und Gut.
Hänge nicht Feindschaften an.

CS, Su. 8, 19ff

Tue nichts Übles, auch nicht gegen einen Übeltäter.
Dies entspricht dem christlichen Gebot, die andere Wange hinzuhalten.

Sprich nicht von den Fehlern anderer, gib nicht anderer Geheimnisse preis.
Meide die Gesellschaft derjenigen, die nicht dem Pfad der Tugend folgen.
Benutze keine Gefährte, die in schlechtem Zustand sind.
Sitze nicht auf harten kniehohen Sitzen.
Schlafe nicht auf einem Bett ohne Tücher, Decken und Kissen oder das zu klein oder uneben ist.
Steige nicht auf zerklüftete Berggipfel, klettre nicht auf Bäume, bade nicht in Wassern mit starker Strömung.
Halte dich nicht in der Nähe von Feuersbrünsten auf.

Lache nicht laut, lasse nicht Darmwinde laut entweichen.
Natürliche Bedürfnisse (u. a. Blähungen) sollen nicht unterdrückt werden. Aber man sollte sich ihnen auch nicht genüsslich und unkontrolliert hingeben. Daher ist auch Lachen erlaubt, aber nicht im Übermaß.

Bedecke den Mund beim Gähnen, Niesen und Lachen.
Es könnten sonst positive Energien entweichen, bzw. negative aufgenommen werden.

Bohre nicht in der Nase, knirsche nicht mit den Zähnen und mache keine Geräusche mit den Fingernägeln.
Schlage nicht Knochen aufeinander, scharre nicht den Boden, reiße kein Gras aus und brich keinen Lehm ohne Grund.
Mache keine unziemlichen Gesten.

Richte den Blick nicht auf die Sonne und nicht auf unreine oder unwürdige Dinge.
Schon durch das Betrachten findet ein Energieaustausch über Prāṇa statt. Daher gehen Hindus in den Tempel, um Götterfiguren anzuschauen (Darşana).

Erhebe die Stimme nicht in der Nähe eines Toten.

Tritt nicht auf den Schatten eines heiligen Baums, einer Flagge, eines Lehrers oder eines jeglichen der Verehrung Würdigen oder eines unwürdigen Menschen oder Gegenstands.

Auch der Schatten gilt als Teil der Person und wird geachtet. Dies kann im indischen Gedrängel oder der rush hour zu großen Schwierigkeiten führen.

Betritt nicht nachts Tempelgrund, den Grund um einen heiligen Baum, Wegkreuzungen, Parks, Friedhöfe oder Schlachthäuser.
Gehe nicht allein in ein leerstehendes Haus oder in den Wald.
Bezeige keinem Betrüger Gunst, suche nicht bei einem Unehrenhaften Zuflucht, mache niemandem Angst.
Übernimm dich nicht, schlafe und wache nicht übermäßig, bade, iss und trink in Maßen.
Sitze nicht lange mit hochgezogenen Knien.
Nähere dich nicht wilden Tieren, Schlangen, Tieren mit Fangzähnen, Hörnern oder giftigen Tieren.
Meide Gegenwind, direkte Sonnenhitze, Schneefall und Luftzug.
Säe keine Zwietracht.
Bade nicht im Zustand der Erschöpfung, ohne als erstes das Gesicht zu waschen oder nackt, trage nicht wieder dieselbe Kleidung wie vor dem Baden.

Gehe nicht zur Tür hinaus, ohne Edelsteine, Opferghee, die Füße eines Ehrwürdigen, glückbringende Gegenstände oder Blumen berührt zu haben.

Wenn man das Haus verlässt, droht Unbekanntes. Daher sollte man sich vorher einen Segen zu Schutz holen. In den meisten indischen Wohnungen oder Häusern befindet sich an der Ausgangstür eine Götterfigur, die zum Abschied berührt wird. Vor einer längeren Reise holt man sich den Segen der Älteren. Die Segnung wird durch den roten Punkt oder andere, aufgemalte Zeichen auf der Stirn versinnbildlicht. Heutzutage gibt es diese „Chanlas“ oder „Tīkas“ in allen Farben und Formen als Schmuck zum Aufkleben kaufen. Im Tempel werden sie durch einen Priester mit Safran aufgetragen

Sei nicht ungeduldig und nicht zu übermütig.
Verweigere Bediensteten nicht den Unterhalt.
Genieße Freude nicht allein.
Betrachte Anstand, guten Wandel und Höflichkeit nicht als Bürde.
Vertraue nicht jedem und misstraue auch nicht jedem, und habe nicht zu viele Bedenken.
Zögere nicht zu lange, das zu tun, was zu tun ist, aber handle erst nach reiflicher Überlegung.
Sei nicht den Begierden der Sinne untertan und schweife nicht mit dem unsteten Geist umher.
Belaste Verstand und Sinne nicht übermäßig und spinne nicht zu lange Gedankenfäden.
Entscheide nichts im Zorn oder in freudiger Erregung und gib nicht Traurigkeit nach.

Werde nicht übermütig durch Erfolge und nicht niedergeschlagen bei Misserfolgen.
Sei dir der Eitelkeit der materiellen Dinge gewahr.
Sei dir bewusst, dass jeder Entschluss eine Ursache ist, die eine Wirkung zeitigt; was immer neubegonnen wird, birgt in sich eine Ursache.
Ruhe dich nicht auf Erreichtem aus.
Lass dich nicht entmutigen, blicke nicht auf die Tadel zurück.

Die āyurvedischen Highlights

Es gibt eine für alle Konstitutionen gültige Tagesroutine, die vorbeugend zur Gesunderhaltung empfohlen wird. Indem sie zur Routine wird, wirkt sie bei psychischen Erkrankungen stabilisierend.
Die āyurvedische Jahreszeitenroutine ist auf Europa nicht exakt übertragbar und daher eher zu vernachlässigen.
Die ethischen Verhaltensweisen gelten religionsübergreifend und entsprechen auch z. B. den Zehn Geboten der Bibel. Sie regeln das soziale Miteinander und können vereinfachend zusammengefasst werden als „Was Du nicht willst, was man Dir tu – das füg´ auch keinem Andern zu“. Sie bilden zusätzlich einen moralischen Wertekatalog und dienen damit auch der psychischen Gesunderhaltung.

11. Kapitel

Trivarga – drei Lebensthemen

Trivarga – drei Lebensthemen, Dharma, Artha, Kāma

Im Fall einer psychischen Erkrankung gebietet es die Vernunft, dass man immer wieder redlich prüft, was einem zuträglich ist und was nicht. Man sei bestrebt, alles zu vermeiden, was tugendhafter Pflichterfüllung, Wohlstand und Sinnesfreuden (Dharma/Artha/Kāma) hinderlich, und alles zu tun, was ihnen förderlich ist. Denn außer diesen drei Dingen gibt es nichts in der Welt, was den Geist beglücken oder bekümmern könnte.
Deshalb suche man die Hilfe jener (Alten), die um diese Dinge wissen, und bemühe sich, die richtige Sicht des Selbst (Ātman), von Ort und Zeit, seiner Herkunft und Familie, seiner Stärke und seiner Möglichkeiten zu erlangen.

Merke: Die Heilmittel gegen psychische Krankheiten sind

- das Trachten nach den drei Aspekten des Lebens (Trivargas),
- die Hilfe jener, die über diesbezügliches Wissen verfügen, und
- der Erwerb umfassenden Verständnisses von Ātman usw.

CS, Su. 11, 46-47

Dharma, Artha und Kāma werden in der indischen Philosophie auch als sogenannte Trivargas (wörtlich Dreiergruppe oder drei bedeutende Werte) oder Ziele des weltlichen Lebens bezeichnet. Sie stellen den Grund allen Handelns dar. Schafft man es, diese Trivargas im Alltag umzusetzen, bleibt man psychisch gesund, bzw. erreicht psychische Gesundheit. Am Ende der Vervollkommnung dieser Lebensaspekte steht Mokṣa, die Erleuchtung.
Die Trivargas sind abhängig von der Konstitution des Individuums und der Umgebung. Wenn man sein Leben ihnen entsprechend führt, lebt man im Einklang mit sich selbst und der Umwelt. Das heißt, es lohnt sich, die Trivargas für sich zu analysieren und umzusetzen.
Die individuelle Analyse und Definition der Trivargas ist nicht immer einfach oder offensichtlich. Außerdem verändern sich die Voraussetzungen und Anforderungen im Laufe des Lebens. Daher sollte man sich immer mal wieder die Zeit nehmen, um darüber nachzudenken.

Die Lebensspanne wird in vier Phasen unterteilt, in denen unterschiedliche Voraussetzungen und damit unterschiedliche (soziale) Pflichten bestehen. Diese Phasen durchläuft jeder Mensch (mehr oder weniger bewusst).

Die vier Āshrams oder Lebensphasen

1) Brahmacharyāshram - Schüler
Dies ist die erste Lebensphase. Der junge Mensch muss lernen. Allgemeine Lebensregeln, soziale Normen, moralische Vereinbarungen. Diese Phase ist abhängig vom familiären Hintergrund und den gesellschaftlichen Umständen. Im alten Indien wurden die Kinder zur Unterweisung zum Guru (dem spirituellen Lehrer) geschickt. Üblicherweise lebten sie über viele Jahre im sogenannten Gurukul mit ihrem Lehrer zusammen. Sie mussten den Haushalt führen („das Brennholz holen“), dafür wurden sie unterwiesen.
Der Guru durfte einen Schüler auch ablehnen, wenn er ihn für ungeeignet hielt, das Wissen zu erwerben. Denn im Umgang mit dem Wissen liegt auch heute noch viel Verantwortung.
Diese Phase kann bis zum 30. Lebensjahr andauern.

2) Gṛhasthāshram – Haushälterstand
In dieser Phase geht der Mensch eine Ehe ein, bekommt Kinder und trägt Verantwortung für sich und seine Familie. Er muss funktionieren, sich sozial integrieren, aber gleichzeitig der Familie und Gemeinschaft dienen.
Diese Phase dauert ca. vom 20. bis zum 50. Lebensjahr, bis die Kinder aus dem Haus sind und für sich selbst verantwortlich sind. Hier geht es um das profane Leben, Geld verdienen, Haushalt versorgen, Kinder ins Leben führen. Es ist kein Platz und keine Zeit für die Selbstverwirklichung.

3) Vānaprasthāshram – in die Waldeinsamkeit Gehender
Die dritte Lebensphase beginnt zwischen dem 40. und 60. Lebensjahr, sobald die familiären Pflichten erfüllt sind. Jetzt darf man sich von materiellen Dingen lösen und sich um die eigentlichen Aufgaben im Leben (seine eigene spirituelle Entwicklung) kümmern.
Dazu muss man nicht zwingend in die Waldeinsamkeit gehen. Man darf auch im Familienverbund bleiben, aber sich etwas in sich selbst zurückziehen. In dieser Phase bestehen die Zeit und Freiheit, sich mit religiösen, spirituellen, philosophischen Themen zu beschäftigen. Auch in Deutschland ist zu beobachten, dass eher ältere Menschen die Kirchen füllen und den Halt im Glauben suchen.

4) Sanyasāshram – die Welt Aufgebender
Die letzte Phase wird nicht von allen Menschen umgesetzt. Man zieht sich vollständig vom weltlichen Leben zurück, um sich allein auf seine spirituelle Entwicklung und das Erreichen von Mokṣa zu konzentrieren. Auch in dieser Phase muss man seine Familie nicht unbedingt körperlich verlassen. Aber es entwickelt sich ein „In-sich-gekehrt-sein“. Körper und Geist können überwunden werden, die Welt kann aufgegeben werden. Es folgt die Erlösung, Mokṣa, das Durchbrechen des Kreislaufs der Wiedergeburten. Die Seele findet Eingang in das Göttliche.

In alle vier Phasen sollten die Trivargas beachtet und angepasst werden, sonst bleibt man in einer Phase hängen und entwickelt sich nicht weiter. Das würde zu psychischen Erkrankungen führen.

Dharma

Dharma kann in verschiedenen Zusammenhängen sehr unterschiedliche Bedeutungen haben. Im Buddhismus z. B. ist Dharma anders definiert als im Āyurveda. Für Āyurveda steht die Gesunderhaltung an erster Stelle, daher wird unter Dharma vereinfacht gesagt, der Sinn des Lebens verstanden - die Aufgabe im Leben, die Möglichkeiten und Pflichten, die jedem Individuum mit der Geburt in die Wiege gelegt wurden. Die Umsetzung des Dharmas führt zur Erhaltung der kosmischen Ordnung und zur Harmonie im Individuum.

Dharma kann sehr einfach sein. Z. B. ist es das Dharma einer Kuh, Gras zu fressen. Sollte sie auf die Idee kommen, einen Tiger zu fressen, wird sie psychisch und körperlich krank (und der Tiger vermutlich auch).
Wenn man Glück hat, entspricht Dharma dem Beruf – dabei ist es eher die Berufung.

Dharma beinhaltet Gesetz, Recht und Sitte sowie ethische und moralische Verpflichtungen. Nicht nur Menschen unterliegen dem Dharma, auch Tiere und sogar Pflanzen sowie das gesamte Universum.
Nun sollte man meinen, dass für alle die gleichen Gesetze gelten. Dem ist aber nicht so. Gesetze/Verpflichtungen sind abhängig vom Alter, den Lebensumständen, dem Geschlecht und natürlich dem Land, in dem man lebt. Alle diese Faktoren müssen beachtet werden, um das individuelle Dharma herauszufinden.

Artha

Artha lässt sich als materieller Besitz, Reichtum, Geld übersetzen. Es ist interessant, dass dies schon im alten Indien ein Thema war. Materieller Besitz oder Mangel kann zu psychischen Störungen führen – Geldsorgen, Altersarmut, „Neureiche“, ein plötzlicher Lottogewinn, ein Börsencrash.
Dabei darf nicht vergessen werden, dass Reichtum auch verpflichtet. Nicht nur das Finanzamt meldet sich an. Es besteht auch eine moralische Verpflichtung zum Dienst an der Gesellschaft. Je größer der Besitz, desto stärker der Verarmungswahn. Besitz fördert Anhaftung.
Wie weiter oben erwähnt, gibt es eigentlich keinen individuellen Besitz, sondern nur Leihgaben der Natur. Mit diesen Leihgaben sollte pfleglich umgegangen werden.

Kāma

Kāma ist bekannt aus dem Begriff „Kāmasutra“ und bedeutet so viel wie sexuelle, sinnliche Wünsche und Begierden (Kāmasutra: Leitfaden für die sexuellen Wünsche). In Kāma ist sowohl das Wissen um diese Wünsche als auch der Genuss enthalten.

Kāma ist der stärkste emotionale Aspekt des Geistes, der Verhaftung erzeugt und die Wurzelursache für mentale Störungen ist. Wünsche äußern sich durch den Drang bzw. die Vorstellung, ein bestimmtes Objekt, eine Person oder einen Erlebniszustand zu erreichen.

Auf zwischenmenschlicher Ebene können sie sich in Form von persönlicher Anziehung oder Liebe, sexueller Attraktion bzw. sexuellen Handlungen manifestieren. Kāma ist die Folge der Kombination von starkem Rājas und icchā (Verlangen, Begehren, Wunsch). Das kann bei extremer Ausprägung zur Störung von Smṛti, Dhṛti und Buddhi führen.

Kāma sollte den eigenen körperlichen Möglichkeiten, aber auch den gesellschaftlichen Regeln angepasst werden. Ist Prāṇa stark, bleiben die Begierden unter Kontrolle, die Sinnestätigkeiten werden zurückgehalten und die Gedanken sind ruhig. Sind die Begierden stärker, wird die Atmung ungleichmäßig und die Gedanken geraten in Aufruhr.

Sexualität ist wichtig und normal, sie darf nicht unterdrückt werden und ist im Āyurveda kein Tabu-Thema. Sie muss zu dem jeweiligen Menschen in der jeweiligen Situation und dem Partner passen. Der Moment des Orgasmus gilt als meditatives Ziel – die Vereinigung mit dem Göttlichen, die Überwindung von Körper und Geist, der reine Zustand der Seele.

Tantra wird häufig auf Sexualität reduziert. Dabei ist das Hauptthema die Überwindung der Dualität. Es gilt zu erkennen, dass Alles einen gemeinsamen Ursprung hat. Alle kleinen Einzelseelen sind aus einer Urseele entstanden. Alles ist Eins, es gibt kein Anders, keine Dualität.

Mokṣa

Mokṣa heißt "Befreiung" oder "Erlösung" und stellt aus vedischer Sicht das spirituelle Ziel jeden menschlichen Lebens dar: die Befreiung der Seele vom Körper und vom Kreislauf der Reinkarnation sowie ihre Wiedervereinigung mit Gott. Wenn Dharma, Artha und Kāma in idealer Weise gestaltet werden – nämlich in kontinuierlicher spiritueller Ausrichtung – so entsteht Mokṣa als Folge von ganz allein.
Eigentlich gehört Mokṣa nicht zu den Trivargas, sondern ist deren Ergebnis.

Glücklicherweise sind die Inder häufig sehr pragmatisch und ein mathematisches Volk. Daher gibt es eine „Liste", anhand der die Trivargas analysiert werden können. So können die Trivargas an einzelnen Punkten im Laufe des Lebens immer wieder überprüft werden. Dadurch können Ziele definiert werden, die für den einzelnen Menschen realistisch umsetzbar sind. Werden diese Ziele eingehalten, sind körperliche und geistige Krankheiten unwahrscheinlich.

Diese ständige Überprüfung der Trivargas ist die āyurvedische Form der Psychoanalyse. Der Āyurveda-Arzt ist wieder nur begleitend, fragend, unterstützend tätig. Der Patient muss selbst zum Ergebnis kommen.

Vereinfachte Analyse

Jeder Punkt wird analysiert nach Pflichten und Möglichkeiten.

1. Geschlecht

Dieser Punkt kann bereits sehr schwierig sein. Viele Menschen können ihre Zugehörigkeit zu einem Geschlecht nicht klären.

Dharma: die Rolle als Frau/Mann muss geklärt werden. Und zwar nicht nach vorherrschenden Klischees (Frauen: Kinder, Küche, Keller, Kirche), sondern individuell. Welche Möglichkeiten/Pflichten bietet dieses Geschlecht? Z. B. kann eine Frau schwanger werden, ein Mann kann es nicht. Es besteht für Frauen also diese Möglichkeit, aber ist es auch ihre Pflicht? Der Mann ist der Jäger und Sammler und kann arbeiten und Geld verdienen, aber ist es auch seine Pflicht? Die Erziehung und Erwartungshaltung an Frauen und Männer ist sehr unterschiedlich. Hier muss jeder ein eigenes Bild von sich in seinem Geschlecht finden. Das kann ausgesprochen schwierig sein, da eine Prägung seit Kindheit besteht.

Artha: Welche materiellen Möglichkeiten und Pflichten bestehen aufgrund des Geschlechts? Leider ist es auch heute noch so, dass Frauen für dieselbe Tätigkeit weniger Lohn erhalten als Männer. Der „equal-pay-day" ist meist im März.
Es gibt auch immer noch klare Frauen/Männer-Berufe (z. B. Kindergärtnerin, Handwerker). Die materiellen Pflichten hängen auch häufig vom Geschlecht ab. Die Frau gibt ihr Geld z. B. für die Kinder aus. Auch hier muss analysiert werden, inwiefern die Klischees auf den Einzelnen zutreffen.
Natürlich ist eine essentielle Frage, wieviel (scheinbaren) materiellen Besitz der Einzelne zum Glücklichsein meint zu benötigen.

Kāma: Welche sexuellen Wünsche und Begierden bestehen aufgrund des Geschlechts? Fühlt man sich gefangen im falschen Körper? Welche sexuellen Möglichkeiten/Pflichten bestehen als Frau oder Mann? Bei diesem Punkt wäre es wünschenswert, wenn keine Pflichten bestünden!
Auch hier muss wieder Klischee und eigener Anspruch unterschieden werden.

2. Familie

Kula: Familie, Clan, Gemeinschaft
Der familiäre Hintergrund prägt ungemein. Selbst im hohen Alter sind sich die meisten Menschen noch bewusst, was ihre Eltern zu bestimmten Ereignissen gedacht haben.
In Indien leben nach wie vor die meisten Menschen in Großfamilien, was Vor- und Nachteile haben kann.

Dharma: Welche Möglichkeiten/Pflichten bietet die Familie? Z. B. stand schon immer ein Klavier im Wohnzimmer, so dass die Möglichkeit, Klavierspielen zu lernen sehr einfach war. Oder die Bildung wurde gefördert, oder die Familie hat Kontakte zu interessanten Möglichkeiten. Pflichten können entstehen, wenn z. B ein Familienmitglied gepflegt werden muss. Oder die Familie lebt auf dem Land und der Schulweg war weit.

Artha: Welche materiellen Möglichkeiten/Pflichten hat die Familie mitgegeben? Z. B. war ausreichend Geld vorhanden, um alle materiellen Wünsche zu erfüllen und eine gute Ausbildung zu ermöglichen, oder es musste BAföG beantragt werden. Vielleicht musste auch schon früh Geld verdient werden, um die Familie zu unterstützen.
Der familiäre Hintergrund prägt die Einstellung zum materiellen (vermeintlichen) Besitz. Der Wert des Geldes kann sehr unterschiedlich bemessen sein.

Kāma: Welche sexuellen Möglichkeiten und Pflichten sind in dieser Familie möglich? Z. B. erlaubt eine streng katholische Familie keinen Sex vor der Ehe. Dann wäre eine Hochzeit Pflicht. Die unglückliche Ehe der Eltern kann aber auch die Möglichkeit auf eine harmonische eigene Partnerschaft erschweren. Es reicht manchmal schon aus, wenn man Rücksicht nehmen muss und eventuell eigene Bedürfnisse zurückstellen muss.

3. Land/Gesellschaft

Deśa: Land, Umfeld, Umgebung
Die etwas weiter gefasste Familie ist die Gesellschaft in dem Land, in dem man lebt. Hier kann schon eine Schwierigkeit entstehen, wenn jemand in einem anderen Land, in einer anderen Gesellschaft geboren und groß geworden ist. Dann hat er andere Normen und Werte mitbekommen und muss sich erst in der „neuen“ Gesellschaft zurechtfinden.
Um nochmals Karl Marx zu zitieren: „Das gesellschaftliche Sein bestimmt das Bewusstsein“. Tatsächlich hängt die psychische Gesundheit sehr stark vom sozialen Umfeld ab. Nur, wenn das Umfeld einigermaßen gesund ist, kann der Einzelne gesund bleiben oder werden. Wenn z. B. alle sozialen Kontakte Drogen nehmen, wird es sehr schwer, sich dem zu entziehen. Wenn Altern von Allen als negativ angesehen wird, ist es schwer, das Positive am Altern zu erkennen. Hier kommen wieder die oben genannten Spiegelneurone zum Tragen.
Zum Umfeld gehören nicht nur die Menschen, sondern auch die Umwelt. Ist die Umwelt krank, wird es kompliziert, gesund zu bleiben.

Zum Land, der Gesellschaft kann auch die in dem Land vorherrschende Religion gezählt werden. Selbst wenn man keiner Glaubensgemeinschaft anhängt, wird man von der Umgebung geprägt. In Deutschland sollte man sich zumindest mit dem Christentum auseinandersetzen. Natürlich darf jeder für sich auch eine andere Religion wählen, aber es sollte eine aktive Entscheidung sein, nicht einfach ein Weglaufen.
In einer christlich geprägten Gesellschaft einer anderen Religion anzuhängen und diese auszuüben, erfordert Kraft und Überzeugung. Ist diese nicht vorhanden, kann das zu psychischen Störungen führen.

Dharma: Welche Möglichkeiten/Pflichten bieten das Land/die Gesellschaft? In Deutschland besteht z. B. die Pflicht, Steuern zu zahlen; aber auch die Möglichkeit, Sozialhilfe zu erhalten. In Indien ist der Steuersatz deutlich niedriger, dafür gibt es aber auch kaum Sozialleistungen.

Artha: Welche materiellen Möglichkeiten/Pflichten gibt es im Heimatland? Im Vergleich zu Indien, besteht in Deutschland leichter die Möglichkeit, sich aus armen Verhältnissen hochzuarbeiten. In Indien kann schon das Kastensystem ein großes Hindernis sein.

In Indien gibt es Āyurveda-Ärzte (z. B. Vasant Lad), die keine Honorar-Forderung stellen. Stattdessen darf jeder beim Verlassen der Praxis etwas im Tempel für den Arzt hinterlassen. Das kann Geld sein, das können Nahrungsmittel sein, das kann nichts sein. In Deutschland gäbe das großen Ärger mit dem Finanzamt.

Kāma: Welche sexuellen Wünsche und Begierden dürfen im Heimatland ausgelebt werden? Z. B. sollte man sich in Indien nicht in der Öffentlichkeit küssen oder Händchen halten. Homosexualität ist erst seit kurzer Zeit nicht mehr strafbar. Auch ein „wilde Ehe" wird nur schlecht toleriert.
Es besteht zwar nicht die Pflicht, aber doch zumindest ein großer Druck, Söhne zu bekommen. Daher dürfen Gynäkologen in Indien beim Ultraschall das Geschlecht des Ungeborenen nicht mitteilen. Mädchen werden immer noch zu häufig abgetrieben.

Fallbeispiel

Eine 20-jährige in Deutschland geborene Frau findet ihren Platz in der Gesellschaft nicht. Auf einer Reise durch Indien stößt sie auf den Bhagwan-Ashram (heute: Osho) in Pune. Dort kleidet sie sich bordeaux-rot und verbringt eine unbeschwerte Zeit. Zurück in Deutschland gehört sie immer noch nicht dazu; in Indien aber auch nicht.

4. Alter

Kāla: Zeit, Alter (Lebenszeit)
Die Möglichkeiten und Pflichten verändern sich mit dem Lebensalter. Es ist zu hoffen, dass Kinder alle Möglichkeiten und keine Pflichten haben. Die Realität sieht leider manchmal anders aus.
Im Erwachsenenalter nehmen die Pflichten zu, da man immer mehr Verantwortung übernehmen muss.

Dharma: Welche Möglichkeiten/Pflichten bestehen im jetzigen Alter? Ein Kind hat die Möglichkeit (vielleicht sogar die Pflicht) zum Spielen, weil es darüber die Welt entdeckt. Als Erwachsener hat man die Pflicht (aber auch die Möglichkeit) Geld zu verdienen. Auf jeden Fall besteht die Pflicht, sich um die Kinder (oder andere Anhängige) zu kümmern. Hoffentlich besteht immer die Möglichkeit, das Leben zu genießen.

Artha: Welche finanziellen Möglichkeiten/Pflichten bringen dieses Alter? Hier muss auch vorausschauend gedacht werden. Eventuell werden durch BAföG Schulden angesammelt, aber auch die Möglichkeit zum Tilgen der Schulden verbessert. Heutzutage muss auch für die Rente vorgesorgt werden.

In verschiedenen Lebensphasen wird vermutlich auch unterschiedlich viel Geld benötigt. In der Jugend tut es auch ein Zelt-Urlaub, im höheren Lebensalter muss es ein bequemes Hotel sein.

Kāma: Welche sexuellen Möglichkeiten und Pflichten entsprechen diesem Alter? In der Kindheit dürfen hier keine Pflichten bestehen! Im höheren Alter sollten noch immer Möglichkeiten vorhanden sein.
Auch das Alter des Partners sollte zu den sexuellen Möglichkeiten und Pflichten passen. Das heißt, das Paar sollte zusammenpassen. Sie müssen nicht unbedingt dasselbe Alter haben, aber sie sollten in ihren Wünschen und Begierden zusammenpassen.

5. Zeitalter

Kāla: Zeit
Jedes Zeitalter bietet unterschiedliche Möglichkeiten und Pflichten. Sie müssen nicht genutzt werden, aber man sollte darüber nachdenken und zu einer bewussten Entscheidung kommen.

Dharma: Welche Möglichkeiten und Pflichten bringt das Zeitalter mit sich? Die modernen technologischen Entwicklungen sind Möglichkeiten und Pflichten zugleich. Ein Handy z. B. oder Twitter kann Freiheiten ermöglichen, aber irgendwann auch zu Zwängen werden. Am Computer kommt heutzutage niemand mehr vorbei.
Vor 150 Jahren hatten Frauen noch kein Wahlrecht, ist es dann heute eine Pflicht?

Artha: Welcher materiellen Möglichkeiten und Pflichten herrschen in diesem Zeitalter vor? Die materiellen Ansprüche sind anders als in früheren Zeiten. Ein Auto und ein Fernseher gehören quasi zur Grundausstattung. Aber wieviel „Luxus“ benötigt der individuelle Mensch? Der eine ist mit einer Zweizimmer-Wohnung völlig zufrieden, der andere „braucht“ ein Haus mit Garten und Swimming-Pool und ist immer noch nicht zufrieden.

Kāma: Welche sexuellen Wünsche und Begierden passen in dieses Zeitalter? Z. B. in den 60er Jahren galt der Wahlspruch „wer zweimal mit demselben pennt, gehört schon zum Establishment“. Eine Zeitlang war es auch „in“, mindestens bisexuell zu sein.

6. Begabungen

Auch Begabungen führen zu Möglichkeiten und Pflichten.

Dharma: Die erste Schwierigkeit besteht darin, die eigene Begabung objektiv zu erkennen und sich nicht einer Wunschvorstellung hinzugeben. Wenn z. B. jemand denkt, er hätte eine fantastische Stimme und muss Opernsänger werden, aber in Wahrheit ist die Stimme eine Katastrophe – dann wird nicht nur der Betroffene selbst krank, sondern vermutlich auch die Zuhörer. Lediglich Florence Foster Jenkins hat gezeigt, dass es doch funktioniert. Aber sie war eine Ausnahme.

Dann muss man entscheiden, wie man mit dieser Begabung umgeht. Soll man seine Begabung als Möglichkeit nutzen? Ist es sogar eine Pflicht, diese der Gesellschaft nicht vorzuenthalten? Oder hat man die Pflicht, diese Begabung zurückzuhalten, weil eventuell die Gesellschaft noch nicht reif dafür ist. Dieser Konflikt wird von Dürrenmatt sehr schön in „Die Physiker“ aufgezeigt. Dort geht es unter anderem um die Entwicklung der Atombombe.

Artha: Welche materiellen Möglichkeiten oder Pflichten können mit dieser Begabung umgesetzt werden? Wieviel materiellen Reichtum benötigt man, um seine Begabung ausleben zu können? Wenn jemand sehr gut mit Geld umgehen kann, hat er meist auch die Begabung, dieses anzuhäufen. Möglicherweise hat er dann auch die Pflicht, mit dieser Begabung, anderen beim Umgang mit Geld zu helfen.

Kāma: Die sexuellen Begabungen eröffnen Möglichkeiten und Pflichten. Sie sollten unbedingt zum Partner passen, sonst entstehen Schwierigkeiten. Dabei kommen āyurvedisch wieder die Doṣas ins Spiel: Vāta ist in der Sexualität eher kreativ und wechselhaft, Pitta dominant, Kapha konservativ, aber ausdauernd. Bei der Partnerwahl müssen allerdings Mischkonstitutionen und viele andere Faktoren beachtet werden. Daher gibt es im Āyurveda keine klaren Aussagen, welche Doṣa-Typen zueinander passen.

7. Kraft

Bala – Kraft, Stärke, Leistungsfähigkeit

Dieser Punkt ist der wichtigste. Die Kraft entscheidet über die vorangehenden Kategorien. Dabei ist nicht die körperliche, sondern die geistige/psychische Kraft gemeint. Hat jemand viel Kraft, kann er sich gegen Geschlecht, Familie, Gesellschaft usw. durchsetzen und sich auch gegen Möglichkeiten/Pflichten zur Wehr setzen – und bleibt dabei psychisch gesund.
Ist jedoch wenig Kraft vorhanden, würde dieser andauernde Kampf krank machen. Dann ist es für die Gesundheit besser, sich mehr oder weniger anzupassen. Dennoch sollten Prioritäten gesetzt werden, Bereiche gefunden werden, in denen die Persönlichkeit nicht „verbogen", sondern Dharma/Artha/Kāma entsprechend ausgelebt werden. Sonst verliert man sich selbst.
Die āyurvedische Therapie legt ein Hauptaugenmerk darauf, diese Kraft zu stärken, indem die Wahrnehmung und das Bewusstsein gefördert werden.
Auch hier muss analysiert werden, welche Möglichkeiten und Pflichten aus der individuellen Kraft entstehen. Reicht die geistige Kraft aus, eine eigene Entscheidung zu treffen? Entscheidungen sind meist nur scheinbar frei und unabhängig. Sie sind unbewusst geprägt durch die Sozialisation. Viel geistige Kraft befähigt den Menschen, emanzipatorisch und selbstreflektiert aus dem Unbewussten heraus zu treten.

Alle diese genannten Aspekte sind stark ineinander verflochten und unterliegen Schwankungen. Deshalb sollte ihre Analyse möglichst sorgfältig und objektiv durchgeführt werden. Dazu darf gerne auch Hilfe durch einen Psychotherapeuten oder gute Freunde geholt werden. Die objektive Selbsteinschätzung ist häufig sehr schwierig.

Da die Trivargas sich im Laufe des Lebens leicht verändern, lohnt es sich, die Analyse immer mal wieder zu überprüfen und anzupassen. Das Verhalten und die Lebensführung sollten dem Ergebnis soweit möglich entsprechen. Es ist nicht immer machbar, die Lebensumstände erfordern manchmal individuelle Einschränkungen. Auch die Berufswahl richtet sich in der Realität nicht immer nach dem eigenen Dharma. Aber Kompromisse sind möglich. Die Begabungen z. B. können hoffentlich in jeden Beruf eingebracht werden oder zumindest als Hobby ausgelebt werden.

Das wichtigste hinduistische Werk, das Mahābhārata, beschäftigt sich fast ausschließlich mit dem Dharma. Ein zentrales Kapitel daraus, die Bhagavadgīta, beschreibt den Konflikt, in den Arjuna gerät. Arjuna gehört in die Kriegerkaste, damit ist sein Dharma zu kämpfen. Nun steht er auf dem Kampffeld seinen Onkels und Cousins gegenüber und bekommt Hemmungen. Da erscheint Kṛṣṇa als großer Gott und hält ihm einen Vortrag über Dharma und die daran geknüpften Pflichten. Manchmal bleibt einem Menschen der tiefere Sinn hinter den Anforderungen des Lebens verborgen. Das bedeutet jetzt nicht, dass alle der Krieger-Kaste-Zugehörigen ihre Onkels und Cousins töten sollen! Wenn man aber seinem Dharma folgt, entsteht zumindest kein Schaden. Dazu muss natürlich unbedingt das Dharma vorher richtig analysiert sein!

Das meiner Meinung nach überflüssige und negative hinduistische Kastensystem hat als einzigen nennbaren Vorteil ein Zugehörigkeitsgefühl. Die Kaste bildet eine Art Gemeinschaft und vereinfacht die Analyse des Dharmas. Andererseits erschwert sie diese Analyse auch, weil man sich eventuell nicht traut, über den Tellerrand zu schauen und die individuellen Qualitäten zu leben.

Wenn dann die Ziele entsprechend festgelegt sind, sind sie realistisch und eine körperliche und geistige Erkrankung wird unwahrscheinlich. Die Aufgabe des āyurvedischen Psychotherapeuten ist es, den Patient bei der Findung seiner Ziele zu unterstützen.

Die Trivargas stammen aus der indischen Philosophie, bzw. dem Hinduismus. Sie passen aber wunderbar in die āyurvedische Psychotherapie. In der Caraka Saṃhitā werden drei ähnliche Ziele des menschlichen Strebens genannt, allen voran, der Wunsch zu leben.

> ***Jeder Mensch von unbeschadetem Geist und Verstand, mit Energie und Tatkraft, dem es um sein Wohl in dieser Welt und im Jenseits zu tun ist, sollte in der Tat drei Wünschen nachstreben: dem Wunsch zu leben, dem Wunsch nach weltlichen Gütern und dem Wunsch nach dem Jenseits.***
>
> CS, Sū. XI. 3ff

1. Der Wunsch zu leben

Von allen Zielen ist ganz gewiss das, am Leben zu bleiben, das allerwichtigste. Warum? Weil, das Leben aufzugeben, bedeutet, alles aufzugeben. Das Leben ist wie folgt zu behüten: Wer gesund ist, folgt den Regeln für eine gesunde Lebensweise; wer krank ist, lässt sich ohne fahrlässige Verzögerung behandeln.

2. Der Wunsch nach weltlichen Gütern

Das zweite Ziel ist das Erlangen weltlicher Güter. Der Wunsch nach Wohlstand kommt als nächstes nach dem Wunsch zu leben. Denn es gibt nichts Schlimmeres, als ein langes Leben mittellos zu verbringen. Deshalb muss man sich bemühen, der Quellen des Wohlstands teilhaftig zu werden.

3. Der Wunsch nach dem Jenseits

Das dritte Ziel ist das Wohlergehen im Jenseits. Warum das Streben danach mit Zweifeln behaftet ist? Weil wir nicht sicher sind, ob es ein Leben nach dem Tod gibt oder nicht. Manche glauben strikt nur an das, was sie unmittelbar wahrnehmen können. Sie verneinen die Wiedergeburt des Selbst, weil diese jenseits sinnlicher Wahrnehmung ist. Andere glauben an die Wiedergeburt, weil sie auf die Richtigkeit des Geschriebenen vertrauen.

Wie immer wird im Āyurveda in der Caraka Saṃhitā diskutiert, es gibt keine einheitliche dogmatische Aussage. Aber der Glaube an die Wiedergeburt setzt sich durch und wird von den meisten befürwortet. Zweifel ist jedoch zulässig. Es finden sich aber immer wieder Hinweise auf Ursachen von Erkrankungen, die aus früheren Leben stammen. Dies ist auch das Prinzip von Karma. Jede Handlung hat eine Wirkung (Karma). Diese Wirkung kann sich durch mehrere Leben ziehen, bzw. tritt erst im nachfolgenden Leben ein. In der modernen Sprache wird das „transgenerationale Weitergabe“ genannt. Dies kann grobstofflich in Form von Genen geschehen, aber auch feinstofflich als transgenerationale Traumata.

Um das hier ganz klar zu stellen, sei betont, dass Karma nichts mit Schuld zu tun hat. Die Handlung muss nicht selbst begangen worden sein. Auch z. B. stürmisches Wetter hat eine Wirkung (Karma) und verursacht ein Saṃskāra (eine Narbe), die aufgelöst werden muss, um Mokṣa (die Erleuchtung) zu erlangen und den Kreislauf der Wiedergeburten zu durchbrechen.

Die āyurvedischen Highlights

Zur psychischen Gesundheit gehört unbedingt die Antwort auf die Frage nach dem Sinn des Lebens (Dharma). Zum Glück offeriert Āyurveda einen „Fragenkatalog“, den man durcharbeiten kann, um die Antwort zu finden. Es erfordert allerdings viel Nachdenken und Ehrlichkeit sich selbst gegenüber, um zum richtigen Ergebnis zu gelangen. Āyurveda formuliert als erstrebenswertes Ziel das (gesunde) Leben an sich.

12. Kapitel

Meditation

Meditation

Zur Wirksamkeit der Meditation gibt es inzwischen sehr viele Studien und die Forschung hört nicht auf, sich damit zu beschäftigen. Daher kann an dieser Stelle lediglich ein kleiner Abriss davon gegeben werden.

Meditation ist der Weg zum Samādhi, der Erleuchtung. Körper und Geist werden überwunden, es besteht der Zustand der reinen Seele, die mit der göttlichen Seele eins ist.

Der Körper wird überwunden, indem z. B. eine bestimmte Sitzposition eingenommen und beibehalten wird. Dem Bedürfnis nach körperlicher Bewegung (Veränderung der Position, Kratzen usw.) wird nicht nachgegeben. Dies erfordert Übung und Disziplin, ist aber sicher einfacher zu bewerkstelligen, als den Geist zur Ruhe zu bringen. Allerdings können körperliche Erkrankungen (Schmerzen, Arthrose, besonders in Hüften und Knien) auftreten. Daher sollte eine individuell mögliche Körperhaltung gesucht werden. Der Lotussitz ist sich nicht für jeden geeignet und sinnvoll.

Um den Geist zu überwinden, müssen die geistigen Funktionen (Denken, Entscheiden, Sinneswahrnehmungen, Emotionen usw.) zur Ruhe kommen. Dies fällt schwer. Das Beachten der ethischen Verhaltensregeln (Sadvṛtta) und Yoga-Praxis erleichtern den Weg dorthin. Wenn während der Meditation Gedanken auftauchen (und das werden sie unweigerlich), dann soll man sich nicht dagegen wehren, sondern sie vorüberziehen lassen und sich nicht in das Denken involvieren. Man soll zum Beobachter werden, nicht zum Handelnden (Denkenden).

Dazu gibt es sehr viele Techniken. Dynamische Meditation, stille Meditation, Vipassana und vieles mehr. Häufig wird der Atem beobachtet. Es gibt auch geführte Meditationen, die den psychotherapeutischen Traumreisen entsprechen. Grundsätzlich hilft es, die Achtsamkeit nicht über die Sinne nach außen, sondern in das eigene Innere zu lenken. Daher entsprechen die heutigen Achtsamkeitsübungen einer meditativen Haltung.

Eine Definition von Achtsamkeit nach Jon Kabat-Zinn: Die Bewusstheit, die dadurch entsteht, dass die Aufmerksamkeit absichtsvoll, im gegenwärtigen Moment, nichtwertend auf die sich von Moment zu Moment entfaltende Erfahrung gerichtet wird.

Indem Körper und Geist überwunden werden, soll die Seele bewusstwerden. Ein häufiger Trugschluss besteht darin, dass es immer nur heißt „Sāttva stärken“. Um den Geist zu überwinden, muss auch Sāttva überwunden werden. Natürlich ist ein sāttvischer Zustand erstrebenswert. Aber in der Meditation sollen alle geistigen Eigenschaften (Tāmas, Rājas und Sāttva) abgelegt werden, sonst ist der Geist immer noch aktiv.

Wenn die ganze Aufmerksamkeit nach innen gerichtet wird und dort Leere (Vāta, Luft und Äther) vorherrscht, besteht die Gefahr, sich zu verlieren. Eine stille Meditation kann Vāta massiv verstärken und zu Krankheiten führen. Daher sollte die Meditationsform der Konstitution angepasst werden. Für Vāta-Konstitutionen sind geführte Meditationen, singen, tanzen oder Atemübungen deutlich besser als absolute Stille. Auch Meditation in einer Gemeinschaft ist dem Alleinsein vorzuziehen.

Pitta-Konstitutionen können in die Aktivität gehen. Joggen kann sehr meditativ sein. Kapha kann in die Stille und Hingabe gehen.

Grundsätzlich ist die meditative Haltung im Alltag deutlich gesünder als plötzlich ein 10-tägiger Meditationskurs aus dem Stress heraus. Alle alltäglichen Handlungen, die mit Bewusstsein durchgeführt werden, sind meditativ: Kochen, Putzen, Bügeln. Sobald die Sinne fokussiert sind und der Geist nicht fünf Dinge gleichzeitig tun muss (was meist dennoch geschieht, da man beim Kochen gleichzeitig atmet, riecht, rührt usw.), entsteht eine meditative Haltung.

In Indien müssen die Dorfbewohner auch heute noch häufig mit Krügen zu einem Brunnen, um Wasser zu schöpfen. Auf dem Rückweg tragen sie die gefüllten Krüge auf dem Kopf. Obwohl sie sich vielleicht unterhalten und auf unebenen Wegen gehen, ist ihre volle Aufmerksamkeit auf einen Punkt ca. 2 cm. oberhalb ihres Kopfes gerichtet, um den Wasserkrug zu balancieren. Dies ist meditative Haltung im Alltag.

Studien zeigen, dass Meditation bei Gesunden eine hohe Wirksamkeit z. B. auf Stress oder den Schlaf haben. Bei Kranken wirkt Meditation häufig genauso gut, wie eine spezifische Therapie für diese Krankheit (z. B. Psychotherapie). Aber Meditation hat auch Kontraindikationen. Dazu muss man beachten, dass Mediation alte, längst vergessene (verdrängte) Wunden und Verletzungen wieder auftauchen lasst. Meditation gilt als aufdeckendes, konfrontatives Verfahren. In manchen Fällen (besonders bei psychischen Traumata) kann der Patient dies nicht verkraften.

Auf der körperlichen Ebene können Schmerzen oder epileptische Anfälle hervorgerufen werden. Psychisch können Depressionen, Ängste, manische Verhaltensweisen, Verwirrtheit bis hin zu Psychosen auftreten. Die Betroffenen können dissoziieren („neben sich stehen"). Das Ziel der Meditation entspricht ja sogar der Dissoziation, Depersonalisation, Derealisation in gewisser Weise.

Definition der Depersonalisation/Derealisation aus dem MSD manual (diagnostischer Leitfaden für die Psychotherapie):

> ***Die Depersonalisation/Derealisationstörung ist eine Form der dissoziativen Störung, die aus dem anhaltenden oder wiederholten Erleben, außerhalb des eigenen Körpers zu stehen oder von den eigenen Gedanken getrennt zu sein, besteht. Meist mit dem Gefühl, das eigene Leben von außen zu beobachten.***

Typische Symptome der Depersonalisation sind Unwirklichkeit, Losgelöstsein, außenstehender Beobachter der eigenen Gedanken und Gefühle, zeitliche Verzerrung, außerkörperliche Erfahrungen, Störungen des Erlebens der eigenen Identität, Verfremdung. Sie erinnern auch an Symptome nach Einnahme bewusstseinsverändernder Drogen (Cannabis, LSD, Ecstasy usw.). Interessanterweise nennt der MSD eine

> ***Kulturelle Besonderheit: willentlich herbeigeführte Erfahrungen von Depersonalisation/Derealisation können Teil von meditativen Praktiken sein und sollten dann nicht als Störung diagnostiziert werden.***

Meditation kann leider auch zu religiösen Wahnvorstellungen führen, die sich durch westliche Therapie (Medikamente, Psychotherapie) kaum beheben lassen. Aber auch umgekehrt gibt es den Begriff des „Spiritual Bypassing“, bei dem Meditation als Therapievermeidung eingesetzt wird.

Mediation sollte nicht eingesetzt werden bei einer massiven Vāta-Erhöhung, bei Traumata wie Missbrauchserfahrungen und bei Zwängen, weil ein Kontrollverlust eintreten kann. Meditation dient der Bewusstseinserweiterung bei Gesunden und hilft diesen, sich von eigefahrenen Denk- und Verhaltensmustern zu lösen.

Fallbeispiel

51-jährige Patientin, die zum stationären Aufenthalt in einer Āyurveda-Klinik kam. Sie hatte ein Jahr zuvor ihren Ehemann und ihren Vater plötzlich verloren und selbst eine Krebsdiagnose erhalten, die sich allerdings später nicht bestätigte. Ihr gesamtes Lebenskonstrukt war zusammengebrochen, sie hatte keine Idee zur Zukunftsgestaltung. Die Trauer war vollkommen durch Schuldgefühle verdrängt. Sie trat freundlich, lustig, gesellig auf. Am zweiten Tag des Aufenthalts brach sie während der kurzen (5 Minuten) Entspannungsphase/Mediation im Anschluss an eine Yoga-Stunde in einen markerschütternden Schreikrampf aus. Nach wenigen Minuten hatte sie sich wieder gefangen und berichtete, dass ihr das häufig geschehe, wenn ihre Gedanken zur Ruhe kämen.

Leeres Gefäß Meditation (Kevala Kumbhak)

Setzen Sie sich bequem und entspannt, die Hände auf den Knien, die Handflächen nach oben geöffnet, wie ein leeres Gefäß. Öffnen Sie den Mund leicht und berühren Sie mit der Zungenspitze das Gaumendach hinter den oberen Schneidezähnen. Achten Sie auf Ihre Atmung. Lassen Sie die Lungen atmen, ohne Zwang Ihrerseits. Die Atmung ist das Objekt der Aufmerksamkeit. Beobachten Sie einfach die Atembewegungen. Während Sie die Atembewegungen beobachten, schicken Sie Ihre Aufmerksamkeit zur Nasenspitze. Beachten Sie die Berührung der Luft, die in die Nase hinein geht. Kühle Luft strömt hinein, warme Luft strömt aus. Sitzen Sie auf diese Weise, ruhig und entspannt, beobachten Sie die Atmung, für ca. fünf Minuten.

Nach fünf Minuten folgen Sie der Atmung. Gehen Sie mit der Luft in die Nase, den Hals, das Herz, das Zwerchfell, tief hinunter in den Bauch, bis hinter den Bauchnabel. Dort erleben Sie einen natürlichen Halt. Bleiben Sie an diesem Punkt für den Bruchteil einer Sekunde. Dann folgen Sie dem Atem bei der Ausatmung, auf dem Rückweg vom Bauchnabel, zum Zwerchfell, Herz, Hals, hinaus durch die Nase. Außerhalb des Körpers, ca. 2 cm vor der Nase ist ein zweiter natürlicher Halt.

Der erste Halt ist hinter dem Bauchnabel, der zweite Halt außerhalb des Körpers im Raum. An diesen beiden Stellen, hält der Atem natürlicherweise an. An diesen beiden Stellen, hält die Zeit kurz an. Die Bewegung des Atems ist Zeit. An diesen beiden Stellen existiert nur die Gegenwart. In diesen beiden Stellen sind Sie von Frieden und Liebe umgeben. In diesen beiden Stellen ist das Göttliche präsent. In diesen beiden Stellen werden Sie zum leeren Gefäß. In dem Moment, in dem Sie zum leeren Gefäß werden, können Sie vom heiligen Licht berührt werden. Das Göttliche wird Sie suchen und Gnade und Glückseligkeit in Sie hineingießen. Lassen Sie die Lungen atmen und Sie werden zum leeren Gefäß.

Üben Sie diese Meditation morgens und abends jeweils für 15 Minuten. Wenn Sie diese Meditation praktizieren, für Tage, Wochen, Monate, werden Sie bemerken, dass die Zeit, die Sie in den beiden Haltepunkten verweilen sich natürlicherweise immer weiter verlängert. So nach und nach wird das Innere und Äußere im Dritten Auge verschmelzen und Alles wird in Ihrem Inneren geschehen.

Leeres Gefäß Meditation (Kurzfassung)

- Svastika asana: Schneidersitz, linker Fuß unten, rechter oben. Svasta = einfach. Hände auf die Knie legen, nach oben geöffnet. Zungenspitze berührt die Zähne von hinten, Kiefer ist entspannt.
- 10 Minuten den Atemfluss spüren. Erst, wie die Luft die Nase berührt, dann bis in die Lungen, dann bis zum hara-Punkt (etwas unterhalb des nābhi). Beim Ausatmen bis zum Viṣṇu Punkt (12 anguli außerhalb der Nase) spüren. Auf die Atempause an diesen Punkten achten, die Pausen immer weiter verlängern.

Wenn der Atem stoppt, stoppt der Geist. Der Geist ist abhängig von der Atembewegung, genauso wie die Gedanken. Man wird zu einem leeren Gefäß, das Göttliche kann eindringen.

Eine weitere (praktische) Meditationsanleitung findet im 3. Kapitel (Entstehungsgeschichte Teil 2) unter der Elementemeditation.

Die āyurvedischen Highlights

Die Meditationsform sollte der Konstitution angepasst sein, sonst fällt das Meditieren entweder zu schwer, oder es kann sogar Schaden anrichten. Die meisten Meditationsformen führen zu einer Vāta-Erhöhung, sind also bei starken Vāta-Störungen (z. B. Psychose, schwere Vāta-Depression) kontraindiziert.

13. Kapitel

Körperliche Therapien

Nasya als übergeordnete Therapie
bei psychischen Erkrankungen

Śirodhāra – Stirnguss

Nahrung für den Geist

Ojas, Ghee

Die āyurvedischen Highlights

Nasya als übergeordnete Therapie bei psychischen Erkrankungen

Nasya ist eine āyurvedische Therapieform, bei der verschiedene Substanzen (z. B. Öle, Kräuter in Ghee präpariert, Pulver) in die Nase gegeben werden. Der Patient soll diese „hochschniefen", aber nicht schlucken, sondern über den Mund wieder ausspucken. Klassisch wird Nasya bei allen Erkrankungen, die oberhalb der Schlüsselbeine liegen, angewandt. Da die Nase eine große Nähe zum Gehirn aufweist, werden über Nasya sowohl psychische als auch Gehirnorganische Erkrankungen behandelt.

Die Nase ist in die die Atmung involviert, daher werden über die Nasya-Behandlungen auch Prāṇa und die Indriyas (Sinne) beeinflusst. Es heißt, Nasya stimuliere auch das limbische System (mit der Amygdala usw.).

Die systemische Wirkung von Nasya erklärt sich auch über das olfaktorische und limbische System. Reize, die verschiedene Substanzen auf die Riechnerven ausüben, werden an das Riechhirn weitergeleitet. Das Riechzentrum hat wiederum eine direkte Verbindung zum limbischen System, welches eine wichtige Rolle in der Verhaltens- und Gefühlsbildung spielt. Somit können intranasal verabreichte Medikamente das Verhalten beeinflussen.

> ***Die Nase ist die Pforte des Kopfes. Medikamente, die durch diese Route abgegeben werden, verteilen sich in den Kopforganen und beseitigen deren Krankheiten.***
>
> AH, SS, 20.1

Den einzelnen Doṣas und damit auch den diversen Erkrankungen werden verschiedene Nasya-Substanzen zugordnet. Grundsätzlich besteht das Gehirn zu einem großen Teil aus Fett. Daher haben fettige Substanzen (mit einer Affinität zum Fettgewebe) eine stärkere und schnellere Wirkung auf das Gehirn.

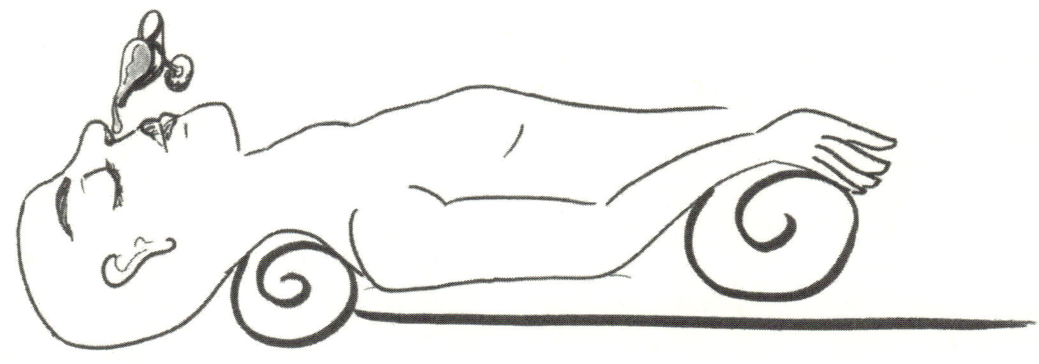

Śirodhāra – Stirnguss

Beim Stirnguss wird warmes Öl langsam und kontinuierlich auf der Stirn des Patienten hin und her gegossen. Dies ist eine stark Vāta-reduzierende Therapie, bringt in die Entspannung und fördert den Schlaf. Aber es ist auch eine sehr starke āyurvedische Psychotherapie.
Indem das Öl über die Stirn und dann den Kopf abfließt, fühlt sich der Patient umhüllt vom Öl und geborgen. Dies soll ihn in den Zustand im Mutterleib zurückversetzen, als der ganze Embryo von Flüssigkeit umgeben war und behütet und beschützt war. Damals hatte der Embryo eine passive Lebensform, keine Verpflichtungen.

Durch einen Stirnguss können intrauterine Traumata hochkommen. Auch nachgeburtliche nicht verarbeitete Erinnerungen, unterbewusste Emotionen, Erlebnisse, Ängste, Sorgen werden gelöst. Dazu passende Reaktionen können während oder nach einem Stirnguss auftreten. Daher muss man behutsam mit diesen Patienten umgehen. Wenn die Symptome einer früher stattgehabten Erkrankung durch einen Stirnguss wieder erscheinen, so ist das ein Verarbeitungsprozess des Körpers auf der Ebene des Geists. Im Stirnguss wird die Verknüpfung von Körper und Geist besonders deutlich.

Daher muss vor dem Stirnguss eine strenge Indikation gestellt werden. Nur, wenn der Patient ausreichend Kraft hat, eventuell ins Bewusstsein kommende Ereignisse zu verarbeiten, darf ein Stirnguss durchgeführt werden. Auch der Therapeut sollte in der Lage sein, den Patienten aufzufangen.

Fallbeispiel

Eine 30-jährige Patientin kommt zum Stirnguss. In der Kindheit hatte sie eine Neuroborreliose mit halbseitiger Lähmung. Diese wurde behandelt, alle Symptome sind schon lange verschwunden.
Während des Stirngusses entwickelt diese Patientin eine Halbseitenlähmung, die ca. 45 Minuten anhält und dann von selbst wieder verschwindet. Es sind so starke Erinnerungen an das Kindheitserlebnis bewusst geworden, dass körperliche Symptome entstanden. Durch das bewusste Durchleben, konnte dieses frühere Ereignis emotional verarbeitet und damit hoffentlich aufgelöst werden.

Neuere Forschungen zeigen eine „Plastizität" des Gehirns, d. h. das Gehirn kann sich verändern.
Verhaltensmuster basieren auf Erregungsmustern neuronaler Netzwerke. So sind auch Erinnerungen im Gedächtnis gespeichert. Diese neuronalen Netzwerke können durch Lernvorgänge verändert werden. Es sind echte strukturelle Veränderungen in bildgebenden Verfahren sichtbar. Neuronale Netzwerke entwickeln sich, indem durch bestimmte Reize im Gehirn bestimmte Muster gemeinsam aktiviert werden. Allerdings sind viele Wiederholungen der Reize erforderlich, damit sich neue Lernerfahrungen strukturell festigen.
Auffällige anatomische Veränderungen finden sich z. B. bei Berufsmusikern, weil sie bestimmte Fertigkeiten intensiv üben.

Die Gewohnheiten, die wir in der Kindheit ausbilden, machen keinen geringen Unterschied, sondern den Unterschied schlechthin«, verkündete der griechische Denker Aristoteles schon vor mehr als 2000 Jahren. Die jüngsten Ergebnisse der Hirnforschung stützen diese Lebensweisheit. Das Gehirn festigt die entscheidenden Nervenverbindungen in bestimmten monate- oder gar jahrelangen Phasen intensiver Entwicklung, die als kritische Perioden bekannt sind; die meisten treten in früher Kindheit auf, einige erst in der Adoleszenz.

Das Gehirn neu verdrahten von Takao K. Hensch,
(Spektrum der Wissenschaft, Mai 2016)

In den klassischen āyurvedischen Texten werden Serien an Stirngüssen empfohlen. Z. B. sieben Stirngüsse an aufeinander folgenden Tagen. Dadurch wird die Wirkung potenziert.

Zu Stirngüssen gibt es inzwischen schon viele Studien. So wurden signifikante Verbesserungen der Stimmungswerte, des Stresslevels, eine Abnahme der Atemfrequenz, eine Senkung des diastolischen Blutdrucks, eine Senkung der Herzfrequenz, Reduktion des Sympathikus-Tonus und Katecholaminen, eine erhöhte Serotonin-Wiederaufnahme und ein Anstieg des α-Rhythmus im EEG gefunden.

Wirkungen vom Stirnguss: angstlösend, blutdrucksenkend, schlaffördernd, stimmungsaufhellend, stresslösend, entspannend

Ein standardisiertes Śirodhāra führt zu einem Zustand wacher Gelassenheit, ähnlich der Entspannungsreaktion, die bei der Meditation beobachtet wird. Die mit Śirodhāra beobachteten klinischen Vorteile bei Angstneurose, Bluthochdruck und Stressverschlimmerung durch chronisch degenerative Erkrankungen könnten durch diese adaptiven physiologischen Effekte vermittelt werden.

Dhuri K. etal. Shirodhara:
A psycho-physiological profile in healthy volunteers,
J Ayurveda Integr Med. 2013 Jan-Mar; 4(1): 40–44.

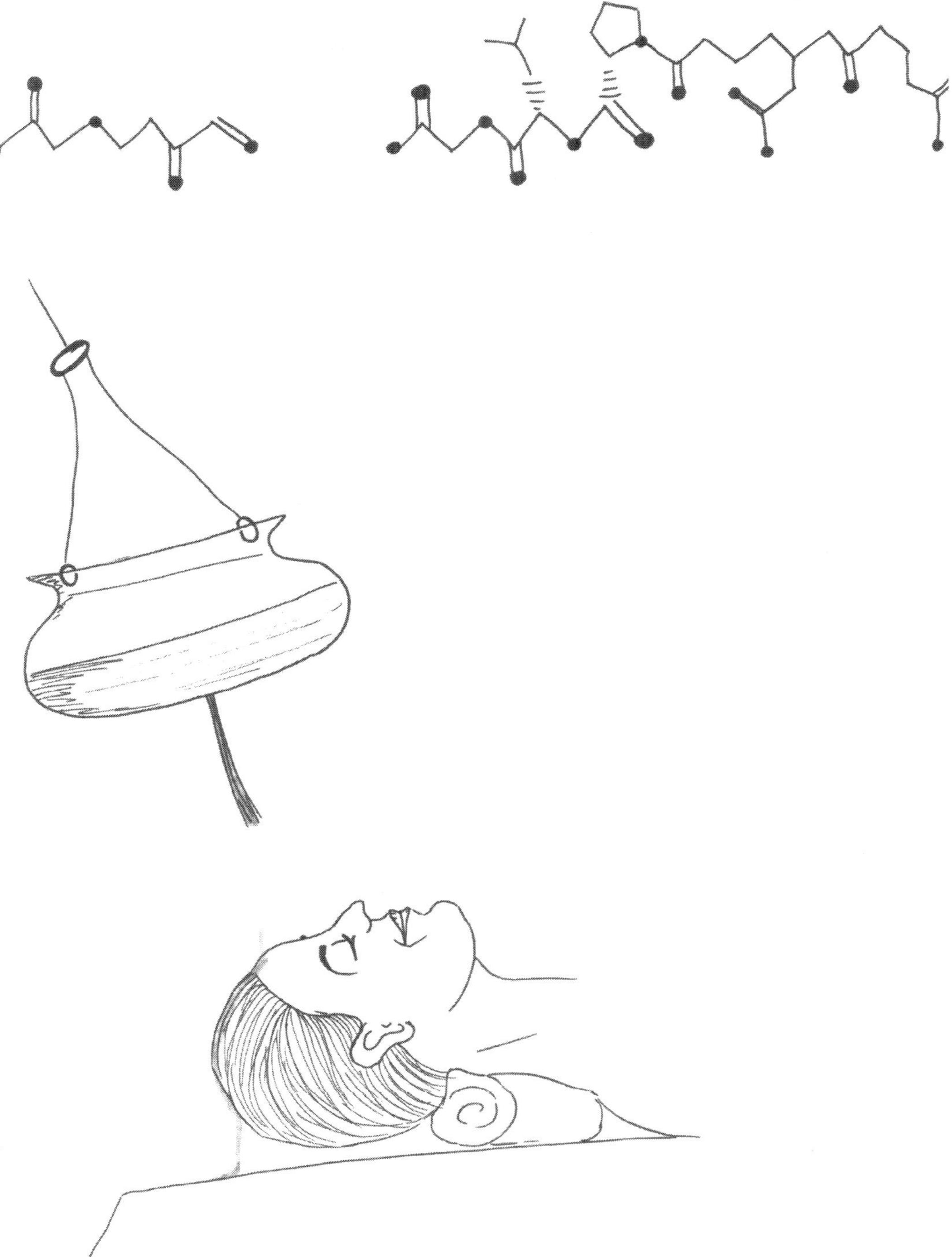

Śirodhāra – Stirnguss

Nahrung für den Geist

Nahrung wird in drei Arten verarbeitet. Die groben Bestandteile werden zu Stuhl, die mittleren werden zu Fleisch, die feinen werden zum Geist.

Wasser wird in drei Arten verarbeitet. Die groben Bestandteile werden zu Urin, die mittleren werden zu Blut, die feinen werden zu vitaler Kraft.

Feuer wird in drei Arten verarbeitet. Die groben Bestandteile werden zu Knochen, die mittleren werden zu Knochenmark, die feinen werden zum Sprechorgan.

Im Āyurveda werden Substanzen in lange Listen eingeteilt. Einerseits die am besten bekömmlichen Nahrungsmittel einer Kategorie (z. B. Sesamöl ist das Beste aller Öle). Andererseits aber auch nach ihrer Wirkung auf einzelne Organsysteme.

So gibt es hier eine Auswahl an spezieller Nahrung für Geist und Gedächtnis:

- **Ghee:** Medhya Rasāyana (Verjüngungsmittel für den Geist), gilt als stärkend für das gesamte Nervensystem und fördert den Intellekt. Ghee kann alleine oder in Kombination mit Heilpflanzen eingenommen werden. Für die rasche Wirkung auf das Gehirn wird die nasale Applikation bevorzugt.
- **Honig:** Yogvahi, synergetische Wirkung mit Kräutern. Honig kann feinstofflich in alle Zellen vordringen und nimmt dabei andere Kräuter als Transportmedium mit. Daher ist Honig gut geeignet, um unangenehm schmeckende Kräuter oral einzunehmen.
- **Gau Dugdha, frische Kuhmilch:** Medhya Rasāyana. Wenn nichts anderes erwähnt ist, ist meist Kuhmilch gemeint.
- **Shashtika:** Reis, der in 60 Tagen reift. Er kann innerlich und äußerlich verwendet werden und wirkt nährend und aufbauend auf die Gewebe.
- **Shali:** eine bestimmte rote Reissorte, die eher in Südindien vorkommt. Als europäischer Ersatz kann auch eine französische rote Reissorte genommen werden. Beide wachsen auf einem eisenhaltigen Boden, der für die Rotfärbung verantwortlich ist. Dadurch wirken sie besonders nährend auf rakta Dhātu (das Blutgewebe, genauer: die roten Blutkörperchen) und spenden Energie.
- **Mungh Dal** gilt als besonders leicht verdaulich unter den Hülsenfrüchten, aber auch besonders nährend für das Nervengewebe.
- **Steinsalz** ist leichter verdaulich als Meersalz und daher im Āyurveda immer zu bevorzugen.
- **Āmalakī, indische Früchte,** die für alle drei Doṣas geeignet sind und als Medhya Rasāyana gelten, sowie das Immunsystem stärken.
- **Antariksha jala: Regenwasser**. Im Āyurveda werden viele verschiedene Wassersorten unterschieden, denen verschiedene Qualitäten zugeordnet werden. Regenwasser gilt als besonders sāttvisch.
- **Jangala maṃsa Rasa: Fleisch von Wildtieren.** Die Tiere werden nach ihrem ursprünglichen Lebensraum unterteilt. Sie tragen die Qualitäten der Umgebung, in der sie leben, in sich und verstärken diese in uns, wenn wir sie essen.
- **Dadima, Granatapfel** ist auch für alle drei Doṣas geeignet und gilt auch als Rasāyana (Verjüngungsmittel).

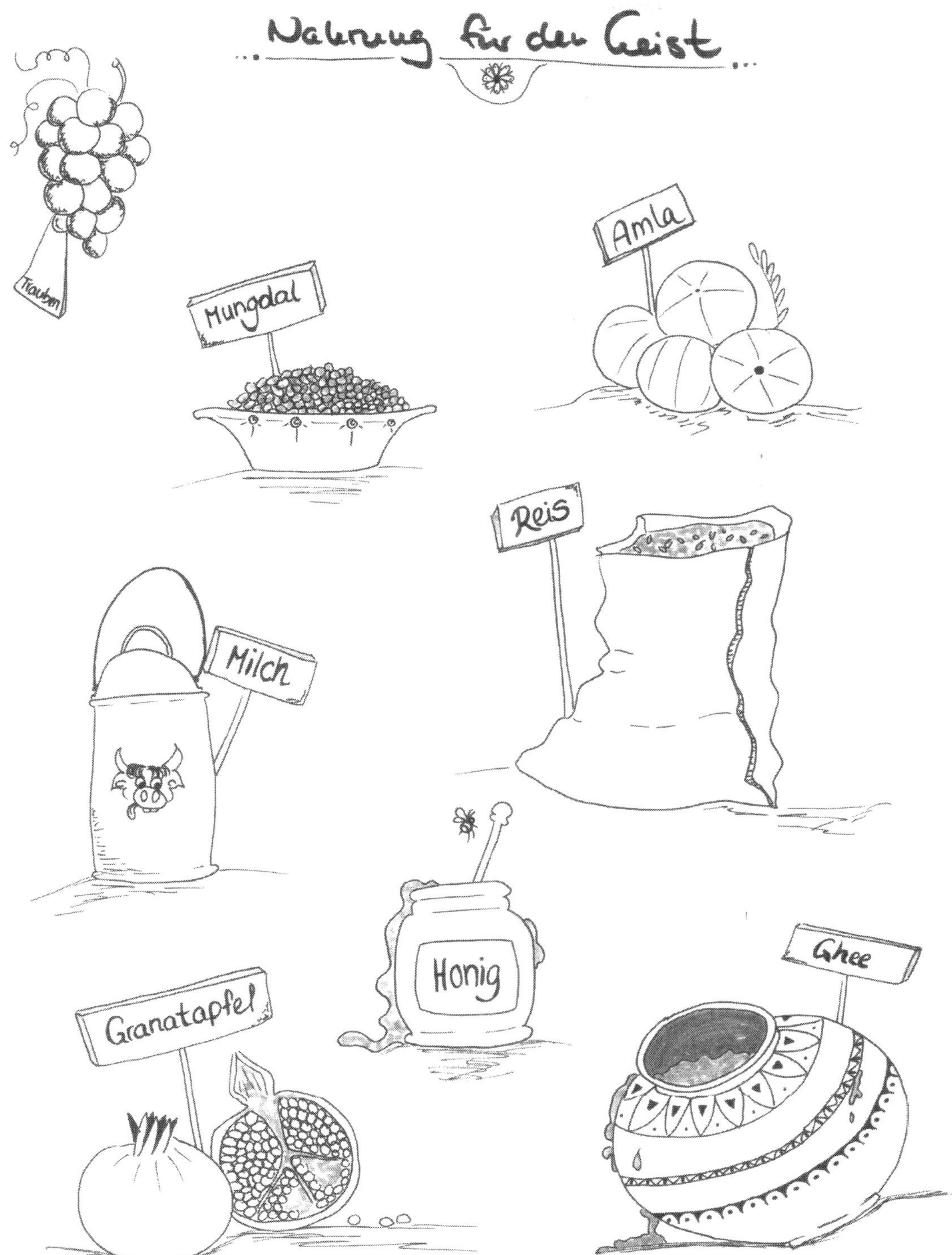
Nahrung für den Geist
Trauben
Mungdal
Amla
Reis
Milch
Honig
Granatapfel
Ghee

Weitere Nahrungsmittel:

Shobhanjan (Drumstick Baum), Narikela (Kokosnuss), Harītakī (indische Früchte), Sesamöl, Drākṣā (Trauben), Godhūm (Weizen), Shatdauta ghṛtam (hundertfach gewaschenes Ghee), alte Kushmand Frucht (Melonen/Kürbis Art), Patola: gepunkteter Kürbis, Vastuka (Lammteile), Mandeln mit Ghee, Datteln.

Diese Liste ließe sich noch unendlich fortsetzen. Grundsätzlich sollten Rājas und Tāmas verstärkende Nahrungsmittel (s. o.) vermieden werden.

> ***Iss nicht,***
> ***ohne einen Edelstein an der Hand zu tragen, gebadet zu haben oder in zerrissener Kleidung;***
> ***ohne vorher leise Mantras gesprochen, den Göttern und den Geistern der Vorväter geopfert und den Lehrern, den Gästen und Schutzbefohlenen gegeben zu haben;***
> ***ohne heiligen Duft und Girlanden, ohne Hände, Füße und Gesicht gewaschen sowie den Mund gereinigt zu haben;***
> ***mit nach Norden gewandtem Gesicht, in verstörtem Zustand, von ungelernten, schmutzigen oder hungrigen Dienern umgeben, aus unreinem Geschirr, am falschen Ort, zur falschen Zeit, im Gedränge;***
> ***Speisen, die nicht durch Opfergaben an das Feuer, das Versprengen geweihten Wassers und das Singen heiliger Mantras geweiht wurden;***
> ***das Essen schmähend, unreines Essen oder was von einem, der dir übel will, gegeben wird;***
> ***abgestandenes Essen, mit Ausnahme von Fleisch, roh zu verzehrender pflanzlicher Nahrung (Harita), Dörrgemüse und Trockenfrüchten.***
> ***Lass keine Reste übrig, außer von geronnener Milch, Honig, Salz, Saktu (geröstetes Mehl) und Ghee. Iss keine geronnene Milch zur Nacht. Iss kein Saktu (geröstetes Mehl) pur, iss es nicht zur Nacht, nicht zu viel, nicht zu beiden Mahlzeiten und trinke kein Wasser dazu. Malme während des Essens nicht mit den Zähnen.***

Regeln für die Ernährung: CS, Su. 8, 51ff

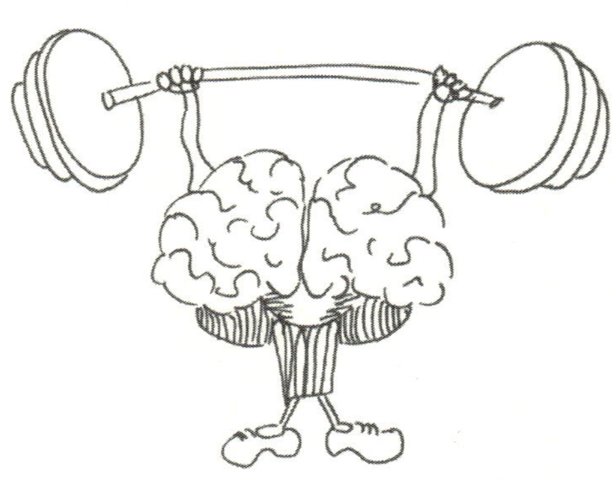

Verhältnis der Guṇas zu den Doṣas und bestimmten Nahrungsmitteln

Nahrung	Tāmasisch	Rājasisch	Sāttvisch
Früchte	Avocado, Wasser-melone, Pflaumen, Aprikosen	Saure Früchte: Orangen, Äpfel, Bananen, Guaven	Mango, Granat-äpfel, Kokosnüsse, Feigen, Pfirsiche, Birnen
Gemüse	Pilze, Knoblauch, Zwiebel, Kürbis	Kartoffeln, Nacht-schatten ge-wächse, Blu-menkohl, Brokkoli, Spinat, Tamarinde, Winterkürbis, Pickles	Süßkartoffeln, Kopfsalat, Petersilie, Sprossen, gelber Kürbis
Getreide	Weizen, brauner Reis	Hirse, Mais, Buchweizen	Reis, Tapioka, blauer Mais
Bohnen	Urad Dal, Pinto Bohnen, rosa Bohnen	Rote Linsen, Toor Dal, Aduki Bohnen	Mung Dal, gelbe Linsen, Kidney Bohnen, Lima Bohnen
Milchprodukte	Käse (hart, alt)	Saure Sahne	Milch, frischer Joghurt, Frischkäse, Panīr
Fleisch	Rind, Schwein, Lamm	Fisch, Shrimps, Huhn	Kein Fleisch

In einigen Hirngebieten sprießen auch beim Erwachsenen noch frische Neurone – was vor allem das Gedächtnis stärkt. Mit der richtigen Ernährung lässt sich diese Nervenzellneubildung ankurbeln.
Wie Studien belegen, beeinflusst die Ernährungsweise nicht nur unsere Lernfähigkeit, sondern auch unsere emotionale Verfassung.
Erst im Lauf der 1990er Jahre setzte sich unter Hirnforschern die Erkenntnis durch, dass sich bis ans Lebensende neue Nervenzellen in unserem Gehirn bilden und dass diese »Neurogenese« maßgeblichen Anteil an unserem Lernvermögen haben dürfte. Dabei scheint die Fähigkeit zur Bildung neuer Nervenzellen auf zwei Hirnregionen beschränkt zu sein: zum einen auf die subventrikuläre Zone, die mit dem Riechkolben verbunden ist, und zum anderen auf den Gyrus dentatus im Hippocampus.

Neurogenese, Nahrung für neue Nervenzellen
von Mascha Elbers (Gehirn & Geist, 2/2015)

Cortisol hemmt die Neurogenese. Die Neurogenese dämpft umgekehrt die schädlichen Folgen von Stress.

	Neurogenese	Lernen und Gedächtnis	Besserung depressiver Symptome
Kalorienreduktion	↑	↑*	↑
intermittierendes Fasten	↑	↑*	↑
Omega-3-Fettsäuren	↑	↑	↑*
Flavonoide	↑	↑*	↑
Curcumin	↑	↑*	↑
Resveratrol	↑	↑	↑
fett- und zuckerreiche Ernährung	↓	↓	↓

Rezepte für die grauen Zellen

Nicht zu viel, und vor allem das Richtige – so lautet kurz gefasst das Rezept, um seine Neurone sprießen zu lassen (Pfeil nach oben). Die Auswirkungen verschiedener Lebensmittelbestandteile wurden an Versuchstieren getestet; die mit einem Stern (*) versehenen Pfeile zeigen Effekte, die inzwischen auch beim Menschen nachgewiesen sind.

Aus: Neurogenese, Nahrung für neue Nervenzellen
von Mascha Elbers (Gehirn & Geist, 2/2015)

Du bist, was du isst – diese Redensart bestätigen heute auch zahlreiche Studien. Vor allem der Gehalt an Omega-3-Fettsäuren im Essen schlägt sich in der Stimmung nieder. Eine Extraportion Fisch senkt womöglich sogar das Risiko für seelische Erkrankungen. Vieles deutet jedoch darauf hin, dass es psychisch Kranken und Verhaltensauffälligen an diesen Nährstoffen mangelt.
Die Trockenmasse des Denkorgans besteht zu 50 bis 60 Prozent aus Fetten, darunter besonders viele langkettige, mehrfach ungesättigte Fettsäuren.
Omega-3-Fettsäuren zählen dazu: Sie sind lebenswichtig, aber der Körper kann sie nicht selbst herstellen. Wir müssen sie deshalb mit der Nahrung aufnehmen, zum Beispiel mit fettem Fisch und Algen. Docosahexaensäure (DHA) und Eicosapentaensäure (EPA), die in ihnen enthalten sind, helfen dem menschlichen Körper unter anderem bei der Bildung von Hormonen, die das Immunsystem stärken und Entzündungen mildern. Insbesondere DHA dient auch als Baustein für die Hülle von Nervenzellen, bildet aber eine wesentlich durchlässigere Schicht als etwa gesättigte Fettsäuren. Damit erleichtert DHA den Proteintransport und trägt so zur Entstehung neuer Synapsen bei.

Psychische Erkrankungen, Essen für die Seele
von Stefanie Reinberger (Gehirn & Geist, 5/2012)

Ojas

Ojas ist die Essenz, die aus der Verarbeitung der Nahrung entsteht.

Der Hauptsitz ist im Herzen, aber es findet sich in allen Geweben anteilig. Es kann als Nährfett aller Gewebe bezeichnet werden. Ojas ist zuständig für die zelluläre Immunität und gilt als die Substanz des Bewusstseins. Es findet sich in jeder einzelnen Zelle. Somit hat jede Zelle Bewusstsein.
Ojas gibt Kraft und Abwehrkraft und sorgt für Stabilität der Gewebe, aber auch für Stabilität bezüglich der Handlungen und Einstellungen. Gleichzeitig stärkt Ojas die Weichheit der Gewebe und des Geists (Flexibilität).

Ojas sorgt für psychische Stabilität und Selbstvertrauen.

> ***Furchtsamkeit, Schwäche, ständige Besorgtheit, gestörte Sinnesfunktionen, schlechte Gesichtsfarbe, eine schlechte Gemütsverfassung, Austrocknung und Magerkeit sind die Anzeichen für eine verminderte Lebensessenz.***
> ***Als Lebensessenz des Körpers wird eine im Herzen befindliche reine, leicht rötlich-gelbliche Substanz bezeichnet, deren Verlust den Tod zur Folge hat.***
> ***Ojas ist das Höchste, was im Körper eines Lebewesens produziert wird. Es hat die Farbe von Ghee, schmeckt süß und riecht wie geröstete Reiskörner.***
> ***(So wie die Bienen von Früchten und Blüten den Honig sammeln, so wird Ojas im Menschen durch alle Prozesse und Qualitäten des Körpers generiert.)***

CS, Sū. 17, 85 ff

Da Ojas von seinen Eigenschaften her kühl, ölig, weich, fließend, feucht, feinstofflich und süß ist, müssen die Ojas-nährenden Nahrungsmittel ähnliche Eigenschaften aufweisen.

Ojas-nährende Lebensmittel: Ghee, Honig, Reis(flocken), Milch

Ghee

Ghee gilt als das beste Fett, da es besonders leicht verdaulich ist und gut zum Kochen, Braten oder Backen verwendet werden kann.

Auf der psychischen Ebene gehört es zu dem Medhya Rasāyanas (Verjüngungsmitteln für den Geist), stärkt das Erinnerungsvermögen, die Unterscheidungskraft und wirkt gegen Geisteskrankheiten. In Indien wird Ghee als heilig und glücksverheißend angesehen. So wird es in den Tempeln für die Lampen verwendet.

Die Ghee-Herstellung dient der Haltbarmachung von Butter, indem Wasser und Eiweiß entzogen wird. So kann es weder ranzig noch schimmlig werden und hält sich auch außerhalb des Kühlschranks „ewig". Im Āyurveda hat Ghee eine umso größere Heilkraft, desto älter es ist. Es gibt 100 Jahre altes Ghee, dem besondere Wirkungen nachgesagt werden.

Herstellung von Ghee

Butter köcheln bis das ganze Wasser verkocht ist (für 1 kg dauert dies mindestens ½ Stunde). Eiweiß flockt in diesem Prozess aus und wird dann abgefiltert. Vorsicht: Brennt leicht an!

100-fach gereinigtes Ghee

Ghee in flacher Schüssel mit einem Kupfergefäß mit Wasser verreiben. Immer wenn das Wasser die Farbe verändert, muss das Wasser abgeschüttet werden und neues Wasser hinzugegeben werden (100-mal). Es entsteht eine kühlende Creme von weißer Farbe.

Die āyurvedischen Highlights

Körper und Geist lassen sich āyurvedisch nicht trennen. Daher können/sollen geistige Erkrankungen möglichst auch über den Körper behandelt werden. Beim Nasya werden Substanzen/Kräuter über die Nasenöffnungen verabreicht, die direkt auf das Gehirn wirken. Der Stirnguss klärt den Geist, spült quasi den Dreck aus dem Gehirn und versetzt in den (hoffentlich) geborgenen Zustand im Mutterleib zurück.

Nahrung nährt nicht nur den Körper, sondern immer auch den Geist. Zu den wertvollsten Nahrungsmitteln gehört Ghee, die geklärte Butter.

III. TEIL

Verschiedene Krankheitsbilder

14. Kapitel: Schlaf – Nidrā

15. Kapitel: Stress/Burnout

16. Kapitel: Depression – Vişāda

17. Kapitel: Angststörungen – Bhava

18. Kapitel: Trauma

19. Kapitel: Mada, Madatyāya – Alkoholismus und andere Drogen)

20. Kapitel: Essstörungen

21. Kapitel: Unmāda – Psychosen

22. Kapitel: M. Alzheimer – Smṛti Bramshā

23. Kapitel: Multiple Sklerose – Saranga Vāta

24. Kapitel: Morbus Parkinson – Kampa Vāta

Verschiedene Krankheitsbilder

Im Folgenden werden einzelne Symptome, Symptomkomplexe und spezifische mentale Störungen erläutert. Da die āyurvedisch beschriebenen Krankheiten Sanskrit-Namen haben, gibt es nicht immer eine eindeutige Übersetzung. Anhand der Symptome können sie manchmal Krankheitsbildern aus der Allopathie zugeordnet werden, aber nicht immer.

Es können unmöglich alle psychischen Erkrankungen in diesem Buch erwähnt werden. Daher empfiehlt sich immer im Einzelfall, die Symptome genau zu betrachten. Die Symptome können nach Sāttva, Rājas, Tāmas kategorisiert werden. Weiterhin sollten die Funktionen von Mānasa (Indriyas, Buddhi, Smṛti usw.) überprüft werden, um festzustellen, auf welcher Ebene eine Störung vorliegt.
Die Eigenschaften der Symptome können den Eigenschaften der Doṣas zugeordnet werden.

Nachdem so die auslösenden Faktoren gefunden wurden, kann eine individuelles Therapiekonzept mit dem Patienten gemeinsam erarbeitet werden. Dabei sollen die allgemeinen Therapien (Daivavyapāśraya, Sattvāvajaya, Ermitteln der Trivarga, Kontrolle der Emotionen und Anhaftung, diverse pflanzliche Mittel, Nasya, Śirodhāra, Ernährung) eine Hilfestellung bieten. Zusätzlich kommen sämtliche „körperlichen" Therapien aus dem Āyurveda zum Einsatz, die hier keine ausführliche Erwähnung finden konnten (z. B. Massagen, Pañcakarma-Reinigungsverfahren).

Grundsätzlich lässt sich Āyurveda sehr gut mit anderen Heilverfahren kombinieren (Akupunktur, TCM, Homöopathie usw.). Und natürlich dürfen die psychotherapeutischen Vorgehensweisen aus anderen Methoden mit einfließen.

So können hoffentlich auch alle Befindlichkeitsstörungen, die hier nicht erwähnt werden, unterstützend begleitet werden.

14. Kapitel

Schlaf – Nidrā

Schlaf – Nidrā

Wenn der Geist, von seiner Tätigkeit ermüdet, der Müdigkeit nachgibt und sich von den Sinnen zurückzieht, dann schläft der Mensch.
Wie man schläft, entscheidet über Freud und Leid, Gedeih und Verderb, Stärke und Schwäche, Potenz und Impotenz, Wissen und Unwissenheit sowie über Leben und Sterben.
Schlafen zur falschen Zeit, zu viel Schlaf oder Schlaflosigkeit rauben das Glück und verkürzen das Leben wie eine Schreckensnacht.
Guter und richtiger Schlaf dagegen macht den Menschen glücklich und verlängert sein Leben, so wie ein Yogi durch Erkenntnis der Wahrheit Vollkommenheit erlangt.

CS, Sū. 21, 325 ff

Im Āyurveda wird die Wichtigkeit eines guten und erholsamen Schlafs sehr betont. In dieses Phase herrschen Kapha und Tāmas vor, die Sinnesorgane (Indriyas) verlieren an Aktivität, die Körperfunktionen schalten vom Sympathikus auf den Parasympathikus um, der Mensch kommt zur Ruhe.

Nidrotpatti

Kapha im Körper → bedeckt die Kanäle ↘

Sinnesorgane (Indriyas) → werden erschöpft ↙

Erschöpfte Sinnesorgane ziehen sich von ihren Objekten zurück

↓

Schlaf – Nidrā

Die drei Dinge, die das Leben aufrechterhalten, sind Nahrung (Āhāra), Schlaf (Nidrā) und die menschlichen Beziehungen (Brahmacarya). Wird der Körper vom richtigen Gebrauch dieser drei Dinge unterstützt, gedeiht er in Kraft, Farbe und Größe und bleibt für die gesamte zugemessene Lebenszeit erhalten, sofern man nicht unzuträglichen Dingen frönt.

CS, Su. 11, 35

In der Aṣṭāṅga Saṃhitā werden konkrete Voraussetzungen für einen guten Schlaf beschrieben:

> ***Das Schlafzimmer soll rein sein, das kniehohe Bett soll ein bequemes Kissen haben und angenehm weich sein. Der Kopf soll nach Süden oder Osten gelegt werden und man soll mit einem zufriedenen Herzen einschlafen.***
>
> AH, Su 7; AS, Su 3

Außerdem soll man im ersten Drittel der Nacht schlafen gehen (siehe „Tagesroutine", Dinacaryā). Die Kapha Phase nach Sonnenuntergang ist für den Schlaf sehr wichtig. Dies ist die Zeit, in der Körper und Geist zur Ruhe kommen und die nötige Schwere für die Nacht erhalten. Spätestens am Ende dieser Zeit sollte man zu Bett gehen. Denn danach beginnt schon die Pitta Phase. Hier nimmt das Feuer wieder zu, das für die Verdauung und Reinigung während der Nacht notwendig ist. Aber es erschwert das Einschlafen, sondern fördert Aktivität.

Für Menschen, die im Schichtdienst arbeiten, ist es nicht möglich, sich an diesen Tagesrhythmus zu halten. Sie sollten aber zumindest die Kapha Phase am nächsten Morgen nachholen. Im ersten Drittel nach Sonnenaufgang (vormittags) sollten sie sich Ruhe gönnen, nicht unbedingt schlafen, aber sozusagen den Feierabend genießen.

> ***Ebenso begeben wir uns jede Nacht in eine mehrstündige Phase der Amnesie. Im Schlaf fehlen entscheidende Voraussetzungen zur Gedächtnisbildung: Die Instanzen des Gehirns, die ein Ich-Bewusstsein vermitteln, befinden sich im Ruhezustand. Dieses Bewusstsein ist aber notwendig, um etwas im autobiografischen Gedächtnis speichern zu können. Ebenso sind jene Neurotransmitter wenig aktiv, die es braucht, um das Gelernte durch eine Stärkung der Kommunikation zwischen Nervenzellen abzuspeichern, etwa Azetylcholin, Dopamin und Noradrenalin. Was wie ein Fehler erscheint, ist genauer betrachtet jedoch sinnvoll: Um tagsüber Erlebtes zu festigen, soll nichts störendes Neues hinzukommen. So wie man die Augen schließt, um sich zu konzentrieren, sperrt das Gehirn die Gegenwart im Schlaf aus, um besonders gut speichern zu können. Daher ist Schlaf für die Gedächtnisbildung essenziell.***
>
> „Warum wir vergessen"
> von Martin Korte (Gehirn & Geist, 9/2018)

> ***Glück und Elend, Korpulenz und Magerkeit, Stärke und Schwäche, Potenz und Impotenz, Intellekt und Nicht-Intellekt, Leben und Tod sind abhängig vom Schlaf. Der unzeitgemäß, ausgiebig und negativ beobachtete Schlaf nimmt Glück und Leben weg wie die Sterbenacht (Kalaratri). Das Gleiche, wenn es richtig beobachtet wird, bietet Glück und Leben wie das blinkende wahre Wissen, das dem Yogi Vollendung bringt.***
>
> CS, Sū 21. 36-38

Werden die vier Stadien des Schlafs der vier Stadien des Geistes (Mānasa) nach der Vedānta Philosophie gegenübergestellt, fällt auf, dass Turiyā (sehr bewusst) an unterschiedlichen Stellen steht. In beiden Fällen ist es der erstrebenswerte Zustand des Bewusstseins. Einmal wird es im Wachzustand und einmal scheinbar im Schlafzustand erreicht. In der vedānta Philosophie geht man vom meditativen Zustand, der dem Schlaf ähnelt, in den Zustand des höheren Bewusstseins.

Vereinfacht gesagt ist Schlaf ohne Bewusstsein. Im Gegensatz dazu ist Meditation eine Art Schlaf mit sehr hohem Bewusstsein.

Verschiedene Stadien des Schlafs	**Vier Stadien des Geistes (vedānta Philosophie)**
Turiyā (sehr bewusst)	Jāgrat (wach)
Jāgrat (wach)	Svapna (Traum)
Svapna (Traum)	Sushupti (tiefer traumloser Schlaf)
Nidrā (Schlaf)	Turiyā (sehr bewusst)

Wenn der Mānasa (Geist) aufhört, mit Ātman (Seele) und Indriyas (Sinnen) eine Verbindung einzugehen, ist traumloser Tiefschlaf möglich. Svapna (Träume) sind nur möglich, wenn Mānasa mit den Indriyas und Gegenständlichem verbunden ist.

Shavasana ist eine Übung des Hatha-Yoga. Die Person liegt dabei auf dem Rücken, entspannt sich total und versucht, den Geist völlig von den Sinneswahrnehmungen zu trennen. Richtig durchgeführt hat diese Übung die vierfache Wirkung normalen Schlafs. Der dabei erreichte Zustand ist kein Schlaf, sondern (bewusst) meditativ. Es gibt auch sogenanntes Yoga-Nidrā.

Der klassische Autor Suśruta unterscheidet drei Arten von Schlaf. Die erste ist ein Zustand der Illusion, die jeden befallen und kontrollieren kann. Die zweite ist eine Kombination aus Kapha und Tāmas, welche Energie-Kanäle blockiert und zum Zeitpunkt des Todes auftritt – der Mensch schläft Tag und Nacht. Die letzte Art ist kein Schlaf, Schlaflosigkeit durch Abnahme von Kapha als Komplikation einer Erkrankung oder bei psychischen Traumata.

Caraka unterscheidet deutlich mehr Arten von Schlaf: aus Tāmas entwickelter Schlaf; aus Kapha entwickelter Schlaf; Schlaf durch geistige Erschöpfung; Schlaf durch körperliche Müdigkeit; Schlaf durch Mangel an Arbeit; Schlaf durch Krankheit ausgelöst; natürlicherweise in der Nacht entstehender Schlaf bei gesunden Individuen.

Ein großes āyurvedisches Thema ist der Tagesschlaf, von dem im Normalfall abgeraten wird, weil dadurch Kapha und Trägheit vermehrt wird. Außerdem können Schlackenstoffe (Āma) entstehen, die zu weiteren Folgekrankheiten führen.

[Wann Tagesschlaf angezeigt ist]

Wer vom Singen, Studium, Alkohol, Frauen, von einer Ausleitungstherapie, schwerem Tragen oder Wanderschaft erschöpft ist; wer an einer Verdauungsstörung, einer Verletzung oder Auszehrung leidet, sowie Alte, Kinder und Frauen; wer von Durst, Durchfall, Schmerzen, Atembeschwerden oder Schluckauf geschwächt ist; wer gefallen, aufgeprallt, berauscht oder von einer längeren Reise oder Schlafmangel ermüdet ist; wer von Zorn, Trauer oder Angst erschöpft ist, wer daran gewöhnt ist, tagsüber zu schlafen – sie alle können zu jeder Jahreszeit tagsüber schlafen.
In diesen Fällen hilft der Tagesschlaf, das Gleichgewicht der Körperelemente und die Körperkraft zu erhalten. Das so genährte Kapha stärkt die Glieder und verlängert das Leben.
Im (indischen!) Sommer ist das Schlafen tagsüber allen zu empfehlen, weil diese Jahreszeit an den Kräften zehrt und austrocknet, wodurch das Vāta vermehrt wird, und weil die Nächte sehr kurz sind.

[Wann Tagesschlaf nicht angezeigt ist]

Außer im Sommer, ist es nicht ratsam, tagsüber zu schlafen, weil dies Kapha und Pitta in Aufruhr versetzt.
Wer fettleibig ist oder sich fettreich ernährt, in wessen Grundkonstitution Kapha vorherrscht oder wer an einer Kapha-Erkrankung oder chronischen Vergiftung (Dūṣī Viṣa) leidet, der sollte auf keinen Fall tagsüber schlafen.

[Krankheiten infolge kontraindizierten Tagesschlafs]

Schwere Gelbsucht, Kopfschmerzen, Klammheitsgefühl, Gliederschwere, Gliederschmerzen, ein geschwächtes Verdauungsfeuer und Verschleimung in der Brust, Schwellungen, Appetitlosigkeit, Übelkeit, schwerer Schnupfen, halbseitiger Kopfschmerz, Quaddeln, Geschwüre, Juckreiz, Mattigkeit, Husten, ein entzündeter Rachen, Verwirrung des Gedächtnisses und des Verstandes, mangelnde Durchlässigkeit der Körperkanäle, Fieber, geschwächte Sinne sowie Vergiftungserscheinungen – all das kann denjenigen treffen, der tagsüber schläft, wenn dies unzuträglich ist.
Deshalb sollte, wer klug ist, sich des gesundheitsfördernden und schädlichen Schlafs bewusst sein und nur dann schlafen, wenn es seinem Wohlbefinden zuträglich ist.

CS, Sū. 21, 329 ff

Die verschiedenen Doṣa-Typen haben unterschiedliche Schlafgewohnheiten. So neigt Vāta zu einem leichten Schlaf, zu Schlaflosigkeit und wacht bei dem kleinsten Geräusch auf.
Pitta hat einen mäßigen Schlaf, wacht leicht auf, schläft dann aber wieder ein. Eher wie ein Wachhund, der auch im Schlaf noch aufmerksam ist.
Kapha hat einen schweren, tiefen Schlaf und Schwierigkeiten beim Wachwerden.

So reagieren auch die Doṣas unterschiedlich auf verschiedene Schlafzeiten.

> ***Wachen in der Nacht trocknet den Körper aus und Schlafen während des Tages befeuchtet ihn. Wenn man (tagsüber) im Sitzen unter Bewegung einnickt, entstehen weder Trockenheit noch Verschleimung.***
>
> CS, Sū. 21, 343

Nidrānash - Schlafstörung

Schlaflosigkeit wird unter anderem verursacht durch Emotionen wie Ängste, Sorgen, Trauer, Ärger, Furcht, Stress, Anspannung, zu viel Vāta, zu viel körperliche Bewegung, Arbeitsdruck, zu viel Rājas, zu wenig Tāmas, Verstopfung, Übermüdung

> ***Neben den genannten Ursachen können einem zu viel Arbeit, Alter, Krankheit, Veranlagung oder zu viel Vāta den Schlaf rauben.***
>
> CS, Sū. 21, 352

Die einzelnen Ursachen können den Doṣas oder geistigen Funktionen zugeordnet werden. Schlafstörungen gehen aber zumeist mit Vāta-Störungen einher.

Schlafstörungen durch zu hohes Vāta

Vāta hat sowieso einen sehr leichten und eher unruhigen Schlaf. Durch weitere Vāta-Erhöhung, kommt es zu Ein- und Durchschlafstörungen mit langen Wachphasen. Gedankenkreisen, Schlafwandern und aufschreckende Träume sind typische Symptome. Da Vāta-Typen häufig hochsensible Sinne haben, reagieren sie sehr empfindlich auf die Umgebung. Geräusche, Licht, Temperatur, aber auch stürmisches Wetter führen zu Schlafstörungen. Besonders in Umbruchphasen des Lebens (Ortswechsel, Partnerwechsel, Veränderungen am Arbeitsplatz, Urlaub, Wechseljahre usw.) ist der Schlaf betroffen.

Um Vāta zu besänftigen, sollten die entgegengesetzten Eigenschaften verstärkt werden. Eine überwiegend warme und regelmäßige Ernährung mit süßen, sauren und salzigen Nahrungsmitteln; innere und äußere Ölbehandlungen mit anschließenden Schwitztherapie; und eine Vāta reduzierende und regelmäßige Lebensführung. Am wertvollsten sind aber die öligen Darmeinläufe.

> ***Forscher am Karolinska-Universitätskrankenhaus in Stockholm wollten wissen, ob so genannte Gewichtsdecken bei Schlaflosigkeit helfen können. Dabei handelt es sich um speziell gewebte oder gefüllte Bettdecken, die meist zwischen vier und zehn Kg schwer sind. Diese wuchtige Hülle stimuliert die Berührungsrezeptoren auf der Haut kräftig und wird deshalb von vielen Menschen als beruhigend empfunden.***
> ***Bereits nach einer Woche hatte sich der Schlaf derer, auf denen nachts eine Gewichtsdecke lag, im Durchschnitt stark verbessert. Nach einem Monat litten 40%***

von ihnen gar nicht mehr unter Insomnie – unter den Probanden der Kontrollgruppe waren dagegen nur 4% von ihrer Schlaflosigkeit geheilt. Nach einem Jahr konnten 78% aller Teilnehmer wieder normal schlafen. Das wirkte sich zudem positiv auf die Angststörung und die Depression einiger Teilnehmer aus.

Retzbach, Joachim, Gehirn & Geist 12/2020, S. 63:
Schwere Decken helfen gegen Schlaflosigkeit

Gewichtsdecken sind durch die schwere Eigenschaft wunderbar Vāta-reduzierend und damit perfekt in das āyurvedische Konzept passend.

Massagen mit Öl oder Kräuterpasten, Bäder, Fleischbrühe von Haus-, Feuchtgebiets- und Wassertieren, Śāli-Reis mit geronnener Milch, Milch, Fett, Gärgetränke und Wohltuendes fürs Gemüt; Düfte und Klänge, die dem Betreffenden angenehm sind, sanfte Berührung, labende Pasten oder Salben auf Augen, Kopf und Gesicht, ein bequemes Bett, ein angenehmes Zuhause und zur gewohnten Zeit zu Bett gehen – all das heilt denjenigen, der aus irgendwelchen Gründen um den Schlaf gebracht wurde.

CS, Sū. 21, 345 ff

Schlafstörungen durch zu hohes Pitta

Bei einem zu hohen Pitta ist meist auch zu viel Rājas (Aktivität) im Spiel. Pitta kommt nicht zur Ruhe, entweder weil vermeintlich noch so viel Arbeit zu erledigen ist, oder weil abends noch Sport getrieben wurde und der Mensch dann erst in der Pitta Tageszeit (mittleres Drittel der Nacht) zu Bett geht.

Um Pitta zu besänftigen, helfen auch innere und äußere Ölbehandlungen. Diese sollten jedoch nicht erwärmend, sondern eher kühlend sein. Auch das Schlafzimmer sollte kühl sein. Besonders abends muss scharfe oder saure Nahrung und Alkohol vermieden werden. Sport ist zwar grundsätzlich gut für Pitta-Konstitutionen, aber eher im mittleren Drittel des Tages.

Schlafstörungen durch zu hohes Kapha

Erhöhtes Kapha führt eher zu vermehrtem/verlängertem Schlaf. Dieser ist dumpf, tief und schwer, damit auch nicht unbedingt erholsam. Das Aufstehen fällt schwer, es handelt sich um ausgeprägte „Morgenmuffel“. In Kombination mit Tāmas werden die Symptome noch verstärkt.

Kapha und Tāmas müssen durch Aktivität überwunden werden. Tagesschlaf ist absolut kontraindiziert, Frühsport hingegen sehr empfehlenswert. Völlerei am Abend lässt sich nicht verdauen und verschlechtert die Schlafqualität. Eine leicht verdauliche Kost ist zu bevorzugen.

Die Ausleitung der Doṣas aus Körper und Kopf durch Abführ- und Brechtherapien bzw. Nasentropfen oder -pulver, das Rauchen von Kräutern, Körpertraining und Aderlass, Fasten, ein unbequemes Bett, die Vermehrung von Sāttva und der Abbau von Tāmas bewirken schnell die Heilung ungesunder Schlafneigung.

CS, Sū. 21, 349ff

Auch die Kapha Schlafstörung wird überwiegend durch körperliche Therapien behandelt.

Nimmt Tāmas zu, kommt der Schlaf. Rājas verhindert den Schlaf und schafft innere Unruhe und Stress. Sāttva bewirkt Ausgeglichenheit, Ruhen im Selbst.

Der durch das Wesen der Nacht bewirkte Schlaf wird von den Wissenden als die Nährmutter aller Lebewesen bezeichnet. Der Schlaf wegen Tāmas (Trägheit) ist aller Laster Anfang. Die übrigen Arten von Schlaf sind als Gesundheitsstörungen zu betrachten.

CS, Sū. 21, 355

Grundsätzlich sollte auf eine „Schlafzimmerhygiene" geachtet werden. Es gehören keine elektrischen Geräte ins Schlafzimmer. Einschlafen vor dem Fernseher führt nicht zu einem erholsamen Schlaf. Duftlampen können hilfreich sein, insbesondere mit Lavendelöl, da durch dessen angstlösende Wirkung der Geist zur Ruhe kommt und einschlafen kann. Fußbäder oder Ganzkörperbäder vor dem zu Bett gehen mit z. B. mit Lavendel, Melisse, Hopfen, Baldrian oder Passionsblume sind hilfreich. Bei einem Fußbad kann die Wanne im Schlafzimmer verbleiben, das ersetzt die Duftlampe.

Eine „Abendroutine" mit Ritualen, die das Tagewerk abschließen, bringt den Geist zur Ruhe. Das kann eine zelebrierte Tasse Kräutertee sein, ein Abendgebet, Meditation oder andere Entspannungsverfahren (z. B. Progressive Muskelrelaxation nach Jacobson, Autogenes Training).

Man kann sich selbst die Füße einölen (bei Pitta anstatt Öl besser kühlendes Ghee verwenden) oder Ghee mit einer Pipette in die Augen geben.

Schlechter Schlaf verursacht viele Folgeschäden, sowohl körperlich als auch psychisch.

Für den Erhalt des Körpers ist gesunder Schlaf genauso wichtig wie richtige Ernährung. Insbesondere Fettleibigkeit und Magerkeit hängen vom Schlaf und von der Ernährung ab.

CS, Sū. 21, 344

Wer zu wenig und/oder schlecht schläft, hat meist Heißhunger auf Fettiges oder Süßes und generell einen gesteigerten Appetit. Dieses Phänomen des sogenannten Müdigkeitsappetits ist vielen bekannt. Bislang ging man davon aus, dass Schlafmangel den Hormonhaushalt durcheinanderbringt und dieser den Heißhunger auslöst. Anscheinend sind die Hormone aber unschuldig. Forscher der

Universität Köln wollen die wahren Übeltäter für den Müdigkeitsappetit gefunden haben: die beiden Hirnbereiche Amygdala und Hypothalamus. In einer Studie haben sie sowohl hormonelle Veränderungen bei Schlafmangel als auch Effekte auf das Gehirn untersucht. Blutanalysen ließen keine Veränderung des Hormonhaushalts bei Schlafmangel erkennen. MRT-Aufnahmen zeigten jedoch deutlich erhöhte Aktivitäten von Amygdala und Hypothalamus. Schon nach einer Nacht Schlafentzug wird ein Kreislauf in Gang gesetzt, der ein essenspezifisches neuronales Belohnungssystem aktiviert. Vor allem die Amygdala, die affekt- oder lustbetonte Emotionen verarbeitet, reagiert bei Übernächtigung auf das Angebot von Snacks. Warum diese Hirnbereiche bei Schlafmangel stärker aktiviert werden, müssen weitere Versuche zeigen.

Prinz P., Stengel A.: Die Rolle des Magens in der hormonellen Hunger- und Sättigungsregulation. zkm 2016, 6: 48-54

Schlaf, bzw. Schlafstörungen können zu Veränderungen der Hirnsubstanz führen, wie sich durch bildgebende Verfahren nachweisen lässt:

Kinder, die nach Angaben ihrer Eltern regelmäßig schnarchten – das heißt dreimal oder mehrmals pro Woche –, wiesen mit größerer Wahrscheinlichkeit eine dünnere graue Substanz in mehreren Regionen des Frontallappens ihres Gehirns auf als andere.
Diese Bereiche des Gehirns jedoch sind bekanntermaßen für höhere Denkfähigkeiten und Impulskontrolle verantwortlich. Die veränderte Form führe zu mangelnder Konzentration, Lernstörungen und impulsivem Verhalten, lautet die Schlussfolgerung.
Aktuell sind für Vorschulkinder bis zum fünften Lebensjahr übrigens 10 bis 13 Stunden Schlaf empfohlen, für Schulkinder zwischen 6 und 13 Jahren immerhin noch neun bis elf Stunden. Teenager zwischen 14 und 17 Jahren sollten sich demnach regelmäßig acht bis zehn Stunden Nachtruhe gönnen, junge Erwachsene und Erwachsene wiederum kommen durchschnittlich mit sieben bis neun Stunden Schlaf aus und ältere Menschen ab 65 Jahren mit nur sieben bis acht Stunden.

„Schnarchen kann Kinder unaufmerksam und aggressiv machen“ von Alina Schadwinkel, Spektrum der Wissenschaften, 14.04.2021

Svapna – Traum

Svapna wird in manchen āyurvedischen Texten als Synonym zu Schlaf benutzt. Der Traum ist der Zustand, in dem die Seele nur durch den Geist und nicht durch die äußeren Sinne beeinflusst wird.

> ***Dieser nämliche Puruṣa (die Allseele) hat zwei Standorte; den in dieser und den in jener Welt; dazwischen einen dritten, den im Traum. Wenn er auf diesem Zwischenstandort steht, übersieht er beide, den in dieser und den in jener Welt ...***
> ***Er ist ein Schöpfer ...***
> ***Im Traum streift er alles Körperliche ab. Schlaflos überschaut er die Schläfer (die Sinne). Mit dem Licht kehrt der goldene einzige Geistesschwan wieder heim.***
> ***Das niedere Nest (den Leib) mittels des Hauches (prāṇa) beschützend, schweift der Unsterbliche außerhalb des Nestes umher; es eilt nach seinem Wunsch der unsterbliche, goldene, einzige Puruṣa dahin ...***
> ***Sein Ergötzen sieht man; ihn aber sieht keiner.***
> ***Darum sagt man, man solle einen (schlafend) Hingestreckten nicht wecken; denn der ist schwer zu heilen, zu dem (der Geist) nicht zurückkehrt ...***
>
> Upaniṣaden

Es gibt sieben Arten von Träumen nach Caraka:

- Drishta Svapna: Träume basierend auf visuellen Erfahrungen
- Sruta Svapna: Träume basierend auf Hör-Erfahrung
- Anubhuta Svapna: Träume basierend auf Erfahrungen mit den anderen Indriyas
- Prarthita Svapna: Träume basierend auf unserem Begehren
- Kalpita Svapna: Träume basierend auf Vorstellungen
- Bhavika Svapna: Träume, die positive und negative Vorzeichen haben
- Doṣaja Svapna: Träume, die durch aggravierte Doṣas verursacht sind

Nach modernen Kriterien gibt es verschiedene Hypothesen für die Funktion von Träumen:

- entwicklungsgeschichtliche Reste, daher keine Funktion
- Gehirnreifung
- Bildung von Mustern
- Wunscherfüllung
- Ausleben der Triebe
- Träumen, um zu vergessen
- Problemlösungen finden
- Verarbeitung von Emotionen

Die Träume können auch für die Konstitutionsanalyse betrachtet werden:
Die Vāta-Konstitution sieht sich selbst fliegen, träumt schwarz-weiß, sehr kreative, vorhersehende Träume, häufig auch Albträume.

Die Pitta-Konstitution hat Träume in Zusammenhang mit Feuer und träumt in Farbe. Die Träume haben einen Alltagsbezug mit real existierenden Menschen.

Die Kapha-Konstitution sieht Teiche, Seen usw. Sie träumt eher in Pastell-Tönen, aber erinnert sich selten an die Träume.

Träume finden überwiegend in der REM-Phase (rapid-eye-movements) des Schlafs statt. Es ist nachgewiesen, dass alle Menschen träumen. Sie können sich nur nicht immer daran erinnern. Anscheinend finden in der REM-Phase die Verarbeitung von Eindrücken und deren Ablagerung in das Gedächtnis statt. Daher sind diese sehr wichtig für die Erinnerung. Andererseits zeigen Studien, dass Schlafentzug (und damit auch ein Mangel an REM-Phasen) hilfreich in der Behandlung von Depressionen sind.

Säuglinge verbringen ca. 50% der Schlafenszeit in der REM-Phase. Dies nimmt im Alter immer mehr ab. Vermutlich müssen Säuglinge extrem viele neue Eindrücke verarbeiten. Āyurvedisch könnte man sagen, die Funktionen von Mānasa bauen sich noch auf, es müssen Erfahrungen gesammelt werden. Später im Leben kann man dann auf diese Erfahrungen zurückgreifen.

Bisher gibt es keine einheitliche Meinung zur Funktion der Schlafphasen und des Träumens. Traumdeutungen haben schon eine lange Tradition in allen Kulturkreisen und werden in der Psychotherapie und Psychoanalyse in unterschiedlicher Weise eingesetzt. Freud beschrieb den Traum als den „Hüter des Schlafs“.

Im Folgenden werden neurochemische Substanzen (der Neurotransmitter GABA und das Hormon Melatonin) vorgestellt, die den Schlaf nach modernen Kriterien regulieren. Sie sind in Pflanzen und Nahrungsmitteln enthalten und können daher therapeutisch eingesetzt werden.

GABA

GABA (Gamma-Amino-Butter-Säure/Acid) ist der wichtigste inhibitorische (hemmende) Neurotransmitter (Botenstoff). Er hemmt Nervenleitungen im Gehirn, aber auch im ganzen Körper und schützt damit vor Überreizungen der Nerven (z. B. bei einem epileptischen Anfall).

Wirkungen:

Hemmung der Nervenleitung, Schutz vor Überreizung, Förderung der Entspannung, stressreduzierend, schlaffördernd, schmerzlindernd, stimmungsausgleichend, ausgleichend auf das Herz-Kreislaufsystem, Ernährungsverhalten, Sexualverhalten und die Temperaturregulation

Z. B. durch chronischen Stress, aber auch durch Schlafmangel wird GABA reduziert.

Symptome bei GABA-Mangel:

nervöse Unruhe, Angst, Depression, Schlaflosigkeit, Stressanfälligkeit, Konzentrationsschwierigkeiten, Muskel- und Kopfschmerzen

Die Wirkung entfaltet sich an spezifischen Rezeptoren im zentralen Nervensystem. $GABA_A$-Rezeptoren sind der wichtigste Angriffspunkt in der Behandlung von Angstzuständen und Schlafstörungen. Eine medikamentöse Aktivierung dieses Systems hat sehr schnelle Effekte zur Folge.

Die Valerensäure aus dem Baldrian (s. o.) bindet an die $GABA_A$-Rezeptoren und verstärkt die GABA-Wirkung in vergleichbarem Maß wie Benzodiazepine (angstlösende Schlafmittel). Passionsblumen-Extrakte (s. o.) scheinen Antagonisten an $GABA_B$-Rezeptoren zu sein. Dies erklärt die antidepressive Wirkung, die angstlösende und kognitionsfördernde Wirkung sowie die Milderung der Entzugssymptome von anderen Drogen.

Melatonin

Melatonin ist ein Hormon, welches in der Zirbeldrüse im Gehirn, im Darm und in der Netzhaut des Auges aus Serotonin gebildet wird und den Tag-Nacht-Rhythmus des menschlichen Körpers steuert. Die Produktion wird durch Licht gehemmt, Dunkelheit steigert Produktion und Sekretion. Das Maximum wird um 3.00 Uhr morgens erreicht. Diese zirkadiane Rhythmik erschwert die Bestimmung im Blut, da die Konzentration abhängig vom Zeitpunkt der Blutentnahme ist.

Griechisch Melas = schwarz, Tosos = Arbeit

Dies zeigt, dass Melatonin die Dunkelheit zum Arbeiten benötigt. Die heutige „Lichtverschmutzung“ insbesondere in Großstädten führt somit zu Schlafstörungen. Ein Rollladen am Schlafzimmerfenster kann die Helligkeit ausschalten, schließt aber auch den Mond aus. Ohne Rollladen denkt der Körper, er habe ständigen Vollmond, mit Rollladen ist die dauerhafte Neumondphase. Beides ist nicht physiologisch. Ein Trick könnte eine kleine Nachtlampe zur Vollmondzeit sein, um die Rhythmik der Natur zu simulieren.

Eine Verringerung, aber auch eine Erhöhung des Melatoninspiegels bewirkt Schlafstörungen. Mit zunehmendem Alter produziert der Körper weniger Melatonin, die Schlafdauer nimmt ab. Dies führt zu „seniler Bettflucht“.

Eine ähnliche Wirkung wie Melatonin zeigt Hopfen (s. o.): die Inhaltsstoffe binden an Melatonin-Rezeptoren und lösen einen schlafinduzierenden Körpertemperatur-senkenden Effekt aus. Hopfen wirkt dadurch schlafeinleitend.

Der Verzehr melatoninhaltiger Lebensmittel wirkt sich positiv auf das Schlafverhalten aus, obwohl Melatonin die Blut-Hirn-Schranke nicht überwinden kann:

Melatoninhaltige Lebensmittel:

Cranberry, einige Pilzarten, einige Getreidearten (Mais, Weizen, Hafer, Gerste), Senfsamen, getrocknete Tomaten, Paprika, Wein, Lachs, Eier, Kuhmilch

Die āyurvedischen Highlights

Der Schlaf ist sehr individuell. Schlafstörungen treten bei verschiedenen psychischen Erkrankungen als Symptom auf und sollten konstitutionsabhängig behandelt werden.

15. Kapitel

Stress

Stress

Stress ist ein ständiges Thema, wird meist als von außen kommend angesehen und lässt sich somit nicht oder kaum vermeiden. Durch die Sinne (Indriyas) werden Reize aus der Außenwelt in den Geist (Mānasa) eingebracht. Diese Sinneseindrücke müssen verarbeitet werden und durchlaufen die verschiedenen Funktionen des Geistes und verursachen Aktionen oder Reaktionen.

Die moderne Medizin beschreibt die akute Stressreaktion als Flucht- oder Kampf-Reflex. In beiden Fällen werden die Muskulatur, das zentrale Nervensystem und der Kreislauf angeregt. Dies entspricht einer Aktivierung des Sympathikotonus. Es werden sogenannte Stresshormone ausgeschüttet (Cortisol, Adrenalin, Noradrenalin). Dies wiederum erhöht den Blutzuckerspiegel, die Herzfrequenz, den Blutdruck, die Durchblutung, die Atemfrequenz und die Spannung der Muskulatur des Bewegungsapparates.
Diese Antworten des Körpers sind alle sinnvoll, um zu fliehen oder zu kämpfen. Die parasympathischen Funktionen (z. B. Verdauung) ruhen, da sie bloß stören würden. Da in der heutigen Zeit meist weder Kampf, noch Flucht erforderlich sind, werden die Stresshormone nicht abgebaut. Dies würde durch eine körperliche Anstrengung wie sie bei Kampf oder Flucht besteht geschehen. Im Gegenteil. Der Stresspegel bleibt über einen langen Zeitraum hoch und damit auch der Sympathikotonus. Die für den Körper ungemein wichtige Parasympathikus-Funktion kommt nicht mehr zum Einsatz, eine Entspannung/Erholung ist nicht mehr möglich. Der Zustand endet in einer starken Erschöpfung.

Neurowissenschaftlich wurde nachgewiesen, dass unter Stress die Verarbeitung von Reizen im Großhirn reduziert wird, vermutlich um sich auf überlebensnotwendige Reize zu konzentrieren. Es wird die „Abkürzung“ über die Amygdala (s. o.) genommen. Dadurch erfolgen lediglich Reaktionen. Aktive Aktionen mit kognitiver Einschätzung der Situation dauern zu lange, wenn es um Flucht oder Kampf geht.

Längerfristige körperliche Folgen von anhaltendem Stress sind erhöhter Blutdruck, geschädigte Blutgefäße, erhöhtes Herzinfarktrisiko, erhöhte Infektanfälligkeit, erhöhtes Diabetesrisiko, schlechte Verdauung mit Verstopfung, erhöhtes Risiko für Entzündungen, Krebs, Schlafstörungen und natürlich Verspannungen mit Schmerzen.

Längerfristige psychische Folgen von anhaltendem Stress sind nervöse Unruhe, Ängste, Burn-out, Depression, kognitive Störungen, posttraumatische Belastungsstörungen, Selbstmord.

Unterforderung und Überforderung stellen gleichermaßen eine Stressbelastung dar. Chronische Erkrankungen und chronische Schmerzen sind häufige Ursachen für Stress.

Stress muss aber nicht immer krank machen. Da sich Stress meist nicht vermeiden lässt, sollte man lernen, damit umzugehen.

> ***Viele Menschen fühlen sich gestresst und haben Sorge, das könne ihrer Gesundheit schaden. Dabei ist Stress keineswegs automatisch ungesund. Tatsächlich ist er eine Voraussetzung dafür, dass wir gesund und widerstandsfähig bleiben. In belastenden Situationen entwickeln wir häufig wichtige Kompetenzen sowie Vertrauen in eigene Fähigkeiten. Entscheidend ist unsere persönliche Bewertung und nicht das eigentliche Ausmaß der zu erfüllenden Aufgaben oder der Zeitnot. Doch wer Stress für schädlich und unkontrollierbar hält, leidet besonders unter ihm.***
>
> Gehirn & Geist 10/2019, Gesunder Stress von R.D. Kocalevent

Wann ist Stress gesund?	**Wann kann Stress krank machen?**
Wenn man ihn als Herausforderung ansieht.	Wenn er chronisch ist (Alltagsstressoren wiegen schwerer als punktuelle kritische Lebensereignisse).
Wenn es Erholungsphasen gibt.	Wenn Stress von einer traumatischen Erfahrung (z. B. Gewalt) verursacht wird.
Wenn man glaubt, über genügend Ressourcen zur Bewältigung zu verfügen, etwa über Optimismus oder soziale Unterstützung.	Wenn man glaubt, nicht genügend Ressourcen zur Bewältigung zu besitzen.
Wenn man dennoch gesunde Lebensgewohnheiten beibehält (ausreichend Schlaf und Bewegung, ausgewogene Ernährung, soziale Kontakte).	Wenn man durch Stress seine Lebensgewohnheiten ändert (weniger Schlaf, ungesunde Ernährung, zu wenig Bewegung, sozialer Rückzug).
Wenn man keine psychische oder körperliche Vorerkrankung hat.	Wenn es psychische oder körperliche Vorerkrankungen gibt.
Wenn man glaubt, dass Stress der eigenen Gesundheit nicht schadet.	Wenn man glaubt, dass Stress negative Folgen für die Gesundheit hat.

Daher gibt es einige einfache Empfehlungen, wie man mit Stress besser umgehen kann. Zunächst sollte nach der Stressquelle gesucht werden. Hierzu müssen die geistigen Funktionen aktiv werden und es erfolgt nicht „nur" eine Reaktion, sondern eine Aktion. Durch die Aktion wird ein selbstbestimmtes Handeln bewahrt.
Die eigenen Ressourcen müssen erkannt (z. B. durch Dharma, Artha, Kāma, s. o.) und möglichst ausgelebt werden.

Es gibt ein schönes Sprichwort: Wenn jemand in Aktivitäten eintaucht, die über seinen Fähigkeiten liegen, wird er genauso versagen, wie ein Löwe, der versucht, einen Elefanten weg zu schleifen.

Auch an stressigen Situationen kann man wachsen und etwas Positives daraus gewinnen. Die Tagesroutine (s. o.) sollte unbedingt eingehalten werden. Ruhepausen und Rituale wirken stabilisierend. Schlaf, Bewegung, Ernährung Freundschaften dürfen nicht zu kurz kommen.

Es ist sinnvoll, diese Dinge schon in „gesunden" Lebensphasen einzuüben, damit sie in den Stressphasen bereits etabliert sind. In turbulenten Zeiten kann man sich nur schwer etwas Neues zusätzlich angewöhnen.

Phytotherapeutische wertvoll gegen Stress sind: Passionsblume (s. o.), Baldrianwurzel (s. o.), Hopfenzapfen (s. o.), Lavendelöl (s. o.), Melissenkraut, Rosenwurz (Rhodiola rosea).

Melisse, Melissa officinalis

Verwendet werden die Blätter am besten schon vor der Blüte geerntet. Auch das ätherische Öl ist sehr wirksam. Melisse riecht beim Zerreiben leicht zitronig, wird daher oft Zitronenmelisse genannt und kann beim Kochen als Ersatz für Zitronengras eingesetzt werden.

Wirkungen: beruhigend, äußerlich belebend, entblähend, krampflösend, schlafanstoßend, verdauungsfördernd

Äußerlich kann Melissengeist bei Nerv- und Muskelschmerzen sowie bei Hexenschuss helfen.

Melisse kann als Tee getrunken oder mit ins Badewasser gegeben werden. Man kann auch getrocknete Melisse in Baumwollsäckchen füllen und neben das Kopfkissen legen.

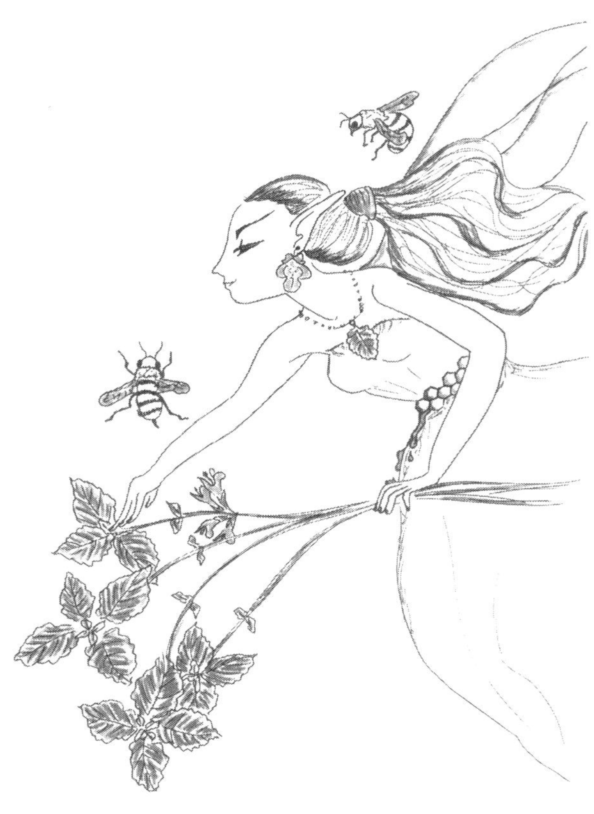

Rosenwurz, Rhodiola rosea L.

Rosenwurz gehört zu den pflanzlichen Adaptogenen (anpassungsfähige Eigenschaften). Sie sind nicht auf eine spezielle Art der Wirkung festgelegt, sondern gleichen ebenso Defizite aus wie sie Überfunktionen regulieren. Somit sorgen sie für ein Gleichgewicht und erhöhen die Widerstandsfähigkeit und Stresstoleranz.

Wirkungen: adaptogen, antioxidativ, entzündungshemmend, nervenschützend, zellschützend, immunmodulatorisch, schmerzlindernd, antidepressiv, angstlösend.

Rosenwurz sorgt über eine veränderte Cortisolfreisetzung für eine bessere Stress-Bewältigung.
Extrakte aus der Droge erhöhen den Serotoninspiegel bei Versuchstieren, was mit einem stresshemmenden Effekt verbunden ist.

Āyurvedisch betrachtet hat Stress vielfältige Ursachen und Wirkungen. Stressige Situationen verstärken meist das jeweilige konstitutionsbestimmende Doṣa mit entsprechenden Symptomen. Daher sollte sich auch die Therapie nach dem jeweilig betroffenen Doṣa richten.
Grundsätzlich ist die vorbeugende Handlung die wirksamste. Wenn man meist seiner Konstitution gemäß lebt, gerät diese gar nicht erst aus dem Gleichgewicht, man ist also weniger stressanfällig.

Jeder Mensch reagiert sehr unterschiedlich auf Stress.

Ein Vāta-Typ (Elemente Luft und Äther) wird durch Stress noch mehr zu Luft. Er verliert total die Bodenhaftung und fühlt nur noch Leere im Körper. Er ist „durch den Wind". In stressigen Situationen verliert er den Überblick und schafft durch sein Verhalten noch mehr Chaos.
Typische Stressreaktionen für den Vāta-Typ sind Furcht, Ängstlichkeit, Nervosität, Verstopfung, Palpitationen (Herzklopfen), Atemlosigkeit, Unruhe, Unsicherheit. Die Reaktion kommt sehr schnell und geht sehr schnell wieder weg.

Ein Pitta-Typ (Elemente Feuer und etwas Wasser) verbrennt durch Stress (Burn-out-Syndrom), sein Feuer steigt, er entwickelt immer mehr Aktivität, bis plötzlich nichts mehr geht. Er versucht möglichst viel abzuarbeiten, übergeht dabei die eigenen Grenzen/Bedürfnisse und bricht irgendwann zusammen. Üblicherweise sucht Pitta die Schuld im Außen.
Typische Symptome für den Pitta-Typ sind Übersäuerung (saures Aufstoßen, saurer Geschmack im Mund, saurer Magen), Gefühl von Herzbrennen, Nesselsucht oder andere Hautausschläge, Irritierbarkeit, Wut, Hass, Kritik, Neid, Eifersucht.

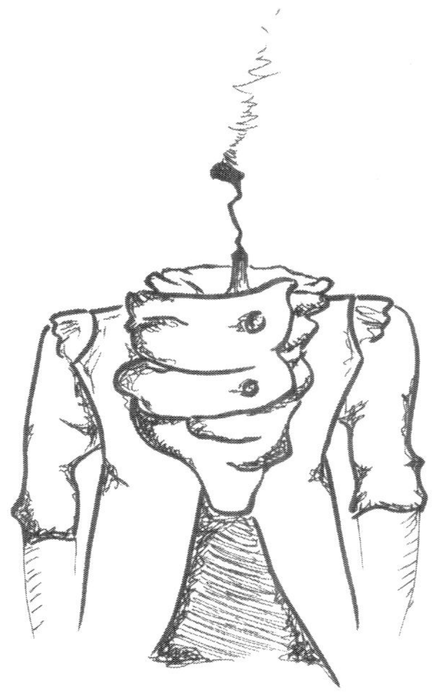

Ein Kapha-Typ (Element Erde und Wasser) wird immer schwerer, er verfällt in Lethargie. Je mehr Stress vorherrscht, umso bewegungsloser wird er. Man merkt ihm den Stress nicht direkt an, er zieht sich in sich zurück und jammert nicht.
Dies führt zu emotionalem Essen, Übergewicht, Anhaftung (früher war Alles besser), Depression, Trauer und dem Gefühl der Wertlosigkeit.

Manch einer empfindet eine Situation als stressig, die einem anderen gar nichts ausmacht. Auch dies ist von der Konstitution abhängig (modern: Ressourcen). So sitzt z. B. ein Mensch an seinem Schreibtisch und arbeitet sich durch einen Papierberg hindurch. Gleichzeitig kommen aber ständig weitere Papierberge hinzu. Vāta wird in Hektik geraten, dabei die Papiere auf den Boden stürzen, so dass alle durcheinandergeraten. Es entsteht immer mehr Arbeit.
Pitta wird versuchen die Papierberge abzuarbeiten. Durch den ewigen Nachschub, vergisst er zu essen oder gar zu schlafen, trinkt aber immer mehr Kaffee. Dadurch wird er im Endeffekt unkonzentrierter und genügt seinem Perfektheitsanspruch nicht mehr. Das macht ihn wütend (meist auf den Papierlieferanten), aber er arbeitet bis zum Umfallen weiter.
Kapha sieht den anwachsenden Papierberg und resigniert. Sobald er merkt, dass er der Arbeit nicht Herr werden kann, startet er noch nicht einmal mehr den Versuch. Er wird weiterhin pünktlich zur Arbeit erscheinen, sich einstechen und an den Schreibtisch setzen. Dort wird er bis zum Feierabend regungslos verharren, sich ausstechen und wieder heim gehen. Die innere Resignation und Frustration frisst ihn auf und macht ihn krank.

Natürlich sind nicht alle Reaktionen in diese drei Beispiele einzuteilen. Es gibt ja Mischkonstitutionen. Außerdem kommen noch Sāttva, Rājas und Tāmas ins Spiel. Die geistigen Qualitäten lassen sich trainieren und durch Übung stärken. Durch erhöhtes Sāttva wird man weniger stressanfällig. Sāttva kann sich stressigen Situationen eher intellektuell nähern. Rājas hat durch Aktivität und Tāmas durch Hingabe die Möglichkeit mit Stress umzugehen.

Vāta braucht Halt und Fülle. Dies erlangt man einerseits durch ein sehr regelmäßiges Leben (nach der Tagesroutine z. B.). Aber auch Wärme und schwere, süße, feuchte Nahrung kann helfen. Vāta kann wunderbar durch Ölbehandlungen reduziert werden. Vāta-Typen können versuchen, durch To-do-Listen etwas Struktur in ihr Chaos zu bringen. Sie sollten lernen, Prioritäten zu setzen und ihre Kreativität im positiven Sinne auszuleben.

Pitta muss sein Feuer kontrollieren, sollte sich also nicht zu viel Hitze aussetzen (Sauna) und keine scharfe Nahrung zu sich nehmen. Um die Energie abzubauen, eignet sich Sport sehr gut. Pitta-Typen müssen lernen zu delegieren, auch einmal etwas abgeben. Dabei steht der Perfektionismus meist im weg („die anderen können das nicht richtig, also mache ich es lieber selbst"). Manchmal reichen auch 80% anstatt 150% aus. Manchmal ist es nötig, etwas liegen zu lassen.

Kapha braucht etwas mehr Leichtigkeit. Also leichte, aber warme Nahrung und viele scharfe Gewürze. Aber Kapha muss immer kleine Pausen zwischen Übergängen von einer Aktivität in die andere haben. Auch etwas mehr Neugier oder Offenheit für Neuerungen kann nicht schaden (sich der schwierigen Situation stellen und das Beste daraus machen).

Jeder Konstitutions-Typ hat seine Stärken und Schwächen. Die eigene Konstitution sollte nie als „Feind“ betrachtet werden, sondern als die angeborene Persönlichkeit. Man sollte sich seiner Schwächen bewusst sein – aber auch unbedingt seiner Stärken. Die jeweiligen Stärken können bei jeder Problemlösung effektiv eingesetzt werden. Und wenn es „nur“ zum Freizeitausgleich ist. Auch dieser darf nicht vernachlässigt werden, da dies die Chance ist, wieder Kraft zu tanken.

Stärken der Konstitutionen

Vāta: Kreativität, Flexibilität, Offenheit, Neugier
Pitta: Struktur, Organisationstalent, effektiv, wissensdurstig
Kapha: Stabilität, Geborgenheit und Harmonie schaffend, gutes Langzeitgedächtnis

Als stressig werden Situationen empfunden, in denen die geistigen Funktionen (wie z. B. die Sinnesorgane/Indriyas) zu viel, zu wenig oder falsch eingesetzt werden. Dies ist eine sehr individuelle Maßeinheit. Falsche Lebensführung (nicht der Konstitution entsprechend) führt zu falschen Handlungen. Alles dies endet im Stress.
Allgemeine Therapie
Der wichtigste Grundsatz ist, der Konstitution entsprechend (bereits vorbeugend) zu leben. Das zweitwichtigste ist die Tagesroutine (Dinacaryā, s. o.). Regelmäßigkeit und Rituale im Alltag führen zu einer meditativen Haltung. Dazu ist das bewusste Atmen besonders hilfreich. Dies versorgt den Körper mit prāṇa (Lebensenergie, s. o.). Meditation ist auch eine Form der Entspannung. Yoga kombiniert Meditation und Atem.
Alle Therapiemöglichkeiten aus Daivavyapāśraya und Sattvāvajaya (s. o.) helfen vor und während stressiger Phasen. Es geht überwiegend um das bewusste Wahrnehmen und die selbstbestimmte Handlung (im Gegensatz zur Reaktion). Hier können alle Übungen aus dem Achtsamkeitstraining zum Einsatz kommen. Solange man sein Dharma, Artha, Kāma (s. o.) lebt, empfindet man keine oder weniger Situationen als stressig.

Schon die Anamnese ist Therapie. Der Patient muss überlegen, was er mitteilt und was nicht. Er muss den Mut haben, sich mitzuteilen. Durch Fragen, wie der Patient auf Stress reagiert, wird Sāttva gefördert.

Als stärkste stressreduzierende Pflanze gilt im Āyurveda Aśvagandhā, Withania somnifera (s. o.).

Burnout-Syndrom

Es gibt keine klare, einheitliche Definition. Der Begriff Burnout bezog sich früher auf Menschen in helfenden, heilenden Berufen, wird aber inzwischen immer weiter gefasst.

Umschreibungen dessen, was heute als Burnout bezeichnet wird, finden sich bereits im Alten Testament (2. Mose 18, 17-18). Auch Thomas Buddenbrook scheint schon darunter gelitten zu haben. Shakespeare verwendete das Verb to burn out im 16. Jahrhundert.

Es gibt Überschneidungen mit den Diagnosen Depression, Anpassungsstörung, Alexithymie (Unfähigkeit, Gefühle bei sich selbst oder anderen wahrzunehmen und in Worte zu fassen) oder chronic fatigue syndrome.

Eine mögliche Definition von Burn-out könnte sein: Zustand deutlicher körperlicher, psychischer und emotionaler Erschöpfung, der lang anhaltend ist und nicht auf eine kurzfristige Belastung zurückzuführen ist, mit reduzierter Leistungsfähigkeit. Eine andere mögliche Definition von Burnout wäre: Reaktion auf ein Missverhältnis zwischen den Anforderungen, die von innen und außen gestellt werden, und den zur Verfügung stehenden Bewältigungsmöglichkeiten.

Besonders Burn-out gefährdet sind Menschen mit (zu) hohen Erwartungen an sich selbst, Ehrgeiz, Perfektionismus und starkem Bedürfnis nach Anerkennung. Dies trifft besonders auf Pitta und Rājas zu. Kommen dazu noch äußere Faktoren wie Zeitdruck, hohe Arbeitsanforderung, wenig Autonomie und fehlende soziale Unterstützung, ist das Burn-out vorprogrammiert.

Durch Freudenberger und Maslach wurde das Burnout-Syndrom 1974 als Reaktion auf chronische Stressoren im Beruf beschrieben und in drei Dimensionen eingeteilt:

1) eine überwältigende Erschöpfung durch fehlende emotionale und physische Ressourcen als persönlicher Aspekt **(emotionale Erschöpfung).**
2) Gefühle des Zynismus und der Distanziertheit von der beruflichen Aufgabe als zwischenmenschlichem Aspekt **(Depersonalisierung).**
3) Gefühl der Wirkungslosigkeit und verminderten Leistungsfähigkeit als Aspekt der Selbst-Bewertung **(Erleben von Misserfolg).**

Es liegen viele, individuell verschiedene Symptome nebeneinander vor. Im klinischen Alltag lässt sich die Diagnose Burn-out nicht immer klar von „Erschöpfung“ abgegrenzen. Beim Burnout sind die sozialen Aspekte insbesondere in den Ursachen im Vordergrund.

Unterschieden werden sollte das **Boreout-Syndrom** (Langeweile, berufliche Unterforderung und Unzufriedenheit), Wear-out-Syndrom (Zermürbung, Opfer der Umstände, passives Burnout). Ursachen hierfür sind meist ein Mangel am Sinn der Arbeit und fehlende Möglichkeiten zum persönlichen Wachstum. Dies endet in Langeweile und Unterforderung.

Sich selbst in einem positiven Licht zu sehen, aktiv mit der Welt in Kontakt zu treten und an Herausforderungen zu wachsen, ist ein Grundbedürfnis des Menschen.
Laut Experten sind etwa 4% der Deutschen von einem Boreout betroffen.

Typische Symptome eines Burn-outs sind Erschöpfung, reduziertes Engagement und Interesse sowohl beruflich als auch privat, Zynismus, Depression, Aggression, Abbau der kognitiven Leistungsfähigkeit und Kreativität, Verflachung der Emotionen, Verzweiflung und natürlich körperliche Symptome.

Therapie

Eine gezielte und systematische Therapie des Burn-out-Syndroms gibt es nicht. Grundsätzlich sollte die Selbstwirksamkeit gesteigert werden. Da Burn-out meist im Zusammenhang mit der Arbeit auftritt, sollten Distanz zur Arbeit geschaffen und die Freizeitaktivitäten gefördert werden. Häufig kommen antidepressive Medikamente und Psychotherapie zum Einsatz.

Der Zustand von Tāmas (Dumpfheit) muss durch eine Stärkung von Rājas (Aktivität) überwunden werden, um zum Sāttva zu gelangen.

Āyurvedisch würde man das Burn-out-Syndrom als in seiner natürlichen Funktion beeinträchtigtes Kapha interpretieren. Bala (Kraft) und Ojas (Lebensessenz, s. o.) sind gemindert. Vāta, insbesondere Prāṇāvāta bewältigt seine Aufgaben nicht hinreichend.

Eine āyurvedisch beschriebene Diagnose ist Rasa-Kaṣāya, ein Mangel an Rasa Dhātu (dem ersten Gewebe, s. o.). Dessen Symptome passen erstaunlich gut zum heutigen Burnout: Schwäche, Trockenheit und Rauheit der Gewebe (mit allgemeiner Funktionsbeeinträchtigung), Abmagerung, schwerer Atem, Herzklopfen, Druck oder Schmerzen im Brustraum, Zittern, Geräuschempfindlichkeit, Müdigkeit, Interesselosigkeit, Depression.

Daher sollte beim Burn-out-Syndrom unbedingt Rasa Dhātu mitbehandelt werden. Zur pflanzlichen Therapie ist Guḍūcī (Tinospora cordifolia, s.o.) als eine der wichtigsten Rasa-Dhātu Nährenden zu nennen.

Zur weiteren Therapie des Burn-out-Syndroms gelten die gleichen Maßnahmen, wie bereits beim Stress beschrieben. Die Funktionen des Geistes müssen unbedingt gestärkt werden. Dazu gibt es den klugen Leitsatz, der vereinfacht die verschiedenen Funktionen des Geistes (s. o.).umschreibt:

> ***Gott gebe mir die Gelassenheit, Dinge hinzunehmen, die ich nicht ändern kann, den Mut, Dinge zu ändern, die ich ändern kann und die Weisheit, das eine vom anderen zu unterscheiden.***

Es heißt, wenn man einen Frosch in einen Kochtopf mit kaltem Wasser setzt und das Wasser nach und nach zum Kochen bringt, dann passt sich der Frosch an, wird benommen und träge, gewöhnt sich an die Temperatur und endet letztendlich gekocht … Wirft man ihn dagegen plötzlich in sehr heißes Wasser, rettet er seine Haut (und sein Leben!) mit einem großen Satz.

Dies entspricht dem āyurvedischen Begriff der Gewöhnung. Gewöhnung macht träge und trübt das Bewusstsein. Dem wirken Achtsamkeitsübungen entgegen.

Einfache Übungen sind z. B. die Wahrnehmung der Körperhaltung, das bewusste Atmen, Essen schweigend zu sich nehmen, achtsames Gehen. Heute modern ist das „Waldbaden“, achtsames im Wald spazieren gehen und den Wald mit allen Sinnen wahrnehmen.

Ein echtes Burn-out erfordert meist eine länger dauernde „Auszeit“, um dem Körper und dem Geist Zeit zur Regeneration zu geben. Dies kann tatsächlich viele Monate dauern. Eine Beschleunigung zu erzwingen, ist nicht ratsam!

Erschöpfungszustände

Erschöpfung ist ein Ungleichgewicht von Spannung und Entspannung, Aktivität und Ruhe, Wachsein und Schlaf. Das Ziel sollte sein, Ausgleich zu schaffen und kräftigend zu wirken. Generell sind Bitterstoffe gut. Empfohlene Pflanzen: Ginseng, Löwenzahn, Rosmarin, Johanniskraut.

[Mittel gegen Erschöpfung]

Getrocknete Weinbeeren, Datteln, Granatapfel, Zuckerrohr, Gerste und Reis sind Heilmittel gegen Erschöpfung (Śramahara).

CS, Su. 3, 40

Tandra – Lethargie

Tandra ist nicht nur Lethargie, sondern umfasst auch Schwäche, Abgeschlagenheit, Schläfrigkeit, Trägheit. Wenn die Sinnesorgane nicht mit den Sinnesobjekten in Kontakt treten, wird durch Tāmas, Vāta und Kapha produziert.

Regelmäßiges essen von Süßigkeiten, fettiger und schwerer Nahrung

Angstzustände, exzessive geistige Arbeit, körperliche Verausgabung und chronische Krankheiten

↘ ↙

Kapha wird angetrieben durch Vāta und überfordert das Herz

blockiert den dort lokalisierten Intellekt (Buddhi)

Tandra

Symptome von Tandra sind Unruhe im Herzen, Schwere beim Sprechen, der Bewegung und den Sinnen und Unannehmlichkeiten in Mānasa und Buddhi.

Die Therapie besteht in der Beseitigung von übermäßigem Kapha und Tāmas (z. B. durch körperliche Aktivität und scharfe oder bittere Nahrungsmittel). Zur Ausleitung werden Aderlässe durchgeführt. Gleichzeitig sind beruhigende Maßnahmen erforderlich.

Die wohltuenden āyurvedischen Ölmassagen mit medizinierten Ölen (Öle mit Kräutern verarbeitet) wirken aufbauend und stärkend.

Die āyurvedischen Highlights

Jeder Mensch reagiert konstitutionsabhängig auf stressige Situationen. Diese Reaktion kann diagnostisch und therapeutisch genutzt werden. Langanhaltend empfundener Stress kann im Burnout münden, was wiederum Erschöpfungssymptome zeigt. Āyurveda bevorzugt die Vorbeugung. Es gibt aber viele aufbauende Maßnahmen. Insbesondere Rasa-Dhātu (siehe 4. Kapitel) muss beachtet werden.

16. Kapitel

Depression – Viṣāda

Depression

Pflanze bei Depression
- *Johanniskraut, Hypericum perforatum*

Die āyurvedischen Highlights

Depression – Viṣāda

Depressionen werden den affektiven Störungen zugeordnet und zeigen vielfältige Symptome. Drei typische Symptome sind

- **depressive Stimmung**
- **Verlust von Interesse und Freude**
- **Erhöhte Ermüdbarkeit**

> **Wichtige Symptome der Depression:**
> Niedergeschlagenheit, Stimmungseinengung (Verlust der Fähigkeit zu Freude oder Trauer, Verlust der affektiven Resonanz), Gefühl der Gefühllosigkeit, Suizidalität, Antriebshemmung, Unruhe, Hypochondrie, Hoffnungslosigkeit, Müdigkeit, Minderwertigkeitsgefühle, Hilflosigkeit, soziale Selbstisolation, Rückzug, Selbstentwertung, verringerte Konzentrations- und Entscheidungsfähigkeit, Denkhemmung, Grübelzwang, Ängstlichkeit, Libidoverlust, Schlafstörung, Appetitlosigkeit, Schmerzen, Kummerspeck aber auch Gewichtsabnahme, erhöhte Infektanfälligkeit.

Depressionen können sich hinter körperlichen Symptomen verbergen. Es ist häufig schwer zu erkennen, ob erst die psychische Verstimmung aufkam und dann körperliche Beschwerden oder ob die Psyche dem Körper gefolgt ist. Gibt es für körperliche Symptome keine erfolgsversprechenden Therapien, führt dies fast zwangsläufig zu depressiven Verstimmungen.

Depressionen können durch neurotische Verhaltensweisen (siehe Neurosen) verarbeitet und dadurch überlagert werden. Dies kann den Umgang mit depressiven Patienten erschweren. Entweder fühlt sich der Therapeut genauso hilflos wie der Patient, oder der Therapeut geht in eine Abwehrhaltung. Nicht nur āyurvedisch gesehen besteht das Ziel in der Gelassenheit. Ist der Therapeut gelassen, kann sich dies auf den Patienten übertragen (Identifikation).

Das Thema Anhaftung (s. o.) kommt hier besonders zum Tragen. Der Therapeut darf keine Anhaftung an „sofortige Heilung" haben, sonst übernimmt er die Symptome und den Druck des Patienten. Gelassene und geduldige Begleitung bieten dem Patienten Unterstützung. Rückschläge darf der Therapeut nicht persönlich nehmen, auch hier sollte keine Anhaftung an das Bild „ich bin der beste Therapeut und muss dem Patienten helfen" bestehen.

Nach modernen Kriterien werden Depressionen eingeteilt in verschiedene Stadien:

- **Leicht bis mittel:** mindestens zwei typische Symptome in Verbindung mit zwei bis drei weniger typischen Symptomen
- **Schwer:** alle drei typischen Symptome, zusätzlich wenigstens vier weniger typische Symptome

Eine wertvolle Pflanze bei leichten bis mittelschweren Depressionen ist das Johanniskraut.

Johanniskraut, Hypericum perforatum

Echtes Johanniskraut erkennt man an den gelben Blüten und dem zweikantigen Stängel. Wenn man die grünen Blätter gegen die Sonne hält, sehen sie aus, als wären sie durchlöchert. Tatsächlich handelt es sich um Öleinschlüsse. Zerreibt man die Blüten zwischen den Fingern, färben sich die Finger rot.

Die höchste Konzentration der Inhaltsstoffe hat Johanniskraut zur Sommersonnenwende, am längsten Tag und der kürzesten Nacht. Daher sollte es am 21.6. geerntet werden. Verwenden kann man das obere Drittel der Pflanze. Um Öl herzustellen, kann man die Blüten in Olivenöl sechs Wochen in der Sonne ziehen lassen. Dann das Öl filtern und aus der Sonne entfernen.

Wirkungen innerlich: stimmungsaufhellend, anxiolytisch (angstlösend, nicht eindeutig nachgewiesen), schmerzstillend, Verbesserung des Schlaf-Wach-Rhythmus, erhöht Vigilanz und Denkvermögen.

Wirkungen äußerlich: entzündungshemmend, wundheilungsfördernd, schmerzlindernd (neuralgiforme/Nervenschmerzen, z. B. ausstrahlende Rückenschmerzen), Verbrennungen, Zerrungen, Gürtelrose, Narbenpflege, Verletzungen, Myalgien (Muskelschmerzen).

Um die antidepressive Wirkung zu erreichen, muss Johanniskraut oral aufgenommen werden und den Magen-Darm-Trakt durchlaufen. Denn nur die Metaboliten (Stoffwechselprodukte, Hyperforin u. a.), die durch die Verdauung entstehen, sind wirksam. Durch Kochen gehen Inhaltsstoffe verloren. Daher ist die Tabletteneinnahme der Tee vorzuziehen. Es gibt diverse Fertigpräparate in der Apotheke.

Zum Johanniskraut gibt es eine Vielzahl an Studien (siehe Literaturangaben). Die Wirksamkeit bei leichten bis mittelschweren Depressionen ist gut belegt. Es darf auch bei Kindern eingesetzt werden.

Die Neurotransmitterkonzentration (s. o., Serotonin, Noradrenalin, Dopamin, GABA, L-Glutamat) in den Synapsen steigt an und die Reizübertragung wird verbessert, da klassische Abschaltwege wie der enzymatische Abbau der Neurotransmitter oder die Wiederaufnahme aus dem Spalt in die Synapse gehemmt werden. Daraus resultiert eine stimmungsaufhellende Wirkung.

Über Lichtrezeptoren der Haut kommt es tagsüber zu einem höheren Verbrauch der schlaffördernden Substanz Melatonin (s. o.) und folglich in der Nacht zum Anstieg von Melatonin. Johanniskraut steigert die nächtliche Ausschüttung von Melatonin und verbessert so den Schlaf-Wach-Rhythmus.

Johanniskraut sollte möglichst nicht mit anderen Medikamenten kombiniert werden, da es viele Wechselwirkungen gibt. Außerdem benötigt es ca. vier Wochen, bis die ersten Effekte einsetzen. Durch die erhöhte Sonnenempfindlichkeit, wird es besonders bei Winterdepressionen empfohlen (es bringt die geballte Sonnenlichtenergie in die Psyche).

Nebenwirkungen (nur bei innerlicher Einnahme): Photosensibilität (schnell Sonnenbrand), verringert die Wirksamkeit anderer Medikamente durch schnelleren Abbau (z. B. wird man trotz Pille schwanger).

Der Name Johanniskraut hat mehrere Deutungen. Zum einen liegt der Blühbeginn am Johannistag (24. Juni). Zum anderen soll dieses Kraut dem heiligen Johannes das Leben gerettet haben, indem es seine Verfolger in die Irre geleitet hat. Als Erkennungszeichen sollte ein grüner Zweig an seiner Tür dienen. Über Nacht blühte der Zweig so wunderschön gelb, dass die Verfolger das Merkmal nicht mehr erkannten.

Der Legende nach, hat der Teufel die Löcher (Sekretbehälter) in den Blättern zu verantworten. Er sei in Zorn darüber geraten, dass die Menschen ihre Depressionen, die sie ihm viel leichter zugänglich gemacht hätten, mit diesem Kraut heilen konnten. So habe er vor lauter Wut mit einer Nadel lauter Löcher in die Blätter gestochen.

Es heißt, Johanniskraut verjage böse Geister und den Teufel. Im ältesten erhaltenen Dokument der mittelalterlichen Klostermedizin, dem „Lorscher Arzneibuch" aus dem letzten Jahrzehnt des 8. Jh. wird Hypericum erstmals zur Behandlung von Melancholie genannt.

Weitere Pflanzen, die zur Behandlung der Depressionen wirksam sind:

- Aśvagandhā
- Lavendel über die angstlösende Wirkung
- Alle Pflanzen, die den Schlaf verbessern (Melisse, Baldrian, Hopfen usw.)
- Alle Pflanzen, die gegen Stress und Erschöpfung helfen
- Alle Pflanzen, die Sāttva stärken.

Erste Studien, welche die Anwendung von Curcuma bei depressiven Patienten mit Placebo verglichen, zeigen, dass die Behandlung sicher und wirksam zu sein scheint und gut vertragen wird.

Ng QX et al. Clinical use of curcumin in depression: A meta-analysis. J Am Med Dir Assoc 2017; 18: 503-508. Doi:10.1016/j.jamda.2016.12.071

Eine klinische Studie an 60 Patienten mit Depressionen zeigte 2013 anschaulich das antidepressive Potential von Curcumin: Über einen Zeitraum von 6 Wochen konnten in der Gruppe der Patienten, die mit Curcumin behandelt wurden, ähnliche Verbesserungen festgestellt werden wie in der Gruppe, der Fluoxetin verabreicht wurde.

Depressionen können in verschiedenen Kombinationen auftreten. So gibt es die Wochenbettdepression nach der Entbindung. Āyurvedisch ist dies ein Zustand von erhöhtem Vāta aufgrund der (plötzlich) eingetretenen Leere in der Gebärmutter. Luft und Raum (Äther) als Elemente nehmen zu, der Frau fehlt die „Fülle“ der Schwangerschaft.

Auch in den Wechseljahren treten vermehrt depressive Symptome auf. Dies ist der Übergang von der Pitta- in die Vāta-Phase des Lebens. Solche Übergänge laufen meist nicht ganz glatt ab. Typischerweise können beide beteiligten Doṣas aus dem Gleichgewicht geraten und zu Störungen führen.

Dann gibt es noch die Erschöpfungsdepression, bei der Vāta meist im Vordergrund steht. Natürlich gibt es auch hirnorganisch bedingte Depressionen. Der somatopsychische Effekt darf nicht vernachlässigt werden. Immerhin leiden etwa 46% der Tumorpatienten auch an einer Depression. Schon allein die Mitteilung der Diagnose muss psychisch verarbeitet werden.

Die Sanskrit-Bezeichnung für Depression ist Viṣāda, was so viel bedeutet wie Bestürzung, Niedergeschlagenheit, Traurigkeit, Melancholie, Angst, Schwäche. Viṣāda ist auch eine der Eigenschaften Vāta und wird meist als „klar“ übersetzt, bedeutet aber auch soviel wie Leere, keine Fülle in sich selbst, Mangel.

Āyurvedisch gilt Viṣāda als der häufigste Krankheitsverstärkende Faktor und resultiert aus der Angst vor dem Scheitern an einer Aufgabe.

Andere Begriffe für Depression sind Dainya, Kaphonmada, Avasada oder Mānokheda.

Menschen mit viel Vāta in der Konstitution und wenig Sāttva im Geist sind anfällig für Depressionen und andere psychische Erkrankungen. Aber auch ein Übermaß an Kapha und Tāmas führt zu Depressionen.

Vāta Depressionen

Ursachen: Der Geist ist bei Vāta-Konstitutionen sehr unruhig. Durch alle Vātaerhöhenden Faktoren kann dies verstärkt werden. Besonders zu betonen sind Veränderungen und dabei das Verlassen oder Verlassen-werden. Auch ein Verlust (z. B. durch den Tod) einer Person oder eines Lebensumstands (Jobverlust) kann ein Auslöser einer Depression sein. Und natürlich auch ein körperliches oder psychisches Trauma.
Vāta ist wie der Wind, sehr beweglich und veränderlich. Vāta schiebt häufig die anderen Doṣas an, so dass diese auch Symptome zeigen.

Vāta-Symptome sind von der Leere, dem Mangel an Masse geprägt. Der Mensch fühlt sich innerlich leer, sucht den Halt im Außen, ist aber zu unruhig, um diesen zu finden. Er verliert sich selbst. Dadurch verliert er die Hoffnung. Alles ist sinnlos. Durch den Mangel an Masse entsteht ein körperlicher Energieverlust, der sich auf die Psyche schlägt – das Resultat ist eine niedergeschlagene Stimmung.

Vāta Menschen sind sowieso konstitutionell hypersensibel und nehmen die Stimmung der Umgebung war. Leider beziehen sie diese gerne auf sich und reagieren mit Ängsten, Sorgen und Unruhe. Der Geist verliert die Stabilität, Bodenhaftung, Erdung. Dadurch werden Schlafstörungen verstärkt bis hin zum Schlafwandeln.
Der Geist kann keinen klaren Gedanken mehr fassen, kann sich nicht konzentrieren, dreht sich im Kreis und entlädt sich im übermäßigen und inhaltsleeren Reden oder Jammern. Der ganze Mensch ist agitiert durch vermehrtes Rājas, er kann hyperaktiv und nervös werden.

Zu dem starken Leeregefühl gesellt sich das Gefühl der Wertlosigkeit, Unentschlossenheit, Unsicherheit. Über Allem schwebt die ewige Veränderlichkeit von Vāta mit starken Stimmungsschwankungen. Freunde kommen gar nicht mehr nach, den momentanen Zustand zu erkennen. Sie kommen nicht mehr in Kontakt.

Die Imbalance kann so heftig werden, dass psychotische Symptome wie Halluzinationen (z. B. Stimmenhören) zu den depressiven Symptomen hinzukommen.
Alle Symptome werden in den Vāta-Tageszeiten oder -Jahreszeiten verstärkt. Besonders kalter Wind zeigt große Auswirkungen.

Gleichzeitig treten die üblichen Vāta-Symptome auf der körperlichen Ebene auf: die Haut wird kalt und trocken mit subjektiven Kälteschauern. Der Appetit schwankt, das Essen wird vergessen, was zu einem Gewichtsverlust führt. Verdauungsstörungen mit Verstopfen und Hasenköddelchen-Stuhlgang und das Ausbleiben der Menstruation kommen hinzu. Schmerzen bis hin zum chronischen Schmerzsyndrom verstärken wiederum die Depression.

Die Therapie der Vāta Depression entspricht der allgemeinen Vāta-reduzierenden Therapie; Vāta reduzierende Ernährung; Regelmäßigkeit im Essen und der Lebensführung; Einhaltung der Tagesroutine mit täglichen Einölungen. Viel Wärme, z. B. in Form von warmen Bädern, warmem Essen, warmer Umgebungstemperatur, wärmender Geborgenheit im sozialen Umfeld.
Hier sind besonders die āyurvedischen Ganzkörpermassagen zu erwähnen, mit ihren liebevollen, einhüllenden Berührungen. Die öligen Darmeinläufe sind besonders Vāta ausgleichend. Auch Vāta-reduzierende Yoga-Übungen wie Padmāsana, Vajrāsana, Tadāsana sind hilfreich. Nasya sollte mit Sesamöl erfolgen.
Entspannung ist zwar sinnvoll, sollte aber nicht übertrieben werden. Ruhige Meditationen zeigen die innere Leere auf und können Angst machen. Vāta sollte lieber singen, tanzen, malen – die Kreativität in meditativer Grundhaltung ausleben.

Pitta Depressionen

Ursachen: Wenn die ehrgeizige und auf Konkurrenzkampf ausgelegte Einstellung nicht befriedigt wird, kann eine Pitta-Depression entstehen. Sie ist eine Form von Frustration, die sich in scharfem Zynismus äußert. Pitta-Depressive fühlen sich benachteiligt oder übergangen. Die subjektiv empfundene Ungerechtigkeit äußert sich in querulatorischer Aggression. Das eigene „Versagen" wird durch Vorwürfe gegenüber anderen verdeckt.

Wenn zusätzliche Pitta erhöhende Eigenschaften von außen (starkes Sonnenlicht, körperliche Anstrengung bei heißer Temperatur, scharfes und heißes Essen usw.) auf das Leben einwirken, werden die Symptome verstärkt. Die Übergangsphase von der Pitta- in die Vāta-Lebensphase, die sich bei Frauen in Form von Hitzewallungen in den Wechseljahren äußert, bahnt sich bei Männern gerne als „Midlife-Krise" ihren Weg. Die gewohnte Leistungsfähigkeit lässt nach, die Unzufriedenheit mit sich selbst nimmt zu.
Neuere Studien ordnen besonders Männern Aggressionen als Ausdruck der Depression zu. Āyurvedisch würde dies der Pitta Depression entsprechen.

Die Pitta-Symptome unterscheiden sich zum Teil nur in Nuancen von den Vāta-Symptomen. Das subjektive Gefühl der Niedergeschlagenheit, die düstere Stimmung und der Energiemangel sind bei beiden vorhanden. Hinzu kommen Aggression, Ärger, Wut. Die Schuld am schlechten Befinden wird im Außen gesucht, um die eigenen Schuldgefühle nicht wahrnehmen zu müssen. Die Menschen sind sehr reizbar, egozentrisch, anmaßend und benehmen sich mit Absicht schlecht, um zu provozieren. Die innere Traurigkeit muss überspielt werden.
Da auch Rājas (die Aktivität) sehr hoch ist, besteht eine hohe Gefahr für einen Suizid. Leider können Pitta-Konstitutionen auch in ihrer Depression noch strukturiert und effektiv handeln, so dass Selbstmordgedanken in Taten umgesetzt werden.

Auch hier treten gleichzeitig die für Pitta üblichen körperlichen Symptome auf: Durchfall, Magenübersäuerung bis hin zum Geschwür, Herzbrennen bis hin zum Herzinfarkt, Fieber, Lichtempfindlichkeit und Hautreaktionen jeglicher Art (z. B. Ausschlag, Urtikaria).

Die Therapie muss kühlend sein. Sinnvoll sind z. B. Aloe vera, Kokosnuss, Koriander, Rosenwasser, Granatapfel, Sandelholz, Śatāvarī, Guḍūcī. Eine Pitta reduzierende Ernährung mit reizarmer, eher vegetarischer Kost mit bitteren Gewürzen ist empfehlenswert. Sport, um Rājas auszuleben, aber ohne Ehrgeiz. Die wirksamste Methode, Pitta auszuleiten, stellt das therapeutische Abführen (Auslösen von Durchfall) dar.
Pitta kann sich seinen Erkrankungen immer gut über den Intellekt stellen. Wenn es einmal auf der Verstandesebene klar ist, muss die Erkenntnis „nur" noch zur Gefühlsebene gelangen. Pitta wird häufig in der Kindheit „aberzogen". Das Kind muss sich gut benehmen und den Regeln der Familie anpassen. Der eigene Wille kann als Kind nicht durchgesetzt werden. Daraus resultiert ein unterdrücktes Pitta, das sich immer wieder in Form von krankhaften Symptomen einen Weg zu bahnen versucht. Daher muss der Pitta-Kranke lernen, sein Pitta in einem gesunden Maß auszuleben und nicht zu unterdrücken. Über den Intellekt kann er erkennen, dass Pitta nicht der Feind ist, sondern sehr viele positive Qualitäten hat, die (sozial verträglich) umgesetzt werden dürfen.

Kapha

Ursachen: Verbinden sich die schweren, trägen Kapha Qualitäten mit Tāmas, kann eine Kapha-Depression entstehen. Alles wird schwer und dumpf, der Mensch verliert jeden Antrieb, jede Aktivität.
Durch weitere Kapha erhöhende Eigenschaften wird diese Form der Depression weiter verstärkt und häufig chronisch.

Kapha-Symptome bei Depressionen entsprechen den Kapha Eigenschaften. Die an sich positive Stabilität schlägt um in Lethargie und Antriebslosigkeit. In Kombination mit der Schwere wird der Geist schwerfällig, das Denken verlangsamt sich. Anfangs herrscht nur eine Melancholie. Sie geht über in Monotonie, Trübheit, Traurigkeit, dann entwickelt sich eine Interessen- und Lustlosigkeit. Die Gefühle verflachen, es kann keine Freude mehr empfunden werden. Dies ist keine Gelassenheit, kein Gleichmut, sondern Gleichgültigkeit.
Die Müdigkeit nimmt zu, es kommt zu einem übermäßigen Schlafbedürfnis, bis der Mensch das Bett gar nicht mehr verlässt. Daraus resultiert der soziale Rückzug. Der Kapha-Depressive fällt gar nicht auf, er ist einfach nicht mehr da.
Die Trägheit zeigt natürlich auch körperliche Symptome in Form von Übergewicht. Der Mensch hat zwar kein Interesse und keine Freude mehr am Essen, aber er isst dennoch aus Gewohnheit. Die Lethargie kann so stark werden, dass der Depressive immer langsamer und weniger spricht und irgendwann verstummt.

Die Kapha-Depression entspricht einer Winter-Depression. Sie wird in der dunklen Jahreszeit schlimmer, kann aber leider auch chronisch werden. Die Antriebslosigkeit ist so hoch, dass die Menschen sich keine Hilfe holen können. Die Symptome entsprechen denen einer schweren Depression.

Therapie: Kapha benötigt Leichtigkeit und Antrieb. Tāmas muss in Rājas überführt werden. Allerdings besteht eine Gefahr bei der Steigerung des Antriebs darin, dass wenn die Stimmung nicht gleichzeitig besser wird, der Antrieb zur Umsetzung von Selbstmordgedanken benutzt wird. Also ist es sehr wichtig, Körper und Psyche gleichzeitig zu behandeln und das entstehende Rājas möglichst schnell in Sāttva umzuwandeln.
Die Ernährung muss leicht verdaulich und warm sein, mit vielen Gewürzen. Bewegung an der frischen Luft und an der Sonne tut gut. Anregende Yoga-Übungen (Sonnengruß) in einer Gruppe sind sinnvoll. Überhaupt alle Aktivitäten sollten in Gesellschaft erfolgen, damit Kapha sich nicht in Einsamkeit vergräbt.

Neuere Studien führen zu dem Ergebnis, dass körperliche Aktivität verschiedener Art bei Depressionen hilft. Es ist noch nicht ganz klar, warum das so ist. Vermutlich sorgt ein Anstieg verschiedener Botenstoffe im Gehirn für eine Neubildung von Nervenzellen und fördert die neuronale Plastizität. Körperliche Aktivität führt zu einem Anstieg der BDNF-Konzentration (brain-derived neurotropic factor) im Blut. Dies ist ein Wachstumsfaktor, ein Protein, das bei diversen Erkrankungen (auch bei Depressionen) verringert ist.

Heutzutage wird auch eine Schlafentzugstherapie bei Depressionen getestet. Sie sollte nur unter ärztlicher Überwachung und besser stationär erfolgen.

Der Gemütszustand depressiver Menschen kann sich bereits nach einer einzigen durchwachten Nacht verbessern. Herkömmliche Behandlungen wirken üblicherweise erst nach mehreren Tagen oder Wochen. Falls die Symptome nach der Wachtherapie verschwinden, kehren sie allerdings meist zügig wieder zurück. Bestimmte Maßnahmen, wie etwa das Verschieben von Schlafphasen, senken die Rückfallquote. Forscher nehmen an, dass sich die Synapsen im Gehirn während einer Depression nicht mehr wie bei Gesunden vernetzen. Therapeutischer Schlafentzug hilft womöglich deshalb, weil er dem entgegenwirkt.
Auch eine Lichttherapie im Anschluss an den Schlafentzug kann den antidepressiven Effekt über mehrere Tage aufrechterhalten. Hierzu setzen sich die Patienten in den Tagen nach der durchwachten Nacht jeweils morgens für mindestens eine halbe Stunde einer sehr intensiven Lichtquelle aus. Der Wirkmechanismus ist hierbei noch unklar.

„Durchmachen gegen Depression" von Christoph Nissen
und Marion Kuhn (Gehirn & Geist, 8/2016)

Lichttherapie beeinflusst auch über Melatonin (s. o.) depressive Symptome.

Āyurvedisch muss also zunächst definiert werden, welche Form der Depression vorliegt. Erst dann kann ein individuelles Behandlungskonzept entwickelt werden. Körper und Geist müssen gleichermaßen therapiert werden. Die Stärke und Geschwindigkeit der Therapie müssen der Kraft des Patienten angepasst werden.

Stirngüsse als körperliche Therapie für den Geist dürfen nur in Absprache mit dem Patienten zur Anwendung kommen. Stirngüsse können den vorherrschenden emotionalen Zustand verstärken. Sie können alte, vergrabene Ereignisse, Erinnerungen ins Bewusstsein holen. Hat der Patient die Kraft, sich damit auseinanderzusetzen, sind sie wunderbar. Vielleicht muss aber der Patient erst noch die bereits bewussten Erinnerungen verarbeiten und verträgt nichts Zusätzliches. Der Patient sollte dahingehend aufgeklärt werden und dann mitentscheiden.

Die āyurvedischen Highlights

Depressionen werden abhängig von den Symptomen nach Vāta, Pitta und Kapha unterteilt und dementsprechend behandelt. Die wichtigste antidepressive Pflanze ist das Johanniskraut.

17. Kapitel

Angststörung – Bhava

Angststörung

Pflanze bei Angststörungen:

- *Kava-Kava, Piper methysticum*

Die āyurvedischen Highlights

Angststörungen – Bhava

Zunächst müssen die verschiedenen Begriffe geklärt werden:

Nicht von ungefähr stammt das deutsche Wort »Angst« vom lateinischen Wort »angustus« ab, das »eng,« »beschränkt« oder »bedenklich« bedeuten kann. Genau das macht die Angst aus: Sie reduziert mögliche Reaktionen von Körper und Psyche auf Kampf oder Flucht.
Unter ANGST wird ein Zustand verstanden, der mit einem negativen Gefühl der Anspannung einhergeht und sich auf eine Bedrohung in der Zukunft richtet. Die Art der Bedrohung bleibt aber im Allgemeinen eher vage.
Der Begriff FURCHT dagegen ist reserviert für eine starke emotionale Reaktion auf eine wahrgenommene, tatsächliche Bedrohung. Diese Bedrohung ist definierbar, wie z. B. eine giftige Schlange.
Die bei ANGSTSTÖRUNGEN vorliegenden Ängste sind so stark, dass die Lebensqualität der Betroffenen deutlich beeinträchtigt ist. Weiterhin ist die Angst unangemessen, da sie stärker oder häufiger auftritt, als es unter den betreffenden Umständen notwendig oder sinnvoll wäre. Somit sind die Angststörungen zum einen über den subjektiven Leidensdruck oder die Einschränkung der Leistungsfähigkeit durch die Ängste definiert, zum anderen über die Unangemessenheit der Angst, d. h. etwas wird gefürchtet, das objektiv nicht gefährlich ist.

PANIK ist das intensivste Gefühl von Angst, so stark, dass der Impuls zu rennen, zu entkommen überwältigend ist. Panik signalisiert akute Gefahr, ist ein Gefühl des Schreckens, ja manchmal auch der Todesangst. Der Begriff „Panik" leitet sich von dem Namen des altgriechischen Hirtengottes Pan ab. Dieser neigte dazu, in freier Natur zu entspannen und gerne ein Nickerchen zu halten. Wurde er dann in seinem Schlaf gestört, reagierte er äußerst ungehalten und versetzte die Störenfriede, Menschen ebenso wie Viehherden, in plötzlichen Schrecken. Er soll einen solch furchtbaren Wutschrei ausgestoßen haben, dass manche von ihnen auf der Stelle vor Schreck starben. Die anderen rannten in wilder Flucht voller „Panik" davon.

Bei PHOBIEN handelt es sich um dauerhafte, unangemessene und intensive Furcht vor spezifischen Objekten oder Situationen, damit können auch soziale Situationen gemeint sein, bzw. die Vermeidung dieser Objekte und Situationen. Was die Phobien von den anderen Angststörungen unterscheidet, ist, dass das Objekt der Angst deutlich definiert ist. Es handelt sich um eine gezielte Furcht und keine unbestimmte Angst.

Aus: Angst von Eni Becker, UTB Profile

Symptome bei heftiger Angst: Herzklopfen, Atemnot, Nervosität, Brustschmerzen, Zittern, Schwindel, Ohnmacht, Schlaflosigkeit, Appetitverlust, Kopfschmerzen, Schwäche, Müdigkeit, Schweißausbrüche, Schluckstörungen, Kreislaufbeschwerden, Schmerzen, Darmstörungen, Muskelverspannungen, Reizbarkeit, Konzentrationsschwierigkeiten bis hin zum Suizid (versuch).

Gegenüberstellung der Symptome von Angst und Depression

Angst	**Depression**
Herzbeschwerden	Schlafstörungen
Schweißausbrüche	Schweregefühl
Schwindel	Appetitverlust
Schluckstörungen	Gewichtsverlust
Kreislaufbeschwerden	Müdigkeit
Atemstörungen	Interessenverlust
Anfälle	Libidoverlust
Schmerzen	Schmerzen
Zittern	Erschöpfung
Darmstörungen	Antriebslosigkeit

Heutzutage bedient man sich der „Hamilton-Angst-und-Depressions-Skala“, um den Grad der Angst (bzw. der depressiven Verstimmung) zu messen. Es handelt sich um einen Fragebogen, den der Patient im Laufe der Therapie immer wieder ausfüllen soll. Da es sonst keine objektiven, messbaren Marker (z. B. Laborwerte) gibt, ist dies eine gute Methode, um den Therapieerfolg zu bestimmen.

Typische Therapiemethoden der westlichen Psychotherapie bei Angststörungen sind Verhaltenstherapie, tiefenpsychologische Therapie, aber auch z. B. Hypnotherapie.
Sehr häufig werden Expositionsverfahren eingesetzt. Der Patient setzt sich gezielt allein oder gemeinsam mit dem Therapeuten der angstbesetzten Situation aus. Er geht z. B. auf einer belebten Einkaufsstraße in Geschäfte, oder besteigt einen hohen Turm. So sollen sich durch häufige Wiederholungen neue Erfahrungen bilden (neue Bahnen im Gehirn) und die körperlichen Angstreaktionen lassen nach. Automatisierte Gedanken und starre Denkmuster werden durchbrochen.

Neu etabliert haben sich Achtsamkeitsübungen, Meditation und Entspannungsverfahren. Auch jede Form von Bewegung hat sich als hilfreich erwiesen.

Natürlich gibt es eine Vielzahl an Medikamenten, die angstlösend wirken. Bei einer akuten Angststörung/Panikattacken reichen pflanzliche Mittel meist nicht aus, da werden chemisch synthetische Anxiolytika benötigt. Für schwächere Formen der Angst haben sich diverse Pflanzen bewährt, deren Wirkung auch durch Studien belegt ist: Kava-Kava-Wurzelstockpräparate, Johanniskraut (s. o.), Baldrianwurzel (s. o.), Passionsblumenkraut (s. o.), Lavendel (s. o.), Rosenwurz (s. o.), Melisse (s. o.), Hopfen (s. o.).

Eine einzelne Pilotstudie untersuchte die Wirkung von Rosenwurz bei der Behandlung von generalisierter Angststörung bei 10 Patienten. Die Hälfte berichteten einen signifikanten Rückgang von mindestens 50% der Angstsymptomatik auf der Hamilton-Angst-Skala und 4 von ihnen erreichten eine Remission. Baek JH et al. Clinical applications of herbal medicines for anxiety and insomnia; targeting patients with bipolar disorder. Aust N Z J Psychiatry 2014; 48: 705-715. Doi:10.1177/0004867414539198

Die Wirkung der Passionsblume auf leichte Verlaufsformen der generalisierten Angststörung ist vergleichbar mit 15 mg Oxazepam/Tag, setzt jedoch langsamer ein und hat weniger Einfluss auf die Funktion der Patienten. Baek JH et al. Clinical applications of herbal medicines for anxiety and insomnia; targeting patients with bipolar disorder. Aust N Z J Psychiatry 2014; 48: 705-715. Doi:10.1177/0004867414539198

Baldrian wirkt über eine Beeinflussung der GABA-Kanäle und verstärkt die GABA-Wirkung (s. o.) in vergleichbarem Maß wie Benzodiazepine (verschreibungspflichtige Schlafmittel).

In zwei einzelnen randomisiert kontrollierten Studien bei Patienten mit generalisierter Angststörung konnte eine Überlegenheit und bessere Verträglichkeit von Lavendel gegenüber dem Antidepressivum Paroxetin sowie eine therapeutische Äquivalenz im Vergleich mit Benzodiazepinen nachgewiesen werden.

Kava-Kava, Piper methysticum, Rauschpfeffer

Verwendet wird der Wurzelstock. Das lipophile Phenol von Kava-Kava kann die Blut-Hirn-Schranke überwinden und somit direkt vor Ort seine Wirkung entfalten. Es besteht der gleiche Wirkmechanismus wie bei Benzodiazepinen (Schlafmitteln). Es muss allerdings über einen längeren Zeitraum eingenommen werden, da die Wirkung erst nach ein bis zwei Wochen eintritt.

Wirkungen: anxiolytisch (angstlösend), sedierend, krampflösend, Verbesserung der zentralen Informationsverarbeitung (verringerte Reaktionszeit, verbesserte Gedächtnisleistung, gesteigerte Aufmerksamkeit), Verbesserung des Schlafprofils, Hebung der Stimmungslage

2002 wurde die Zulassung widerrufen, 2011 wurden die Präparate vom Markt genommen wegen leberschädigender Wirkungen durch Piperidinalkaloide, welche sich in der Rinde befinden. Traditionell wird der geschälte Wurzelstock verwendet.

Die Pflanze wird hier der Vollständigkeit halber erwähnt. Es wird auch immer noch diskutiert, sie wieder zuzulassen, dann aber regelmäßige Leberwertkontrollen verpflichtend durchzuführen.

Es bestanden sowieso Kontraindikationen in Schwangerschaft, Stillzeit und bei endogenen Depressionen, da der Patient durch die Einnahme von Kava-Kava den Mut zum Selbstmord aufbringen könnte.

Auch die Vielzahl an Nebenwirkungen, machten die Einnahme problematisch: bei länger dauernder Einnahme vorübergehende Gelbfärbung der Haut und Hautanhangsgebilde möglich; selten allergische Hautreaktionen; Akkomodationsstörungen; Pupillenerweiterungen; Störungen des okulomotorischen Gleichgewichts; Sehleistung und Konzentrationsvermögen im Straßenverkehr kann beeinflusst werden; eine Wirkungsverstärkung von zentral wirksamen Substanzen (Alkohol, Barbiturate, Psychopharmaka) ist möglich.

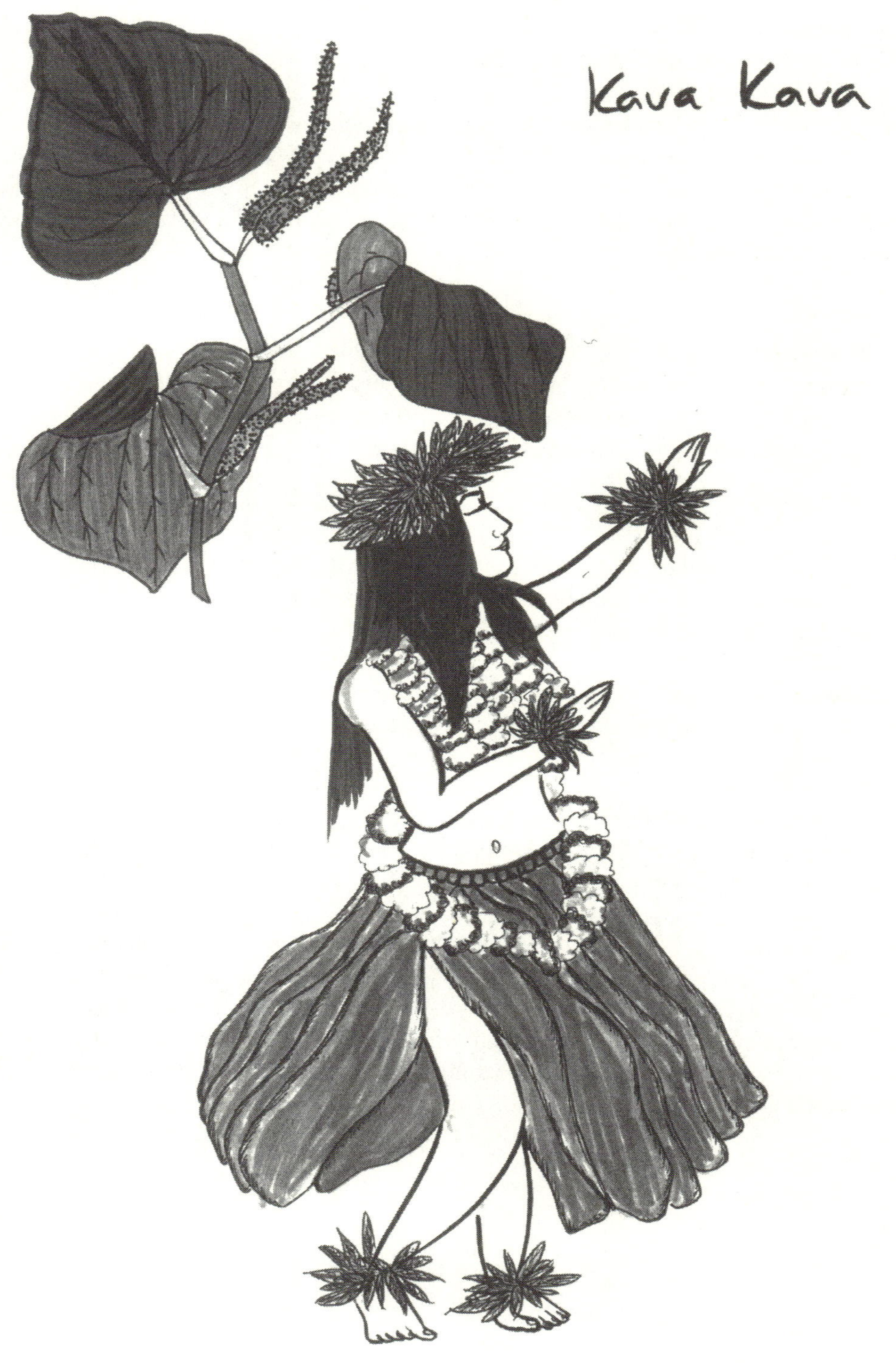
Kava Kava

Āyurvedisch gibt es verschiedene Bezeichnungen für Angst: Bhava, Chittovega, Chinta. Bhava heißt ja auch einfach Emotion. Angst gilt als sehr starke Emotion,

Ursachen können in einem verringerten Rasa Dhātu (s. o.) liegen, aber auch Angst kann zu einem verringerten Rasa Dhātu führen. Ein Mangel an Rasa Dhātu zeigt ähnliche körperliche Symptome, wie sie bei Angstsymptomen auftreten. Daher sollte zur Therapie der Angst unbedingt Rasa Dhātu mit behandelt werden.

Chittovega (Angst) gilt als Mānasa Vikara (geistige Erkrankung). Die prägenden Guṇas sind Rājas und Tāmas, die sich gegenseitig negativ verstärken.

Die āyurvedische Pathogenese entspricht der neurowissenschaftlichen Sichtweise. Prāṇa transportiert Sinneseindrücke in das Gehirn. Die Verarbeitung läuft über Udāna Vāta, Vyāna Vāta, Sādhaka Pitta, Tarpaka Kapha, Buddhi, Dhṛti und Smṛti. Daraus erfolgt eine (Re)Aktion. Diese Faktoren spielen sowohl bei der Entstehung als auch bei der Therapie der Angst eine wichtige Rolle. Da Rasa Dhātu seinen Ursprung im Herzen hat, zeigen sich Symptome, die das Herz betreffen (Herzrasen usw.).

Der Mechanismus der Angst gehört inzwischen zu den an den besten erforschten Schaltkreisen unseres emotionalen Apparates. Der emotionale Reiz (z. B. „Furcht“) aber auch Informationen über Herzschlag und Atmung gelangen über eine „Abkürzung“ direkt zur Amygdala (s. o.). Dadurch wird ein (unbewusstes) Verhaltensprogramm aktiviert, was wiederum zu körperlichen Symptomen („Angstreaktion“) führt. Der Hirnstamm löst automatische Verhaltensreaktionen aus, die von einem Erstarren über Flucht bis zum Angriff reichen können. Die Großhirnrinde ist verantwortlich für das emotionale Erleben der Angst.

Die bewusste Route der Sinnesverarbeitung führt vom Thalamus zuerst in die Hirnrinde und den Hippocampus. Dort werden die Eindrücke genauer analysiert, bevor sie die Amygdala erreichen. Die Reize können differenzierter wahrgenommen werden, allerdings dauert dieser Weg doppelt so lang. Über diesen Weg können emotionale Reaktionen kontrolliert werden.

Ist der unbewusste Weg über die Amygdala einmal beschritten, kann sich daraus ein Teufelskreis entwickeln. Die Wahrnehmungsschwelle für körperliche Befindlichkeitsänderungen wird herabgesetzt, eigentlich unbedeutende körperliche Signale assoziiert der Patient mit Gefahr. Er achtet immer stärker auf körperliche Symptome, die Reaktion („Angst“) wird verstärkt.

Bei Angstreaktionen sind auch die Stresshormone (Adrenalin, Cortison) im Spiel. Sie beeinflussen wiederum die Konzentration von Neurotransmittern (GABA, Dopamin) und Serotonin. Die Stresshormone unterliegen einem feinen Regelmechanismus. Es gibt Hinweise, dass dieser Mechanismus bei Angsterkrankungen gestört ist.

Der Magen verkrampft sich und die Kehle ist wie zugeschnürt. Die Augen zucken und durch den Kopf schießen Tausende von Möglichkeiten. Im Gegensatz zu Furcht oder Besorgnis, die in der Regel einen bestimmten Grund haben, zieht die Angst hungrig ihre Kreise um das Büfett menschlicher Probleme, schnappt sich Allerweltssorgen und verwandelt sie in Katastrophenvisionen. Sie macht uns zittrig und raubt uns den Atem. Sie ist lähmend. Dieses stechende und einschnürende Gefühl lässt sich leicht in der griechischen Wurzel des Wortes erkennen, angh, die für fest zusammenpressen, strangulieren, von Trauer niedergedrückt werden steht.

T. Watt Smith: Vom Plötzlichen Verlangen
Jemanden Zu Küssen. Das Buch Der Gefühle.

Āyurvedisch führt Angst zur Steigerung von Dhīrata (Unruhe) als von Symptom von Rājas. Adnyana (Ignoranz) und Mūdhata (Orientierungslosigkeit) sind Tāmas zuzuordnen.

Die einzelnen Symptome lassen sich den Doṣas zuteilen. Somit ist die Angstreaktion konstitutionsabhängig.

Doṣa-spezifische Angstreaktionen:

Vāta:	Unruhe, Herzklopfen, Schlafstörungen, Atemnot, Nervosität, Zittern, Schwindel, Konzentrationsschwierigkeiten.
Pitta:	Reizbarkeit, Angst wird in Aggression umgewandelt.
Kapha:	Depression, Müdigkeit, Appetitverlust, Gefühl der Lähmung, Starre.

Die āyurvedische Therapie ist Doṣa-spezifisch, auch schon vorbeugend. Jeder Mensch sollte seiner Konstitution entsprechend leben. Dabei ist ein großer Wert auf die Nahrung zu legen. Für die weitere Therapie gelten alle Maßnahmen aus Daivavyapāśraya und Sattvāvajaya. Sadvṛtta (ethische Verhaltensweisen), Prāṇāyāma (Atemübungen), Meditation (unter Beachtung der geeigneten Mediationsform), Gebete, Entspannungsverfahren und das Befolgen der Tagesroutine sind selbstverständlich.

Auch Pañcakarma (Reinigungsmaßnahmen, insbesondere Nasya, s. o.) und weitere körperliche Anwendungen wie Śirobhyaṅga (Kopfmassage), Śirobasti („Kopfeinlauf"), Śirodhāra (Stirnguss, nicht nur mit Öl, sondern auch mit medizinierter Milch oder Buttermilch) kommen zum Einsatz.

Im Yoga gibt es bevorzugte Übungen bei Angststörungen: Hase (Shashankāsana), Berg (Tadāsana), Fisch (Matsyāsana), Frosch (Mandukāsana), Kobra (Bhujangāsana), Totenstellung (Shavāsana).

Es gibt spezifische Marma Punkte, die bei Angstzuständen gedrückt werden. Marma Punkte sind vergleichbar mit Akupressur-Punkten. Es sind Bereiche an der Hautoberfläche, über deren Stimulation tiefer gelegene Strukturen, Organsysteme, Funktionen und

Emotionen beeinflusst werden können. Sie dürfen auf keinen Fall verletzt werden, weil sehr empfindlich sind. Marma stammt von der Wurzel „mṛ", die übersetzt so viel wie „Tod" bedeutet. Nicht jeder Marma-Punkt ist komplett tödlich, aber auch ein kleiner Tod (Zelluntergang) kann an bestimmten Stellen große Auswirkungen haben.

Die Marma-Punkte gegen Ängste sind die Tala Hṛdaya Punkte. Sie befinden sich im Zentrum der Handflächen und Fußsohlen. Pressen dieser Punkte beruhigt den Geist, lindert die Angst und stärkt die Konzentration. Sie führen zusätzlich zu einer Stimulation der Lungen und des Herzens.

Die āyurvedischen Highlights

Angststörungen werden āyurvedisch Rasa-Dhātu (siehe 4. Kapitel) zugeordnet. Die Verarbeitung der Sinneseindrücke durch die geistigen Funktionen (siehe 6. Kapitel) läuft falsch und führt zu Fehlreaktionen. Bei der Therapie kommen alle im II. Teil genannten Methoden zum Einsatz.

18. Kapitel

Trauma

Trauma

Āma im Geist

Die āyurvedischen Highlights

Trauma

Griech. = Verletzung

Psychische Traumatisierung lässt sich definieren als vitales Diskrepanzerlebnis zwischen bedrohlichen Situationsfaktoren und den individuellen Bewältigungsmöglichkeiten, das mit Gefühlen von Hilflosigkeit und schutzloser Preisgabe einhergeht und so eine dauerhafte Erschütterung von Selbst- und Fremdbild bewirkt.

Fischer, G.; Riedesser, P. Lehrbuch der Psychotraumatologie. 4. Auflage. UTB

Eine Situation wird zwar als bedrohlich erlebt, es gibt aber keinen erkennbaren, adäquaten Ausweg aus der Bedrohung. Die eigentlich eventuell notwendige Handlung ist nicht möglich. Daraus entwickeln sich Kompensations-Handlungen, um mit der überfordernden Situation umzugehen.

Symptome: Konzentrationsstörungen, Isolation, Intrusion (sich aufdrängende Bilder und Gedanken), flashbacks (Erinnerungsattacken), Schlafstörungen, Hyperreagibilität, somatische Erkrankungen, Amnesie, Dissoziation (Depersonalisation), Ticks, Konversionsstörungen (Körperteile werden abgespalten als Ausdruck unerträglicher emotionaler Konflikte)

Ursachen können vielfältig sein und sowohl auf der körperlichen als auch auf der psychischen Ebene stattfinden. Erstaunlich häufig sind Missbrauch, Misshandlungen und Vernachlässigung. Schon die Geburt ist ein Trauma. Aber auch ein Verlust, Stress, der normale Alltag können traumatisch sein.

Ähnlich wie bei Angst- und Stressreaktionen nehmen die Sinneswahrnehmungen die Abkürzung über die Amygdala und bleiben dort stecken. Es findet eine emotionale Bewertung statt, keine Diskriminierung, Entscheidung. Interessanterweise zeigen bildgebende Verfahren hirnorganische Veränderungen. Hippocampus und Amygdala haben nach Traumata ein verändertes Volumen. Traumata führen zu Läsionen im Frontalhirn (dort wird das autobiographische Wissen gespeichert). Der Balken (die Verbindung zwischen rechter und linker Hirnhälfte) wird nach Traumata schmaler. Überkreuzübungen stärken den Balken und sind damit zur Therapie von Traumata hilfreich.

Auch neurohormonelle Effekte lassen sich nachweisen. So sind Katecholamine (Dopamin, Noradrenalin, Norepinephrin) dauerhaft erhöht, Kortikosteroide chronisch vermindert, Serotonin vermindert und die endogenen Opioide (Endorphine) in der traumatischen Situation erhöht. Daher können bei traumatischen Ereignissen ähnliche körperliche Symptome auftreten wie beim Stress – bis hin zum Herzinfarkt!

Traumatherapie besteht in Psychoedukation. Die wichtigste Erkenntnis für einen traumatisierten Patienten ist, dass nicht er selbst verrückt ist, sondern die Situation verrückt ist. Belastungsreaktionen sind eine normale und grundsätzlich gesunde Antwort des Menschen auf eine extrem verletzende Erfahrung. Fast alle Menschen reagieren derart. Und das auch, wenn sie sehr stabil und belastbar sind.

Frühgeschädigte merken nicht, dass sie „ver - rückt" sind, da es für sie normal ist. Das Fundament ist gestört und dadurch für immer schief („ver - rückt"). Was von außen „schief" erscheint, erlebt der Betroffene als „gerade". Das erste Wohn-Schlaf-Zimmer (die Gebärmutter) ist evtl. schon nicht sicher und damit „schief", z. B. bei ungewollter Schwangerschaft oder Verlust des Zwillings im Mutterleib.

Die Amygdala ist schon im zweiten Drittel der Schwangerschaft reif, d. h. emotionale Befindlichkeiten sind schon wahrnehmbar. Der Hippocampus reift aber noch bis zum 2. – 2,5. Lj., dann erst beginnt das autobiografische Gedächtnis. Dann erst kann man einen Kontext herstellen zwischen Raum-, Zeit- und Selbstwahrnehmung. Vorher ist überhaupt nur die „Abkürzung" über die Amygdala möglich.

Sehr wichtig sind Stabilisierungen in der Traumatherapie. Es muss eine äußere Sicherheit geschaffen werden, damit der Patient ins Hier und Jetzt zurückkehren kann. Der Patient muss in jeder Situation die Kontrolle haben. Als Ziel der Therapie sollte das traumatische Ereignis nicht verdrängt, sondern in den räumlichen und zeitlichen Zusammenhang als abgeschlossenes Ereignis in das biographische Gedächtnis (im Frontalhirn) einsortiert sein.
Häufig findet eine falsche Abspeicherung im Gehirn statt, diese ist dem Bewusstsein nicht zugänglich. Es kann durch kleinste Auslöser zur Dissoziation kommen. Alle unbewusst abgespeicherten Reize können als Trigger wirken.

Vielleicht

Erinnern
das ist
vielleicht
die qualvollste Art
des Vergessens
und vielleicht
die freundlichste Art
der Linderung dieser Qual

Erich Fried (1921-1988)

Bei einem Konflikt besteht Wahlfreiheit und Entscheidungsfreiheit, bei einem Trauma nicht. Ein Traum führt immer zu dem Gefühl des hilflosen Ausgeliefertseins. Es besteht keine Selbstwirksamkeit, keine Möglichkeit der Aktion, noch nicht einmal der adäquaten Reaktion. Dies kann zu Erstarrung führen.

Āma im Geist

Das Trauma ist eine unterbrochene Handlung, die nicht zu Ende geführt werden konnte und daher nach Vollendung strebt.

Fischer, G.; Riedesser, P.: Lehrbuch der Psychotraumatologie. 4. Auflage. UTB

Diese Definition passt wunderbar zur āyurvedischen Vorstellung von Āma (wörtlich „unreif", wird meist als Schlackenstoffe übersetzt).

Āma ist das Unreife, Halbverdaute. Wenn das Verdauungsfeuer geschwächt ist, kann die Nahrung nicht vollständig verdaut werden. Die Nährstoffe können nicht optimal zum Gewebeaufbau eingesetzt werden, es entsteht etwas „Halbfertiges", dies entspricht Āma. Typischerweise entsteht Āma auf der körperlichen Ebene durch die Fehlverdauung von Nahrung. Āma lässt sich mit Schlackenstoffen vergleichen.

Āma Qualitäten sind kalt, feucht, schwer, dick, klebrig, trüb.

Diese Eigenschaften erinnern an „Slimy", eine grüne, glibberige Masse, die Kinder zum Spielen nutzten. Hat man es gegen die Wand geworfen, blieb es dort kleben.

Ähnlich ist aber auch Joghurt oder geschmolzener Käse. Auch ein klebriger Brotteig hat Qualitäten wie Āma. Āyurvedisch erinnert Kapha stark an Āma, es fehlen zum Glück die klebrige und trübe Eigenschaft. Das bedeutet allerdings, dass Menschen mit viel Kapha in der Konstitution leichter Āma entwickeln können, besonders wenn sie Joghurt, Käse oder Brot essen.

Āma-Krankheiten (Āmaya) treten immer in Verbindung mit mindestens einem Doṣa auf (sie sind höchstens ganz kurzfristig ungekoppelt), da Āma von seinen Eigenschaften her klebrig ist und immer einen „Partner" sucht, der ihm hilft, seine „Vollendung" zu erlangen.

Da Āma durch eine Verdauungsstörung entsteht, beeinflussen alle Faktoren, die auf die Verdauung und den Stoffwechsel wirken auch Āma. Dies können auch Medikamente sein, hier sind besonders Psychopharmaka zu nennen. Aber auch die Emotionen sowohl beim Kochen als auch beim Essen müssen verdaut werden.
Sämtliche Faktoren, die ähnliche Eigenschaften wie Āma haben, werden die Bildung von Āma fördern.

Āma auslösende oder fördernde Faktoren: Verdauungsstörungen, Medikamente (Psychopharmaka), Emotionen, Nahrung mit āma Qualitäten, āma Wetter (feucht, neblig, trüb), Ölmassagen, Unterdrücken der natürlichen Bedürfnisse, Schlafstörungen.

Āma hat die schlechte Eigenschaft, dass es Gelüste nach Nahrungsmitteln hervorruft, die Āma verstärken. Diese Nahrungsmittel haben ähnliche Eigenschaften wie Āma (feucht, kalt, schwer, klebrig). Typischerweise sind dies „ungesunde Sünden“ wie Schokolade, Chips, Fast Food, aber auch Joghurt, grundsätzlich Milch oder Milchprodukte und Backwaren (der Teig ist feucht, kalt, schwer, klebrig).

Der allopathische Vergleich findet sich in der Neuroadaption. Das Gehirn passt sich Ernährungsgewohnheiten an und reguliert seine Rezeptoren entsprechend. Z. B. Zucker führt zu einer Dopaminausschüttung mit nachfolgender Euphorie. Dies wird vom Gehirn als Stress empfunden, auch wenn es positiver Stress sein sollte. Daher baut es Dopaminrezeptoren ab, um sich vor dem Stress zu schützen. Um weiterhin euphorische Zustände zu erreichen, wird immer mehr Zucker benötigt und es entstehen immer mehr Gelüste nach Zucker. Dies gilt natürlich nicht nur für Zucker, sondern für diverse Drogen, Alkohol und viele Nahrungsmittel.

Symptome von Āma: Verdauungsstörungen, starke Steifheit, Schmerzen (besonders an den Haarwurzeln), Appetitverlust, Symptome werden durch Öl verstärkt, Energieverlust (besonders nach dem Essen), Kraftverlust, Abgeschlagenheit, Schweregefühl des Körpers, Blockaden, Lethargie, Krankheitsgefühl, Geschmacksverlust, Depression, Erschöpfung, sexuelle Schwäche, Mundgeruch, dicker Zungenbelag, geistige Verwirrung, nicht-erholsamer Schlaf, Puls liegt tief, dumpf oder schlüpfrig.

Āyurvedisch wird Āma eigentlich nur auf die Verdauung von Nahrungsmitteln bezogen. Grundsätzlich kann aber auch „geistiges Āma“ entstehen. Z. B. wenn Sinneseindrücke oder Emotionen nicht „verdaut“ werden können. Dies ist sicherlich beim Trauma der Fall. Der Patient bleibt in der traumatischen Situation stecken und findet keinen Ausweg. Durch ein Trauma finden immer wieder Überflutungen von Eindrücken statt, die auch den inzwischen erwachsen gewordenen Menschen wieder in die hilflose Situation in der Kindheit zurückholen. Dies könnte geistigem Āma entsprechen, welches mit seiner klebrigen Eigenschaft haften bleibt.

So wie Āma auf der körperlichen Ebene die Eigenschaft hat, sich selbst zu vermehren, so wirkt es vermutlich auch auf der psychischen Ebene. Viele Trauma-Kompensationsmechanismen sorgen nicht dafür, das Trauma aufzulösen. Im Gegenteil. Manche traumatisierten Menschen begeben sich sogar absichtlich in gefährliche Situationen und fordern weitere Traumata heraus. So sind Prostituierte häufig in der Kindheit missbraucht worden. Dadurch ist geistiges Āma entstanden und folgerichtig finden sie keinen anderen Ausweg, als ihren Körper zum Kauf anzubieten.

Die körperlichen Symptome von Āma lassen sich auch auf die Psyche übertragen und ähneln dann tāmasischen Zuständen. Der Geist wird klebrig und zäh. Er bleibt in festgefahrenen Strukturen kleben und findet keinen Ausweg. Die Entscheidungskraft ist stillgelegt. Der Patient weiß nicht mehr, was ihm guttut und was nicht. Depressive Symptome, Ängste und Sorgen zeigen Āma-ähnliche Symptome.

Da āyurvedisch Körper und Geist so eng zusammenhängen, ist bei Āma-Zuständen die körperliche Therapie zu bevorzugen. Sie wird dann auch Auswirkungen auf den Geist haben.

Die Nahrung sollte leicht verdaulich sein. Warme, gekochte, überwiegend vegane Kost mit vielen Gewürzen gilt als leicht verdaulich. Milch und Milchprodukte, Brot, Backwaren und Rohkost sind schwer verdaulich. Fisch und Fleisch bilden Säure, welche zu Blockaden führt und damit auch die Verdauung stören. Das wichtigste Kriterium ist der Hunger. Hunger zeigt an, dass die letzte Mahlzeit verdaut ist und der Körper bereit ist die Nahrungsaufnahme. Daher sollte man immer nur dann essen, wenn man Hunger hat. Zwischenmahlzeiten oder Essen aus emotionalen Gründen gelten als sehr schädlich.

Bei Āma-Zuständen ist tatsächlich die Doṣa-Konstitution egal, solange Āma vorhanden ist. Sobald Āma entfernt ist, muss die Ernährung wieder der Konstitution angepasst werden.

Traumata können āyurvedisch auch als Blockaden verstanden werden. Geistige Blockaden, die zu körperlichen Blockaden (Erstarren) führen. Sinnesaufnahmen, die unfassbar sind, dürfen gar nicht tief in den Geist eindringen und werden blockiert. Dies ist ein zulässiger Selbstschutz, kann sich aber verselbständigen und in immer wiederkehrenden dissoziativen Zuständen enden. Der Patient schottet sich nach Außen ab, verschließt quasi seine Sinne und Wahrnehmungen. In der Trauma-Situation kann das lebensrettend sein. Wenn es aber (eventuell durch Trigger ausgelöst) auch in sicheren Situationen als Automatismus auftritt, ist es verstörend.

Blockaden können durch Āma hervorgerufen sein, aber auch unabhängig von Āma auftreten. Āyurvedisch ist in beiden Fällen eine reinigende Therapie angesagt. Je nach Schwere der Blockade, kommen auch drastische reinigende Maßnahmen zum Einsatz. Im Rahmen der Pañcakarma-Reinigungskur gibt es fünf ausleitende Verfahren. Es müssen nicht bei jedem Patienten alle durchgeführt werden, sondern nur die nach individueller Indikationsstellung erforderlichen. Die fünf ausleitenden Verfahren umfassen therapeutisches Erbrechen (Vamana – Kapha), therapeutisches Abführen (Virecana – Pitta), zwei verschiedene Arten von Darmeinläufen (Basti – Vāta) und die nasale Instillation (Nasya, s. o.). Manche Autoren nennen den Aderlass (Raktamokṣana) als zusätzliches Verfahren dazu. Jede Ausleitung entfernt hauptsächlich ein entsprechendes Doṣa aus dem Körper. Die Pañcakarma-Kur entfernt nicht Āma, sondern Doṣas.

An die Doṣas sind natürlich auch Emotionen gekoppelt. Daher findet nicht nur eine körperliche, sondern auch eine psychische Reinigung statt. Dabei versuchen die āyurvedischen Maßnahmen immer die Natur zu imitieren.

Z. B. bei frühkindlichen Traumata, haben Babys nur limitierte Möglichkeiten, sich bemerkbar zu machen. Sie können weinen, schreien und die Milch wieder rausspucken. Erbrechen wäre hier eine Form der Traumakompensation. Typischerweise zeigen sich (unterdrückte) Wut und Aggressionen im Erbrechen. Das therapeutische Erbrechen im Rahmen der Pañcakarma-Kur stellt eine Möglichkeit dar, an unbewusste, unterdrückte Emotionen (z. B. Wut) heranzukommen und diese auszuleiten (loszulassen). Dies sollte immer nur unter erfahrener medizinischer Betreuung stattfinden, niemals alleine zuhause!

Fallbeispiel:

Eine 53-jährige Patientin kam zur stationären Pañcakarma-Reinigungskur. Von ihrer ambulanten Trauma-Therapeutin war therapeutisches Erbrechen empfohlen worden. Sie war vermutlich in der Kindheit durch ihren Vater missbraucht worden. Eine undeutliche Erinnerung war bei der Geburt ihrer Tochter aufgetaucht. Die alkoholabhängige Mutter hat die Familie frühzeitig verlassen, beide Geschwister sind drogenabhängig. Während des Erbrechens hat die Patientin mit ihrem inneren Kind kommuniziert und in Kinderstimme immer wieder laut „geh weg“ geschrien. Das kleine Mädchen konnte nicht erbrechen. Die erwachsene Frau hat das kleine Mädchen quasi an der Hand genommen und sie konnten gemeinsam erbrechen. Nachmittags war die Patientin sehr erleichtert. Die Erinnerungen waren klarer. Sie wurde anscheinend von beiden Eltern gefesselt und geknebelt, mit Alkohol betäubt und es wurden Zigaretten auf ihr ausgedrückt. Durch das Erbrechen konnte sie viel loslassen und fühlte sich etwas befreiter.

Die āyurvedischen Highlights

Traumata führen zu einer Kombination aus Tāmas, Āma im Geist und Blockaden. Daher sind reinigende Maßnahmen besonders wichtig, wenn der Patient dazu bereit ist. Diese Patienten müssen besonders behutsam behandelt werden, sie müssen immer die Möglichkeit zur eigenen Kontrolle jeder Situation haben. Die ausleitenden Methoden der Pañcakarma-Reinigungskur geben die Chance zum Loslassen schlimmer Ereignisse.

19. Kapitel

Mada, Madatyāya – Alkoholismus und andere Drogen

Mada, Madatyāya – Alkoholismus

Bewusstseinsveränderungen
Mada
Mūrccha
Samnyāsa

Drei Stadien des Alkoholrauschs

Die āyurvedischen Highlights

Mada und Madatyāya – Alkoholismus

Mada und Madatyāya sind Bezeichnungen für akuten und chronischen Alkoholismus. In der heutigen Zeit kann der Begriff sicher auf den Konsum von sämtlichen bewusstseinsverändernden Drogen ausgeweitet werden. Die wörtliche Übersetzung von Mada ist „Bewusstseinstrübung", die vermutlich durch den Genuss von zu viel Alkohol (oder anderen Drogen) entsteht, aber auch kommen und gehen kann, wie ein Alkoholrausch, somit keinen Dauerzustand darstellt.

Durch den Verzehr von **„unreiner Nahrung"** (bewusstseinsverändernden Drogen) und **„den Geist umhüllende Leidenschaft"** werden die Doṣas aus dem Gleichgewicht gebracht, sie dringen in den Geist ein und verwirren die Wahrnehmung. Daraus entstehen Krankheiten, die mit Bewusstseinstrübung (Mada), Ohnmacht (Mūrcchā) und Entrücktheit (Saṃnyāsa) einhergehen.

[Bewusstseinstrübung – Mada]

Am ständigen, weitschweifigen und eiligen Redefluss, an den unsicheren und unkoordinierten Bewegungen sowie an der trockenen und rötlich-gelblichen Haut des Betroffenen kann man erkennen, dass er an einer durch Vāta verursachten Bewusstseinstrübung leidet.
An der zornigen und groben Art zu sprechen, an der Kampflust und Streitsucht sowie an der roten, gelben oder dunklen Farbe des Betroffenen kann man erkennen, dass er an einer durch Pitta verursachten Bewusstseinstrübung leidet.
Am wenigen, zusammenhanglosen Sprechen, begleitet von Lethargie und Lustlosigkeit sowie an der Blässe des Betroffenen und daran, dass er völlig in Gedanken versunken ist, kann man erkennen, dass er an einer durch Kapha verursachten Bewusstseinstrübung leidet.
Alle Symptome sind vorhanden, wenn die Bewusstseinstrübung aus der gleichzeitigen Störung aller drei Doṣas resultiert.
Alle Arten von Bewusstseinstrübung kommen und vergehen schnell wie ein Alkoholrausch.
Egal ob die Ursache einer Bewusstseinstrübung Alkohol, Gift oder verdorbenes Blut ist, letztendlich wird sie durch eine Störung der drei Doṣas Vāta, Pitta und Kapha verursacht.

CS, Sū. 24, 466ff

Vermutlich ist die Reaktion auf Alkohol abhängig von der sozialen Umgebung, in der getrunken wird. Ein Glas Wein zu einem romantischen Essen zu zweit hat ganz andere Auswirkungen als das Bier in einer Gruppe von Hooligans beim Fußball. Āyurvedisch wird die Reaktion auf die Doṣas bezogen. Die Umgebung, die Gesellschaft und der Anlass beeinflussen natürlich auch die Doṣas.

Bleibt dieser Zustand unbehandelt, verschlimmern sich die Symptome und gehen über in **Ohnmacht – Mūrcchā:**

> ***Bei einer von Vāta verursachten Ohnmacht empfindet der Betroffene, bevor er das Bewusstsein verliert, den Raum als dunkelblau, schwarz oder rötlich-gelblich und kommt nachher schnell wieder zu sich. Er leidet an Zuckungen, Gliederschmerzen und Herzschmerzen, ist mager und von dunkler rötlich-gelblicher Farbe.***
> ***Bei einer von Pitta verursachten Ohnmacht, sieht der Betroffene, wenn ihm das Bewusstsein schwindet, rot, grün oder gelb und wacht hinterher in Schweiß gebadet auf. Er ist sehr durstig und fiebrig, seine Augen sind rot oder gelb, sein Blick ist verwirrt, sein Stuhl ist lose und seine Haut gelblich.***
> ***Bei einer von Kapha verursachten Ohnmacht empfindet der Betroffene, wenn er das Bewusstsein verliert, den Raum als Wolke oder als in Dunkelheit gehüllt und wacht erst nach längerer Zeit wieder auf.***
> ***Dann fühlt er sich schwer und, als ob seine Glieder in nasses Leder gewickelt wären. Der Speichel fließt übermäßig und ihm ist übel.***
> ***Bei einer durch alle drei Doṣas verursachten Ohnmacht sind alle genannten Symptome vorhanden und sie ähnelt einem (epileptischen) Anfall. Der Betroffene fällt plötzlich hin, nur bleiben die krampfartigen Bewegungen aus.***

Die bildliche Darstellung in der Caraka Saṃhitā veranschaulicht die Symptome sehr deutlich. In der Realität, lassen sie sich meist nicht so gut unterscheiden. Meist liegt eine Tridoṣa-Störung vor, d. h. alle drei Doṣas sind aus dem Gleichgewicht.

Erfolgt hier immer noch keine Behandlung, verschlimmert sich der Zustand weiter bis hin zur **Entrücktheit – Saṁjñāsa:**

> ***Eine Bewusstseinstrübung oder eine Ohnmacht gibt sich von selbst wieder, nachdem die gestörten körpereigenen Doṣas den Anfall bewirkt und sich somit erschöpft haben. Aus dem Zustand der Entrücktheit jedoch kann man nicht ohne Behandlung herauskommen.***
> ***Die hochgradig gestörten Doṣas siedeln sich am Sitz der Lebensenergie (Prāṇa) an, überwältigen den geschwächten Menschen und unterbinden seine sprachlichen, körperlichen und geistigen Funktionen.***
> ***Wer solcherweise entrückt ist, liegt empfindungslos da wie ein Stück Holz oder ein Toter und lässt sein Leben, wenn er nicht sofort wirksam behandelt wird.***

Problematisch ist hier der Begriff Entrücktheit (Saṁjñāsa). Dieser wird häufig mit einer spirituellen Weiterentwicklung und Bewusstseinserweiterung gleichgesetzt. Unterstützt wird dieser Eindruck noch durch die medienwirksamen Bilder indischer Heiliger (Sadhus), die irgendwelche Drogen konsumieren.

> **Drogen** wirken nicht bewusstseinserweiternd, sondern bewusstseinsverändernd!

Und diese Bewusstseinsveränderung ist nicht immer schön oder erstrebenswert, wie oben sehr bildlich beschrieben.

Viele wissen vermutlich auch aus eigener Erfahrung, dass geringe Mengen an Alkohol enthemmend wirken. Man wird redselig, Ängste werden reduziert und man überschätzt sich gerne, so dass gefährliche Situationen nicht richtig eingeschätzt werden.

Drei Stadien des Alkoholrauschs

Dies wird āyurvedisch als das **erste Stadium** beschrieben. Es entstehen Ausgelassenheit, Leidenschaft, Verstärkung der positiven Wahrnehmungsfähigkeit von Nahrung, Getränken, Musik, Humor, Geschichten, Kreativität. Es behindert das Differenzierungsvermögen, Gedächtnis und die Sinneswahrnehmung nicht. Es resultiert in gutem Schlaf oder Wachbleiben und nach dem Aufwachen man fühlt sich frisch. Dieses Stadium begünstigt das glücklich sein.

Bei größeren Mengen, ab ein bis zwei Promille, wird durch Alkohol die Selbstkontrolle, Koordination und Bewegungsfähigkeit gestört. Die Stimmung kann kippen, manche Menschen werden aggressiv.

Hier ist bereits das **zweite Stadium** erreicht. Im zweiten Stadium erinnert man sich plötzlich an Dinge und vergisst sie oft gleich wieder. Das Sprechen wird verwaschen (man lallt), der Geist ist verwirrt und man spricht gleichzeitig was Gescheites und Blödsinn. Bewegung, Körperhaltung, Trinken, Essen und Gespräche werden ungewollt komisch.

Ab ca. zwei Promille wird das Bewusstsein gestört, man wird müde. Ab drei Promille wird es lebensgefährlich, der Kreislauf kann zusammenbrechen, die Atmung aussetzen, man verliert das Bewusstsein.

Āyurveda beschreibt das **dritte Stadium** ähnlich drastisch. Im Verlauf des zweiten und zu Anfang des dritten Stadiums gibt es keine noch so große Dummheit, die ein Mensch mit Rājasika oder Tāmasika nicht tun würde. Kein weiser Mensch will dieses Stadium erreichen. Es folgen ernsthafte Komplikationen. Alles wofür jemand Alkohol eingenommen hat, wird im entzogen. Glück, Gesundheit und Erfolg hängen alle von der Besonnenheit des Geistes ab, die hier zerstört wird. Illusion, Kummer, Angst, Wut, Tod, Geisteskrankheit, Krampfanfälle und Tod sind die Folge.

Alkohol ist die am weitesten verbreitete „Droge“, die (vermutlich aus wirtschaftlichen Gründen) legal erhältlich und sozial geradezu gefordert wird. Man wird schon schief angeschaut, wenn man bei einem gesellschaftlichen Anlass alkoholische Getränke ablehnt. Leider ist die Alkohol-Abhängigkeit auch weit verbreitet. Dies fällt nicht immer sofort auf, da es sogenannte „Spiegeltrinker“ gibt. Sie benötigen immer eine bestimmte Menge an Alkohol (einen Alkoholspiegel im Blut), um zu funktionieren, sind aber nicht richtig betrunken.

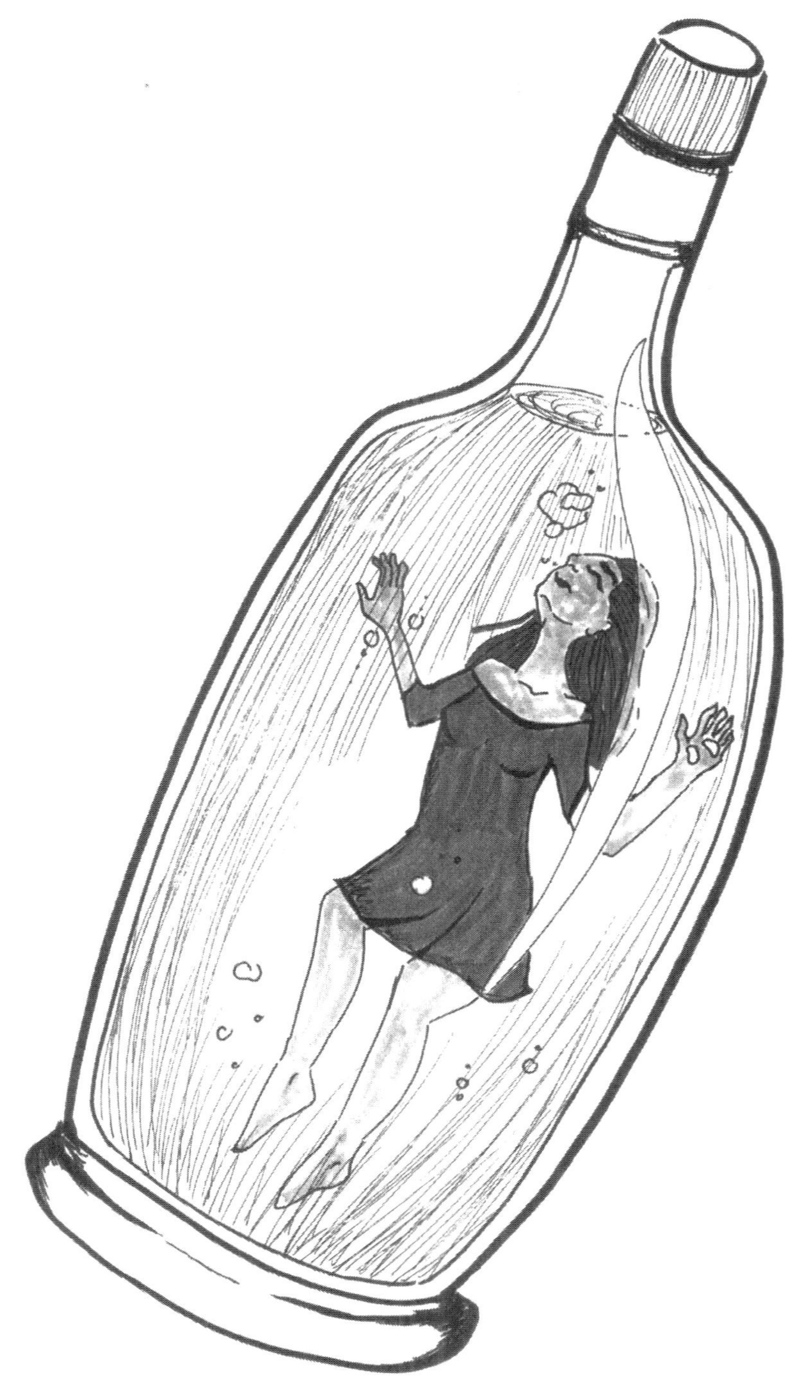

Die genauen Auswirkungen von Alkohol, seinem Stoffwechsel und den Wirkungen seiner Abbauprodukte sollen hier nicht in aller Ausführlichkeit beschrieben werden. Lediglich so viel: Alkohol kann die Blut-Hirn-Schranke durchdringen und direkt vor Ort seine Wirkung entfalten. Im ersten Stadium erzeugen die Freisetzung von Noradrenalin, Adrenalin, Cortisol und Dopamin (s. o.) ein positives Gefühl durch Ausschüttung von Endorphinen. Durch längeren Gebrauch von Alkohol reagiert das Gehirn weniger auf diese Hormone. Das Glücksgefühl bleibt aus, die Aufmerksamkeit lässt nach, die Informationsverarbeitung (Funktionen von Mānasa, s. o.) funktionieren nicht mehr. Dies und insbesondere die Steigerung der Dopamin-Ausschüttung erklären das Abhängigkeitspotential von Alkohol, da man das Glücksgefühl sucht.

Alkohol bindet an die Neurotransmitter GABA (s. o.) und Glutamat. Glutamat ist eigentlich ein erregender Neurotransmitter, wird aber durch Alkohol an seiner Arbeit gehindert. Dies führt zu einer Verlangsamung, einem verwaschenen Sprechen, schlechtem Gedächtnis („black-out") und Müdigkeit. Es kann in einer Depression enden.

Durch regelmäßigen Konsum von Alkohol entwickeln sich hirnorganische Veränderungen. Der Hippocampus (s. o.) wird kleiner. Der Hippocampus leitet Glutamat weiter, ist zuständig für die räumliche und zeitliche Zuordnung und das (bewertende) Gedächtnis. Somit nehmen die Lernfähigkeit und das Gedächtnis ab.

Zellen die auf Serotonin (s. o.) reagieren gehen um 50% zurück, es finden Veränderungen im Frontalhirn statt, welches das Verhalten und die Selbstkontrolle reguliert. Das Kleinhirn, die Hirnrinde und die Hirnkerne verändern sich, es kann zum Zelltod kommen.

Āyurveda verdammt Alkohol keineswegs. Die Göttinnen des Alkohols werden den Gottheiten zugerechnet, nicht den Dämonen. Es gibt viele alkoholische Präparate, die als Medizin verabreicht werden. Aber er empfiehlt einen kontrollierten und geplanten Konsum. Sobald Alkohol das Herz erreicht, beeinträchtigt er Ojas (s. o.), Sāttva (s. o.), Mānasa (s. o.), Rasa-Dhātu (s. o.), Vāta (s. o.), Buddhi (s. o.) und die Indriyas (s. o.). Natürlich reagieren die verschiedenen Konstitutionen unterschiedlich auf den Konsum von Alkohol:

Vāta-madātyaya

Ein Mensch mit Vāta-Konstitution oder in Vāta-erhöhenden Umständen entwickelt folgende Symptome: Schlafstörungen, Asthma, Schluckauf, Zittern im Kopfbereich, Schmerzen bis hin zum Delirium.

Pitta-madātyaya

Ein Mensch mit Pitta-Konstitution oder in Pitta-erhöhenden Umständen entwickelt folgende Symptome: krankhaften Durst, Brennen, Fieber, Schwitzen, Durchfall, Schwindel und grünliche Verfärbung des Körpers.

Kapha-madātyaya

Ein Mensch mit Kapha-Konstitution oder in Kapha-erhöhenden Umständen entwickelt folgende Symptome: Erbrechen, Appetitverlust, Übelkeit, Schwindel, Teilnahmslosigkeit, Übergewicht und Kältegefühl.

Daraus resultieren folgende Regeln zur Einnahme von Alkohol:
Ein Vāta-Typ sollte Alkohol nur nach Ganzkörperölmassagen, einem Bad und einer üppigen Mahlzeit trinken. Pitta-Menschen müssen vor Alkoholkonsum kühlende Maßnahmen ergreifen und Nahrung einnehmen, die süß, salbend und kühlend ist. Kapha-Konstitutionen können Alkohol nach einer erhitzenden leichten Mahlzeit und erhitzenden Maßnahmen einnehmen.

Die Therapie bei Alkohol-Krankheit ist somit Doṣa-spezifisch. Je nach Ausmaß ist eine Pañcakarma-Reinigungskur mit ausleitenden Maßnahmen empfehlenswert. Natürlich kommen auch alle im II. Teil genannten āyurvedischen psychotherapeutischen Methoden zum Tragen. Neuere Erkenntnisse betonen besonders Prāṇāyāma (s. o.), die Atemtherapie. Es wurde nachgewiesen,

> ***… dass die Alkoholkonzentration im Blut schneller sinkt, wenn Menschen schneller und tiefer atmen: Der Theorie zufolge gelangt Ethanol dann über die Lungenkapillaren auch schneller aus dem Blut in die Atemluft und wird schließlich ausgeatmet, statt in der Leber abgebaut werden zu müssen.***
> ***Im realen Leben und auch im Versuch taugt Hyperventilation allerdings nicht als Mittel zur Entgiftung: Mit der höheren Atemfrequenz geben wir auch zu viel CO_2 ab, was nach kurzer Zeit zur Ohnmacht führen kann.***
> ***Die Forscher setzten daher auf eine in der Sportwissenschaft und bei Lungenärzten bekannte Atemtechnik der isokapnischen Hyperpnoe. Sie ermöglicht eine deutlich vertiefte Atmung – also eine Hyperpnoe –, die nicht gleichzeitig zum bedrohlichen Abfall des Kohlendioxidgehalts im Blut führt, der Hypokapnie. Im Wesentlichen wird dies durch ein gezieltes Mixen der Luft in einer Maske der Probanden erreicht, bei der ausgeatmete Luft, Kohlendioxid und Frischluft so gemischt werden, dass der Kohlendioxidgehalt der Atemluft und im Blut im Gleichgewicht bleiben – auch wenn die Atemfrequenz sich verändert. Im Experiment atmeten die an das kleine Gerät angeschlossenen Beschwipsten nun bewusst schneller und tiefer, was dazu führte, dass der Alkoholspiegel schnell sank.***

Alkoholvergiftung: Richtig atmen macht nüchtern
von Jan Osterkamp, Spektrum der Wissenschaften, 13.11.20

Die Caraka Saṃhitā (klassischer āyurvedischer Text) bietet Therapiemethoden für die verschiedenen Stadien der Bewusstseinsstörung an und es werden dazu sehr drastische Methoden genannt:

> ***[Behandlung von Entrücktheit]***
>
> ***Wenn ein Gefäß in tiefen Wassern versinkt, sollte der Gescheite es eiligst zu greifen versuchen, noch bevor es den Grund erreicht. Das Gleiche gilt für den Entrückten.***
>
> ***Die Gabe von Niespulver, Nadelstiche, Schneiden, Brennen, ins Nagelbett pieken, das Ausreißen von Kopf- oder Körperhaaren, Beißen, den Körper mit Juckbohnen abreiben – all das ist hilfreich, um den Entrückten zu erwecken …***

Wenn er aus der Entrücktheit erwacht ist, gebe man ihm leicht verdauliche Nahrung.
Der Wiedererwachte sollte, damit das Erstaunen vertrieben und die Erinnerung aktiviert wird, angenehme Klänge wie geeignete Gesänge, Musik und Erzählungen zu hören sowie farbenfrohe Dinge zu sehen bekommen.
Dem Patienten verabreiche man Abführ- und Brechmittel, er rauche Kräuterzigarren, trage Lidstrich auf und spüle den Mund. Aderlass, Körperübungen und Trockenmassagen sind weitere Maßnahmen.
Die wiedererwachte Wahrnehmung ist durch umsichtige Behandlung so zu verankern, dass der Geist gegen die Ursachen eines neuerlichen Zusammenbruchs gefeit wird.

[Behandlung von Bewusstseinstrübung und Ohnmacht]

Bewusstseinstrübung und Ohnmacht behandle man je nach gestörten Doṣas und Kraft des Patienten.

CS, Sū. 24, 490ff

Alles zum Alkohol Gesagte lässt sich auch auf andere psychedelische Drogen übertragen. Dabei sollte beachtet werden, dass „Droge“ eigentlich „getrocknete Pflanze“ bedeutet und im alten Indien die modernen, synthetischen Drogen nicht bekannt waren. Sie können bereits bei einmaliger Einnahme Hirnzellen zerstören und zu unwiederbringlichen Schäden führen.

Die āyurvedischen Highlights

Die verschiedenen Stadien des Alkoholrauschs mit den entsprechenden Bewusstseinsveränderungen wurden beschrieben und mit den Wirkungen auf die Hirnstrukturen und Neurotransmitter in Zusammenhang gesetzt. Drastische, bewusstseinserweckende Maßnahmen wurden aufgezeigt. Die Atemtherapie, aber auch alle anderen Methoden, die im 2. Kapitel genannt wurden, kommen zum Einsatz.
Die Aussagen beziehen sich auch auf andere psychedelische Drogen. Dabei sollte verinnerlicht werden, dass Drogen nicht bewusstseinserweiternd, sondern bewusstseinsverändernd wirken.

20. Kapitel

Essstörungen

Essstörungen

Suppen-Kaspar

Extreme Magerkeit

Einfluss der Darmflora

Der Koch als Arzt

Fasten, Intervallfasten

Die āyurvedischen Highlights

Essstörung

Ahāra Sudhousat Vasudhihi: Die Klarheit des Geistes kommt von einer guten Qualität der Ernährung.

Ernährung ist ein großes Thema im Āyurveda. 50% der Therapie besteht aus der Ernährung. Essstörungen sind nicht direkt beschrieben. Lediglich die Auswirkungen (krankhafte Magerkeit und krankhaftes Übergewicht).

In der westlichen Medizin werden verschiedene Formen von Essstörungen unterschieden, unter anderem:

- Anorexia nervosa, Magersucht
- Bulimia nervosa, Ess-Brech-Sucht
- Binge-Eating-Störung, Fressattacken
- Orthorexia nervosa, krankhaftes Gesund-essen

Allen gemeinsam ist eine zwanghafte Beschäftigung mit dem Thema Essen. Bei allen Essstörungen fehlt ein Sättigungsgefühl, es besteht eine Körper-Schema-Störung (trotz Untergewichts nehmen sich die Betroffenen als zu dick wahr). Das Gewicht wird beeinflusst durch Abführmittelmissbrauch, exzessiven Sport und Einläufe. Folgen sind soziale Isolation, Angst, Osteoporose, Unfruchtbarkeit, Amenorrhoe (Ausbleiben der Menstruationsblutung) und eine Anfälligkeit für Infektionen. Nicht selten endet die Essstörung im Suizid.

Im Āyurveda häufen sich Patienten mit Orthorexia nervosa (krankhaftes Gesund-essen). Da āyurvedisch die gesunde Ernährung einen hohen Stellenwert hat, fühlen sich Erkrankte stark zum Āyurveda hingezogen. Auffällig ist hierbei ein Missionierungsdrang. Dabei wird āyurvedisch keine einseitige Diät empfohlen, es sind auch keine Nahrungsmittel verboten, auch Fleisch ist erlaubt. Die Lebensmittel sollten zur Konstitution und Verdauungskraft passen, die Zubereitungsformen sollten abwechslungsreich sein.
Diese Patienten wünschen sich vom Āyurveda-Arzt eine Bestätigung in ihrem Essverhalten und weitere „Verbote“ von Nahrungsmitteln. Dem darf auf keinen Fall nachgegeben werden.

Klassisch werden Essstörungen durch Psychotherapie, Verhaltenstherapie, Familientherapie, aber auch durch Antidepressiva behandelt. Selbsthilfegruppen für Betroffene und Angehörige sind weit verbreitet. Leider sind häufig Aufenthalte in auf Essstörungen spezialisierten Kliniken erforderlich.

Essstörungen enden häufig tödlich!

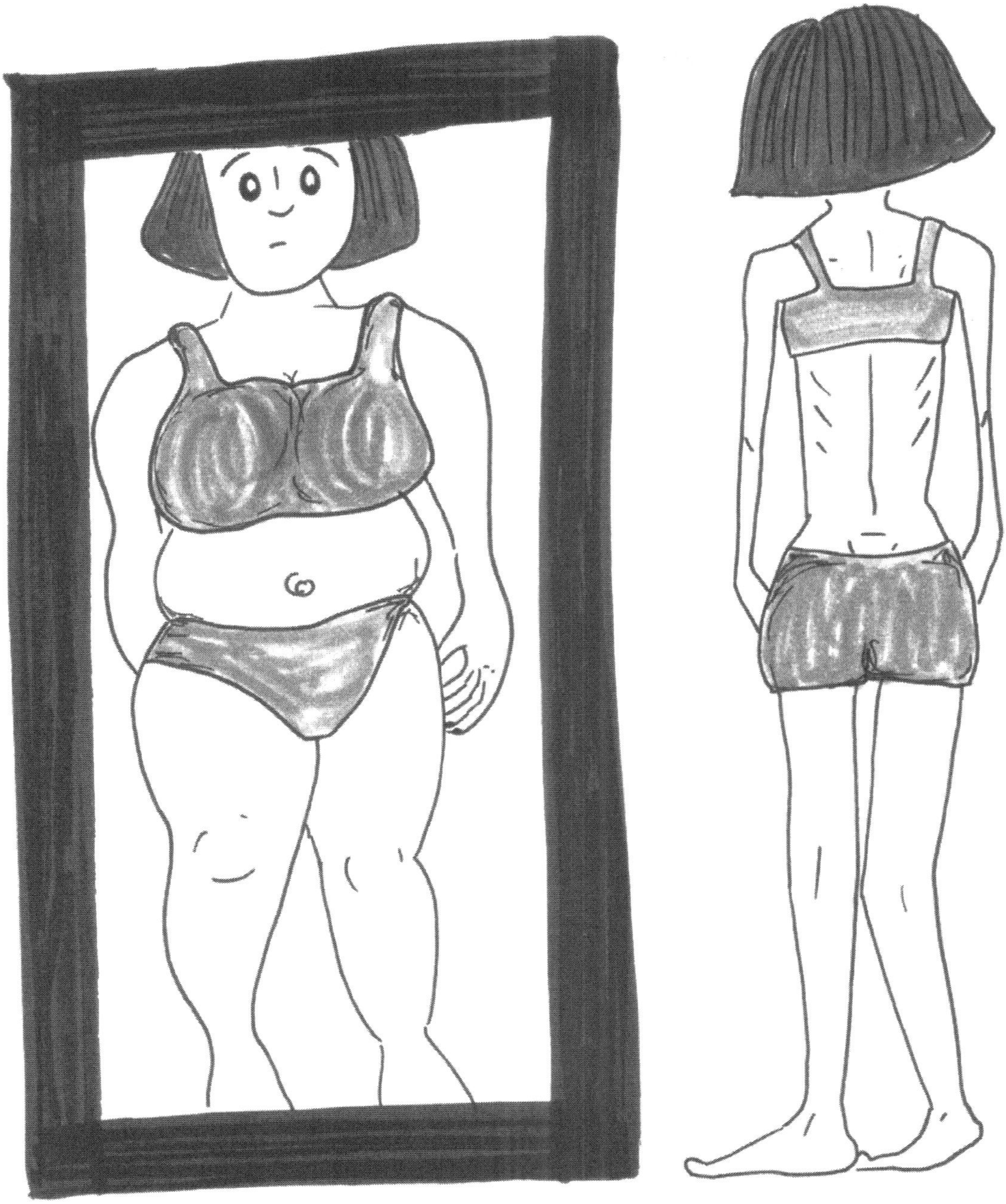

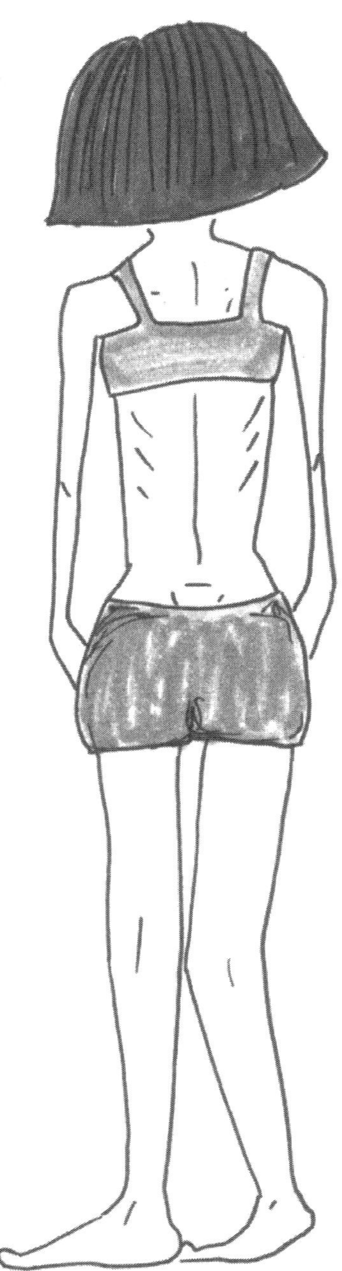

Heinrich Hoffmann hat in **„Die Geschichte vom Suppen-Kaspar“** sehr bildhaft eine Essstörung beschrieben:

Der Kaspar, der war kerngesund,
Ein dicker Bub und kugelrund,
Er hatte Backen rot und frisch;
Die Suppe aß er hübsch bei Tisch.
Doch einmal fing er an zu schrei'n:
„Ich esse keine Suppe! Nein!
Ich esse meine Suppe nicht!
Nein, meine Suppe ess' ich nicht!“

Am nächsten Tag, – ja sieh nur her!
Da war er schon viel magerer.
Da fing er wieder an zu schrei'n:
„Ich esse keine Suppe! Nein!
Ich esse meine Suppe nicht!
Nein, meine Suppe ess' ich nicht!“

Am dritten Tag, o weh und ach!
Wie ist der Kaspar dünn und schwach!
Doch als die Suppe kam herein,
Gleich fing er wieder an zu schrei'n:
„Ich esse keine Suppe! Nein!
Ich esse meine Suppe nicht!
Nein, meine Suppe ess' ich nicht!“

Am vierten Tage endlich gar
Der Kaspar wie ein Fädchen war.
Er wog vielleicht ein halbes Lot –
Und war am fünften Tage tot.

Im Āyurveda wird **die krankhafte Magerkeit** beschrieben:

[Ursachen extremer Magerkeit]

Der Konsum austrocknenden Essens und Trinkens, Fasten, zu geringe Nahrungsmenge, übermäßige Ausleitungstherapien, Traurigkeit, das Unterdrücken natürlicher Bedürfnisse wie desjenigen nach Schlaf, trockene Massagen, übertriebenes Baden, natürliche Veranlagung, hohes Alter oder Zorn machen einen Menschen extrem mager.

[Nachteile der Magerkeit]

Ein zu Magerer verträgt weder Körpertraining noch eine zu reichliche Mahlzeit, Hunger oder Durst, keine Therapie im Krankheitsfall und auch keine extreme

Kälte oder Hitze und keinen Geschlechtsverkehr. Magere sind gewöhnlich anfällig für Milzstörungen, Husten, Auszehrung, Atembeschwerden, Bauchgeschwülste, Hämorrhoiden, Bauchkrankheiten sowie Dünndarm-Störungen (Grahaṇī).

[Anzeichen extremer Magerkeit]

Als zu mager gilt, bei wem Gesäß, Bauch und Hals saftlos sind, das Netzwerk der Blutgefäße durchgehend sichtbar ist, wer nur noch aus Haut und Knochen besteht und wessen Gelenke übergroß erscheinen.

[Lob der Wohlproportioniertheit]

Wer einen Körper mit wohlproportionierter Fleischmasse und ausgewogener Gedrungenheit hat sowie stabile motorische und Sinnesfunktionen, den kann keine Krankheit überwältigen.

[Optimale Körpermasse]

Als optimale Fleischmasse gilt diejenige, bei der der Betreffende Hunger, Durst, Hitze, Kälte und Körpertraining gut verträgt sowie eine ausgeglichene Verdauung und Verwertung hat.

[Therapie gegen Magerkeit]

Schlaf, Freude, ein bequemes Bett, keine geistigen Anstrengungen, Ruhe, das Vermeiden von Sorgen, Geschlechtsverkehr und Körpertraining sowie angenehme Eindrücke, der Konsum von frisch geerntetem Reis, jungen Gärgetränken, der Fleischbrühe von Haus-, Feuchtgebiets- und Wassertieren, von gut zubereitetem Fleisch sowie von geronnener Milch, Ghee und Milch, der Verzehr von Zuckerrohr, Śāli-Reis, Uridbohnen, Weizen und Speisen mit Zuckerrohrdicksaft sowie nährende Einläufe mit süßlich schmeckenden und befeuchtenden Heilmitteln, tägliche Ölmassagen, Einfetten, Bäder, das Tragen wohlriechender Blumengirlanden und weißer Kleidung, die regelmäßige Ausleitung der Doṣas entsprechend den Jahreszeiten und die regelmäßige Einnahme verjüngender und aphrodisierender Heilmittel – all das beseitigt selbst extreme Magerkeit und nährt den Körper auf das Trefflichste.
Das Vermeiden von Sorgen über Dinge, die zu tun sind, beständiges Nähren und viel Schlaf machen jeden gesund und stark wie einen Eber.

CS, Su, 21, 301 ff.

Leider ist es nicht immer so einfach. Selbst wenn bei dem Betroffenen eine Krankheitseinsicht besteht (was selten, bzw. erst in einem sehr späten Stadium der Fall ist), fällt das Essen schwer. Hier kommen die āyurvedischen Ölmassagen zum Tragen. Auch das fällt den Erkrankten schwer, ist aber leichter annehmbar.

Bildgebende Studien finden bei stark magersüchtigen Patientinnen regelmäßig eine deutliche Verringerung des Hirnvolumens, vor allem in der grauen Substanz (den Zellkörpern) und mitunter auch in der weißen Substanz, die aus den myelinisierten Zellfortsätzen besteht. Vermutlich ist eine gebremste Zellneubildung einer der Gründe für das abnehmende Hirnvolumen.
Magersüchtige Patientinnen haben oft eine anders zusammengesetzte Darmflora, was sich negativ auf Stoffwechsel, Immunlage und Gehirn auswirken könnte.

Die Darmflora beeinflusst das Körpergewicht entscheidend. Darauf weisen beispielsweise Experimente mit keimfrei aufgewachsenen Mäusen hin. Forscherteams übertrugen den Tieren Darmbakterienmischungen, die von unterernährten oder übergewichtigen Individuen stammten. Daraufhin nahmen die Mäuse an Gewicht ab bzw. zu.

Im Hungerzustand wird die Schleimschutzschicht des Darms abgebaut. Krank machende Bakterien, ihre Abbauprodukte oder andere Giftstoffe können dann die Darmwand passieren. So gelangen sie in die Lymphknoten und von dort in die Blutbahn, über dies sie wiederum das Gehirn erreichen.

Beate Herpertz-Dahlmann: Neue Wege aus der Magersucht. Gehirn & Geist 02/2021, 56-63

Daher ist auch bei Magersucht eine angepasste Pañcakarma-Reinigungskur indiziert. Sie ändert nicht die Darmflora, aber das Milieu im Darm. So können sich (hoffentlich) die gesunden Darmbakterien gegenüber den pathologischen durchsetzen. Durch die Pañcakarma-Reinigungskur wird eine Umstimmung von Körper und Geist bewirkt, die Selbstheilungskräfte werden gefördert. Bei Magersucht sind zumindest die Darmeinläufe sehr empfehlenswert. Eine komplette Pañcakarma-Reinigungskur sollte so angepasst werden, dass kein Gewichtsverlust stattfindet!

Fallbeispiel Magersucht

30-jährige Patientin, 186 cm, 50 Kg. Sie war bisher schon dreimal in stationärer Therapie wegen Anorexia nervosa, zweimal mit Zwangsernährung. Sie hatte nur alle drei Tage Stuhlgang, Schlafstörungen und hatte erst zweimal im Leben ihre Menstruation. Sie wirkte sehr kontrolliert, traurig und bedrückt. Obwohl sie große Mühe hatte, Nähe zuzulassen, kam sie zur stationären Pañcakarma-Reinigungskur. Da eine klassische Vāta-Störung mit Unterernährung vorlag, konnte keine Reinigung durchgeführt werden, sondern viele aufbauende, nährende Maßnahmen. Unter anderem gab es Ölmassagen, ölige (nährende) Darmeinläufe und leicht verdauliche, aber doch nährende Kost. Im Laufe der Kur konnte sie die Massagen (Nähe) immer besser zulassen und sogar genießen. Über zwei Jahre hat sie zuhause vieles weiter umgesetzt und kam dann zu einer erneuten āyurvedischen Kur, bei der dann auch reinigende Ausleitungen möglich waren.

Āyurvedisch werden die Emotionen sowohl bei der Nahrungsaufnahme als auch bei der Zubereitung betont, denn diese müssen beim Essen mit verdaut werden. Essgestörte haben größte Schwierigkeiten in Gesellschaft zu essen. Hier muss eine gute Atmosphäre geschaffen werden, um Nahrungsaufnahme positiv zu belegen.

Die Ernährung dient der Energiegewinnung, der Bildung der sieben Dhātus (Gewebe) und nährt den Geist mit Sāttva, Rājas und Tāmas (siehe 2. und 13. Kapitel). Ernährung dient der Gesundheit, **der Koch wird dem Arzt gleichgesetzt.**

> ***Mitarbeiter in der Küche sollten folgende Eigenschaften haben: aus guter Familie, tugendhaft, liebevoll, gut genährt, beständig wachsam, nicht gierig oder verschlagen, hingebungsvoll, dankbar, gutaussehend; ohne Wut, Grobheit, Neid, Betrug, Eitelkeit; sie sollten sich selbst unter Kontrolle haben, vergebungsvoll, rein, mit gutem Benehmen und Hingabe, intelligent, unermüdlich, aufrichtig, Gutes wollend, sanft sprechend, kühn, Experten, geschickt und immer bereit.***
>
> SS, KS, I, 11

> ***Die Person, welche die meisten Eigenschaften eines Arztes hat, sollte der Küchenvorstand sein. Die Mitarbeiter sollten sauber, loyal, geschickt, gehorsam, gutaussehend sein, mit zugeteilten Pflichten, fröhlich, Haare und Nägel geschnitten, stabil, regelmäßig sich waschend, zurückhaltend, mit Turban bekleidet, diszipliniert und folgsam.***
>
> SS, KS, I, 14

Noch ein paar Anmerkungen zum Fasten: āyurvedisch gibt es nicht die Fastenkuren wie sie in der westlichen Naturheilkunde bekannt sind. Würde eine Vāta-Konstitution fasten, würde sie sich in Luft und Äther auflösen. Eine Pitta-Konstitution hat ein sehr stark brennendes Verdauungsfeuer. Bekommt dieses keine Nahrung, verbrennt es den Magen, es entwickelt sich ein Magengeschwür. Außerdem wird der Pitta-Mensch aggressiv, wenn er nichts zum Essen bekommt. Kapha dürfte fasten, möchte aber nicht, da diese Menschen das Essen sehr genießen.

Das momentan moderne Intervall-Fasten passt gut in das āyurvedische Konzept. Es dient nicht unbedingt dem Gewichtsverlust, aber umso mehr der eigenen Körperwahrnehmung. 16:8 bedeutet, dass man 16 Stunden nichts isst. Das hilft, den Hunger zu spüren. Āyurvedisch gesehen sollte man nur essen, wenn man Hunger hat. Hunger ist das Zeichen, dass das Verdauungsfeuer in der Lage ist, die Nahrung zu verarbeiten. Zwischenmahlzeiten oder emotionales Essen sollte vermieden werden. Dies kann durch Intervall-Fasten unterstützt werden.

Die āyurvedischen Highlights

Verschiedene Formen der Essstörungen wurden erwähnt. Dabei wurde die extreme Magerkeit betont. Da die Darmflora das Essverhalten steuert, sind āyurvedische Darmeinläufe sehr vorteilhaft.
Ernährung hat im Āyurveda einen so hohen Stellenwert, dass der beste Arzt Koch werden sollte.
Fasten ist konstitutionsabhängig zu sehen, Fastenkuren sind nicht āyurvedisch.

21. Kapitel

Unmāda – schizophrene und psychotische Zustände

Positiv-Symptome

Negativ-Symptome

Doṣa-Zuordnung

Materielle Therapie

- ***Kalmus, Acorus calamus***

Nichtmaterielle Therapie

Agantuja oder Bhutottha Unmāda – Besessenheit

Die āyurvedischen Highlights

Unmāda – schizophrene und psychotische Zustände

Psychose ist ein Überbegriff und auch bei Schizophrenie gibt es viele Unterarten. Gekennzeichnet sind sie durch Bewusstseinsstörungen, Gedächtnisstörungen, Denkstörungen, Wahrnehmungsstörungen, Orientierungsstörungen, Kontaktstörungen und Antriebsstörungen. Es ist absichtlich das Wort „Störungen" gewählt worden, da die Ausschläge in alle Richtungen gehen können.

Sie können genetisch (angeboren) oder erworben sein. Auslöser sind nicht immer klar zu bestimmen. Aber es gibt Drogen induzierte Psychosen und, im āyurvedischen Zusammenhang unbedingt zu nennen, spirituell ausgelöste Psychosen, oder sogenannte spirituelle Krisen, die psychotische Symptome zeigen. Extremes Meditieren oder ein extremes Verfolgen eines spirituellen Heilsweges kann zu einer starken Vāta-Erhöhung führen, was in absoluter Leere und „sich-verlieren" enden kann.

Auch traumatisch bedingte Zustände können an eine Psychose erinnern, insbesondere die Dissoziation (siehe 18. Kapitel). Hier eine kleine Gegenüberstellung:

Dissoziation	Psychose
kurz	lang
Kann unterbrochen werden	Wahnhafte Geschichten werden in die Lebensgeschichte eingebaut
Sitzt im Selbst	Sitzt im Umfeld

Bei Psychosen werden Positiv- und Negativ-Symptome unterschieden.

Positiv-Symptome – ein Erleben, das in der Psychose »zusätzlich« auftritt

Wahnideen: Verfolgungswahn, übersteigertes Selbst (sie halten sich für Gott), sie beziehen vieles auf sich. Buddhi (s. o.) ist gestört.

Halluzinationen: Es werden Dinge wahrgenommen, die nicht da sind: Stimmen-Hören, Geschmack, Gerüche, usw. Āyurvedisch sind diese Symptome gestörten Indriyas (s. o.) und gestörtem Prāṇa (s. o.) zuzuordnen.

Denkstörungen: Die Gedanken sind nicht mehr logisch geordnet. Betroffene verlieren oft „den roten Faden" oder springen von einem Thema zum nächsten. Sämtliche Funktionen von Mānasa sind gestört.

Ich-Störungen: Das sichere Gefühl einer Grenze zwischen der eigenen Person und der Umwelt geht verloren. Betroffene haben etwa den Eindruck, ihre Gedanken seien nicht ihre eigenen, sondern würden ihnen von einer anderen Person oder fremden Kräften eingegeben. Hier liegt āyurvedisch die Ursache auf der sehr frühen Stufe von Ahaṃkāra (siehe 1. Kapitel).

Negativ-Symptome – schwächer ausgeprägt als im gesunden Zustand

Antriebsmangel: Betroffene fühlen sich erschöpft und kraftlos, sind wenig aktiv und haben Schwierigkeiten, den Alltag zu bewältigen. Die Karmendriyas (motorischen Funktionen, s. o.) sind gestört.

Gefühlsverflachung: Sie empfinden kaum Emotionen wie Freude, Ärger oder Trauer. Sie fühlen sich oft innerlich leer, kalt oder abgestumpft. Dies entspricht einer Mischung aus Vāta, Kapha und Tāmas.

Sozialer Rückzug und Sprachverarmung: Betroffene meiden soziale Kontakte, ziehen sich von Freunden und Familie zurück. Sie beteiligen sich kaum an Gesprächen. Kapha und Tāmas stehen im Vordergrund.

Das Gehirn antizipiert ständig und nimmt damit Reaktionen vorweg, weil es nicht alle Sinne gleichzeitig bedienen kann. Āyurvedisch gesehen gibt es auch keine Multitasking-Fähigkeit (Mānasa ist Anu und Eka, s. o.). Bei Psychosen funktioniert die Antizipation nicht, bzw. falsch. Es besteht eine falsche Erwartungshaltung, die von der tatsächlichen Sinneswahrnehmung nicht bestätigt wird. Dies führt zu Verwirrungen.

Schon die Symptombeschreibung zeigt, dass sämtliche Funktionen des Geistes gestört sind, zusätzlich die drei Doṣas und die Mahāguṇas. Es handelt sich also um eine sehr schwere Erkrankung.

Unmāda wird beschrieben unter CS, Ni. 7, 3 ff.

Unmāda ist charakterisiert durch die Störung des Geistes und seiner Fähigkeiten Buddhi, Smṛti, Shila (Gewohnheiten und Temperament), Verhalten, Bhakti (Vorlieben), Ceṣṭa (psychomotorische Aktivitäten), Ācāra (soziales, moralisches Verhalten), Sangyagyanan (Orientierung) sowie der Sinneswahrnehmungen im Allgemeinen.

Anfällig für Unmāda sind Menschen mit erhöhtem Rājas oder Tāmas, mit gestörten Doṣas, mit unkontrollierten Emotionen, die falsche Nahrung zu sich nehmen, die falsche tantrische, spirituelle oder yogische Praktiken üben, die unter extremer Abmagerung leiden, die zu viel Anhaftung haben, die die ethischen Verhaltensweisen nicht respektieren und die traumatische Erfahrungen haben.

Saṃprāpti (Pathogenese): erhöhte Doṣas in neurotischen Persönlichkeiten (Tāmas und Rājas erhöht) steigen durch die Māno-Vaha-Srotas (geistführenden Kanäle) aufwärts. Dadurch wird Mānasa gestört und die Māno-Vaha-Srotas blockiert. Die individuelle Entscheidungskraft (Buddhi) geht verloren, der Mensch taucht in falsche Aktivitäten ein. Daraus resultiert Unmāda Roga.

Durch die Perversion des Geistes, denkt der Patient nicht über die Dinge nach, welche das Denken wert sind, sondern denkt schädlich. Durch die Perversion des Intellekts, versteht er Nützliches als schädlich und Schädliches als nützlich. Durch den Verlust der Bewusstheit ist der Patient unfähig, die Sinneswahrnehmungen richtig zuzuordnen. Durch die Perversion der Erinnerung, kann er nicht oder falsch erinnern. Durch die Perversion des Verlangens entwickelt sich eine Abneigung gegen Dinge, die zuvor gewünscht wurden. Durch die Perversion der Umgangsformen, wird der Patient erzürnt. Durch die Perversion des Benehmens taucht der Patient in unerwünschte Aktivitäten ein.

CS, Ni. 7, 5ff

Natürlich wird Unmāda den drei Doṣas zugeordnet. Die jeweilige Konstitution, Nahrung, Umweltbedingungen fördern die entsprechende Krankheit.

Vāta-Unmāda

Symptome

- unaufhörlich umherwandernd
- unerwartete Bewegungen der Augen, Augenbrauen, Lippen, Schultern, des Kinns, der Hände und Füße
- ständiges irrelevantes und unzusammenhängendes Gerede
- Speichelfluss aus dem Mund (Schaum vor dem Mund)
- häufiges Lächeln oder Lachen, Tanzen, Spielen von Musikinstrumenten und Singen oder ähnliche Bewegungen in belanglosen Situationen, Imitieren lauter Musikklänge, Imitieren des Fahrens von Fahrzeugen oder anderer Geräusche
- Anziehen unkonventioneller Dinge (Kleidung o.ä.)
- Gier nach Dingen, die er nicht besitzt und Zurückweisung, sobald er sie erlangt hat
- hervortretende, rötlich-braune Augen
- Abscheu vor Nahrungsmitteln und auch ein starkes Verlangen, sich nicht von vorhandenen Nahrungsmitteln zu trennen
- Der Körper wird rau, abgemagert und verfärbt sich rötlich
- Die Symptome verstärken sich nach der Verdauung, bzw. durch Vāta-erhöhende Faktoren
- verstörende Träume, die genauer beschrieben sind
- Verwirrung
- Unruhiger Geist
- Leeregefühl im Herzen, Mangel an Emotionen
- Leeregefühl im Kopf, gestörtes Bewusstsein
- Unruhige Augen
- Geräusche in den Ohren, Tinnitus
- Gedankenkreisen
- Angstzustände in unpassenden Situationen
- Beständige Gänsehaut („kontinuierliches Aufstellen der Körperhaare)
- Wankelmütigkeit

Pitta-Unmāda

Symptome

- Aggressionen, Gereiztheit, Wut, Gewalt gegenüber sich selbst und anderen mit Waffen oder Fäusten
- unbegründete Aufregung
- Vorliebe für Schatten und kalte Dinge
- Ständiger Zustand der Angst
- rote, kupferfarbene, grüne, gelbe, grimmige Augen
- brennende Empfindungen, sogar nach Übergießen mit eiskaltem Wasser, warmer Körper
- Halluzinationen von Sternen im Himmel am helllichten Tage
- Intoleranz
- Nacktheit
- Gelbliche Hautfärbung
- Verschlimmerung durch Pitta-erhöhende Maßnahmen

Kapha-Unmāda

Symptome

- Schweres Atmen im Übermaß
- Nachdenklichkeit
- Müdigkeit, exzessiver Schlaf, ständige Schläfrigkeit und Erschöpfung bis hin zur Bewusstlosigkeit
- Mimik wie bei Gesichtslähmung, Gesichtsschwellungen
- unverändertes Verbleiben in einer Position, geringste Bewegungen, Trägheit in Sprache und Aktivitäten
- Appetitverlust
- Neigung zur Einsamkeit
- Abneigung gegen Sauberkeit
- weiße Färbung und Klebrigkeit der Augen
- Symptome sind nachts weitaus schlimmer
- Erbrechen und verstärkter Speichelfluss
- Ängstliches Auftreten
- Verschlimmerung durch Kapha-verstärkende Maßnahmen

Tridoṣaja, Sannipātaja unmāda

Dies ist ein gemischter Typ, alle drei Doṣas sind erhöht, es liegen alle Symptome vor. Hier steht in den klassischen āyurvedischen Texten eindeutig geschrieben, dass der Patient abgewiesen werden soll, weil dieser Zustand als unheilbar gilt.

Grundsätzlich sind alle Formen von Unmāda ausgesprochen schwierig zu behandeln. Eine alleinige āyurvedische Therapie halte ich bei allen Psychose-Formen nicht für ratsam, zumeist besteht in den āyurvedischen Kliniken auch nicht der entsprechende Rahmen dafür. Es ist keine ausreichende Betreuung des Patienten gewährleistet. Die Patienten sind mit Absicht viel sich selbst überlassen, damit sie sich auf sich konzentrieren können. Bei Psychosen kann diese Ruhe sehr schädlich sein.

Āyurvedisch werden weitere Formen von Unmāda beschrieben, abhängig von den auslösenden Faktoren. Darunter werden göttliche Wesen, Dämonen, aber auch Gurus (Lehrer) genannt. Diese Formen passen zu den oben erwähnten spirituellen Krisen.
Andere Auslöser können Bedrohungen, Verluste, übermäßige (sexuelle) Begierden, Gifte (psychedelische Drogen) und Alkohol sein.

Es wird unterschieden in materielle und nichtmaterielle Therapie.

Materielle Therapien

Der Patient sollte zunächst Ölmassagen erhalten und beruhigend behandelt werden. Danach werden ausleitende Verfahren aus der Pañcakarma-Reinigungskur durchgeführt (je nachdem, was der Patient toleriert). Auch Dampfbäder, Darmeinläufe, Massagen, Aderlass und alle Formen der Linderungstherapien sind sinnvoll.
An Kräutern haben sich Brāhmī (Bacopa monniera, s. o.), Śaṇkhapuṣpī (Convolvulus pluricaulis, s. o.), Vacā (Acorus calamus), Jaṭāmāṃsī (Nardostachys jatamansi, s. o.) und Aśvagandhā (Withania somnifera, s. o.) besonders bewährt.

Kalmus, Acorus calamus, Vacā, deutscher Ingwer

Kalmus gilt als aromatisches Bittermittel. Die ganze Pflanze duftet nach Ingwer.
Verwendet wird das getrocknete Rhizom (der Wurzelstock).

Wirkungen: blähungstreibend, schweißtreibend, analgetisch (schmerzlindernd), krampflösend, hypnotisch, putzend (Lekhana), gut für die Stimme und das Sprechvermögen (Kaṇṭhya), beruhigend, reizlindernd, appetitanregend (Dīpana), intelligenzsteigernd (Medhya Rasāyana), berauschend (Madakārī), beseitigt Kältegefühl (Śītapraśamana), weckt die Aufmerksamkeit (Saṃjñāsthāpana), vermehrt Ojas, Āma entfernend, Vāta ausgleichend (Vātahara), Kapha reduzierend (Kaphahara).

Kalmus wird hauptsächlich bei psychischen und nervösen Leiden (Depressionen, Sorgen) und Sprechstörungen eingesetzt. Er kann Pitta erhöhen, sollte bei Pitta-Konstitutionen also sehr niedrig dosiert werden. Kalmus sollte nicht in der Schwangerschaft und nicht mit MAO-Hemmern (Antidepressiva, die auch beim M. Parkinson gegeben werden) kombiniert eingenommen werden.

Da bei psychischen Erkrankungen gerne Nasya-Behandlungen durchgeführt werden, kann Kalmus mit Ghee verkocht nasal verabreicht werden.
Hier einfaches Rezept zur Herstellung von **Kalmusghee:**

Kalmus-Paste: 100g Kalmus-Pulver mit Wasser zu einer lockeren Paste verrühren und über Nacht stehen lassen.

Kalmus-Abkochung: 5200ml Wasser mit der am Vorabend hergestellten Kalmus-Paste kochen, bis nur noch 1300ml übrig sind.

Kalmusghee: 400g Ghee in die Kalmus-Abkochung geben und so lange kochen, bis nur noch Ghee und Paste übrig bzw. das ganze Wasser verdampft ist. Das merkt man an der „Knisterprobe“: einen Tropfen in eine Flamme gießen. Solange es knistert, ist noch Wasser drin.

Am Ende wird das Ghee durch ein Tuch gefiltert und in abgekochte Gläser abgefüllt. Es hält sich ca. sechs Monate. Dosierung: jeden Morgen zwei Tropfen pro Nasenloch, bei Bedarf mehrfach täglich.

Nichtmaterielle Therapien

Āśvāsana (Trost oder Zuversicht)
Der Therapeut, aber auch das gesamte Umfeld des Erkrankten kann Trost und Zuversicht spenden. Dies entspricht dem „Containment“ der Psychotherapie. Einfach für den Patienten da sein und seinen Zustand aushalten.

Tarjana (Drohung)
Hier werden sehr radikale Methoden eingesetzt. Entweder „nur“ bedrohliche Worte, oder auch Taten wie Angreifen, Fesseln, Einsperren (Zwangsjacke, ans Bett fesseln). In Indien wurden früher die Patienten mit zahnlosen Schlangen, abgerichteten Tieren oder sogar Waffen konfrontiert.
Dies entspricht der Expositionstherapie aus der Verhaltenstherapie. Der Patienten wird wiederholt vermeintlich gefährlichen Situation ausgesetzt. Er lernt mit den ausgelösten Symptomen umzugehen und macht (hoffentlich) die positive Erfahrung, dass negative Konsequenzen ausbleiben. Es können neue Bahnungen im Gehirn stattfinden, wodurch die früheren Reaktionen abgebaut werden. Die Expositionstherapie wird überwiegend bei Angststörungen eingesetzt.

Trāsana (Erschrecken, Angst einjagen)
Festgebundene Patienten bekommen Schmerzen zugefügt. Heutzutage wird die Elektroschocktherapie nur noch selten verwendet.

Vismaya (Überraschen)
Überraschen kann eine vorgefertigte Reaktion verhindern und zu neuen Bahnungen führen.

Ernährung

Empfohlen: alter Weizen, alter und roter Reis, alte Gerste, Mungobohnen, Ghee (besser noch 100-fach gewaschenes), Kuhmilch, Kürbis, weißer Kürbis, Okra, Trauben, Granatapfel, Kokosnuss und Mango, Fleisch von wilden Tieren und Vögeln, Regenwasser, Jackfruit.
Zu vermeiden sind scharfe und würzige Nahrung, Senföl sowie nicht zur Konstitution passende Nahrung im Allgemeinen und Alkohol.

Natürlich sollten die allgemeinen ethischen Regeln befolgt werden, übermäßiges Schlafen und Unterdrücken der natürlichen Bedürfnisse sollten vermieden werden.

Āyurvedisch wird noch ein Krankheitsbild erwähnt, welches einerseits an Psychosen erinnert, aber wohl eher zur Besessenheit passt:

Agantuja oder Bhutottha Unmāda, Besessenheit

Zeigt Unmāda keine klar erklärbaren ätiologischen Faktoren, so betrachtet Āyurveda die Krankheit als Ursache früherer Taten oder als Folge des Einflusses bzw. der Besetzung durch übernatürliche oder himmlische Mächte.

Durch sündhafte Handlungen, an unheilvollen Orten und zu unglücksverheißenden Sternenkonstellationen wird man besonders anfällig dafür. Es wird unterschieden, durch welche Wesen (Götter, Ṛṣis/Seher, Vorfahren, göttliche Wesen, böse Geister, Dämonen) der Betroffene besetzt wurde.

Typische Symptome sind
- Das Verlangen, Schaden zuzufügen
- Zorn und Vorliebe für boshaftes Handeln
- Beeinträchtigung von Ojas
- Beschimpfung
- unruhige Augen, starrer Blick
- Irritation bei Rezitation von Gottesnamen
- mag schlechten Geruch (Urin, Stuhl)

Therapie: Hier kommen besonders die Methoden von Daivavyapāśraya (s. o.) zum Tragen.

Aus fast allen Religionen ist der Exorzismus (das Hinausbeschwören) bekannt. Die āyurvedische Therapie von Agantuja oder Bhutottha Unmāda erinnert daran. Die Wesen von denen der Erkrankte besessen ist müssen ausgetrieben werden. In Indien werden, unabhängig vom Āyurveda, diverse Exorzismus-Techniken praktiziert. Āyurveda versucht, Ursache, Symptome und Therapie zu gliedern und in ein logisches System zu bringen. Aber schon die Tatsache, dass die Ursache aus einem früheren Leben stammt oder durch nicht-fassbare Wesen ausgelöst wird, führt zu großen Verständnisproblemen in der westlichen Kultur. Dabei sind exorzistische Riten tief in der christlichen Religion, insbesondere im Katholizismus verankert. Räucherung mit Weihrauch, das Kreuz als Symbol, Gebete, die Taufe mit Weihwasser sollen vor der Besetzung durch den Teufel bewahren.

Die āyurvedischen Highlights

Symptome der Psychosen wurden mit Symptomen von Unmāda abgeglichen und den Doṣas zugeordnet. Die materielle und nicht-materielle Therapie von Unmāda wurden vorgestellt. Besessenheit als Unterform von Unmāda wurde erwähnt. Zusammenfassend muss gesagt werden, dass sich Psychosen nicht durch alleinige āyurvedische Therapie behandeln lassen. Je nach Ausprägung ist eine Kombination aus Antipsychotika und Āyurveda möglich. In den klassischen āyurvedischen Texten wird die Behandlung klar abgelehnt, da diese Krankheit als unheilbar gilt.

22. Kapitel

Morbus Alzheimer – Smṛti Bramshā

Morbus Alzheimer – Smṛti Bramshā

- *Curcuma longa, Gelbwurz*
- *Ginkgo biloba*

Die āyurvedischen Highlights

Morbus Alzheimer – Smṛti Bhramshā

Smṛti = Gedächtnis, Bhramshā = Zerstörung, Verfall

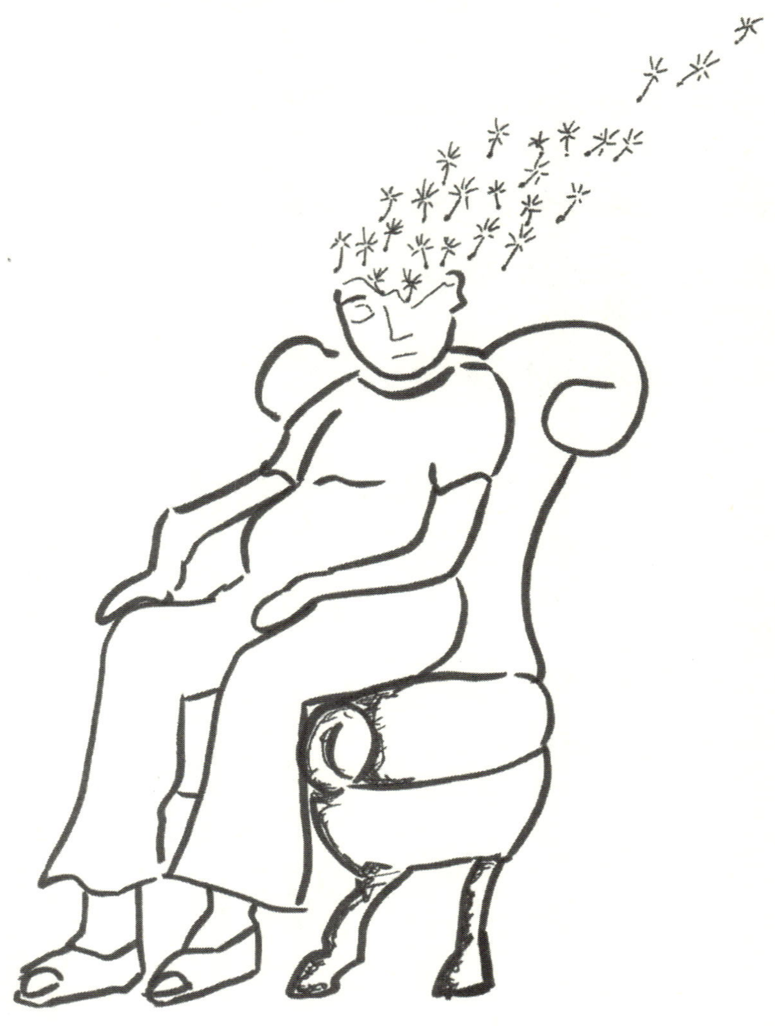

Die typischen Symptome vom Alzheimer-Syndrom sind Gedächtnisverlust, unflexibler Umgang mit neuen Herausforderungen, Schwierigkeiten bei gewohnten Tätigkeiten, räumliche und zeitliche Desorientierung und Veränderung der Stimmung. Die Funktionen des Geistes sind gestört, insbesondere Smṛti (das Gedächtnis, s. o.), aber auch die Indriyas (Sinnes- und motorische Funktion, s. o.).

Der Morbus Alzheimer wird durch zwei krankhaft veränderte Eiweißverbindungen hervorgerufen: das Peptid ß-Amyloid und das Protein Tau. Sie sorgen für Verklumpungen innerhalb und außerhalb der Nervenzellen und führen dadurch zu einem Zusammenbruch des Zytoskeletts.

Es ist umstritten, inwieweit dem Risiko an Alzheimer zu erkranken vorgebeugt werden kann. Studien deuten darauf hin, dass regelmäßige geistige Aktivität, hohe Bildung, soziales sowie kulturelles Engagement, Sport (außer Boxen mit Schlägen auf den Kopf) und gesunde Ernährung schützend wirken. Übergewicht und Bluthochdruck gelten als Risikofaktoren. Alzheimer gilt als typische Erkrankung des hohen Lebensalters – also der Vāta-Phase des Lebens.
Anamnestisch wird häufig von Schlafstörungen berichtet. Die Entgiftung während des Schlafs (siehe Māno-Vaha-Srotas, 6. Kapitel) ist zu schwach, um die ß-Amyloide auszuschwemmen.

Schulmedizinisch – naturheilkundliche vorbeugende Empfehlungen:

- Vitamin D
- Mediterrane Kost
- Radikalenfänger, Antioxidantien, Vitamin C, Polyphenole (Brokkoli, Obst, Dörrobst)
- Omega 3 Fettsäuren, Fisch, besonders Lachs, Sardellen, Sardine, Hering, Makrele, Regenbogenforelle, Schwertfisch
- Kaffee, ca. 2 Tassen täglich
- Bewegung (30 Minuten Sport täglich, bzw. 3 Stunden pro Woche)
- „Gehirnjogging“, Denksport, Neugier
- Guter Schlaf („reinigt“ das Gehirn, nächtliche „Gehirnwäsche“)

Forschungsergebnissen zufolge kann der Verzehr pflanzlicher Nahrung oder ein körperliches Training, gefolgt von einer Ruheperiode, die Bildung neuer Nervenzellen stimulieren. Die frisch ausdifferenzierten Neurone wachsen, bilden Verbindungen mit bereits existierenden Nervenzellen und verbessern so Lern- und Gedächtnisleistungen. Der normale nächtliche Schlaf könnte somit sicherstellen, dass sich Körperzellen von der täglichen physischen Aktivität beziehungsweise Einwirkung pflanzlicher Stoffe erholen.

Wie giftige Pflanzenstoffe uns gesünder machen
von Mark P. Mattson, Spektrum der Wissenschaft, April 2016

Die Nahrung soll reich an Obst, Gemüse und Bitterstoffen sein. Sie enthält dann eine geringe Menge an toxischen Substanzen, die durch den Effekt der Hormesis die Gesundheit fördert.

Hormesis:

griechisch für Anregung, Anstoß. Hormesis ist eine positive biologische Reaktion, die durch niedrig dosierte schädliche Einwirkungen zustande kommt. Die Zellen geraten unter leichten Stress und gehen gestärkt daraus hervor.

Die Bevorzugung von Bitterstoffen widerspricht der āyurvedischen Therapie von Vāta-Erkrankungen, zu denen der Morbus Alzheimer zählt. Aber die Geschmacksrichtung „bitter" regt Agni, das Verdauungsfeuer, an und damit auch den Stoffwechsel und die Entgiftung (die Ausleitung der Amyloid-Ablagerungen).

Alzheimer ist keine reine Vāta-Erkrankung. Tarpaka Kapha (zuständig für die Speicherung aller Gedächtnisbilder und Sinneswahrnehmungen, siehe 4. Kapitel) wird beim Alzheimer durch Sādhaka Pitta quasi verbrannt und führt zu Ablagerungen. Majjā Dhātu (s. o.) liegt in geschädigter Qualität vor, die Māno-Vāha-Srotas (s. o.) sind blockiert. Prinzipiell sind alle drei Doṣas gestört.
Daher ist eine reinigende Therapie empfehlenswert, auch wenn Vāta-Symptome dominieren.

Geeignete pflanzliche Mittel wären Aśvagandhā (Withania somnifera, s. o.), Curcuma longa (Gelbwurz) und Ginkgo biloba.

Āyurveda kann eine Therapie für Alzheimer sein: Studien präsentieren vielversprechende Ergebnisse mit der Verwendung von Aśvagandhā-Wurzel-Extrakt. Einen Monat nach der oralen Verabreichung des Extrakts bei Mäusen, wurde durch die Wissenschaftler eine Reduktion der Amyloid-Plaques im Gehirn der Mäuse und eine Verbesserung der kognitiven Fähigkeiten beobachtet.

The Times of India, 5.3.2012

Curcuma longa, Gelbwurz

Curcuma ist eng mit Ingwer verwandt und für alle drei Doṣas geeignet. Verwendet wird die gelbe (und gelb färbende!) Wurzel, die einen bitteren Geschmack hat und dadurch sehr reinigend wirkt.

Inzwischen gibt es eine fast schon unübersichtliche Vielzahl an Studien, wodurch die Wirkungen gut belegt sind. Curcuma gehört zwingend in den āyurvedischen „Erste-Hilfe-Kasten".

Wirkungen:

Reinigt und nährt das Blut (raktaśodhana) und damit die Haut, fördert die Zirkulation, verdauungsfördernd (insbesondere die Fettverdauung durch die Anregung des Gallenflusses), entzündungshemmend, stärkt den Geruchssinn, antiseptisch, Āma entfernend, Fieber senkend, blutstillend, wundheilend und -reinigend, krampflösend, antioxidativ, leberschützend, tumorhemmend (durch Apoptoseinduktion, bisher nur in experimentellen Studien nachgewiesen), lipidsenkend, immunstimulierend, fettreduzierend (lekhanīya), juckreizlindernd (kaṇḍūghna), entgiftend (viṣaghna), antidepressiv, angstlösend.

…, dass das Curcumin in den Hirnzellen vielmehr eine milde Stressreaktion provoziert. Dies löst die Produktion von antioxidativen Enzymen aus, welche sowohl ROS (Reaktive Sauerstoffspezies (englisch reactive oxygen species, ROS)) inaktivieren als auch der Ablagerung schadhafter Proteinbestandteile entgegenwirken. Die Wirkung von Curcumin auf das Gehirn ist demnach breit gefächert. Anderen Tierversuchen zufolge kann der Stoff zudem die schädlichen Effekte von Hirnschlägen eindämmen und sogar Depressionen und Angstzustände mildern helfen.

Wie giftige Pflanzenstoffe uns gesünder machen
von Mark P. Mattson, Spektrum der Wissenschaft, April 2016

Bei Ratten regt Curcumin die Neubildung von Nervenzellen an und kann die Symptome von Stress, Angststörungen und Depressionen mildern.

Da Curcuma alleine eine sehr schlechte Bioverfügbarkeit hat (es wird schlecht vom Körper aufgenommen und verstoffwechselt), sollte es immer in Kombination (ca. 25%) mit Piperin (z. B. schwarzer Pfeffer, langer Pfeffer) eingenommen werden. Dies steigert die Wirksamkeit ungemein (um ca. 75%). In der Apotheke sind diverse Fertigpräparate erhältlich, die z. T. auch noch andere wirksamkeitsverstärkende Substanzen (z. B. Resveratrol aus der Schale der Weintrauben) enthalten.

Ginkgo biloba

Verwendet werden die Blätter (nicht als Tee, sondern als alkoholische Auszüge). Nur die weiblichen Bäume haben Samen (Früchte), die aber beim Verzehr zu Vergiftungserscheinungen führen können.

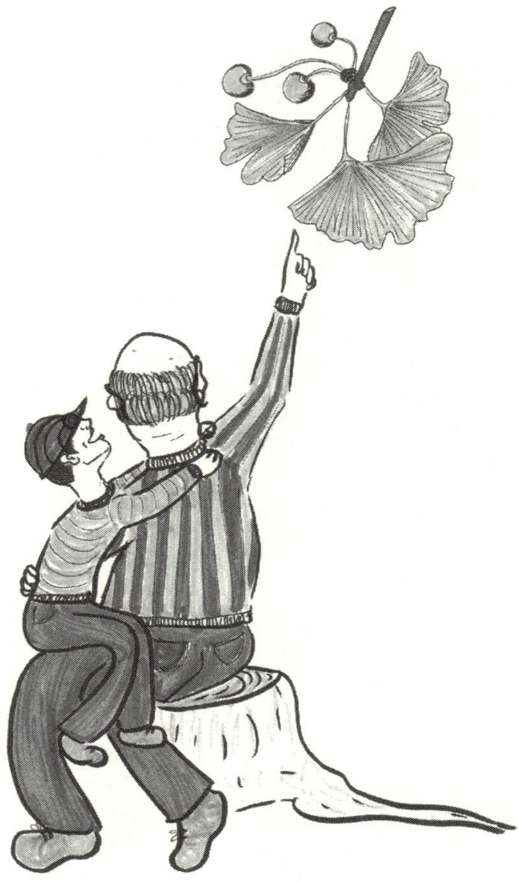

Die wirksamkeitsbestimmenden Substanzen sind Blut-Hirn-Schranken-gängig. Die Wirkungen der Ginkgo Blätter sind durch viele Studien sehr gut untersucht und nachgewiesen.

Wirkungen:

gefäßerweiternd, durchblutungssteigernd (insbesondere die Hirndurchblutung), Erhöhung der Sauerstoffmangel-Toleranz v. a. des Hirngewebes (bei Tieren), hirnzellschützend, Hemmung der Hirnödem Entstehung, Hemmung postischämischer Zellschäden, Steigerung der Gedächtnisleistung und des Lernvermögens, Förderung der Kompensation von Gleichgewichtsstörungen, Inaktivierung toxischer Sauerstoffradikale, EEG-Veränderungen im Sinne einer erhöhten Vigilanz (Aufmerksamkeit).

240 mg Extrakt werden empfohlen, um eine Wirksamkeit zu erreichen. Meist lässt die Wirkung nach ca. einem Jahr nach. Daher hat es sich in der Praxis bewährt, Ginkgo und Brāhmī (Bacopa monniera) im jährlichen Wechsel zu geben. Bei gleichzeitiger Einnahme von blutverdünnenden Medikamenten (z. B. Marcumar) sollten regelmäßige Laborkontrollen durchgeführt werden. Der Blutdruck wird durch Ginkgo nicht gesenkt.

Dieses Baumes Blatt, er von Osten
Meinem Garten anvertraut,
Gibt geheimen Sinn zu kosten,
Wie's den Wissenden erbaut.

Ist es ein lebendig Wesen,
Das sich in sich selbst getrennt?
Sind es zwei, die sich erlesen,
Daß man sie als Eines erkennt?

Solche Fragen zu erwidern,
Fand ich wohl den rechten Sinn:
Fühlst du nicht an meinen Liedern,
Daß ich Eins und doppelt bin.

J. W. von Goethe, 1815,
Ginkgo biloba, in „Westöstlicher Diwan"

Weitere āyurvedische Behandlungen bestehen in Śirodhāra (Stirnguss, s. o.), Nasya (nasale Instillation, s.o.) und Abhyaṅga, der āyurvedischen Ölmassage. Diese Therapieformen gleichen Vāta aus und wirken nährend.

Margenfeld et al. (Manual massage for persons living with dementia: a systematic review and meta-analysis. Int J Nurs Stud 2019; 96: 132-142) werteten in ihrer systematischen Übersichtsarbeit randomisiert-kontrollierte Studien aus und kommen zu dem Schluss, dass Massagen positive Effekte auf psychologische und verhaltensbezogene Demenzsymptome wie Unruhe und Depression haben.

Prāṇāyāma (s. o.), Dinacaryā (die Tagesroutine, s.o.), ölige Darmeinläufe, alle Formen der Kopfölungen und, wenn möglich, die Pañcakarma-Reinigungskur runden die Therapie ab.

Yoga steigert das Volumen der grauen Hirnsubstanz, welche im Alter natürlicherweise etwas abnimmt und für das Gedächtnis zuständig ist. Somit ist Yoga unbedingt gegen Demenz zu empfehlen.

Die āyurvedischen Highlights

Morbus Alzheimer ist in den klassischen Texten nicht als Krankheitsbild beschrieben, lässt sich aber anhand der Symptome einsortieren. Die āyurvedische Therapie sollte zunächst reinigend (entgiftend), dann nährend sein. Curcuma longa und Ginkgo biloba haben sich besonders bewährt, Massagen sind unerlässlich. Aber natürlich kommen auch alle anderen im 2. Kapitel genannten Therapieformen zum Einsatz.

23. Kapitel

Multiple Sklerose – Saranga Vāta

Multiple Sklerose, Saranga Vāta

Multiple Sklerose (MS) ist die häufigste chronisch-entzündliche Erkrankung des Gehirns und Rückenmarks im jungen und mittleren Erwachsenenalter. Meist sind Frauen zwischen 20 und 40 Jahren betroffen.
Es kommt zu einer entzündlich-immunologisch bedingten Entmarkung (Demyelinisierung) im Zentralen Nervengewebe (Gehirn und Rückenmark) mit nachfolgender Bildung von Narben. Typische Erstsymptome sind das Sehen von Doppelbildern, da der Sehnerv entzündet ist.
Durch die Nervenschäden verlieren die Muskeln an Kraft, es treten Lähmungen auf. Meist verläuft die Krankheit in Schüben. In den Zwischenphasen (Remission) kann es zur vollständigen Rückbildung der Symptome kommen, die Patienten sind beschwerdefrei, bis zum nächsten Schub. Der Abstand zwischen den Schüben kann sehr unterschiedlich lang sein.
Eine genetische Disposition wird diskutiert. Aber auch Umweltfaktoren (Rauchen, Infektionen in der Kindheit und Jugend) können mögliche Ursachen sein.

Außer den Doppelbildern und Lähmungserscheinungen kommt es oft zu abnormer, schneller Erschöpfbarkeit, Schlafstörungen, Wesensveränderungen bis hin zu Depressionen und kognitiven Störungen.

Āyurvedisch ist die beginnende entzündliche Phase als erhöhtes Pitta zu werten, welches Majjā Dhātu (das Nervengewebe, s. o.) und Ojas (Lebensessenz, s. o.) verbrennt. Dadurch kann sich Āma (Schlackenstoffe) bilden, welches die Zellen bedeckt, so dass sie körpereigene nicht mehr von fremden Zellen unterscheiden können, was die Autoimmunreaktion erklärt. Āma dringt auch in die Kanäle (Srotas) ein und blockiert so den Fluss von Nährstoffen und Informationen. Durch die Minderversorgung kommt es zur Gewebeabnahme (Muskelschwund) und Vāta-Zunahme.

Die zelluläre Immunität (Ojas) und die zelluläre Kommunikation (Prāṇa) sind gestört, Vāta erhöht, Tarpaka Kapha (die Myelin-Schutzschicht um die Nerven herum, s. o.) verringert. MS gilt auch āyurvedisch als chronische Erkrankung, die zwar nicht heilbar ist, aber gelindert werden kann. Meist kann man schon zufrieden sein, wenn sich der Zustand nicht weiter verschlechtert.

Die Symptome sind Vāta zuzuordnen. Aber in der Therapie muss Pitta als am Beginn beteiligter Faktor (Entzündung) mitberücksichtigt werden, zumal die Patienten häufig eher hitzeempfindlich sind.

Die Therapie sollte Āma-reduzierend, Muskel-aufbauend, Vāta und Pitta reduzierend sein. Falls der Patient scharfe Gewürze verträgt, sollte eine Treppenkur mit Piper longum (Pippalī, langem Pfeffer) durchgeführt werden. Diese fördert die Selbstheilungskräfte, reduziert Āma und fördert die zelluläre Intelligenz (fremd und eigen kann wieder unterschieden werden). Aber sie wirkt auch stark erhitzend und wird daher bei MS nicht immer toleriert.

Danach kann Weihrauch (Boswellia serrata) verabreicht werden.

Weihrauch, Boswellia serrata

Verwendet wird das Harz, in Tabletten- oder Kapselform innerlich eingenommen. Räucherharz hat meist keine gute Qualität, daher sollten Fertigpräparate aus der Apotheke geholt werden. Zumal die Dosis extrem wichtig ist: die Mindesttagesdosis beträgt 1g. Bei Unterdosierung werden Entzündungen gefördert! Im Europäischen Arzneibuch wird ein Mindestgehalt an 11-Keto-ß-Boswelliasäure (KBA) und von Acetyl-11-Keto-ß-Boswelliasäure (AKBA) von 1,0% gefordert.

Weihrauch funktioniert wie ein pflanzlicher Cortison-Ersatz, setzt auch biochemisch an derselben Stelle in der Entzündungs- und Schmerzkaskade an wie Cortison (Die Boswelliasäuren unterdrücken die Bildung der Leukotriene und der Prostaglandin E Synthase 1), hat aber zum Glück nicht dieselben Nebenwirkungen (vermutlich, weil er ein Vielstoffgemisch ist).

> Wirkungen: entzündungshemmend, antiseptisch, wundheilungsfördernd, schmerzhemmend, immunsuppressiv (Hemmung der Komplementaktivierung), abschwellend.

Die Wirkung tritt meist erst nach ca. vier Wochen ein, hält dafür aber nach dem Absetzen auch noch vier Wochen an.

Die Indikationen sind dieselben wie bei Cortison: u. a. MS, Arthrose, Rheuma, Hauterkrankungen, Asthma, entzündliche Darmerkrankungen (M. Crohn, Colitis ulcerosa), Allergien, Autoimmunerkrankungen.

Auch beim Alzheimer haben sich schon positive Wirkungen gezeigt. Bei Hirntumoren sorgt Weihrauch für eine nachweisliche Abschwellung vom umgebenden Ödem (Wasseransammlung).
Āyurvedisch wird Śallakī (Weihrauch) auch bei Psychosen, Tollheit, Verwirrtheit, Wahnsinn, zum Vertreiben von Dämonen und zum Zeugen von Söhnen (in der indischen Kultur sehr wichtig) empfohlen

Zum Weihrauch gibt es sehr viele Studien, die die Wirkung belegen, z.B.

Stürner KH et al. A standardised frankincense extract reduces disease activity in rlapsing-remitting multiple sclerosis (the SABA phase IIa trial). J Neurol Neurosurg Psychiatry. Published Online First: December 16. Doi:10.1136/jnnp-2017-317101.

Weihrauch programmiert das normalerweise entzündungsfördernde Enzym 5-Lipoxygenase um, sodass es entzündungshemmend wirkt. Verantwortlich für die Wirkung des Weihrauchs ist die darin enthaltene Boswelliasäure. Während andere Naturstoffe (z. B. Zileuton®) direkt im sog. Aktiven Zentrum des Enzyms andocken und so in seiner Funktion hemmen, bindet die Boswelliasäure des Weihrauchs an einer anderen – weit vom aktiven Zentrum entfernten – Stele des Enzymmoleküls. Statt die Synthese entzündungsfördernder Leukotriene zu katalysieren, produziert die 5-Lipoxygenase unter dem Einfluss von Boswelliasäure entzündungsauflösende Substanzen.

Gilbert NC et al. Structural and mechanistic insights into 5-lipoxygenase inhibition by natural products. Nature Cemical Biology 2020; 16: 783-790

Die orale Behandlung mit standardisiertem Weihrauch-Extrakt hat bei Patienten mit schubförmiger, remittierender multipler Sklerose günstige Wirkung auf die Krankheitsaktivität und ist dabei sicher und gut tolerabel.

- Die Zahl und Größe der Kontrastmittel-speichernden Läsionen nahm signifikant ab ebenso wie die Zahl der T2-Läsionen und das Volumen des pathologisch erweiterten Gehirnparenchyms
- Die Weihrauch-Extrakt-Therapie bewirkte außerdem eine Reduktion der auf ein Jahr umgerechneten Schubrate von 0,93 auf 0,48 (p=0,0422)
- Auch war die Behandlung von keinen weiteren klinischen Krankheitsaktivitäten begleitet und die körperlichen Funktionen der Patienten, gemessen anhand der Skalen „Expanded Disability Status Scale“ und „SCRIPPS neurological rating scale“, blieben unverändert.
- Darüber hinaus verbesserten sich die Werte für dem Multiple Sclerosis Functional Composite Score (quantitative Messung der Funktionen) und die Lebensqualität.

Patti F. J Neurol Neurosurg Psychiatry 2017; 0:1. Doi: 10.1136/jnnp-2017-317380

Weitere Kräutermöglichkeiten: Aśvagandhā (Withania somnifera, s. o.), Śaṇkhapuṣpī (Convolvulus pluricaulis, s. o.), Kalmus (Acorus calmus, s. o.), Brāhmī (Bacopa monniera, s. o.), Jaṭāmāṃsī (Nardostachys jatamamsi, s. o.)

Bei MS sind die āyurvedischen Ölmassagen besonders wichtig, um die Gewebe zu nähren. Hier gibt es eine Spezialbehandlung, Śaṣṭikaśalīpiṇḍasveda, eine Massage mit „Reisbeuteln“. Reis wird mit verschiedenen Pflanzen in Milch weichgekocht und in Stoffbeutelchen gepackt. Mit diesen Beuteln wird die Massage durchgeführt. Während der Massage werden sie immer wieder in den warmen Milchsud getunkt. Es handelt sich um eine sehr nährende Massage, besonders für das Muskelgewebe. Korrekterweise gehört diese Therapie nicht zu den Massagen, sondern zu den Schwitzbehandlungen, da die Beutel heiß sind und der Patient dadurch zum Schwitzen gebracht wird.

Soweit möglich, sollte Yoga gemacht werden. Auch die Pañcakarma-Reinigungskur mit Betonung der öligen Einläufe ist empfehlenswert. Natürlich dürfen die Stirngüsse nicht fehlen. Ist der Patient sehr hitzesensibel, werden sie nicht mit Öl, sondern mit Ziegenmilch (mit Kräutern verkocht) durchgeführt.

Bei MS ist āyurvedisch Tagesschlaf ausdrücklich erlaubt. Die Patienten sollen sich schonen.

Die āyurvedischen Highlights

MS als Vāta-Erkrankung mit Pitta-Komponenten wurde āyurvedisch erläutert. Weihrauch als Therapie wurde hervorgehoben.

24. Kapitel

Morbus Parkinson – Kampa-Vāta

Morbus Parkinson – Kampa-Vāta, Vepathu

Kampa = Zittern
Ve = aus; Pathu = Pfad. Weg vom richtigen Pfad. Ein Parkinson-Patient kann nicht auf einer geraden Linie laufen.

Morbus Parkinson wird landläufig auch als „Schüttellähmung" bezeichnet, da dieses eines der Hauptsymptome ist.

> **Symptome:** Ruhetremor (Zittern), Akinesie (Bewegungsarmut), Rigor (Muskelstarre), Veränderung des Schriftbildes, Störung des Geruchssinns, Stimmungsschwankungen bis hin zur Depression, Schlafstörungen

Er gehört zu den neurodegenerativen Erkrankungen (quasi „Verschleißerscheinungen" des Gehirns), bedingt durch Eiweißablagerungen, ein Absterben der Dopamin-produzierenden Zellen und daraus resultierend einem Dopaminmangel (s. o.).

Zunächst zu den neueren Erkenntnissen (die das alte āyurvedische Wissen erhärten):
Forschungsberichte in Cell (2016; 167: 1469-1480, Timothy Sampson und Sarkis Mazmanian vom California Institute of Technology in Pasadena) belegen einen Einfluss der Darmflora auf den Morbus Parkinson.

Gen-modifizierte Mäuse, die aufgrund einer Überproduktion von Alpha-Synuclein an einem Morbus Parkinson erkrankten, blieben gesund, wenn sie keimfrei aufgezogen wurden und ihr Darm nicht von Bakterien besiedelt wurde. Antibiotikabehandlungen hatten eine ähnliche Wirkung. Beides verminderte auch die Ablagerung von Alpha-Synuclein im Gehirn. Die Mäuse erkrankten dann, nachdem sie oral mit Darmbakterien von Parkinson-Patienten behandelt wurden. Vermutlich setzten die Mikroben erkrankter Tiere Stoffwechselprodukte frei, die eine Überreaktion im Gehirn auslösen.

Die Studie zeigt, dass die Darmbakterien über die Produktion von kurzkettigen Fettsäuren die Entwicklung eines Morbus Parkinson fördern könnten. Durch den Studienaufbau ist es unwahrscheinlich, dass eine veränderte Darmflora nur die Folge einer Parkinson-Erkrankung ist. Die Tatsache, dass mit den Darmbakterien auch die Krankheitssymptome übertragen werden, spricht für die Bakterien als eine Hauptursache der Krankheit.

Inwieweit sich diese Erkenntnisse an Mäusen auf Menschen übertragen lassen, ist noch nicht geklärt. Da āyurvedisch Morbus Parkinson als typische Vāta-Erkrankung gilt, gehören Darmeinläufe zwingend zur Therapie.

Die Ablagerung des Proteins Alpha-Synuclein (dem Hauptbestandteil der Lewy-Körper) gilt als die Ursache des Morbus Parkinson und reguliert die Dopamin-Ausschüttung. Es gilt als Transportprotein, da es in der Lage ist Membrankanäle zu bilden und ist eine Vorstufe des nicht-Amyloid-ß-Proteins. Es liegt in gesunden Nervenzellen als gelöstes Prote-

in vor und verknüpft sich aus unbekannten Gründen (Mutationen?) beim Parkisonpatienten, so dass sich Fasern bilden, welche die Neurone im Hirn schädigen. Dadurch sterben insbesondere Dopamin produzierende Neuronen ab. Dieses Protein lässt sich sowohl im Darm als auch im Nervus vagus nachweisen und ist bei Erkrankten ebenso verklumpt.
Der Dopaminmangel erschwert die Steuerung von Bewegung und äußert sich in Muskelsteifigkeit, Zittern und verlangsamter Bewegung.

Ein möglicher schulmedizinischer Therapieansatz wären Stuhltransplantationen, Antibiotika oder die Behandlung mit Probiotika. Denkbar sind auch Wirkstoffe, die kurzkettige Fettsäuren im Darm oder im Blut binden und damit am Übertritt in das Gehirn hindern. Zunächst sollten aber die Bakterienarten identifiziert werden, die eine krankheitsfördernde oder aber schützende Wirkung haben. Dies kann sicher noch einige Zeit dauern.

Damit erhärtet sich der Verdacht, dass der Morbus Parkinson über die Darmflora beeinflussbar ist. Es ist bekannt, dass sich die Darmflora von Parkinson-Patienten und Gesunden unterscheidet und dass Parkinson-Erkrankte häufig schon Jahre vor dem Ausbruch der typischen Parkinson-Symptome unter Verstopfung litten. Männern, die weniger als einmal täglich Stuhlgang haben, droht möglicherweise viermal so häufig eine Parkinson-Erkrankung als Männern, die zweimal täglich ihren Darm entleeren (R. D. Abbott et al., Frequency of bowel movements and the future risk of Parkinson´s disease. Neurology 2001 (57) 456-462). Obstipation könnte ein wichtiges Frühsymptom des Morbus Parkinson sein und passt zu Vāta-Konstitutionen.

Exkurs Mikrobiom

Das Mikrobiom beinhaltet die gesamte genetische Information der Mikrobiota. In diesem Zusammenhang handelt es sich um die Gesamtheit aller Mikroorganismen, die menschliche Haut oder Schleimhaut besiedeln. Dazu gehören der Darm (Darmflora), die äußere Haut und die inneren Schleimhäute (z. B. Mundhöhle, Nasenhöhlen, Scheidenflora usw.).

Aufgaben des Mikrobioms:

- Reguliert u. a. wesentlich die Verdauung
- Kann „unverdauliche" Nahrungsbestandteile aufschließen und verwerten
- Versorgt Mikroorganismen mit Energie
- Gewinnt und synthetisiert Vitamine (z.B. B1, 2, 6, 12 und K) und andere essentielle Nährstoffe aus der Nahrung
- Produziert 1/3 der kleinen, im Blut nachweisbaren Moleküle
- Unterstützt den Körper bei der Abwehr von Krankheitserregern (z. B. über das MALT, mucosa associated lymphatic tissue)
- Entsorgt Fremd- und Schadstoffe
- Fördert Darmperistaltik und Stuhl-Passagezeit
- Verhindert Besiedlung des Darmes mit pathogenen Keimen durch die Produktion kurzkettiger Säuren
- Besitzt direkt wirkende antibakterielle Faktoren, stimuliert das Immunsystem
- **Hat Einfluss auf die Psyche** (z. B. über den Nervus Vagus) und das Gewicht und vermutlich auf diverse Erkrankungen

Diese Aufgaben sind extrem vielfältig. Damit wäre eine allopathische Erklärung für die āyurvedische These gegeben, dass alle Erkrankungen über den Darm behandelt werden müssen.

Medikamente mit Auswirkungen aufs Mikrobiom: Antibiotika, Abführmittel, Antihistaminika, Medikamente gegen Sodbrennen (auch Protonenpumpenhemmer PPI), Statine (gegen Hypercholesterinämie), orale Kontrazeptiva („Pille") und andere Hormonpräpate.

Mikrobiota

Mikrobiologische Gemeinschaft in einem Ökosystem (z.B. Darm, Haut, Atemwege) an Bakterien, Viren, Protozoen, Pilzen und Archebakterien.

Die Gesamtmikrobiota sind nicht einförmig, sondern weisen eine hohe Diversität auf. Nach heutigem Wissensstand sind es mehr als 1000 verschiedene Spezies. Diese sind abhängig von der Morphologie unseres Körpers, auf ganz unterschiedliche Teilbiotope verteilt. Je höher die Diversität, desto günstiger für den Organismus, da sich die einzelnen Spezies durch Nahrungskonkurrenz gegenseitig im Wachstum begrenzen.
Die Mikrobiota (früher Flora) bezeichnen die Gesamtheit der mikrobiellen Besiedlung. Das Mikrobiom ist die Gesamtheit des bakteriellen Genoms, also aller Gene der verschiedenen Bakterienarten. Der gesamte Genpool des Mikrobioms beträgt vermutlich insgesamt 8 Millionen Gene, während der Mensch nur ca. 22000 besitzt.

Jeder Mensch besitzt seine eigene Flora. Auch die bakteriellen Emissionen variieren von Mensch zu Mensch. Man kann einen Menschen also an seiner personalisierten Bakterienwolke identifizieren und sogar ausmachen, ob es sich um einen Mann oder um eine Frau handelt. Dabei handelt es sich quasi um einen mikrobiellen Fingerabdruck.
Dies passt nun wiederum sehr gut zu der āyurvedischen Einteilung der Menschen in Vāta, Pitta und Kapha, bzw. der sehr individuellen Betrachtungsweise. D. h. nicht alle Menschen benötigen dieselbe Flora. Daher sind z. B. die standardisierten Stuhluntersuchungen āyurvedisch kritisch zu betrachten.

Der eigentliche Aufbau mikrobieller Barrieren vollzieht sich unter der Geburt: Zuerst kommt es vaginal zur Aufnahme der sogenannten Protektivflora, die v. a. aus dem Vaginalraum, dem mütterlichen Geburtskanal stammt. Dazu gesellen sich Anteile der mütterlichen Intestinalflora und durch den Hautkontakt die externe Besiedlung. Durch das Stillen werden im Weiteren pro Mahlzeit bis zu 700 verschiedene Bakterien-Spezies übertragen. Der Aufbau einer eigenständigen Mikrobiota bleibt in der Folgezeit mehr oder minder zeitlebens konsistent, kann aber bei Änderungen des Milieus eine hohe Volatilität der Zusammensetzung zeigen.

Āyurvedisch interessant wäre eine Zuordnung der Mikrobiota zu den Konstitutionen. Damit wäre eine Bestimmung der Mikrobiota zur Festlegung der Krankheitsanfälligkeit wertvoll und es könnte eine individuelle Therapie erfolgen. Dies ist heutzutage leider noch nicht möglich.

So gesehen ist die natürliche Geburt immer einem Kaiserschnitt zu bevorzugen. Wenn jedoch ein Kaiserschnitt unumgänglich ist, kann das Neugeborene dennoch mit der Vaginalflora der Mutter in Kontakt gebracht werden (z. B. Einreiben oder sogar einen vaginalen Abstrich in den Mund stecken). Auch die Muttermilch ist für den Aufbau der Mikrobiota wichtig. Dabei ist aber auch das Stillen an sich sehr wichtig, da dadurch der direkte Mund-Hautkontakt (Saugen) gegeben ist. Bei Hauterkrankungen im Säuglingsalter (Milchschorf, Neurodermitis) kann auch eine Einreibung mit Muttermilch hilfreich sein.

Durch konsequente Darmsanierung können über GALT (Gut Associated Lymphoid Tissue) und MALT (mukosaassoziiertes lymphatisches Gewebe) die Ausschüttung von Immunglobulinen (sIgA) und eine flächendeckende Ansiedlung aller Zellen des Abwehrsystems gefördert werden

Auch schulmedizinisch wird inzwischen ein Zusammenhang zwischen Darm und Gehirn erkannt. Dieser wird durch die **Darm-Hirn-Achse** beschrieben. Die Darmflora beeinflusst Verhalten und Stimmung, indem ihre Bakterien über die Blutbahn und das Nervensystem mit dem Gehirn kommunizieren. Einige psychische Erkrankungen und Entwicklungsstörungen von Hirnfunktionen könnten mit einer abweichenden Zusammensetzung dieser Mikrobiotika (Dysbiose) zusammenhängen Der Verdacht besteht etwa für bestimmte Formen von Autismus, Depression und Angsterkrankungen. Eine Reihe von Studien, bisher meist an Tieren, lassen hoffen, dass manche dieser Krankheiten und Defekte gemildert werden können, wenn man das mikrobielle Gleichgewicht im Darm normalisiert.

Das Gastrointestinum mit seinem autonomen Nervensystem gilt ja schon lange als „Little Brain". Unabhängig vom Mikrobiom kann auch das enterale Nervensystem direkt betroffen sein.
Dies entspricht auch den Beobachtungen, dass Emotionen die Verdauungstätigkeit beeinflussen wie z. B. beim Reizdarm-Syndrom. Über die **Hirn-Darm-Achse** wird durch den Nervus vagus die Darmtätigkeit mitgesteuert.
Bei Untersuchungen an Mäusen wurden Proben der Darmflora zwischen verschiedenen Mäusestämmen übertragen und es zeigte sich, dass stammspezifische Verhaltensweisen weitergegeben werden. Relativ schüchterne Mäuse wurden neugieriger, wenn sie das Mikrobiom von abenteuerlustigen Mäusen erhielten. In weiteren Versuchen wurden Stuhlbakterien eines Menschen mit Reizdarmsyndrom und Angstzuständen in Mäuse übertragen, wodurch ein angstähnliches Verhalten induziert wurde, was bei der Übertragung von Bakterien aus gesunden Kontrollpersonen nicht auftrat. Anscheinend wird der Turnover von Neuromolekülen im Striatum (Hirnstruktur) durch die Darmbakterien verändert.

Probiotika

Nahrungsmittel und Präparate mit speziellen lebensfähigen Bakterien und Hefen. Verschiedene Stämme lebender Bakterien oder Hefen (v.a. Laktobazillen, Bifidobakterien, weitere Bakterien, sowie Hefen/ Pilze wie Saccharomyces). Sie gelten als Lebensmittel oder Nahrungsergänzungsmittel oder auch als functional food. Es ist fraglich, in welcher Menge sie die Magenpassage „überleben". Dann sollen sie sich im Dünndarm ansiedeln und die „negativen" Bakterien verdrängen, so dass eine Dysbiose ausgeglichen wird.
Eine momentane Theorie besagt, dass die Mikrobiota des Darms individuell sehr unterschiedlich ist und durch Probiotika wenn überhaupt, dann nur sehr kurzfristig verändert wird.

Zu den Nahrungsmitteln gehören Joghurt, Sauerkraut, Brottrunk, Miso, Quark, Käse, Wurst, Speiseeis (häufig in spezieller Herstellung).
Nahrungsergänzungsmittel: z. B. Symbioflor, Mutaflor usw.

Eine āyurvedische Einsatzmöglichkeit wäre nach der Pañcakarma-Reinigungs-Kur. Durch die Kur sollte der Darm besonders aufnahmefähig (gereinigt) sein und auch ein positives Milieu geschaffen worden sein, so dass die Probiotika eine stärkere Wirkung entfalten können.

Pre- (oder Prä-)biotika

Präbiotika ernähren die Mikroorganismen des Darms. Es handelt sich meist um unverdauliche Oligosaccharide und Oligofruktose (Kohlenhydrate), die zu einer selektiven Vermehrung von Probiotika führen und hierüber das Mikrobiom modulieren können.
Lebensmittel: z. B. Chicorée, Schwarzwurzeln, Topinambur.

Synbiotika

Kombination beider Prinzipien, hieraus werden synergistische Effekte erhofft.

Als gesichert gilt, dass die Art der Ernährung die Zusammensetzung des Mikrobioms bestimmt. Wer sich etwa hauptsächlich von stark verarbeiteten Produkten ernährt, hat eine geringere Bakterienvielfalt als derjenige, der meist selbst kocht und häufig zu Obst und Gemüse greift. Durch eine Ernährungsumstellung lassen sich recht schnell Erfolge erzielen, Junkfood zum Beispiel erhöht das Risiko für Depressionen

Das **Darmhirn** oder auch »zweite Gehirn«, wie es wegen seiner Größe und Komplexität genannt wird, besteht aus etwa 100 Millionen Nervenzellen. Diese sind auf molekularer Ebene genauso ausgestattet wie die Neurone des Gehirns, können etwa die gleichen Neurotransmitter ausschütten. Was dem Darmhirn fehlt, ist die dreidimensionale Struktur. Und: Mit dem Darm lässt sich nicht denken. Zu denken braucht der Darm aber auch nicht. Das Darmhirn reguliert die Vorwärtsbewegung im Darm, die Ausschüttung von Verdauungsenzymen, die Aufnahme von Nährstoffen über die Darmwand, den Blutfluss und die Barrierefunktion der Darmwand.

Es besteht eine Verbindung über im Darm produziertes Dopamin, Serotonin und andere Substanzen, die als Neurotransmitter fungieren. Bestimmte Metaboliten der Darmbakterien unterstützen die Serotoninproduktion der Zellen in der Dickdarmwand. Die Darmzellen im Menschen produzieren mehr als 90% des peripheren Serotonins, welches einen großen Einfluss z. B. auf Depressionen hat.
Das Mikrobiom regt Immunzellen zur Zytokin-Produktion an und beeinflusst so die Neurophysiologie
Mikrobielle Metaboliten beeinflussen die Physiologie der Blut-Hirn-Schranke von adulten Mäusen. Die Darmbakterien bauen hierbei Kohlenhydrate in kurzkettige Fettsäuren (z. B. Buttersäure) um, welche die Blut-Hirn-Schranke verstärkt, indem sie die Verbindungen zwischen den Zellen festigt.

Diese Untersuchungen zeigen, dass die Ursache einer neurodegenerativen Erkrankung nicht nur im Gehirn, sondern auch im Darm liegen könnte. Diese Verbindung wird in der āyurvedischen Medizin schon lange so gesehen. Daher ist bei Erkrankungen, die das Gehirn und den Geist betreffen, unabhängig von der Psychotherapie immer auch eine Pañcakarma-Reinigungskur indiziert. Hier hat auch die Schulmedizin die Verbindung von Körper und Geist (Darmbakterien und Emotionen) nachgewiesen.

Zurück zum Morbus Parkinson:

Morbus Parkinson, im Āyurveda als Kampa-Vāta bekannt, gilt als eine von den 80 klassischen Vāta-Erkrankungen. Dabei stehen die Symptome Tremor; Zittern verursacht durch Vāta (Kampa-Vāta); Zittern, wie aus der Spur geraten, nicht in gerader Linie sein (Vepathu); starkes Schütteln (Prevapana); Schütteln des Kopfes (Śirokampa); Zittern (Kampana, Störung von Vyāna Vāta/Vāta-Unterart und der Eigenschaft Cala-Beweglichkeit), Tremor am ganzen Körper (Sarvanga Kampa), verlangsamte Beweglichkeit (Bradykinesie oder Akinesie, Cestasanga, Störung von Vyāna Vāyu durch Kapha, welches Kanäle verstopft) und Muskelsteifigkeit (Stambha, Sthairya durch die kalte Qualität) im Vordergrund. Kampa-Vāta zählt zu den Kalabalapravṛtta Erkrankungen (altersabhängige-Erkrankungen), die vermehrt im Vāta Lebensalter auftreten.

Die Eigenschaften von Vāta sind trocken, leicht, kalt, beweglich (instabil), klar, rau, subtil (ohne Form), nicht schleimig. Diese Eigenschaften finden sich in den Krankheitssymptomen verstärkt, z. B.

- ein trockener Darm, Verstopfung (Hasenköttelchen Stuhl), eine trockene Stimme, Heiserkeit.
- eine gestörte Beweglichkeit, Zittern, Steifigkeit, motorische Sprechstörungen, Maskengesicht. Vāta ist besonders für das „In-Gang-Setzen, Initiieren einer Bewegung zuständig, was beim Morbus Parkinson gestört ist.
- leichte Muskeln, Knochen; leichter Schlaf; Leichtgewicht
- kalte Hände, Füße; kalte Muskeln (Steifheit, abgehackte, zackige Bewegungen)
- raue Gelenke; raue Stimme
- subtile Ängste, Sorgen; feiner Körper
- klar: versteht und vergisst sofort, klarer Geist, Einsamkeit

Als Ursachen von Vāta-Krankheiten werden alle Faktoren angesehen, welche die Vāta-Eigenschaften vermehren. Unter anderem: Trockene (Rūkṣana) , alte Nahrung; leichtes Essen (Laghvana), Fasten (Abhojana), Fliegen, spät ins Bett gehen, kalte Nahrung, kalte Umgebung, Kaṣāya (adstringierend, rohes Gemüse, Hülsenfrüchte, Nachtschattengewächse), Kaṭu (scharf, bringt Trockenheit), Tikta (bitter, enthält nur Luft und Äther), zu viele Sprossen, Hektik (Atipradhavana), Reisen, zu wenig essen (Pramitsana), zu viel Geschlechtsverkehr (Ativyavaya), zu viel Sport (Ativyayama), Viruddhāhara (schlechte Nahrungsmittel-Kombination, z. B. Milch und Obst), Traumata (Abhighata), Hochsprung (Atilanghana), zu viel Sprechen, schwere Lasten tragen, Dämmerung, Regenzeit (kalt), Schlafstörungen (Atiprajagara), Ängste (Bhaya), zu viel Denken (Cinta), Śoka (Trauer), Sorgen (Utkantha), Blutverlust (Asrika Kṣaya), Gewebsverlust (Dhātukṣaya).
Im höheren Lebensalter nimmt Vāta automatisch zu, daher sind Vāta-Erkrankungen wie Morbus Parkinson bei älteren Menschen häufiger.

Therapie:

Die Therapie besteht aus allen Maßnahmen, die Vāta reduzieren. Da die Ursache besonders im Darm zu suchen ist, sind vorrangig die öligen Darmeinläufe zu nennen. Üblicherweise werden ca. 60 ml körperwarmes Sesamöl rektal appliziert, welches über mehrere Stunden oder sogar über Nacht gehalten wird. Es sind auch diverse medizinierte Öle erhältlich, z. B. Aśvagandhā- oder Mahānāṛāyaṇa-Tailam. Die öligen Darmeinläufe können die Patienten mithilfe von Klistierspritzen gut alleine durchführen. Ansonsten gibt es auch Darmeinläufe mit Abkochungen aus Vāta-reduzierenden Kräutern. Da hiervon ca. ein Liter verabreicht wird, sollte dies in der Arztpraxis erfolgen. Da die Darmeinläufe den zentralen Therapieansatz darstellen, sollten längere Abfolgen durchgeführt werden, d. h. mindestens drei bis zu 32 aufeinander folgende Einläufe (einen täglich).

Als weiteres ausleitendes Verfahren gilt die nasale Instillation. Bei Morbus Parkinson wird hierfür besonders Brāhmī (Bacopa monniera, s. o.) in einer fettigen Zubereitung (Ghee) verwendet. Wird es über die Nase gegeben, wirkt es nährend auf das Gehirn und verbessert die Gehirnfunktion.
Aber natürlich sind auch äußerliche Ölbehandlungen (Ganzkörpermassagen) und dann speziell vom Kopf (Stirngüsse, Śirobasti - „Kopfeinläufe“, Kopfmassagen) indiziert. Hier sollten unbedingt mediziniert Öle wie Mahānāṛāyaṇa Tailam, Kṣīrabala Tailam, Sahacharadi Tailam, Dhanvantaram Tailam, Mahāmasa Tailam oder Bala Tailam verwendet werden.

Da beim Morbus Parkinson Marma-Punkte (Punkte, über die von außen etwas im Inneren beeinflusst werden können) gestört sind, sollten Marma-Massagen erfolgen, die Blockaden lösen. Diese können als Ganzkörper-Ölungen durchgeführt werden. Der eingeölte Körper darf vor dem Duschen in das Dampfbad (feuchte Wärme), auch diese Maßnahme wirkt Vāta-reduzierend.
Die Lebensführung sollte regelmäßig sein, Yoga-Therapie und Meditation beinhalten.
Die Nahrung sollte warm, feucht und regelmäßig sein. Alter Reis, Weizen, Zitrus-Früchte, Gemüse, Nüsse, Milch, Milchprodukte, Granatapfel, Limone, Mango, Orange, Guave, Apfel, Pfirsich, Knoblauch, Asa foetida sind empfohlen. Vermeiden sollte man Gerste, Erbsen, Areca Nüsse, Jambu, zu viele Proteine, scharfe Nahrung und nicht-vereinbare Kombinationen wie Milch mit Obst.
An pflanzlichen Kräutern werden beim Parkinson Aśvagandhā (Withania somnifera, s. o.), Yaṣṭhīmadhu (Süßholz, Glycyrrhiza glabra, s. o.), Jaṭāmāṃsī (Nardostachys jatamamsi, s. o.), Bala (Sida cordifolia), Brāhmī (Bacopa monniera, s. o.) besonders empfohlen. Mucuna pruriens als natürliche L-Dopa-Quelle ist umstritten, da es die allopathische Parkinsonmedikation irritieren kann.

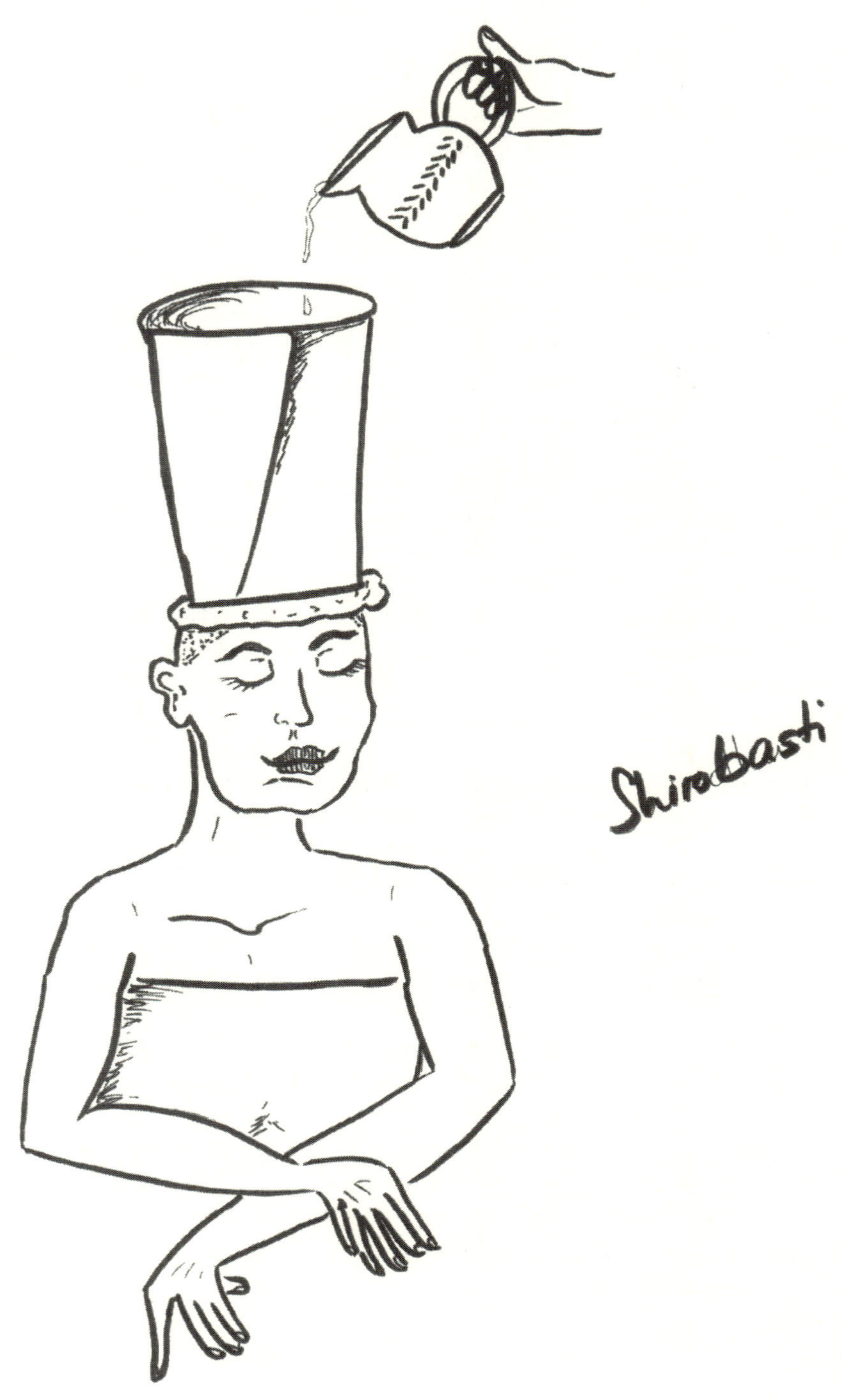
Shirobasti

Mucuna pruriens, Juckbohne

Sanskrit: Kapikacchū (Kapi = Affe, Kacchū = jucken), Ātmaguptā („Schützer der Seele").

Verwendet werden die Bohnen, Wurzeln, Samen, Früchte.

Da in Tierversuchen eine neurorestorative Wirkung nachwiesen wurde Tierversuch (Dopamingehalt in der Substantia nigra von Ratten steigt im Vergleich zur Kontrollgruppe an), ist der Morbus Parkinson eine Hauptindikation.

Weitere Wirkungen: aphrodisierend (Vājīkara), kräftigend (Bṛmhaṇa), potenzfördernd (Śukrajanana), antioxidativ, Steigerung der Aktivität des Komplex I der mitochondrialen Atmungskette in vitro, halluzinogen, antioxidativ, neurorestorativ, entzündungshemmend, neuroprotektiv, halluzinogen, ACE-hemmend.

Als Nebenwirkungen können die Haare der Schoten (Mucunain) einen Juckreiz hervorrufen. Außerdem gilt die Pflanze als schwer verdaulich. Mucuna pruriens kann in zu hoher Dosierung zu Kopfschmerzen, Übelkeit, Ohnmachtsanfällen und Erbrechen führen.

Das große Problem ist, dass nach wiederholten Dosen eine Gewöhnung eintritt, die dafür sorgt, dass auch die allopathischen Parkinson-Medikamente keine Wirkung mehr zeigen. Daher setze ich Mucuna pruriens nicht ein.

Fallbeispiel:

63-jähriger Patient, 180 cm groß bei 76 Kg. Er litt unter zittrigen Beinen, Wortfindungsstörungen eine sehr undeutliche Sprache und ein Salbengesicht. Er erhielt bereits Medikamente gegen M. Parkinson. Lebenslänglich bestand eine Verstopfungsneigung.
Es wurde eine ambulante Pañcakarma-Reinigungskur durchgeführt, mit einer Serie von sieben Stirngüssen und drei Śirobastis (Kopfeinläufe). Nach dieser Kur hatte sich sein Gangbild deutlich verbessert, das Sprechen war deutlicher. Als Empfehlungen für zu Hause erhielt er Aśvagandhā, tägliche Selbsteinölungen mit Sesamöl, Vāta-reduzierende Yoga-Übungen, eine Tagesroutine, weiterhin einmal monatlich ölige Darmeinläufe sowie eine Vāta-reduzierende Empfehlung.

Die āyurvedischen Highlights

Morbus Parkinson ist eine klassische Vāta-Erkrankung und wird mit allen Vāta-reduzierenden Maßnahmen therapiert. Besonderer Wert wird auf die Einläufe gelegt, weil hierüber sowohl Vāta als auch das Darm-Milieu beeinflusst werden. Im Anschluss an eine Pañcakarma-Reinigungskur können Pro- oder Präbiotika zur Unterstützung gegeben werden.

Vergnügungen

Der erste Blick aus dem Fenster am Morgen

Das wiedergefundene alte Buch

Begeisterte Gesichter

Schnee, der Wechsel der Jahreszeiten

Die Zeitung

Der Hund

Die Dialektik

Duschen, Schwimmen

Alte Musik

Bequeme Schuhe

Begreifen

Neue Musik

Schreiben, Pflanzen

Reisen

Singen

Freundlich sein.

Bertolt Brecht, 1954

Dank

Da ich lange mit diesem Buch „schwanger“ gegangen bin, bin ich sehr dankbar, es jetzt zu Papier gebracht zu haben. Mein lieber Mann, Holger Mauelshagen, hat mir geholfen, meine Gedanken zu sortieren und eine Struktur in den Wirrwarr an Informationen zu bringen. Als Wissenschaftsjournalist hat er aufgepasst, dass ich nicht zu sehr ins Esoterische abschweife. Als Literaturwissenschaftler und Philosoph hat er schöne Zitate beigesteuert. Außerdem hat er toleriert, dass ich zeitweise ein engeres Verhältnis zu meinem PC hatte als zu ihm – vielen Dank!

Dann muss ich mich unbedingt bei meinen Mitarbeiterinnen und Patient/innen bedanken, die meine Abwesenheit in der Praxis hingenommen haben. Meine Mitarbeiterinnen haben mich durch konstruktives Korrekturlesen und Beiträgen wie Yoga-Übungen bei bestimmten Krankheitsbildern großartig unterstützt – vielen Dank!

Mein Supervisor Christoph von Gierke ermunterte mich durch philosophisch/psychologische Gespräche – vielen Dank!

Auch bei meinem Rudergerät möchte ich mich bedanken. Es erhielt mich fit und sorgte für einen Ausgleich bei der vielen Schreiberei. Die Eichhörnchen, die immer wieder auf dem Balkon vorbeischauten, hielten mich bei Laune und sorgten durch ihre Vermehrungsfreude für gute Stimmung – vielen Dank!

Ich bedanke mich natürlich auch bei allen hier nicht Erwähnten, die mich inspirierten – vielen Dank!

Die Autorin

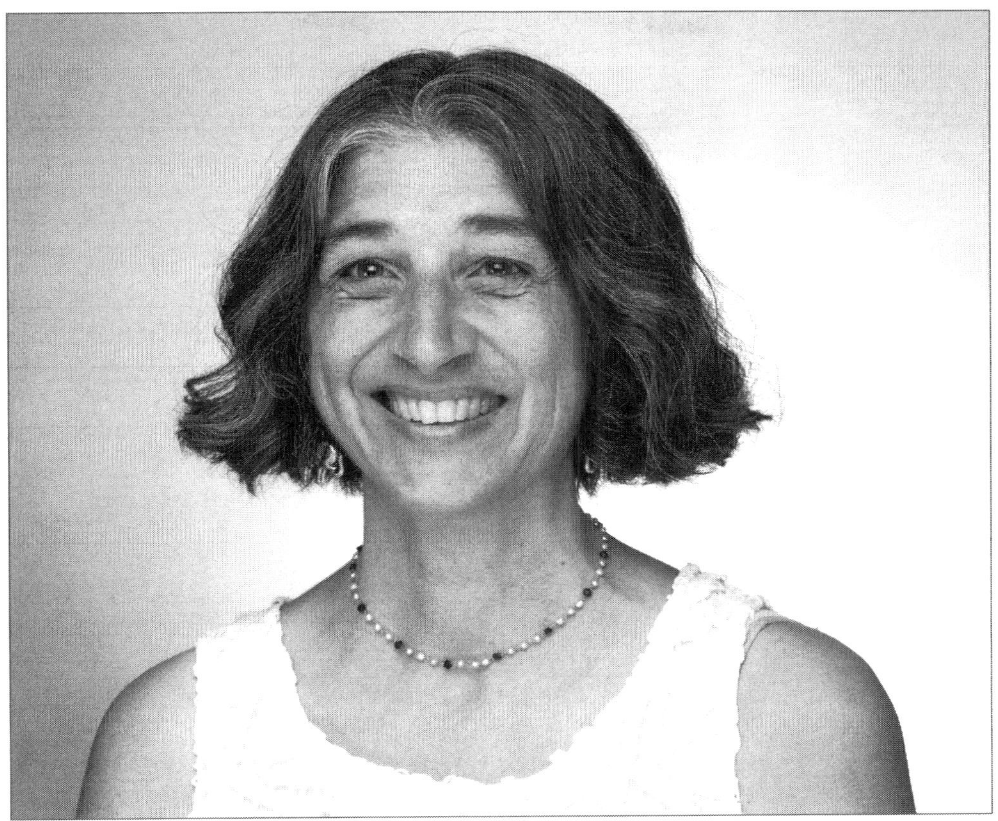

Dr. med. Kalyani Nagersheth ist Fachärztin für Physikalische und Rehabilitative Medizin, Zusatzbezeichnung Naturheilverfahren, tiefenpsychologisch fundierte Psychotherapie und Phytotherapie. Nach mehrjährigem Studium in Deutschland und Indien hat sie sich seit nunmehr über 20 Jahren auf die āyurvedische Medizin spezialisiert. Auf der Basis ihrer Ausbildung und Erfahrung in tiefenpsychologischer Psychotherapie verbindet sie in ihrer Praxis die beiden Systeme. Die Patienten profitieren von der Kombination aus āyurvedischer Medizin und Psychotherapie mit klassischen und āyurvedisch/indisch-philosophischen Aspekten. Sie ist seit vielen Jahren international als Dozentin für das vielfältige Spektrum der āyurvedischen Wissenschaften tätig. Weitere Informationen unter: **www.ayurveda-ffm.de.**

Die Illustratorin

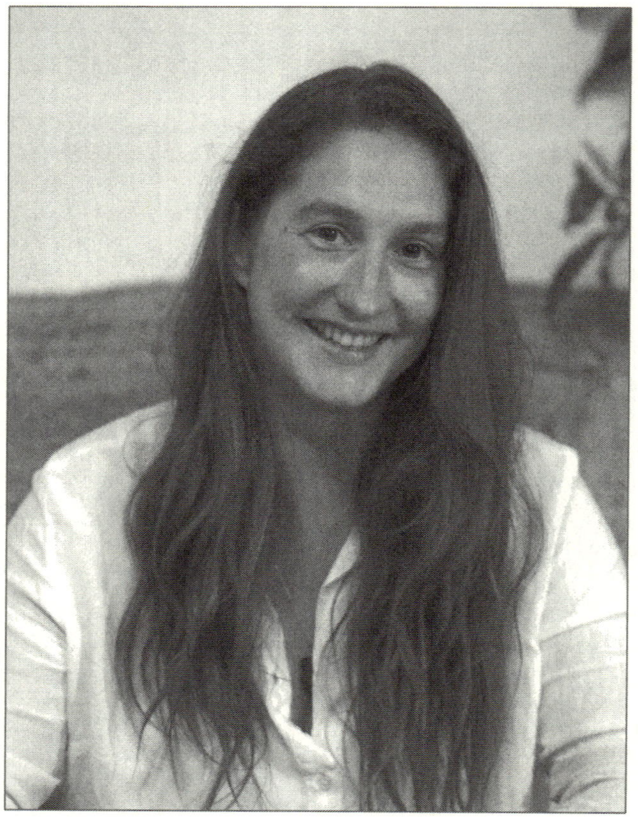

Valeska Rosenberg, 1988 geboren, machte im Jahr 2008 ihr Examen in der Gesundheits- und Krankenpflege. 2015 kam mit Ayurveda eine naturheilkundlich basierte berufliche Ausrichtung in ihr Leben. Fünf Jahre Studium in mehreren Feldern der Körperarbeit folgten. Valeska Rosenberg ist mit ihrer eigenen Praxis für ganzheitliche Körperarbeit und Beratung mit Schwerpunkt Ayurveda in Eutingen im Gäu tätig. Ihre zusätzliche Arbeit im Hospiz in Nagold empfindet sie als sehr erfüllend.
Mit ihrer Kreativität und Freude am Zeichnen ermöglichte ihr dieses Buchprojekt, die Themen zu vereinen, die sie mit Hingabe ausübt.

Sanskrit Glossar

Abhāva – Nichtsein
Abhidheyatvam – Benennbarkeit
Abhyaṅga – Ganzkörpereinölung
Agantuja – Besessenheit
Agnanitam – Ignoranz
Agni – Feuer
Ahaṃkāra – Ich-Bewusstsein
Ākāśa – Raum
Akṛta Karma – ungetane Handlung
Āma – wörtlich „unreif", wird meist als Schlackenstoffe übersetzt
Amla – sauer
Amṛta – Nektar
Anu – winzig, äußerst klein
Anumāna – Schlussfolgerung
Āp – Wasser
Apta Vakya – Überlieferung
Āptopadeśa – zuverlässige Unterweisung
Artha – materieller Reichtum
Āsana – Körperhaltung
Āshramas – Lebensphasen
Aṣṭāṅga Hṛdaya – klassischer āyurvedischer Text
Astitvam – Vorhandensein
Āsura – Dämonen
Asūyā – Verleumdung
Aśvagandhā – Withania somnifera
Athidukha – exzessiv Schwierigkeiten-habend
Ātman – Seele
Avara: schwache Belastungsfähigkeit
Avidyā – Nichtwissen
Āyurveda – Wissen vom Leben

Bandas – „Verschlüsse" aus dem Yoga
Basti – Darmeinlauf
Bhagavadgīta – heiliger Text im Hinduismus
Bhava – Gefühle, Angst, Phobie
Bhutottha Unmāda – Besessenheit
Brahmā - der Weltschöpfer
Brāhmī – Bacopa (Herpestis) monnieri
Buddhi – Entscheidungskraft, Unterscheidungskraft, Intellekt

Cala – beweglich
Caraka Saṃhitā – klassischer āyurvedischer Text
Cetana – Bewusstsein
Chintya - Dinge, über welche nachgedacht werden müssen
Chittovega – Angst

Dainya – Hilflosigkeit
Daivavyapāśraya – spirituelle Behandlung
Dāruṇa – beweglich
Daya – Hingabe
Devas – Götter
Dhairya – Geduld, Vertrauen
Dhāna – Meditation
Dhāraṇa – Konzentration
Dharma – Sinn des Lebens
Dharniya Vegas – kontrollierbare Bedürfnisse
Dhātus – Gewebe
Dhī – Entscheidungsvermögen
Dhṛti – Festigkeit, Willenskraft, Informationsverarbeitung, Merkfähigkeit
Dhṛtti – Gelassenheit
Dhyeya – tiefes Nachdenken, Konzentration
Dinacaryā – Tagesroutine
Dīpana – appetitanregend
Diśas – Raum
Doṣa – krankmachender Faktor
Drava – flüssig
Dravya – Substanz
Dravyaguṇa – Lehre der Substanzen, Pharmakologie
Dukha – Leid
Dveṣa – Ablehnung

Eka – eins, eine Einheit

Gandha – Geruch
Gāndharvas – göttliche Elfenwesen
Ghee – geklärte Butter
Grantha – spirituelles Wissen

Guḍūcī - Tinospora cordifolia
Guṇa – Eigenschaft
Guru – schwer
Harṣa – Euphorie
Homa – Feueropfer

Indriyabhigraha – Sinneswahrnehmungen über die Sinnesorgane
Indriyas – motorische- und Sinnesfunktionen
Irshya – Hass
Ishat Snigdha – leicht ölig
Jala – Wasser

Jaṭāmāṃsī – Nardostachus jatamamsi
Jīvana – Leben
Jīvātman – individuelle Seele, kosmische Weisheit
Jñāna – spirituelles Wissen
Jñanendriya – sensorische Fähigkeiten

Kāla – Zeit
Kāma – (sexuelle) Wünsche und Begierden
Kampa-Vāta – Morbus Parkinson
Kapha – Erde + Wasser, eines der Doṣas, Schleim
Karmas – Funktionen
Karmendriya – motorische Fähigkeiten
Kaṭu – durchdringend
Khara – rau
kṛmi – Erreger wie z. B. Bakterien oder Viren
Krodha – Ablehnung, Aggression, Zorn, Wut

Laghu – leicht
Lekhana – putzend
Lobha – Begehren, Gier

Mada – Alkoholismus
Mada – Bewusstseinstrübung
Madatyāya – Alkoholismus
Madhura – süß
Madhyam – mittlere Belastungsfähigkeit
Mahābhārata – Götterepos
Mahāguṇas – drei Naturqualitäten (Sāttva, Rājas, Tāmas)
Mahat – Kosmische Weisheit
Majjā Dhātu – Knochenmark und Nervengewebe
Mala – Abfallprodukt
Mānasa – Geist
Mānasa Roga – geistige Krankheiten
Mangala – glückverheißende Objekte
Mani – Edelsteintherapie
Māno-Vaha-Srotas – Geist-führende Kanäle
Mantra – Schutz des Geistes, Laut
Manushya – Mensch
Marma-Punkte – Vitalpunkte
Māthsarya – Neid, Intoleranz
Māya – Illusion
Medhya Rasāyana – Pflanzen für den Geist
Moha – Ignoranz, Unwissenheit
Mokṣa – Erleuchtung
Mṛdu – weich
Mūlas – Wurzeln
Mūrccha – Ohnmacht

Nadibalya – nerventonisch
Nasya – nasale Instillation
Nidrā – Schlaf
Niyama – Reinheit

Ojas – Lebensessenz

Padārtha – Kategorien
Paiśāca – Quälgeister
Pañca Mahābhūta – fünf Elemente
Pañcakarma – Reinigungskuren
Paramanu – Atom
Paramātma – All-Seele
Pavara – starke Belastungsfähigkeit
Picchila – schleimig
Pippalī – Piper longum
Pitta – Feuer + Wasser, eines der Doṣas
Prajñnā – Wissen
Prakṛti – Konstitution, Urnatur
Pramānas – Erkenntsnismittel
Prāṇa – Lebenshauch

Prāṇa Vāta – Unterart von Vāta, die sich vorwärts bewegende Luft
Prāṇa-Vaha-Srotas – Prāṇa-, Atem-führende Kanäle
Prāṇāyāma – Atemübungen
Pratyāhāra – Sinnenkontrolle
Pratyakṣa – direkte Wahrnehmung
Preta – Geister
Pṛthvī – Erde
Purāṇa – Fülle
Puruṣa – Urseele

Rājas – Aktivität
Rākṣasa – Monsterwesen, Kobolde
Ramāyana – hinduistisches Götterepos
Rasa – Geschmack, Nährflüssigkeit, Saft, Plasma
Rasāyana – Verjüngungsmittel
Ṛtucaryā - Jahreszeitenroutine
Rūkṣa – trocken
Rūpa – Form

Śabda – Klang, Sprechen
Sādhaka Pitta – Pitta Unterart, der an sich arbeitende
Sādhana – Meditation
Sadvṛtta – ethische Verhaltensweisen
Sama Yoga – ausgewogene Lebensführung
Samādhi – Versenkung
Sāmānya – Ähnlichkeit, Gemeinsamkeit
Samāvāya – Inhärenz, Verbundenheit
Saṁjñāsa – Entrücktheit
Sāṃkhya – Zahl
Saṃskāras – Einflüsse aus den vorangegangenen Leben, „Narben"
Sankalpya – Entscheidung
Śaṇkhapuṣpī – Convolvulus pluricaulis
Sanskrit – alt-indische Hochsprache
Sara – fließend
Sarasvatī – Göttin der Weisheit
Śarīra – Körper
Śatāvarī – Asparagus racemosus
Satsang – gemeinsames Singen religiöser Lieder
Sāttva – Klarheit, Reinheit
Sattvāvajaya – āyurvedische Psychotherapie
Satya – wahrheitsliebend
Shatdauta ghṛtam – hundertfach gewaschenes Ghee
Śīla – Sittlichkeit
Śirobasti – Kopfeinlauf
Śirobhyaṅga – Kopfmassage
Śirodhāra – Stirnguss
Śīta – kalt
Smṛti – Gedächtnis
Smṛti Bramshā – Morbus Alzheimer
Snigdha – ölig
Śoka – Kummer, Trauer
Sparśa – Berührung
Srotas – Kanäle
Sthira – stabil
Sūkṣma – subtil
Suśruta Saṃhitā – klassischer āyurvedischer Text
Svabhāva – Natur der Dinge
Svapna – Traum
Svastha – Gesundheit
Svasthavṛtta, Lebensregeln

Tagara – Valeriana walichii
Tāmas – Trägheit, Inaktivität
Tandra – Erschöpfung/Lethargie
Tanmatras – feinstoffliche Elemente
Tarpaka Kapha – Kapha Unterart, das Kopf Kühlende
Tejas – Feuer
Tīkṣṇa – scharf
Tridoṣa – drei Doṣas (Verderber)
Triguṇas – 3 Naturqualitäten (Sāttva, Rājas, Tāmas)
Trivarga, drei Lebensthemen
Tulsī – Ocimum sanctum

Udāna Vāta – Unterart von Vāta, die sich aufwärts bewegende Luft
Uhya – Spekulationen
Una – analytisches Denken
Unmāda – schizophrene und psychotische Zustände
Upadhātu – Nebengewebe

Upamāna – Vergleich
Upaniṣaden – philosophische Texte
Ūrṣyā – Intoleranz, Missgunst, Neid, Eifersucht
Uṣṇa – heiß

Vacā – Acorus calamus
Vamana – therapeutisches Erbrechen
Vāta – Wind, eines der Doṣas
Vāyu – Luft
Vepathu – Morbus Parkinson
Vicharya – Argumentieren
Vijňāna – analytisches Wissen
Vikṛti – Störung
Virecana – therapeutisches Abführen
Viṣāda – Depression, klar (ohne Materie)
Viśeṣa – Unterschiede, Besonderheit
Vyakta – Manifestation

Yaṣṭhīmadhu – Süßholz
Yuktivyapāśraya – rationale (vernunftgemäße) Therapie

Literaturverzeichnis

Abbott, R. D. et al., Frequency of bowel movements and the future risk of Parkinson´s disease. Neurology 2001 (57) 456-462.

Aggerwal BB et al., Anticancer potential of curcumin: preclinical and clinical studies. Anticancer Res. 2003; 23/1A: 363-398.

Ammon HP Salai Guggal – Boswellia serrata: from a herbal medicine to a non-redox inhbitor of leukotriene biosyntehsis. Eur J Med Res 1996 May 24; 1 (8): 369-70.

Ammon HPT: Indian Boswellia oder die Renaissance des Olibanum in der westlichen Welt, Zeitschrift für Phytotherapie 2013; 34: 70-73.

Ammon HPT: Moderne pharmakologische Erkenntnisse über Weihrauch, einem Arzneimittel aus der traditionellen Ayurveda-Medizin Indiens. Vortrag 19.1.2000, Ayurveda Konferenz Kassel.

Anand P et al. Design of curcumin-loaded PLGA nanoparticles formulation with enhanced cellular uptake, and increased bioactivity in vitro and superior bioavailability in vivo. Biochem Pharmacol 2010; 79: 330-338.

Anheyer D et al. Herbal medicines in children with attention deficit hyperactivity disorder (ADHD): A systemic review. Complement Ther Med 2017; 30: 14-23. Doi:10.1016/j.ctim.2016.11.004.

Arzneimittelkommission der deutschen Ärzteschaft: Aus der UAW-Datenbank: Blutungen unter der Gabe von Ginkgo-biloba-Extrakten. Cave Kombination mit Gerinnungshemmern! Deutsches Ärzteblatt, Jahrgang 99, Heft 33, 16. August 2002, S. A2214. (pdf; 30 kB).

Arznei-Telegramm 03/2009: Ginkgo biloba von Nutzen bei Demenz? (Online-Ausgabe).

Bado, S. et al.: Lethal and Sublethal Effects of Withanolides from Salpichroa origanifolia and Analogues on Ceratitis capitata. J. Agric. Food Chem, 52/10/2004. S. 2875-8. Doi:10.1021/jf035508a.

Baek JH et al. Clinical applications of herbal medicines for anxiety and insomnia; targeting patients with bipolar disorder. Aust N Z J Psychiatry 2014; 48: 705-715. Doi:10.1177/0004867414539198.

Bani S, Gautam M, Sheikh FA, et al. Selective Th-1 up-regulating activity of Withania somnifera aqueous extract in an experimental system using flow cytometry. J Ethnopharmacol 2006; 107: 107115.

Barthel, A. et al. (2016): Immune modulation enables a specialist insect to benefit from antibacterial withanolides in its host plant. In: Nature communications, doi: 10.1038/ncomms.

Bauer, J.; Warum ich fühle, was du fühlst. Heyne 2016.

Becker, E. Angst. UTB Profile 2011.

Bhatnagar M, Sisodia SS, Bhatnagar R. Antiulcer and antioxidant activity of Asparagus racemosa WILLD and Withania somnifera DUNAL in rats. Ann N Y Acad Sci 2005;1056:261-278.

Bhattacharya A, Ghosal S, Bhattacharya SK. Anti-oxidant effect of Withania somnifera glycowithanolides in chronic footshock stressinduced perturbations of oxidative free radical scavenging enzymes and lipid peroxidation in rat frontal cortex and striatum. J

Ethnopharmacol 2001; 74:1-6.

Bhattacharya SK, Bhattacharya A, Kumar A, Ghosal S. Antioxidant activity of Bacopa monniera in rat frontal cortex, striatum and hippocampus. Phytother Res. 2000 May;14(3):174-9.

Bhattacharya SK, Satyan KS, Ghosal S. Antioxidant activity of glycowithanolides from Withania somnifera. Indian J Exp Biol 1997;35:236-239.

Bielenberg J. Blutdrucksenkung durch natürliche Antihypertensiva. Naturmedizin 02/2018; 36-41.

Bockholt, W. et al.: Dieses Baumes Blatt. Ginkgo, Goethe, Gartentraum. Schnell, Warendorf 2000, ISBN 3-87716-816-7.

Böhling, N.: Natur & Heilen 12/15.

Brasch G. Phytotherapeutika und Hormonmodulation – neue Perspektiven der komplementären Onkologie. Zeitschrift für Phytotherapie 2013; 34: 106-111.

Bresinsky, A. et al.: Strasburger – Lehrbuch der Botanik. 36 Auflage. Spektrum, 2008, ISBN 3-8274-1455-5, S. 799–836.

Bright JJ. Curcumin and autoimmune disease. Adv Exp Med Biol. 2007; 595: 425-51. Review.

Calabrese C et al. Effects of a standardized Bacopa monnieri extract on cognitive performance, anxiety, and depression in the elderly: a randomized, double-blind, placebo-controlled trial. J Altern Complement Med. 2008 Jul; 14(6):707-13. Doi: 10.1089/acm.2008.0018.

Canevelli, M. et al.: Effects of Gingko biloba supplementation in Alzheimer's disease patients receiving cholinesterase inhibitors: data from the ICTUS study. In: Phytomedicine : international journal of phytotherapy and phytopharmacology. Band 21, Nummer 6, Mai 2014, S. 888–892, ISSN 1618-095X. doi:10.1016/j.phymed.2014.01.003. PMID 24548724.

Cardona-Sanclemente, L. E.: Ayurveda for Depression. North Atlantic Books 2020.

Cassileth BR et al., Herb-Drug Interactions in Oncology. BC Decke.

Chandra Kalpana et al., Curcumin ameliorates oxidative stress during nicotine-induced lung toxity in Wistar rats. The Italian Journal of Biochemistry. Vol 53 (2) 2004.

Cho, H. J. et al.: Inhibitory effect of ginkgolide B on platelet aggregation in a cAMP- and cGMP-dependent manner by activated MMP-9. In: Journal of Biochemistry and Molecular Biology. Band 40, Nummer 5, September 2007, S. 678–683, ISSN 1225-8687. PMID 17927900.

Chopra A; Lavin P; Patwardhan B; Chitre D: Randomized double blind trial of an ayurvedic plant derived formulation for treatment of rheumatoid arthritis. J Rheumatol 2000 Jun; 27 (6): 1365-72.

Christina AJ et al. Anticarcinogenic activity of Withania somnifera Dunal against Dalton's ascitic lymphoma. J Ethnopharmacol 2004; 93: 359-361.

Dana L. Royer, Leo J. Hickey, Scott L. Wing: Ecological conservatism in the 'living fossil' Ginkgo. In: Paleobiology. Band 29 (2003), S. 84–104 (Doi:10.1666/0094-8373(2003)029<0084:ECITLF>2.0.CO;2).

Daugé, V. et al. Wenn der Bauch das Gehirn krank macht. Spektrum der Wissenschaft, März 2016, 20-26.

Davis L, Kuttan G. Effect of Withania somnifera on cell mediated immune response in mice. J Exp Clin Cancer Res 2002;21:585-590.

Davis L, Kuttan G. Effect of Withania somnifera on DMBA induced carcinogenesis. J Ethnopharmacol 2001;75:165-168.
Del Tredici, P.: Ginkgo biloba. In: Peter Schütt u. a. (Hrsg.): Lexikon der Nadelbäume. Nikol-Verlag, Hamburg 2008, ISBN 978-3-933203-80-9, S. 187–196.
Del Tredici, P.: Wake up and smell the Ginkgos. In: Arnoldia. Band 66, Nummer 2, 2008, S. 11–21 (PDF).
Devi PU. Withania somnifera Dunal (ashwagandha): potential plant source of a promising drug for cancer chemotherapy and radiosensitization. Indian J Exp Biol 1996; 34:927932.
Dhuri K. etal. Shirodhara: A psycho-physiological profile in healthy volunteers, J Ayurveda Integr Med. 2013 Jan-Mar; 4(1): 40-44.
Dorsch W. Phytotherapie in der Kinderheilkunde. Zeitschrift für Phytotherapie 2016; 37: 204-2.
Dorstewitz H. Hautnah: Die Mikrobiota als „zweite Haut" auf der Haut. EHK 2016; 65: 240-246.
Dwyer AV et al. Herbal medicines, other than St. John´s Wort, in the treatment of depression: a systematic review. Altern Med Rev 2011; 16: 40-49.
Elbers, M. Neurogenese, Nahrung für neue Nervenzellen (Gehirn und Geist, 2/2015).
Etzel R.: Special extract of Boswellia serrata (H15) in the treatment of rheumatoid arthritis. Phytomedicine 1996; 3: 91-94.
Fernandez-San-Martin I et al. Sleep Med 2010; 11: 505-511.
Fintelmann/Weiss, Lehrbuch Phytotherapie. 12. Auflage, Hippokrates 2006.
Fischer, G.; Riedesser, P. Lehrbuch der Psychotraumatologie. 4. Auflage, UTB.
Fischer-Rizzi, Susanne. Das Grosse Buch der Pflanzenwässer. 2. Auflage, AT Verlag 2016.
Fischer-Rizzi, Susanne: Medizin der Erde. Heyne Bücher 1999.
Fontana, A.: Vesicular-Arbuscular Mycorrhizas of Ginkgo biloba L. in Natural and Controlled Conditions. In: New Phytologist. 99, 1985, S. 441–447 (Zusammenfassung).
Forum: Forschungserfolg: Angsthemmende Wirkung von Baldrian nachgewiesen. Zeitschrift für Phytotherapie 2015; 36: 30.
Forum: Zeitschrift für Phytotherapie 2014; 35: 289-291.
Francis V. DeFeudis: Ginkgo biloba extract (EGb 761): from chemistry to the clinic. Ullstein, Wiesbaden 1998, ISBN 3-86126-173-1.
Gädke-Timm, K.; Pflanzenlegenden und -erzählungen.
Gilbert NC et al. Structural and mechanistic insights into 5-lipoxygenase inhibition by natural products. Nature Cemical Biology 2020; 16: 783-790.
Grimm, Jacob und Wilhelm: Deutsches Wörterbuch.
Gupta SK, Dua A, Vohra BP. Withania somnifera (ashwagandha) attenuates antioxidant defense in aged spinal cord and inhibits copper induced lipid peroxidation and protein oxidative modifications. Drug Metabol Drug Interact 2003; 19: 211-222.
Guter, J.: Lexikon der Götter und Symbole der alten Chinesen. Marixverlag, 2004, ISBN 3-937715-04-5, S. 111–112.
Hänsel, R., Sticher, O.: Pharmakognosie - Phytopharmazie. 9. Auflage, Springer-Verlag, 2009, ISBN 978-3-642-00962-4.
Hartmann, C.: Die Entschleunigung des Atems, Spektrum – Die Woche, 15/2019.
Heck, D. H.: Bewusst atmen, klar denken, Gehirn & Geist, 10/2019.

Hegelmaier T. et al. Interventional Influence of the Intestinal Microbiome Through Dietary Intervention and Bowel Cleansing Might Improve Motor Symptoms in Parkinson's Disease. Cells 2020, 9, 376; doi:10.3390/cells9020376.

Hensch, T. K.: Das Gehirn neu verdrahten (Spektrum der Wissenschaft, Mai 2016).

Herpertz-Dahlmann, B. Neue Wege aus der Magersucht. Gehirn & Geist 02/2021, 56.

Hoffmann C et al: Wirkmechanismus der Passionsblume aufgeklärt, Zeitschrift für Phytotherapie 2014; 35: 215-218.

Hofmann L., Heise P.: Spiritualität und Spirituelle Krisen. Handbuch zu Theorie, Forschung und Praxis. Schattauer.

Hombach, S. M.: Wie Yoga das Gehirn verändert. Spektrum Gesundheit 02.21.

Hunziker, A. T.: The Genera of Solanaceae. A.R.G. Gantner Verlag K.G., Ruggell, Liechtenstein 2001. ISBN 978-3904144773.

Ihl, R. et al.: World Federation of Societies of Biological Psychiatry (WFSBP) Guidelines for the Biological Treatment of Alzheimer's disease and other dementias. WFSBP Task Force on Treatment Guidelines for Alzheimer's Disease and other Dementias. In: World Journal of Biological Psychiatry. Februar 2011, Bd. 12, Nr. 1, S. 2–32.

Infos. Zeitschrift für Phytotherapie 2012; 33: 300.

Institut für Qualität und Wirtschaftlichkeit im Gesundheitswesen: Abschlussbericht „Ginkgohaltige Präparate bei Alzheimer Demenz". Veröffentlichung am 21. November 2008. (pdf).

Jain S. K.: Medicinal Plants. National Book Trust, India 1996.

Jäncke, L.: Selbst ist das Hirn (Gehirn & Geist, 4/2017).

Jayaprakasam B, Zhang Y, Seeram NP, Nair MG. Growth inhibition of human tumor cell lines by withanolides from Withania somnifera leaves. Life Sci 2003; 74:125-132.

Kajiyama, Y. et al.: Ginkgo Seed Poisoning. In: Pediatrics. 109, Nr. 2, 2002, S. 325–327. Doi:10.1542/peds.109.2.325.

Kak, S.: Matter and Mind, The Vaiśeṣika Sūtra of Kaṇāda, 2016.

Karasek, H., Merbold, U.: BILD-Wissensbibliothek 5. Pflanzen und Umwelt. Das große Volks-Lexikon.. Bertelsmann Lexikon Verlag, 2006, ISBN 3-577-07555-4, S. 20–57.

Kasper S et al. Lavender oil oil preparation Silexan is effective in generalized anxiety disorder – A randomized double-blind comparison to placebo and paroxetine. Int J Neuropsychopharmacol 2014; 17: 859-869.

Kaur K, Rani G, Widodo N, et al. Evaluation of the anti-proliferative and anti-oxidative activities of leaf extract from in vivo and in vitro raised ashwagandha. Food Chem Toxicol 2004; 42: 20152020.

Kean JD et al. A systematic review of the Ayurvedic medicinal herb Bacopa monniera in child and adolescent populations. Complement Ther Med 2016; 29: 56-62.

Kellermann, A. J. et al.: Is There a Risk of Bleeding Associated with Standardized Ginkgo biloba Extrakt Therapy? A Systematik Review and Metaanalysis. In: Pharmacotherapy 2011; 31: S. 490–502.

Khan B, Ahmad SF, Bani S, et al. Augmentation and proliferation of T lymphocytes and Th-1 cytokines by Withania somnifera in stressed mice. Int Immunopharmacol 2006; 6: 1394-1403.

Khare C. P., Encyclopedia of Indian Medicinal Plants, Springer Verlag 2004.

Kimmatkar et al. Efficacy and tolerability of Boswellia serrata extract in treatment of osteoarthritis of the knee – a randomized double blind placebo controlled trial. Phyto-

medicine 2003; 10: 3-7.
Kinghorn, A. D. et al.: Cancer Chemopreventive Agents Discovered by Activity-Guided Fractionation: An Update. Current Organic Chemistry. 7/3/2003. S. 213-226. Abstract
Kneer MV. Curcuma longa in der Onkologie. EHK 2017; 66: 268-276.
Kocalevent, R. D.: Gesunder Stress. Gehirn & Geist 10/2019.
Kongkeaw C et al. Metaanalysis of randomized controlled trials on cognitive effects Bacopa monniera extract. J Ethnopharmacol 2014; 151: 528-535.
Korte, M.: Warum wir vergessen (Gehirn&Geist, 9/2018)
Kraft K. Biologische Rhythmen und chronobiologische Therapie. Zkm 2020; 6: 14-20
Leyon PV, Kuttan G. Effect of Withania somnifera on B16F-10 melanoma induced metastasis in mice. Phytother Res 2004;18:118-122.
Lim C. K. et. al.: Current Developments in LC-MS for Pharmaceutical Analysis. Biol. Pharm. Bull. 25(5) 547-557 (2002).
Margenfeld et al.: Manual massage for persons living with dementia: a systematic review and meta-analysis. Int J Nurs Stud 2019; 96: 132-142).
Mattson, M. P. Wie giftige Pflanzenstoffe uns gesünder machen (Spektrum der Wissenschaft, April 2016).
Mayer et al., Handbuch der Klosterheilkunde.
Mayer J. G.: Zur Geschichte von Baldrian und Hopfen, Zeitschrift für Phytotherapie 2/2003.
Michel, W.: On Engelbert Kaempfer's „Ginkgo". (englisch, Detaillierter Nachweis der Kaempferschen Fehlschreibung samt Scans von Kaempfers Handschrift in Collectanea Japonica und der Druckfassung in Amoenitates Exoticae).
Mishra LC, Singh BB, Dagenais S. Scientific basis for the therapeutic use of Withania somnifera (ashwagandha): a review. Altern Med Rev 2000;5:334-346.
Morgan A, Stevens J., Does Bacopa monnieri improve memory performance in older persons? Results of a randomized, placebo-controlled, double-blind trial. J Altern Complement Med. 2010 Jul; 16(7):753-9. doi: 10.1089/acm.2009.0342.
Müller, W. E. et al.: Ginkgo, der Baum des Lebens. Ein Lesebuch. Insel Verlag, Frankfurt am Main/Leipzig 2003, ISBN 3-458-34695-3.
Murthy PB, Raju VR, Ramakrisana T, Chakravarthy MS, Kumar KV, Kannababu S, Subbaraju GV., Estimation of twelve bacopa saponins in Bacopa monnieri extracts and formulations by high-performance liquid chromatography. Chem Pharm Bull (Tokyo). 2006 Jun; 54(6):907-11.
Musselmann B et al., Stellenwert von Johanniskrautextrakt in der hausärztlichen Depressionstherapie, Eine nicht interventionelle Studie. MMW-Fortschr. Med. Originalien IV/2011 (153. Jg).
Mylius, K. Langenscheidts Handwörterbuch Sanskrit – Deutsch. 7. Auflage, 2001.
Nagersheth, K., Wie Ganesha seinen Kopf erhielt. Draupadi Verlag 2015.
Neddermann E., Indische Gelbwurz, PTA heute 2002; 10: 73-74, Phytotherapie Nr. 4/2004, 26-30.
Nedergaard M. et al.: Nächtliche Gehirnwäsche. Gehirn & Geist 8/2017.
Ng QX et al. Clinical use of curcumin in depression: A meta-analysis. J Am Med Dir Assoc 2017; 18: 503-508. Doi:10.1016/j.jamda.2016.12.071.
Nieber K. Curcuma longa. Zeitschrift für Komplementärmedizin 2015; 6: 42-43.
Nieber K. Curcumin Antiinflammatorische Wirkung, neue Applikationsformen und klinische Studien. Zeitschrift für Phytotherapie 2015; 36: 63-68.

Nieber K. Koffein und Schmerz. Zeitschrift für Phytotherapie 2017; 38: 59-64.

Niedenthal T et al. „eines so gewaltigen Geruchs, der alle andere übertrifft“. Zeitschrift für Phytotherapie 2020; 41: 67-78.

Niederhofer H. Lavendel könnte einige Symptome der Aufmerksamkeitsdefizit-Hyperaktivierungsstörung verbessern. Zeitschrift für Phytotherapie 2014; 35: 230-231-

Nissen, C. et al.: Durchmachen gegen Depression (Gehirn & Geist, 8/2016).

Oh, S. M. et al.: Antiestrogenic activities of Ginkgo biloba extracts. In: The Journal of steroid biochemistry and molecular biology. Band 100, Nummer 4–5, August 2006, ISSN 0960-0760, S. 167–176, doi:10.1016/j.jsbmb.2006.04.007, PMID 16842996.

Oh, S. M. et al.: Estrogenic activities of Ginkgo biloba extracts. In: Life Sciences. Band 74, Nummer 11, Januar 2004, ISSN 0024-3205, S. 1325–1335, PMID 14706564.

Osterkamp, J.: Alkoholvergiftung: Richtig atmen macht nüchtern. Spektrum der Wissenschaften, 13.11.20.

Ott, U, Epe, J: Gesund durch Atmen. Ein Neurowissenschaftler erklärt die Heilkunde der bewussten Yoga-Atmung. O. W. Barth Verlag 2018.

Ott, U.: Meditation für Skeptiker. Ein Neurowissenschaftler erklärt den Weg zum Selbst. Knaur Verlag 2019.

Ott, U.: Spiritualität für Skeptiker. Wissenschaftlich fundierte Meditationen für mehr Bewusstsein im Alltag. O. W. Barth Verlag 2021.

Padmavathi B, Rath PC, Rao AR, Singh RP. Roots of Withania somnifera inhibit forestomach and skin carcinogenesis in mice. Evid Based Complement Alternat Med 2005;2:99-105.

Pahlow, M. Das Grosse Buch Der Heilpflanzen. GU 1993.

PalmenGarten, Aus der neuen Welt, Sonderheft 45.

PalmenGarten, Farbe in der Natur, Sonderheft 42.

Patti F. J Neurol Neurosurg Psychiatry 2017; 0:1. Doi: 10.1136/jnnp-2017-317380.

Polasa, K et al.: Effect of Turmeric on Urinary Mutagens in Smokers. Mutagenesis 7: 107 (1992).

Prakash J, Gupta SK, Kochupillai V, et al. Chemopreventive activity of Withania somnifera in experimentally induced fibrosarcoma tumours in Swiss albino mice. Phytother Res 2001; 15: 240-244.

Prinz P, Stengel A. Die Rolle des Magens in der hormonellen Hunger- und Sättigungsregulation. zkm 2016; 6: 48-54.

Rainer M. et al. Ginkgo-biloba EGb 761 in der Behandlung der Demenz in Österreich. Zeitschrift für Phytotherapie 2015; 36: 48-52.

Rajiv Gandhi University of Health Sciences et al., CD Plants of Ayurveda Materia Medica.

Rasool M, Varalakshmi P. Immunomodulatory role of Withania somnifera root powder on experimental induced inflammation: an in vivo and in vitro study. Vascul Pharmacol 2006; 44: 406-410.

Raven, P. H. et al.: Biologie der Pflanzen: 4. 4. Auflage. Gruyter, 2006, ISBN 3-11-018531-8, S. 429-471.

Ravikumar K. et al., Photo Guide to selected medicinal plants of Karnataka. Foundation for Revitalisation of Local Health Traditions, 2009.

Ray, Raja: Ein besseres Leben mit Parkinson durch Ayurveda und Yoga. ISBN 9781974302116.

Reinberger, S. Psychische Erkrankungen, Essen für die Seele. (Gehirn & Geist, 5/2012).
Retzbach, Joachim, Gehirn&Geist 12_2020, S. 63: Schwere Decken helfen gegen Schlaflosigkeit.
Reuter H. D.: Spektrum Ginkgo biloba. Aesopus, Basel 1993, ISBN 3-905031-57-4.
Richard G. Olmstead R. G. et al.: A Summary of Molecular Systematic Research in Solanaceae: 1982-2006. In: D.M. Spooner et al. (Hrsg.): Solanaceae VI: Genomics Meets Biodiversity, ISHS Acta Horticulturae 745, Juni 2007. ISBN 978-9066054271.
Riemann, F. Grundformen der Angst, 40. Auflage, Ernst Reinhardt Verlag, 2011.
Salamani E at el. Rhodiola rosea L. Zeitschrift für Phytotherapie 2019; 40: 233-239.
Sampson, T.R.; Debelius, J.W.; Thron, T.; Janssen, S.; Shastri, G.G.; Ilhan, Z.E.; Challis, C.; Schretter, C.E.; Rocha, S.; Gradinaru, V.; et al. Gut Microbiota Regulate Motor Deficits and Neuroinflammation in a Model of Parkinson's Disease. Cell 2016, 167, 1469-1480.e1412, doi:10.1016/j.cell.2016.11.018.
Sander O; Herborn G; Rau R: Ist H15 (Harzextrakt von Boswellia serrata, "Weichrauch") eine sinnvolle Ergänzung zur etablierten medikamentösen Therapie der chronischen Polyarthritis? Ergebnisse einer doppelblinden Pilotstudie. Z Rheumatol 1998 Feb; 57 (1): 11-6
Sanmukhani J et al. Efficacy and safety of curcumin in major depressive disorder: a randomized controlled trial. Phytother Res. 2014 Apr.
Schadwinkel, A.: Schnarchen kann Kinder unaufmerksam und aggressiv machen, Spektrum der Wissenschaften, 14.04.2021.
Schenk, A.: Der Apothekergarten. Vehling Verlag.
Schilcher H. et al., Leitfaden Phytotherapie. 3 Auflage. Urban & Fischer, 2007.
Schmid, Maria (Hrsg.): Ginkgo. Ur-Baum und Arzneipflanze. 2. Auflage. Hirzel, Stuttgart 2001, ISBN 3-7776-1065-8.
Schmidt S. et al. Untersuchung von ausgewählten Saponinen aus phytotherapeutisch verwendeten Drogen auf die Antibiotikaempfindlichkeit klinisch relevanter Keime. Zeitschrift für Phytotherapie 2014; 35: 158-160.
Schrott, E., Ammon, HPT. Heilpflanzen der ayurvedischen und der westlichen Medizin. Springer Verlag 2012.
Schüllner/Mur, Phytotherapie in der Rheumatologie, Zeitschrift für Phytotherapie 4/2012.
Schulze-Tanzil G et al., Effects of Curcumin on Nuclear Factor Kappa-B Signating in interleukin-1-ß-Stimulated Chondrozytes. Amn. N. Y. Acad. Sci. 1030 578-586 2004, New York Academy of Science.
Schütt u. a.: Lexikon der Nadelbäume. S. 189.
Sedlmeier, P.: Die Kraft der Meditation. Was die Wissenschaft darüber weiss. Rowohlt Polaris Verlag 2016.
Sharma JN: Comparison of the anti-inflammatory activity of Commiphora mukul (an indigenous drug) with those of phenybutazone and ibuprofen in experimental arhtrits induced by mycobacterial adjuvant. Arzneimittelforschung 1977 Jul; 27 (7): 1455-7.
Sharma P. V., Dravyaguna I und II.
Sharma, P. V.: Classical Uses of Medicinal Plants.
Shen, L. et al.: Genetic variation of Ginkgo biloba L. (Ginkgoaceae) based on cpDNA PCR-RFLPs: inference of glacial refugia. In: Heredity. Band 94, 2005, S. 396–401 (doi:10.1038/sj.hdy.6800616).
Singh B, Chandan BK, Gupta DK. Adaptogenic activity of a novel withanolide-free aqueous fraction from the roots of Withania somnifera Dun. (Part II). Phytother Res

2003; 17:531-536.
Singh, R. H.: Svasthavṛtta-vijñāna p. 44 ff.
Sivrasta R et al., Antithrombotic effect of curcumin. Thrombosis Res., 40, 413-417 (1985). Tumeric´s Anti-Cancer Use (1992). Press Released (UNI) Hyderabad, India.
Smith, P. F. et al.: The neuroprotective properties of the Ginkgo biloba leaf: a review of the possible relationship to platelet-activating factor (PAF). In: Journal of ethnopharmacology. Band 50, Nummer 3, März 1996, S. 131–139, ISSN 0378-8741. PMID 8691847. (Review).
Smith, T. W.: Vom Plötzlichen Verlangen Jemanden Zu Küssen. Das Buch Der Gefühle. dtv, 2017.
Sriram A. und R., Yoga und Gefühle, Theseus Verlag, 2004.
Steigerwald P. A.: Naturheilmittel pocket, Böhm Bruckmeier Verlag, 1999.
Stolz, B. M. et al.: Enantioselective Total Synthesis of Nicandrenones. JACS 122/-/2000. Online-PDF.
Storl, Die „Unkräuter" in meinem Garten. GU.
Stosiek N. Johanniskraut in der Onkologie. Zeitschrift für Phytotherapie 2013; 34: 116-120.
Stough C, Lloyd J, Clarke J, Downey LA, Hutchison CW, Rodgers T, Nathan PJ. The chronic effects of an extract of Bacopa monniera (Brahmi) on cognitive function in healthy human subjects. Psychopharmacology (Berl). 2001 Aug; 156(4):481-4.
Stürner KH et al. A standardised frankincense extract reduces disease activity in rlapsing-remitting multiple sclerosis (the SABA phase IIa trial). J Neurol Neurosurg Psychiatry. Published Online First: December 16. Doi:10.1136/jnnp-2017-317101.
Tawab, M. et al.: Nahrungsergänzungsmittel unter der Lupe. In: Pharmazeutische Zeitung, Jahrgang 155, Nr. 20/2010, S. 62–67. pharmazeutische-zeitung.de.
Tomb, R. R. etal.: Mini-epidemic of contact dermatitis from ginkgo tree fruit (Ginkgo biloba L.). In: Contact Dermatitis. 19, Nr. 4, 1988, S. 281–283, doi:10.1111/j.1600-0536.1988.tb02928.x.
Ude C et al., Plasma and brain levels of terpene trilactones in rats after an oral single dose of standardized Ginkgo biloba extract EGb 761. Planta Med 2011; 77: 259-264.
Unseld, S.: Goethe und der Ginkgo. Ein Baum und ein Gedicht. Insel, Frankfurt am Main 2003 (Insel-Bücherei 1188), ISBN 3-458-34175-7.
Vanbeek A.: Ginkgo Biloba (Medicinal and Aromatic Plants: Industrial Profiles). CRC Press, 2000, ISBN 90-5702-488-8, S. 72–74.
von Kruedener, S. et al., Arzneipflanzen altbekannt und neu entdeckt. Förderkreis der naturwissenschaftlichen Museen Berlin e. V., 1993.
Weinmann, S. et al.: Effects of Ginkgo biloba in dementia: systematic review and meta-analysis. In: BMC Geriatrics 2010, 10:14.
Wichtl, M. Baldrian, Zeitschrift für Phytotherapie 2/2003.
Wichtl, M.: Hopfen, Zeitschrift für Phytotherapie 2/2003.
Winters, M. Ancient Medicine, Modern Use: Withania somnifera and its Potential Role in Integrative Oncology. Alternative Medicine Review Volume 11, Number 4, December 2006, page 265ff.
Woelk H, Schläfke S. A multi-center, double-blind, randomised study of the Lavender oil preparation Silexan in comparison to Lorazepam for generalized anxiety disorder. Phytomedicine 2010; 17: 94-99. Doi:10.1016/j.phymed.2009.10.006.
Zhi-yun, Z. et al.: Withania. In: Flora of China, Band 17. Seiten 312–313. 1994.
Zoller, A., Nordwig, H.: Heilpflanzen der Ayurvedischen Medizin. Narayana Verlag, 2012.

Draupadi Verlag. Ein Verlag für Indien

Das Verlagsprogramm hat **zwei Schwerpunkte.** Zum einen veröffentlichen wir **Romane, Erzählungen und Gedichte** aus Indien und anderen südasiatischen Ländern in deutscher Übersetzung. Bisher sind mehr als 50 literarische Werke mit Direktübersetzungen aus dem Hindi, Bengali, Tamil und anderen südasiatischen Sprachen erschienen. Zum anderen verlegen wir **Sachbücher über Südasien.** Das Themenspektrum ist breit gefächert. Bücher zur aktuellen politischen Situation und Geschichte Südasiens stehen neben Veröffentlichungen über Kultur, Kunst und Religion. Der Draupadi Verlag wurde 2003 von Christian Weiß in Heidelberg gegründet.

Draupadi. Der Name des Verlags nimmt Bezug auf die Heldin des altindischen Epos „Mahabharata". In Indien ist Draupadi als eine Frau bekannt, die sich gegen Ungerechtigkeit und Willkür wehrt. In diesem Sinne greift etwa die indische Schriftstellerin Mahasweta Devi in der 1978 erstmals erschienenen Erzählung „Draupadi" das Thema auf. Draupadi wird hier eine junge Frau genannt, die für eine Gesellschaft kämpft, in der niemand mehr unterdrückt wird.

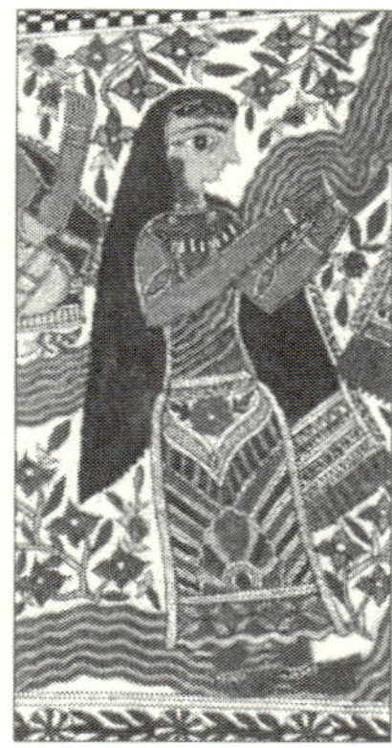

Alle Titel sind in jeder guten Buchhandlung erhältlich oder **direkt beim**

Draupadi Verlag
Dossenheimer Landstr. 103
69121 Heidelberg

Telefon 06221 / 412 990 info@draupadi-verlag.de
Telefax 0322 2372 2343 www.draupadi-verlag.de

Fordern Sie unseren Verlagsprospekt an!

Kalyani Nagersheth

Wie Ganesha einen Kopf erhielt

Erzählungen

Die Geschichten der indischen Götterwelt werden liebevoll, mit einem ironischen Unterton, erzählt und reichlich bebildert. Die Leserinnen und Leser können eintauchen in das stürmische Leben der Götter, mit deren menschlichen Fehlern und Schwächen.

Dr. Kalyani Nagersheth wurde in Frankfurt als Kind einer deutschen Mutter und eines indischen Vaters geboren. Die indischen mythologischen Geschichten, die sie als Kind gehört hatte, bekamen für sie einen neuen Sinn, als sie Medizin studiert hatte und begann, ayurvedische Medizin zu praktizieren. Sie erzählte die Geschichten in vielen Seminaren zur ayurvedischen Medizin und ihren Patienten. Auf deren Anregung hin ist dieses Büchlein entstanden.

Julia Berger, die fasziniert ist von der asiatischen Kultur, den Menschen, Gebäuden und dem Leben, malte die dazu passenden Illustrationen.

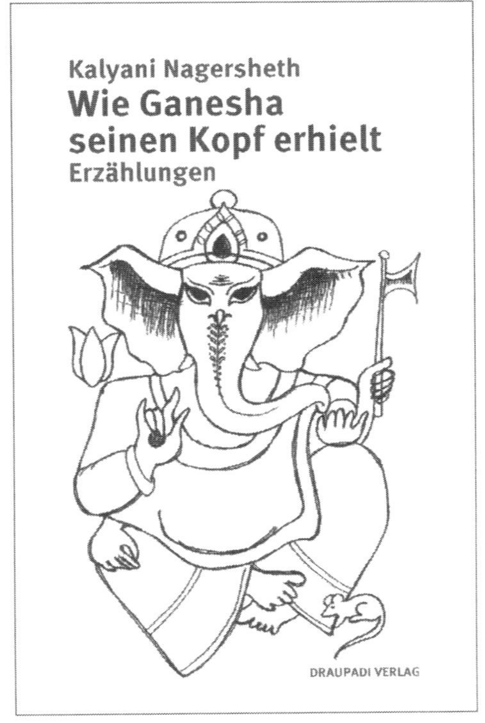

Kalyani Nagersheth
Wie Ganesha seinen Kopf erhielt
Erzählungen

ISBN 978-3-945191-03-3,
122 Seiten, 12,80 Euro